Glanzlichter der Buchkunst **Band 21**

al-Zahrāuī: Chirurgia

12,

Glanzlichter der Buchkunst

Band 21

Akademische
Druck- u. Verlagsanstalt
Graz/Austria

Abu'l Qāsim Ḫalaf Ibn 'Abbās al-Zahrāuī
Chirurgia

Cod. Ser. n. 2641
der Österreichischen Nationalbibliothek, Wien

Kommentar/ Commentary

Eva Irblich

Akademische
Druck- u. Verlagsanstalt
Graz/Austria

Bibliografische Information Der Deutschen Nationalbibliothek

Die Deutsche Nationalbibliothek verzeichnet diese Publikation in der Deutschen Nationalbibliografie; detaillierte bibliografische Daten sind im Internet über http://dnb.ddb.de abrufbar.

Übersetzung ins Englische: Nick Lang, Graz
Satz: Akademische Druck- u. Verlagsanstalt, Graz
Reproduktion: Classic Werbeagentur Verlag, Graz
Druck und Bindung: Gorenjski Tisk, Slowenien

ISBN 978-3-201-01965-1

VORWORT

Nach dem ‚Tacuinum sanitatis in medicina' (1966: Codices selecti, Band VI; 2004: Glanzlichter der Buchkunst, Band 13) machte die Akademische Druck- u. Verlagsanstalt bereits 1979 eine weitere Handschrift der Österreichischen Nationalbibliothek in einer Faksimile-Ausgabe (Codices selecti, Band LXVI) zugänglich, die ein arabisches Werk zur Medizin lateinisch überliefert und mit seltenen Miniaturen illuminiert ist. Es handelt sich um das Buch zur Chirurgie, mit der der arabische Arzt Abu'l Qāsim Ḫalaf Ibn 'Abbās al-Zahrāuī sein in dreißig Abschnitten angelegtes Gesamtwerk ‚Kitab al-Ṭasrīf' *(Vademecum)* abschloss.

Abu'l Qāsim († zirka 1013) stammte aus al-Zahrā, das Abd ar-Rahman III. (912–961) seit 936 als Residenz des westlichen Kalifats von Cordoba zur Blüte geführt hatte, und dürfte auf Grund seiner höheren Ausbildung in den letzten Jahrzehnten des 10. Jahrhunderts auch als Arzt am Hof des Herrschers gewirkt haben. Die in drei Bücher gegliederte und insgesamt 225 Kapitel umfassende *Chirurgia* behandelt in Buch I die Praxis der Glüheisentherapie/Kauterisation (59 Kapitel), in Buch II den Schnitt, die Perforation, die Geburtshilfe, den Aderlass und die Wunden (131 Kapitel) und in Buch III die Frakturen, Verrenkungen und Luxationen (35 Kapitel). Im arabischen Original, das als Sachbuch für den praktizierenden Arzt angelegt war, sind die zirka 200 Instrumente der Kautere, Messer, Skalpelle, Sägen, Feilen, Zangen, Pinzetten, Haken, Stilette, Sonden, Kanülen, Spritzen, Perforatoren, Spiegel, Klistiere, der Streckbank u. a. beschrieben und graphisch wiedergegeben, weil der Mediziner im Mittelalter seine Instrumente selbst herstellen musste. Die Darstellungen fanden auch Eingang in die lateinischen Handschriften der Chirurgie im 13. und 14. Jahrhundert. Sie sind in der Wiener bibliophilen Handschrift bis auf eine Vorzeichnung eines Kauters zu Beginn von Buch I nicht ausgeführt, aber mit 203 Leerstellen im Text „markiert".

Als die mittelalterliche Mönchsmedizin mit der Tradierung althergebrachter Heil- und Kräuterbücher an ihre Grenze gestoßen war, erfuhr die abendländische Medizin, die an den Schulen in Südfrankreich (Montpellier), Oberitalien (Padua) und Süditalien (Salerno und Neapel) gepflegt wurde, in den Übersetzungen arabischer und hebräischer Schriften entscheidende Impulse. Al-Zahrāuī's grundlegende Abhandlung wurde vom Lombarden

Gerhard von Cremona (1114–1187), der in Toledo arabisch-lateinische Übersetzungen der berühmten Übersetzerschule überarbeitete und die Terminologie vereinheitlichte, nahe am arabischen Original übertragen. Dieses erste Handbuch der Chirurgie bildete dann auch die Grundlage für die späteren Werke des Guilelmus de Saliceto im 13. und des Guido de Cauliaco im 14. Jahrhundert.

Unser Codex ist mit 224 goldenen Lombardinitialen zu den Kapitelanfängen, drei großen Initialen zum Beginn der drei Bücher und mit einer Zierseite ausgestattet, die eher dem Dekorstil der französischen Randgebiete als dem Zentrum der Buchmalerei – Paris – verpflichtet sind. Den Hauptschmuck bilden 68 Miniaturen, die in der Breite oder halben Breite der Textspalten zur Veranschaulichung der Kauterisationen, der Geburtshilfe und des Aderlasses eingefügt sind. Zwei größere ungerahmte Szenen sind von einem anderen Künstler hinzugefügt, der orientalisierende Akzente setzte. In den Miniaturen dominieren der feierlich wie ein Priester mit Turban gewandete Arzt und die männlichen und weiblichen, zum Teil entblößten Patienten, die Schmerzen und Angst ausdrücken. Die in kräftigem Kolorit gemalten und mit Gold veredelten Miniaturen dürften ohne ersichtliche Orientierung an einem älteren Bilderzyklus um 1400 in Süditalien oder in Oberitalien bis südliches Mittelitalien geschaffen worden sein, wo die Schrift der Littera textualis rotunda für das ausgehende 14. Jahrhundert auch belegbar ist. Die Mitwirkung eines französisch geschulten Buchdekormalers ist in beiden Regionen denkbar. Die Bilderfolge illustriert die südeuropäische Aufnahme arabischer Kenntnisse von erprobten Behandlungen des kranken Menschen, der nun ins Zentrum der Bildsprache rückte, die damit das sachliche medizinische Instrument humanisierte.

Die ADEVA legt nach über dreißig Jahren diese einzigartige Überlieferung, die 1408 in Padua war und im 16. Jahrhundert in die Sammlungen Erzherzog Ferdinands II. auf Schloss Ambras bei Innsbruck gelangte, als Band 21 der „Glanzlichter der Buchkunst" vor. Der seinerzeitige Kommentar wurde von der Autorin überarbeitet, die Bibliographie mit Nachträgen seit 1980 ergänzt. Sie dankt damals wie heute Herrn Tarif Al Samman für die Überprüfung der arabischen Ausdrücke und ihre Wiedergabe in modernem Arabisch und Herrn Dr. Franz Lackner für stets fachkundigen und kollegialen Rat.

PREFACE

Following the „Tacuinum Sanitatis in Medicina“ (1966: Codices Selecti Volume VI; 2004: Glanzlichter der Buchkunst, Volume 13), the Akademische Druck- u. Verlagsanstalt has made another facsimile edition (Codices Selecti Volume LXVI) available since 1979; an Arabic medical work written in Latin containing rare and unique illuminated miniatures. The book deals with subject of surgery, in which the Arabic doctor Abu'l Qāsim Ḫalaf Ibn ʿAbbās al-Zahrāuī, lays out his entire work "Kitab al-Ṯaṣrīf" (*Vademecum*) in 30 chapters.

Abu'l Qāsim (circa 1013) came from al-Zahrā, where Abd ar-Rahman III. (912-961) flourished as Caliph of Cordoba since 936; later (during the last decades of the 10th century) Qasim would be appointed head doctor of Rahman's court due to his high level of education.

Three books comprised altogether of 225 chapters, deal with the subject of surgery; Book I – cauterization treatment (59 chapters), Book II – incision, perforation, obstetrics, blood-letting and wounds (131 chapters), and Book III – fractures, dislocations and luxation (35 chapters). The original Arabic work was meant as a hand-book for practicing doctors with a graphical depiction and description from around 200 medical instruments: for cauterizing, knives, scalpels, saws, files, pincers, forceps, clamps, stiletto, probes, cannulaes, syringes, perforators, a speculum, enemas and a stretching rack. During this time in the Middle Ages, medical doctors had to manufacture their own instruments. The illustrations could also to be found in the Latin manuscript of Chirurgia in the 13th and 14th century. The illustrations are missing in the Vienna library manuscript; with the exception of a preparatory drawing of a cauterizing instrument at the beginning of book I and their absence is marked throughout by the presence of 203 blank spaces.

Just as the Middle Age medicine of the monks, with its traditional "health and herbal book", came to the limit of its development, Western medicine began to grow and was nurtured in the schools of southern France (Montpellier), upper Italy (Padua) and southern Italy (Salerno and Naples), gaining a deciding momentum with its Arabic and Hebrew translation.

Al-Zahrāuī's fundamental scientific writings were translated from the Arabic original by Lombard Gerhard von Cremona (1114-1187), who was a translator of the famous translation school and responsible for revising and standardizing terminology. This first hand book of surgery also provided the foundation for the later works of Guilelmus de Saliceto in the 13th century and Guido de Cauliaco in the 14th century.

Our codex is laid out with 224 golden Lombard initials at the beginning of each chapter, three large initials at the beginning of the 3 books and decorative pages throughout; resembling more closely the French marginal regions of France as opposed the central city of book art – Paris. The main decorative feature of the book are the 68 miniatures, which are found inserted into and span the width or half-width columns of text and illustrate cauterization, obstetrics to and blood-letting.

Also included are two large unframed scenes from another artist with an oriental style and detailing. The two miniatures are dominated by a doctor wearing a turban, who appears as stately as a priest and a partially clad man and woman patient with expressions of pain and fear in their faces. The richly coloured and gold enriched miniatures show no apparent connection to the old picture series of the 1400's, either from southern Italy or upper Italy or on towards middle Italy; the hand writing, "Littera textualis rotunda" is indicative for the end of the 14th century. The assumption that the cooperative work was most likely from a French-schooled book art painter from either of both regions is conceivable. The sequence of pictures illustrates the southern European acceptance of Arabic knowledge for approved treatments of the ill; who through their depiction as the focal point in each miniature, serve to humanize the clinical instruments of the doctor.

ADEVA now presents, after more than 30 years, this extraordinary traditional work as volume 21 in the series "Glanzlichter der Buchkunst. This magnificent manuscript, which was held in Padua in 1408, became part of the collection of Erzherzog Ferdinand II in the castle Ambras near Innsbruck during the 16th century. The commentary existing up until 1980 has since been reviewed by the author and supplemented with a bibliography and citations. The author was and remains grateful to Mr. Tarif Al Samman for his revisal of the Arabic printing and reproduction in modern Arabic, as well as to Dr. Franz Lackner for his unending loyal support and competent advice.

I

Cod. Ser. nov. 2641 enthält: Bl. I–II, 1–78, III–IV.

.CHIRVRGIA.ALBVCASIS.

Incipiunt capitula prime particule.

De cauterio capitis.
De cauterio capitis .s. cauterio uno.
De cauterio capitis.
De cauterio emigranee non antique.
De cauterio emigranee antique.
De cauterizatione doloris aurium.
De cauterizatione torture.
De cauterizatione apoplexie antique.
De cauterizatione obliuionis que fit ex flegmate.
De cauterizatione paralysis et mollificationis toti corporis.
De cauterizatione epilepsie.
De cauterizatione melancolie.
De cauterizatione aque descendentis ad oculum.
De cauterio lacrimarum antiquarum.
De cauterio fetoris nasi.
De cauterio mollificationis palpebrarum.
De cauterio palpebre oculi quando conuertuntur pilli ad interiora et pungunt oculum.
De cauterizatione fistule que est in lacrimali oculo.
De cauterio fissurarum labii.
De cauterio fistule accidentis in ore.
De cauterio gingiuarum.
De cauterio doloris dentis.
De cauterizatione scrophularum.
De cauterizatione raucedinis uocis et constrictione anhelitus.
De cauterizatione egritudinis pulmonis et tussis.
De cauterizatione aselle.
De cauterizatione stomaci.
De cauterio epatis frigidi.
De perforatione apostematis epatis cum cauterio.
De cauterizatione pleuresis.
De cauterizatione splenis.
De cauterizatione ydropisis.
De cauterizatione pedum et crurium.
De cauterizatione solutionis uentris.
De cauterizatione altheli emoroydarum ani.
De cauterizatione althelil post incisionem eorum.
De cauterizatione fistule que fit in ano et in partibus eius.
De cauterizatione renum.
De cauterizatione uesice.
De cauterizatione matricis.
De cauterizatione dislocationis anche.
De cauterizatione uene sciatice.
De cauterizatione doloris dorsi.
De cauterizatione inceptionis gibbositatis.
De cauterizatione podagre aut doloris iuncturarum.
De cauterizatione rupture.
De cauterizatione stuporis.
De cauterizatione leprosi.
De cauterizatione stuporis.
De cauterizatione albarras.
De cauterizatione cancri.
De cauterizatione adubelati.
De cauterizatione cortoesentis. [interlinear: .i. herpetis hestiomeni]
De cauterizatione clauorum conuersorum et aliorum.
De cauterizatione tremoris.
De cauterizatione albachi accidentium in corpore .bilbassetisse.
De cauterizatione fluxus sanguinis accidentis ab incisione arterie.

Incipiunt capitula particule secunde.

De cura aque aggregate in capitibus puerorum.
De incisione arteriarum que sunt post aures nominate bilbassisse.
De extractione arteriarum que sunt in timporibus.
De curatione cursus lacrimarum acutarum assiduarum ab oculis.
De cura catarrhatarum et lacrimarum ad oculos ex timporibus.
De cura eius quod accidit in aure.
De cura opilationis accidentis aurium.
De cura thelil qui accidit in palpebris.
De cura grandinum que accidit in palpebris.

f. Augustinus ... 26 sept 1405 ...

Incipiunt capitula tercie particle.
In quo sunt summe & collectiōes frac
tione ossiū quarum pmisio necc̃ia est
an q̃ incipiamus rememoratoē mē
brorum fractorum & dislocorum. s. uni cuiq;.

Explicunt Capitula deo gratias Amen.

Incipit cirurgia albucasim quam magister Gerardus cremonensis transtulit in toleto de arabico in latinum et est tricesima particula libri al caragui.

Postquam complevi vobis o filii librum hunc qui est postremum scientie in medicina cum complemento ipsius et consecutus sum finem in eo ex expositionibus eius et declarationibus, visum est michi ut compleam vobis cum hoc tractatu qui est pars operationis cum manu. Quoniam operatio cum manu prolongata est in regione nostra et tempore nostro privata omnino, donec fortasse periit scientia eius et abscisum est vestigium eius et non remanserunt ex ea nisi descriptiones pauce in libris antiquorum quas mutaverunt manus et accidit in eis error et hesitatio, donec clause sunt intentiones eius et elongata est ipsius. Et ut vivificem eam cum ordinatione huius tractatus in ea secundum viam expositionis et declarationis et abbreviationis et ut veniam cum formis instrumentorum cauterii et reliquorum instrumentorum operationis cum sit ex declarationis additione et ex preparatione eius quod est necesse. Causa autem propter quam non invenitur artifex bonus cum manu sua in hoc tempore nostro est quia ars medicine est longa et oportet auctorem eius exercitari ante illud in scientia anothomie quam narravit Galienus donec sciat iuvamenta membrorum et ipsorum formas et eorum continuationem et separationem et habeat cognitionem ossium et nervorum et lacertorum et numeri ipsorum et eorum egressionem et venarum pulsatilium et quietarum et locorum exitus earum. Et propter illud dixit Ypocras quod nomen cum nomine est multum et cum opere est paucum et precipue in arte manus. Nos autem iam diximus de illo in introitu huius libri. Quoniam qui non est sciens quod diximus de anothomia non evacuatur quin cadat in errorem quo interficiuntur homines. Sicut ego vidi multos ex illis qui formantur in hac scientia et iactant se de ea absque scientia et experimento. Quod est quia vidi medicum stolidum secuisse apostema scrophulosum in collo mulieris et incidit quasdam arterias colli quare fluxit sanguis mulieris donec cecidit mortua inter manus eius. Et vidi medicum alium qui presumpsit ut extraheret lapidem viro qui processerat in etate et lapis erat magnus. Pervenit ergo ad eum et extraxit ipsum cum frustro vesice. Quare mortuus fuit vir usque ad tres dies. Et ego quidem iam vocatus fueram ad extrahendum ipsum et vidi ex magnitudine lapidis et dispositione infirmi quod mensuravi super eum illud. Et vidi medicum alium qui accipiebat stipendium apud quendam ducem ex ducibus nostris per medicinam et accidit eunuco nigro qui erat apud ipsum fractura in crure eius prope calcaneum et properavit medicus cum ignorantia sua et strinxit fracturam super vulnus cum pulvinaribus et astellis strictura forti et non dimisit vulneri exspirationem. Deinde absolvit eum secundum desideria sua. Postea dimisit eum diebus aliquot et precepit ei ne solveret ligamentum. Et stetit sic donec apostematum est crus eius et ipsius pes et pervenit ad perditionem. Vocatus sum ergo ad eum et properavi ad solvendum ligamentum et consecuta est tranquillitas et evasit a doloribus suis. Verumtamen corruptio confirmata iam erat in membro et non potui refrenare ipsam. Non cessavit ergo corruptio perambulare in membro donec periit. Et vidi alium medicum qui perforavit apostema cancerosum et ulceratum est post dies donec magnificata est malicia eius cum domino ipsius. Quod est quia

cancer qui est putris ex humore melan
colico. tunc non oportet ut preciniatur ad eum
cum ferro omnino nisi sit membrum quod toller
ut abscindatur totum eius. Et propter illud o
filii necesse est nobis ut sciatis quod operatio cum
manu dividitur in duas partes vel divi
siones. scilicet in operationem cum associatur salus
et operationem cum qua est periculum in pluri
bus dispositionibus. Et ego iam exercitavi
in omni loco huius libri in quo venit o
peratio in qua est error et timor. Quare necesse
est nobis ut caveatis illud et dimittatis
ipsum ut non inveniant stolidi medici vi
am ad loquendum et dehonestandum
Accipite ergo animas vestras cum solicitudine
et protectione et infirmos vestros cum facilita
te et firmitudine et utamini via me
liore perducente gratia dei ad salutem et suc
cessionem laudabilem. Et dimittite
egritudines terribiles difficiles sanatio
nis et tollite animas vestras ab eo quod facit vos
timere ut ingrediatur super vos dubi
tatio in fide vestra in mundo vestro. Est enim magis
remanens ad gloriam vestram et sublimius
in mundo isto. et postremo ad quantitatem
vestram. Galienus enim iam dixit in quibusdam
suis amonitionibus. non medicetis egritudi
nem malam ut non nominemini mali medici.
Iam autem divisi hunc tractatum
secundum tria capitula. Capitulum primum
de cauterio cum igne et cauterio cum medi
cina acuta. capitulatum et ordinatum a capi
te usque ad pedes. et formis instrumentorum
et ferramentis cauterii et omni quod necessarium
est in opere. Capitulum secundum de sectione et per
foratione et ventosis et vulneribus et extracti
one sagittarum et similibus et totum capitula
tum et ordinatum et formis instrumentorum
Capitulum tertium de restauratione et dislo
catione et cura torsionis et similibus illius. ca
pitulatum et ordinatum a capite usque
ad pedes et formis instrumentorum.

Capitulum primum de cauterio.

Sermo autem quidem quod memorer op
erationis cum eo. oportet ut dicam qualita
tem iuvamenti totius eius. et nocumentorum ipsius.
et in qua complexione exhibeatur. Dico ergo quod
sermo de qualitate iuvamenti cauterii. et
nocumenti eius. est sermo prolixus et subtilis
scientie. et secretum celatum. Etiam locuta est
fuit in eo multitudo sapientum et dissen
serunt in eo. Et mihi quidem sufficit parum
ex sermonibus eorum timens prolongationem.
Dico ergo quod cauterium confert universaliter
omni complexioni que est cum materia et absque
materia exceptis duabus complexionibus
que sunt complexio calida absque materia. et com
plexio sicca absque materia. In complexione
autem calida et sicca cum materia dissenserunt.
Quidam enim iam dixerunt quod cauterium
iuvativum est in ea. et dixerunt alii contrarium
illius. scilicet quod cauterium non est conveniens
in egritudine que est ex caliditate et si
ccitate. quoniam natura ignis. calida est non con
veniens ut sanetur ex egritudine calida et sicca
cum calido et sicco. Et dixit ille qui dixit contrarium
illius. quod per cauterium fit iuvamentum in omni
egritudine calida et sicca que accidit in cor
poribus hominum. Quoniam quando tu comparas
corpus hominis et humiditates eius ad comple
xionem ignis invenies corpus hominis in
fractum. Et ego quidem dico per sermonem eius
quia experimentum iam detexit in illud ali
quando. Sed tamen non oportet ut veniat super illud
nisi qui iam probatus est et exercitatus in capitulo
cauterii. et scivit ultimo et cognovit diver
sitatem complexionum hominum et dispositionem
egritudinum in seipsis et causas earum. et acci
dentia ipsarum et spacium temporis earum. ex reli
quis autem complexionibus non est super vos
timor. et precipue in egritudinibus frigidis hu
midis. Iam enim convenerunt omnes me
dici super eas. et non dissenserunt in iuvamen
to cum cauterio in eis. Et scitote o filii quod

[illegible]

er secreto curationis per cautium cū igne
et bonitate eius super cauterium cū medici
na comburente: est quoniam ignis est simplex
cuius actio non pervenit nisi ad membrum quod con
tingitur et non nocet membro alii coniuncto
cū eo nisi nocumento parvo. Medicina vero
comburentis actio pervenit ad illud quod
coniungitur ex membris: et fortasse facit ac
cidere in membro egritudinem difficilis sana
tionis et fortasse interficit. ignis autem propter
sublimitatem suam et bonitatem substantie sue
non facit illud nisi superfluat. Jam vero i
notuit nobis illud per experimentum propter longitu
dinem servitutis et studii cū arte et stati
one simul veritates rerum. Et propter illud
excusor a longitudine sermonis et si non
esset quia non licet libro meo hunc affer
rem vobis secretum occultum in igne et qualitatem
operationis eius in corporibus et explosi
onis sue qua expellit egritudines secundum modum
philosophico demonstrativo qui acueret
ur a mentibus vestris. Et scitote filii quod ipsi
dissenserunt in tempore in quo convenit fieri
cauterium et posuerunt melius tempus. tempus ve
ris. Et ego dico quod cauterium convenit in
omni tempore propter ea quod nocumentum accidens i
propter tempus submergitur iuvamento quod adhibetur
cū cauterio et precipue si cauterium est ex
locis necessariis fortibus festinis qui
non tollunt tarditatem propterea quod timetur
crescere quod accidit malicia que est maior
quam parvum nocumentum in tempore et non
cadat in mentibus vestris. O filii illud quod non
estimat vulgus non et stolidi medici. scilicet
quod illi egritudini que sanatur per cauti
um non est reditio semper et posuerunt illud
consequens. Et res non est sicut putant. propter
ea quod cautium non est nisi loco medicine que
alterat complexionem et exsiccat humiditates que
sunt cū quibus accidunt dolores. Veruntamen
cauterium superfluit super medicinam per velo
citatem valitudinis sue et virtute sue

operationis et vehementia dominii sui. Et
possibile est ut redeat egritudo hora ali
qua temporis secundum complexionem infirmi et loca
tione egritudinis sue et virtutem eius exaggera
tione superfluitatis in eo et quod pervenit ad ip
sum in acquisitione sua ex cibis et simili
bus illis ex cibis. nisi sit egritudo in qua admi
nistratur cautium. egritudo subtilis in membro
paucarum superfluitatum et humiditatum sicut
cautium dentis propter dolorem et similia illi possi
bile est enim ut non redeat in eo ille dolor.
Sed illud fit in paucis. At vero sermo vulgi
rerum quod cautium est postremum medicine est
sermo rectus. non ad illud quod ipsi intendunt
in illo quoniam ipsi credunt quod non est curatio
que conferat cū medicina neque cū alio post
occasum cauterii res autem est contrario illius
Et intentio quod cautium est postremum me
dicine non est nisi quod quando nos administra
mus modos curationis in aliqua egri
tudinum et non conferunt ille medicine de
inde administramus in fine rei cauterium
et confert tunc inde cadit quod cauterium est po
stremum medicine. non secundum intentionem
quam intendit vulgus et multi stolidorum
medicorum. Antiqui autem dixerunt quod cauti
um est melius cū auro quam cautium cū ferro
et non dixerunt illud nisi propter equalitatem auri
et sublimitatem substantie sue. et dixerunt quod non
facit post locus cauterii. Veruntamen non est illud
absolute. quoniam ego probavi illud et inveni quod
ipsum non facit illud nisi in quibusdam cor
poribus absque aliis. Et cautium cū ipso est
bonum et melius quam cū ferro sicut dixerunt.
verum quoniam cū ignis cautium in igne ex
auro non declaratur tibi. quoniam igitur secundum quanti
tatem quam vis propter rubedinem auri et quoniam
properat ad ipsum frigus. Et si addis super ip
sum in ignitione. velocius fit in igne. et vertitur in
laminas. Quare cadit artifex ex illo in occu
patione: et propter illud fit cauterium cū igne i al' cū fero igto
et ferro apud nos velocius et propinquius

ex rectitudine ad operationem. Et ego qui-
dem iam ordinavi hoc capitulum in cau-
terio secundum capitula et ordinavi ea a capi-
te usque ad pedes ut alleviet querenti
illud quod vult ex eo. Capitulum pri-
mum de cauterio capitis. s. cauterio
uno.

Confert hec cauterizatio
ad dirium humiditatis et frigiditatis
que due sunt cause scole et multitu-
dinis fluxus corizarum ex capite ad par-
tes oculorum et aurium et multitudinis sompni
et doloris dentium et doloris gutturis et uni-
versaliter omni egritudini que accidit ex fri-
giditate sicut paralipsis et scoda et apople-
xia et similia illis egritudinibus. De for-
ma cauterizationis.

Est ut precipias infirmo in primis ut evacuetur
cum medicina solutiva mundificante cap-
ut tribus noctibus aut quatuor secundum quod exigit virtus
infirmi et eius etas et consuetudo eius. deinde
precipe ei ut radat caput suum cum nova-
cula. deinde fac eum sedere inter manus
tuas quadratum. ita quod iam posuit manus
suas super pectus suum. deinde pone radicem
palme tue super radicem nasi sui inter ocu-
los suos. ubicumque ergo pervenerit digitus
tuus medius signa locum illum cum en-
causto. deinde igni cauterium olivare.
Cuius hec est forma.

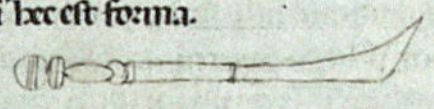

deinde depone ipsum super locum signa-
tum cum encausto descensione qua constrin-
gatur manus tua paulatim et tu revolvis
ipsum. deinde leva manum tuam velociter
et tu aspicis locum quod si vides iam detegi ex
os quantitas alkiel aut quantitas çeulcre-
bi. tunc eleva manum tuam cum ferro ipsum
aut cum alio ab ipso si infrigidatur donec vi-
deatur ex osse quod dixi tibi. Deinde su-
me aliquid ex sale et solve ipsum ex aqua
et imbibe in ipso cotum et pone ipsum super
locum. et dimitte ipsum tribus diebus. de-
inde pone super ipsum cotum imbibitum in bu-
tyro et dimitte illud super ipsum donec de-
struatur escara ignis. deinde cura illum cum
unguento tetrafarmacon usque quod sanetur.
Et iam dixerunt quidam quod vulnus quanto plus rema-
net apertum emittat pus. quod est melius et ma-
gis iuvativum. et dixerunt quidam eorum ut
cauterizetur cutis usque ad os et teneatur cau-
terium donec aduratur quedam spissitudi-
nis ossis. deinde radatur post illud quod adus-
tum est ex osse. deinde curetur. Et dicunt
alii oportet ut cum cauterio perveniatur ad
ultimum donec imprimatur in osse impressionem
fortem donec cadat os quod sit sicut
forma kurate aut felcati pui. et estimant
quod expirant ex hoc loco vapores capitis et di-
mittatur vulnus apertum tempore longo. deinde
curetur donec consolidetur. Michi autem non viden-
tur hee due species cauterii omnino nisi in quibusdam
hominibus secundum viam timoris. et dimittere ipsum
apud me est melius cum salute quam est. De-
bilitatur enim caput ex solutione continuitatis ex conti-
nuitatis ipsius naturalis sicut testificati su-
mus in reliquis membris et precipue quando ca-
put infirmi debile est natura. Et species
quod prima cauterii est magis salva et melior
apud me. et ea utere. operare ergo cum ea cum sa-
lute hoc modo.

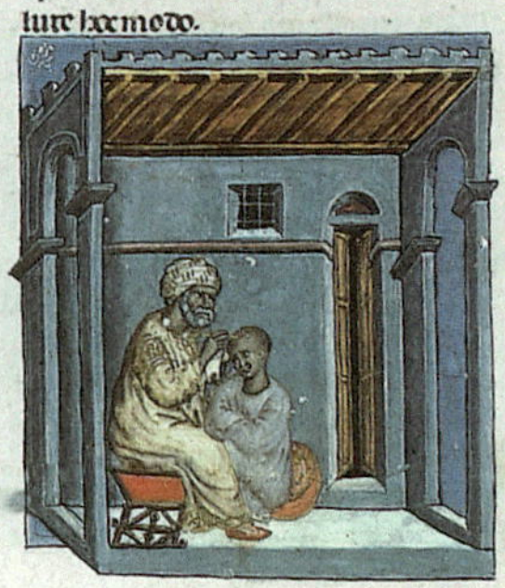

Capitulum secundum de cauterio capitis.

Quando in toto capite dolor accidit
antiquus et prolongatur illud infirmo
et utitur veris et cobus. et caput purgis
et olis et emplis. et precipue si iam cauteriza
tus est cauterio uno quod narravimus. et non
confert ei aliud exitus. tunc considera. Nam si
caput infirmi est fortis creationis naturaliter
et non est debile. et invenit frigus vehe
mens tunc cauteriza ipsum cauterio alio
sub illo parum. deinde cauteriza ipsum super
omne cornu capitis sui cauterio donec pe
transeat cutis et discooperiatur ex osse quan
titas quam narravimus in capitulo precedente. Et
cauteriza ipsum cauterio uno in occipitio capi
tis sui. in loco qui nominatur vas et est locus
in quo ponitur ventosa. Et alleva ma
num tuam in hoc. et non discooperias os. Infir
mus enim invenit propter illud dolorem vehe
mentem. diversum a dolore reliquorum
cauteriorum capitis omnium. Et ego dicam hoc
cauterium in loco suo. et oportet ut sit caute
rium quo cauterizentur cornua capitis et occiput
eius subtilius cauterio quo cauterizetur medi
um capitis Et hec est forma.

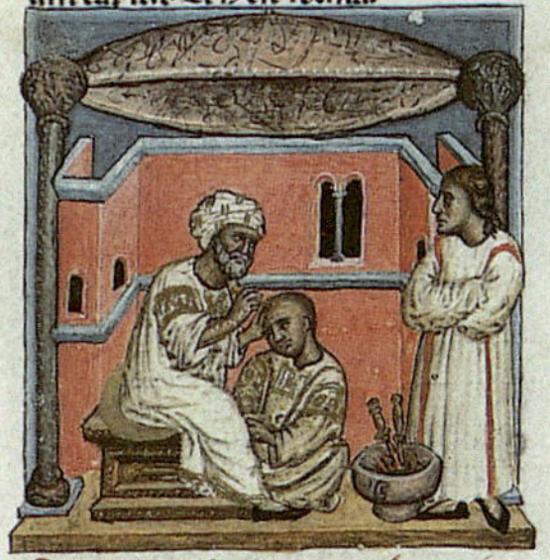

Capitulum tercium de cauterio emigranee non antique.

Quando accidit in caput capitis dolor ex soda
aut extenditur dolor usque ad oculum et

cum curatur cum medicinis mundificantibus
caput et administratur reliqua curatio
quam diximus in divisionibus egritudinum
et non confert illud tunc cauterizatio est in eo
secundum duos modos aut cauterizatio cum medi
cina comburente aut cum ferro. Cauterium autem
cum medicina comburente est ut accipias den
tem unum alij. et excortices ipsum et abscidas
extremitates eius a duobus lateribus deinde findas
locum doloris in tempore cum flebotomo lato.
donec fiat in eo locus sub cute in quo dens
capiatur. Intromitte ergo eum cum ipso sub
cute donec occultetur. deinde stringe ipsum
super ipsum cum pulvillo cum strictione decenti. et
dimitte ipsum quantitatem .xv. horarum. deinde
solve eum et extrahe alium et dimitte vulnus
apertum duobus diebus aut tribus. postea pone
super ipsum cotum submissum in butiro donec
locus efficiat pus. deinde cura ipsum cum un
guento. usque quo sanetur. Et si vis facias illud
cum quibusdam medicinis adurentibus quas
quas ego scripsi in tractatu .xij. de medicinis
adurentibus. Cauterizatio vero eius cum ferro
est secundum hunc modum. Igni cauterium cuius
forma hec est.

et nominatur clavus. quoniam caput eius est sicut
forma clavi in quo est quedam curvitas
et in cuius medio est eminentia parva. deinde
pone ipsum super locum doloris et retine manum
tuam. Et tu revolve ferrum paulatim cum ve
locitate. et sit quantitas que aduritur ex spissi
tudine cutis sicut medietas eius. et eleva
manum tuam. ut non aduratur arteria que
est inferius. et accidat fluxus sanguinis. deinde
inde imbibe cotum in aqua salis. et ipsum pone
super locum. et dimitte ipsum tribus diebus.
deinde pone cotum in butiro. postea cura cum
unguento usque quo sanetur. Et si vis cauteriza hic
emicraneam cum extremitate cultellari. sed caul
telam et cave ab incisione arterie in hac emi

cranea non antiqua ppue.

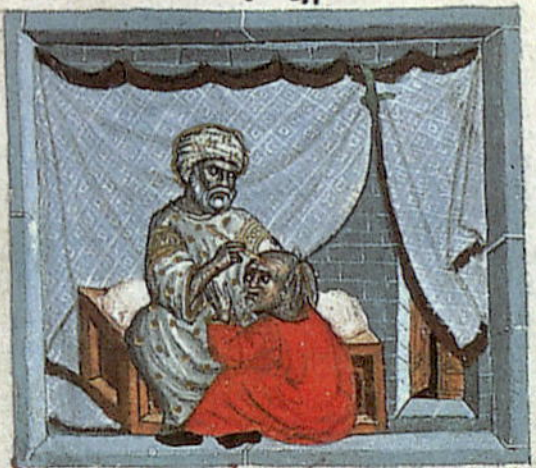

De cauteriçatõe emicranee antique.

Quando curas emicraneã cũ eo q
diximus de curatiõe pcedente
ꝛ quod dixim̃ in diuisioib; egritudinũ.
et nõ ꝯfert curatio ꝛ uides ex egritudine
q non sufficiat ei qd̃ diximus ex cauti
o primo cũ medicina. aut cautio cũ igñ.
tunc oportet ut igñas cauteriũ cultelare
donec albificetur. ꝑtꝰquã signas sup locũ
doloris cũ linea cuius longitudo sit me
dietas longitudis digiti. aut qĩ illud
ꝛ repone manũ tuam una uice ꝛ stringe
tu eum donec incidas arteriã. ꝛ peruenias usq; ad os. Uerũtñ necẽ est tibi ut
caueas a cõmiatiõe mandibule q̃ mo
uetur apud masticatiõẽ; ꝛ ad huiꝰ lac
tus aut neruus qui mouet ipã; ꝛ acci
dat spasmus. Et esto sup custodiã ꝛ ca
utelam a fluxu sanguinis arterie que
abscisa ẽ. In abscisione ẽ tiñ oĩ. ꝛ stupuit
ei qui ignorat illud quod fac̃ ꝛ nõ est stu
diosus. expertus ꝛ dimitit opatiõẽ: cũ eo i
primis ꝛ ego ueniam cũ rememoratione
regiminis fluxus sanguĩs accidentis
ex arteria s̃m modũ suũ. ꝛ in loco suo hui
libri. Ad si uides egritudine q̃ nõ sufficiat
ei hec cautio; ꝛ uides corpus ĩfirmi tol
lerans cauteriça ipsum in medio capitis
sicut narrauimus. ꝛ cum uulñ. donec sa
netur. ꝛ si uis cum instra cauterium qd̃

diximus in capitulo extractionis arte
rie. cũ cauterio h̃nte duos cultelos. Est
eñ cauteriçatio melior hac ꝛ magis ꝯfer
rens.

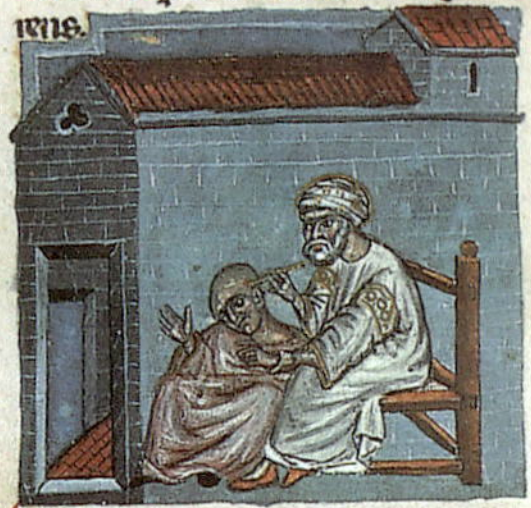

De cauteriçatione doloris aurium.

Quando accidit dolor in aure a fri
gore. ꝛ curatur cũ solutiuis ꝛ re
liqua curatione quã diximꝰ in diuisi
one ꝛ nõ remouetur dolor tũc igñ cau
teriũ ꝛ illud q̃ nominat̃ puncti. cuiꝰ h̃ ẽ forã.

Deinde punctua cũ eo p̃ctiuo ignitionem
in circuitu auris totaliter sicut reuoluitur.
aut in circuitu utriusq; si uis. si dolor ẽ
in utrisq;. Et elonga te cũ cautio a ra
dice auris paꝝ posquã signaueris cũ i
encausto loca. Et sit cauterium q̃uis
decẽ punctorum in oĩ aure ꝛ quasi illa tenĩ
cum loca. donec sanentur.

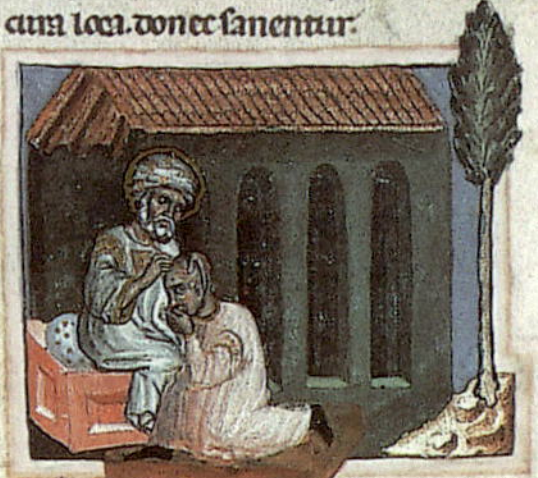

De cauterizatione torture.

Tortura que curatur cum cauterizatione non est nisi ex spasmo que accidunt ex flegmate secundum quod diximus in divisionibus egritudinum. Et de illa cauterizatione que accidit ex exsiccatione et spasmo nervi non curas hanc egritudinem cum ferro. Et caput purgas et gargarismis. Et cum non confert curatio tua tunc oportet ut cauterizes infirmum tribus cauteriis: unum apud radicem auris secundum partem inferius a tempore suo, et tertio apud coniunctionem duorum labiorum. Et pone cauterium tuum contrario partis infirme quoniam mollificatio non accidit nisi in parte que apparet sana. Et forma cauterizationis est ut cauterizes ipsum cauterio in directo extremitatis auris superioris sub cornu parum, et alio in tempore cuius longitudo sit secundum longitudinem pollicis. Et depone manum tuam cum cauterio donec obliteretur quantitas medietatis spissitudinis cutis. Et hec est forma cauterii. Et est species ex cultellari et cuius forma premissa est verumtamen est subtilior in ea parum sicut vides.

et oportet ut sit cultellus in eo superflue crossitudinis parum. deinde cura locum cum eo quod precessit donec sanetur.

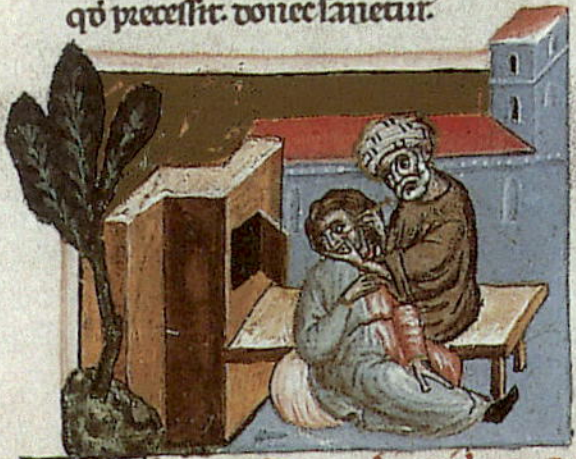

De cauterizatione apoplexie antique.

apoplexia est opilatio omnium ventriculorum cerebri cum privatione motus et sensus

Quando antiquatur apoplexia et cura semper cum eo quod diximus et non confert medicatio tua et infirmus non habet febrem, tunc cauteriza ipsum quattuor cauteriis super omnia cornua capitis sui et cauterio in medio capitis sicut diximus et cauterio in occipitio capitis secundum quod precessit. Et iam cauterizatur etiam cauterio super os stomachi et est magis iuvamentum. Deinde curetur cum eo quod precessit donec sanetur.

Si autem febrit non quia calor est ... angustiatur calore cauterii.

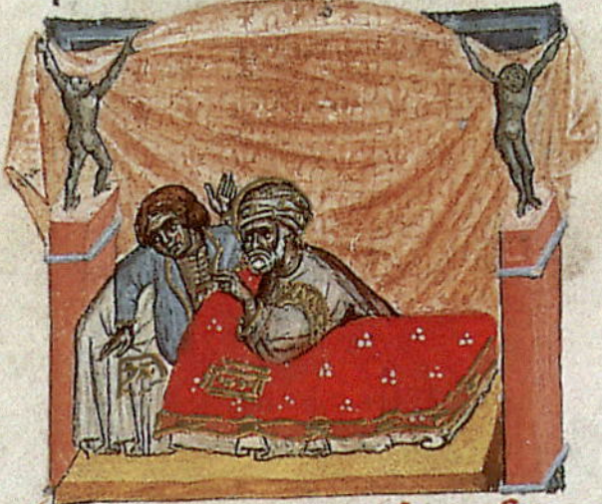

De cauterizatione oblivionis que fit ex flegmate.

Oportet in potu dentur infirmo ... yere magne et pillule mundificantes cerebrum. Deinde rade caput infirmi totum et pone super occipitium eius emplastrum de sinapi descriptum in tractatu emplastrorum. Pone ipsum aliquotiens ipsum namque est modus cauterii et fac illud secundum ordinem eundem quem dixi illic. Si ergo sanatur per illud bonum est. Et si non tunc fac ei cauteria tria in posteriore parte capitis sui que sint descendentia a superiori parte capitis usque ad inferiorem colli. Et pone inter omne cauterium crossitudinem digiti. Deinde cura cauterium cum eo quod precessit. Si autem vis additionem et infirmus est tollerans illud tunc fac ei cauterium in medio. Quod si fuerit additio etiam tunc cauteriza ipsum super duo cornua. Deinde cura ipsum donec sanetur. Sitque cauterium olivare secundum formam que premissa est.

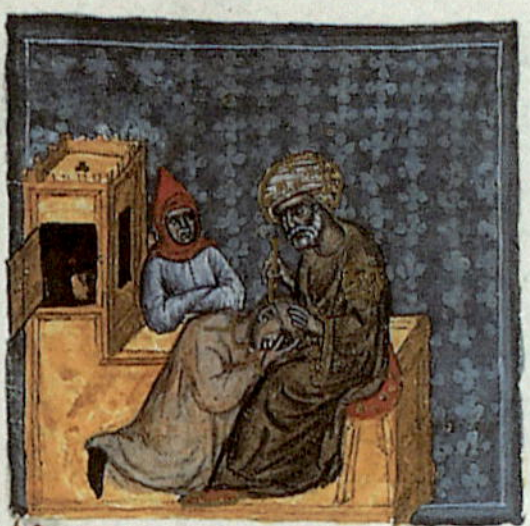

De cauterigatione palipsis et malefica

Oportet ut per cauterigationem totius corporis. Oportet ut pertionem totius corporis mundificationem capitis eius et cum eo quod diximus. deinde radde cap. infirmi. postea cauteriga ipsum cautio in medio capitis. et cautio super utrumque cornu capitis. et cautio super posterius ipsius. et tribus super spondiles colli. Si autem indiges in egritudine mortificationis corporis pluribus illis. et infirmus est tollerans. et egritudo est fortis. tunc cauteriga ipsum quatuor cauteriis super spondilles dorsi. et ultima cum cautio donec comburatur cutis plurimum eius. et eleva manum tuam deinde cura ipsum donec sanetur. et sit cauterium olivare.

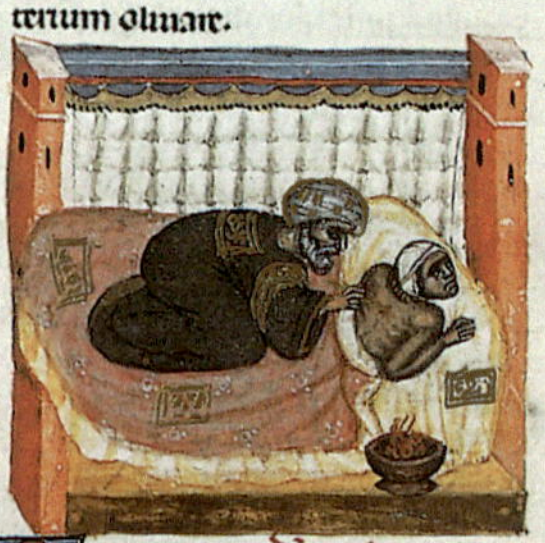

epillensia ē oppilatio quedam ventriculorum cerebri sine privatione sensus et motus

De cauterigatione epilepsie

Non cauteri[z]atur epilenticus nisi ille cuius epilepsia est ex flegmate. Oportet ergo ut mundifices cerebrum eius infirmi cum yeris et cum reliqua curatione quam diximus in divisione quando infirmus est magnus. cum tollerans acceptionem medicinarum. Si autem puer est qui non tolleret medicinas. tunc administra gargarismata. et masticatoria mundificantes cerebrum cum illud diebus multis cum bonitate ciborum. deinde radde caput eius. postea cauteriga ipsum cautio uno in medio capitis. secundum quod precessit in modo et cautio alio in occipitio eius. et super utrumque cornu capitis sui cautio. Et si infirmus est tollerans. et fuerit fortis tunc cauteriga ipsum cauteriis que diximus in habente palisim et mollificationem corporis super spondiles colli et spondilles dorsi et sit cauterium olivare secundum modum quod precessit. Si autem infirmus est puer tunc pone cauterium subtile secundum hunc modum.

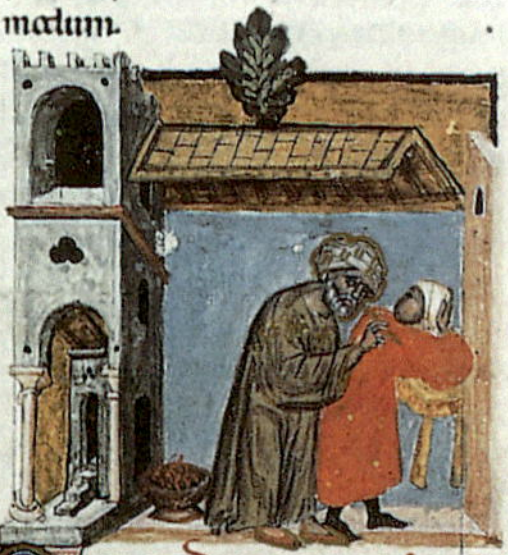

De cauterigatione melancolie.

Quando melancolie fuerit huius cause superfluitates corrupte et flamma grossum. tunc cauteriga ipsum cauteriis que diximus in habente palisim. et si causa melancolie est superfluitates declinans ad melancoliam. et est corpus infirmi humectum. tunc da ei in potu quod mundificet cerebrum eius. secundum quod precessit in divisione. deinde radde caput infirmi. deinde fac tortellam decenter factam ex lino sicut circulum. deinde depone ipsam in medio capitis. et infirmus sedens quadratus teneatur ab omni parte. deinde presenta lucinium et est digitus butyro ovini antiquo et calefac ipsum super ignem calefactione temperata mensura quam tolleret digitus qui intromittitur in ipsum. deinde evacua ipsum in medio capitis eius iacentis. et dimitte ipsum donec infrigidetur. fac illud cum infirmo cum ebdomada semel cum reliqua regimine eius bono donec sanetur. Aut si vis cauteriza ipsum faciendo punctam puncta plurimum eius. percute quod teneas manum cum cauterio. immo sit odorando hec enim species cauterii [illegible] cerebrum cum equalitate. deinde pone super ipsum coton imbibitum cum butiro aut adipe galline.

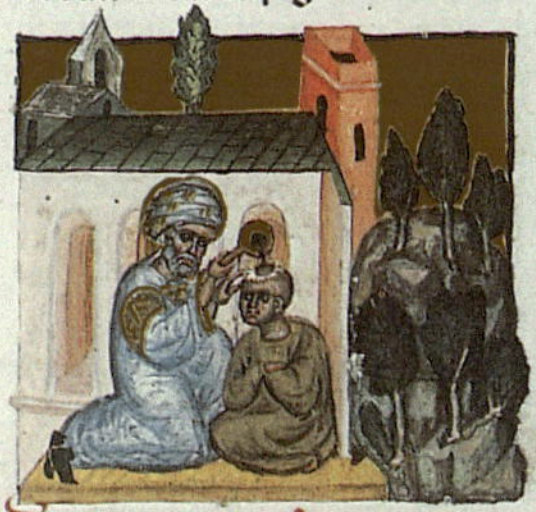

De cauterio aque descendentis ad oculum.

Quando declaratur tibi principium aque in oculo per signa que dixi in divisione tunc incipe et pota infirmum eo quod mundificet caput eius et custodi ipsum ab omnibus humiditatibus et fac eum sudare in balneo in ieiunio diebus aliquot. deinde precipe ei ut radat caput suum. et cauteriza ipsum cauterio in medio capitis. deinde cauteriza ipsum duobus cauteriis super duo tempora si est inceptio descensus aque in duobus oculis simul. Aut ex latere uno si est inceptio aque in oculo uno. et abscide cum cauterio omnes venas et arterias que sunt sub cute et sit cauterium in eis longum in latitudine temporum. Et cave a fluxu sanguinis. Quod si videris aliquid ex illo tunc abscide eum statim cum quacumque medicina est tibi possibile. Et ego veniam cum sapientia que est in extractione arteriarum et abscisione earum et cautela a fluxu sanguinis. Et quandoque cauterizatur in cervice sub duobus ossibus duobus cauteriis ultime profundis.

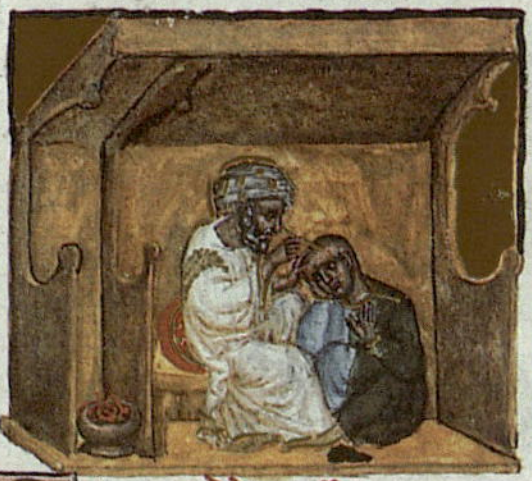

De cauterio lacrimarum antiquarum.

Quando lacrime oculorum fuit antique que assidue et sunt per venas et arterias que sunt in manifesto corporis capitis et verificatur quod illud est ex superfluitatibus frigidis flegmaticis tunc cauteriza ipsum cum cauterio quod narravi eodem in inceptione aque descendentis cauterio in medio capitis et duobus cauteriis super duo tempora et duobus cauteriis in cervice sub duobus ossibus et si indiget additione. tunc cauteriza ipsum in omni latere cauterii super extremitatem supercilii cum cauterio parvo. hoc modo ubi gravis.

De cauterio fetoris nasi.

Quando curando cum medicinis illud tum cum eo quod diximus in divisione et non confert medicatio. tunc propera et da in potu infirmo cochias tribus noctibus. deinde rade caput eius. et cauteriza ipsum cauterio in medio. cum cauterio olivari. deinde cauteriza ipsum cum cauterio clavili duobus cauteriis supra duo supercilia sub capillis parum et custodi te ab arteria ne incidas i cam. Et hec est forma clauilis cauterij.

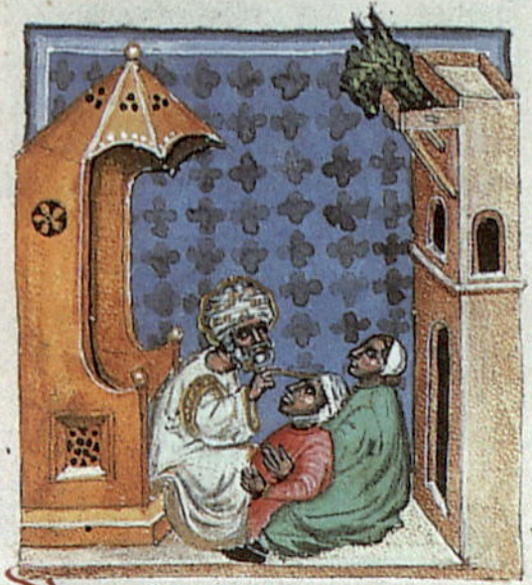

De cauterio mollificationis palbebrarum.

Quando mollificatur palpebra
oculi. ab egritudine aut humiditate.
tunc cauteriça palpebra cauterio uno cum
hoc cauterio oliuari et hec est forma eius.

Et si uis cauteriça ipsum super duo super
cilia parum duobus cauteriis in omni parte. et
extendentur a duobus tempóribus. Et sit
longitudo omnis cauterij secundum longi
tudinem superalij et non ultimes manum tuam
cum cauterio. uno secundum quantitatem quo adbu
ratur etiam palpebre.

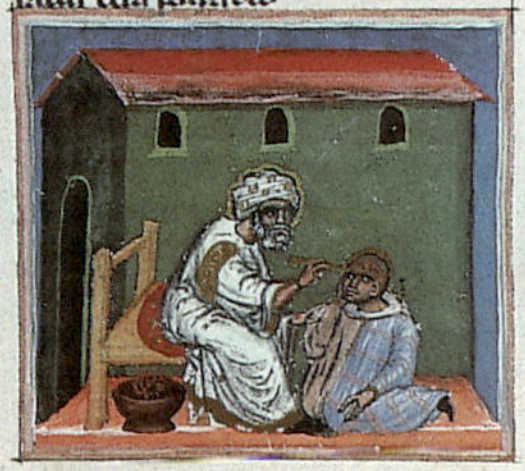

De cauterio palpebre oculi quando conuertuntur
Cauterium in ea aut pilli ad interius
est secundum duos modos. aut cum pungitur
aut cauterium cum igne aut cum cauterio oculorum
tum cum medicina comburente. In caute
rio autem eius cum igne. precipe infirmo ante
illud ut dimittat pullos suos sicut ocu
lis qui nudant eos. donec prolongentur
et equentur. Si autem pungunt eum ante
ortum suum tunc stringe cilia eius cum
uita ut non moueantur donec nascantur.
Cum ergo nascitur et equantur tunc pone ca
put infirmi in sinu tuo deinde signa super
palpebram oculorum eius cum encausto
figuram que sit sicut figura folij mirti et sit
principium figure prope pullos. deinde pone
cotum imbibitum in albumine oui. aut
mucilagine psilij super oculum. deinde igni
cauterium cuius forma hec est.

deinde cauteriça super figuram quam signasti
paulatim in uicibus multis. donec comburatur
tur superficies cutis que est sicut figura fo
lij mirti apparente totaliter. Et signum
sanitatis operis tui est ut uideas palpebram
oculi. iam contrahi. et pillos eius eleuari apud
punctum oculi eleua ergo manum tuam
tunc et dimitte ipsum tribus diebus deinde pone
super ipsum cotum cum butiro donec eradicetur
escara. deinde cura ipsum cum unguento.
donec sanetur. Quod si redeant aliquid
ex pillis post horam. et mollificetur palpe
bra. tunc itera cauterium super ipsum locum
sicud fecisti in primis. Si autem pilli fuerint
in inferiori. tunc cauteriça ipsam donec
eleuetur ad locum suum naturalem
et equetur et non pungant pilli oculum.

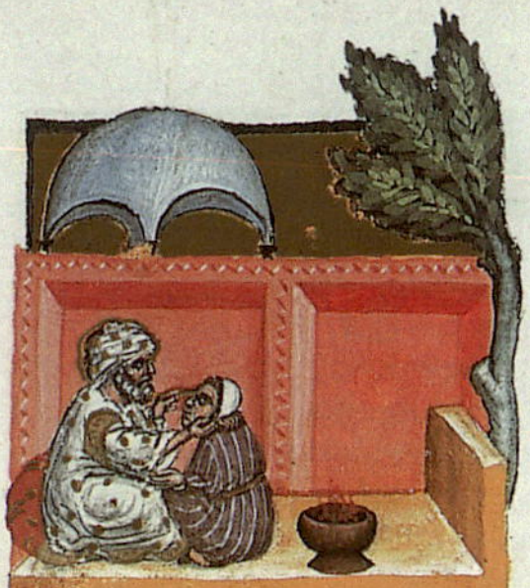

Est ut percipias Cauterium autem con
infirmo aut dimi medicina co
tat pillos donec prolongentur et equi burentur.
tur. deinde fac ex carta de panno formam
folij mirti deinde accipe ex sapone cocto.
to. et ex calce non imbibita ex uno quo
que pondus ℥. j. aut quasi illud deinde tere
eam simul contritione bona. et fac illud
cum festinatione ut non infrigidetur deinde
expande ex eo super cartam quam fecisti si
cut formam folij mirti. et pone ipsum super
palpebram oculi unius aut duorum et pone
vel sub oculo
super oculum cotum imbibitum in albugine
oui. et caput infirmi sit in sinu tuo. Et
pone digitum tuum indicem super medici
nam et preme ipsum parum parum. Et tu moues ipsam
quociens sentit infirmus mordicatio
nem medicine. qui inuenit ei mordica
tio sicut ignis. dum igitur perseuerat hoc quod
ipse inuenit mordicationem tunc dimitte me
dicinam et moue ipsam digito tuo. Cum er
go quiescit mordicatio tunc remoue medi
cinam. et ablue oculum cum aqua. et considera tunc
tunc si uides palpebram iam eleuatam sicut ele
uatur apud contractionem cum igne aut cum in
cisione est bene. Et si non itera super ipsum ex
medicina super locum in quo non imprimit me
dicina et non denigrat donec equetur operatio
tua. et contrahatur oculus. deinde pone super
ipsum cotum cum butyro donec eradicetur

cutis adhustio. deinde cura ipsum cum un
guento diafinicon. aut alio donec sanetur
Et necesse est tibi. apud operationem tuam. ut
custodias ultima custodia ne in oculum ca
dat aliud ex medicina. Quod si mollifice
tur palpebra post dies. et pungat aliud ex ca
pillis in oculo tunc itera medicinam super illum
locum qui mollificatur expresse sicut fecisti in
primis. deinde cura locum donec sanetur. et hec
est forma folij mirti. et sci
as quod oculi hominum diuersifi
cantur in magnitudine et par
uitate. ergo secundum illud sit con
iectio tua. et non occultatur uia rectitudinis
illi cui est assidue studium de hac arte. d.

De cauterizatione fistule que est in lacrima

Quando curas fistulam cum cauterio
eo quod diximus in diuisione egritudi
num. et non confert curatio tua tunc oportet ut
cauterizes ipsam secundum hunc modum precipe infir
mo ut ponat suum caput in sinu tuo et te
neat caput eius minister inter manus tuas
tali ut non moueatur neque agitetur cum capite
suo deinde pone cotum infusum in albu
gine oui aut mucilagine psilij super oculum
eius deinde igni cauterium cuius forma hec est:

sit concauum sicut forma canne penne uulturis
ab extremitate una cum qua fit cauterium.
Et si uis sit penetrans usque ad extremita
tem aliam. Et si uis sit surdum sicut uide
uenit in hoc concauum est melius ad opus tuum
deinde exprime fistulam si est apta et exsiccabis
ex ea saniem et exsicca ipsam. et si est non apta.
tunc aperi eam et extrahe pus eius. deinde
pone super eam tunc cauterium quod sit ignitum
ualde. et tene cum eo manum tuam parum apud
cauterium a lacrimali ad partem nasi. ut non er
ret manus tua. aut inquietetur infirmus
et ponas cauterium in aduste oculi et corrumpas
ipsum. Si uero peruenis in principio cauterij.

tau usque ad os erit bonum. et si non tunc itera cauterium semel et secundo similiter ut diximus illo. Et dimitte illud tribus diebus. deinde pone super ipsum cotum cum butyro. et cura ipsum cum unguento exsiccativo donec sanetur. quod si pertransierint ei xl. dies et non sanatur: tunc pone super ipsum medicinam acutam corrosivam donec detegatur os. et rade ipsum secundum quod veniet in capitulo suo. Et modus alius cauterii fistule quam primi dixerunt. intende ad locum fistule et finde ipsum. deinde pone in ipsam fistulam cannulam subtilem cuius forma hec est.

et funde in ipsum quantitatem dragme unius ex plumbo liquefacto et tene manum tuam cum cannula retentione bona et non moveatur infirmus omnino. ut non currat plumbum liquefactum ad colum eius. et oportet ut ponas super oculum infirmi cotum infusum in albugine ovi aut in aqua. plumbum enim comburit locum fistule et sanat ipsam sanatione mirabili. Quod si sanatur fistula cum eo quod diximus ex cauterio et curatione est bonum. Et si non tunc necesse est administrare foramen nasi et reducere fistulam ad cursum nasi secundum quod veniet in loco suo sibi proprio.

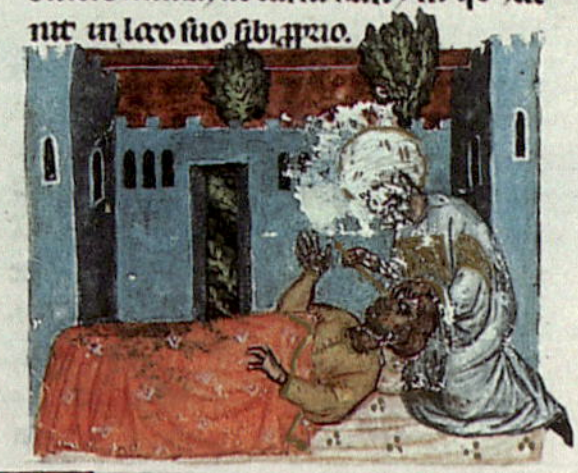

Vlcerationes **De cauterio fissurarum** accidunt in labio fissure **labij** que nominant pilli et plurimum in labiis

puerorum. Cum ergo curaveris hanc fissuram cum eo quod diximus in divisione et non confert curatio tunc igni cauterium parvi cultellare secundum hanc formam.

et sit cum cauterio eius secundum subtilitatem cultelli. deinde pone ipsum ignitum festinanter in ipsis fissuris. donec perveniat cauterium ad profundum fissurarum. deinde cura ipsum cum ceroto donec sanetur.

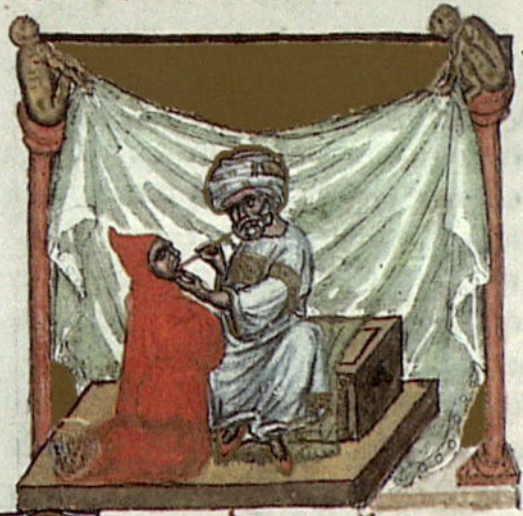

Quando ac- **De cauterio fistule ac** -cidit in radice vul- **aten... i ore.** -ne aut in palato aut radicibus dentium apostema. deinde facit pus et rumpitur. postea antiquatur et currit pus et fit fistula. deinde curas ipsam. et non confert in ea curatio. tunc oportet ut ignias cauterium secundum quantitatem que capiat in fistula. deinde intromitte ipsum ignitum in foramine fistule. et tene manum tuam donec perveniat ferrum ignitum ad profundum fistule et ultimum eius. fac illud semel aut duabus vicibus. deinde cura ipsum postea cum eo quod diximus de curatione usque sanetur. si ergo absciditur sanies et sanatur erit bonum. Et si non tunc necesse est detegere locum et auferre os corruptum secundum quod veniet in capitulo suo **De cauterio gingiuarum**

Quando mollificatur gingiua **cum** superfluitate et mouentur dentes.

et curas eam cum medicinis et non confert.
tunc pone caput infirmi in sinu tuo
deinde igitur cauterium cuius forma veniet
post hoc ita. ut ponas cannulam super dentem
et intromitte in ea cauterium ignitum festi
nanter et tene manum tuam parum. donec
sentiat infirmus caliditatem ignis iam
pervenisse ad radicem dentis deinde releva
manum tuam. deinde itera cauterium aliquotiens
secundum quod vis. deinde impleat infirmus os su
um aqua salsa et teneat manum hora una
et expuat ipsam. dens enim motus firma
tur. et gingiva mollificata stringitur
et desiccatur humiditas corrupta. De cauterio

Quando dolor dentis doloris dentium.
est propter frigiditatem. aut in ipso est frigi
ditas. et non confert curatio cum medicinis.
tunc cauterium in ipso est secundum duos modos
aut cauterium cum butyro aut cauterium cum
igne. Cauterium autem eius cum butyro. est
ut accipias butyrum vaccinum et bullias
ipsum in coclear ferreo aut in eneo deinde
accipe cotum et involue ipsum super extre
mitatem stili. deinde subinge ipsum in buty
ro bullito et pone ipsum super dentem dolo
rosum festinanter et tene ipsum donec infri
gidetur: deinde itera ipsum aliquotiens donec
perveniat virtus ignis ad radicem dentis
Et si vis subinge lanam aut cotum in bu
tyro frigido et pone ipsum super dentem dolentem
et pone super ipsum ferrum ignitum donec p
erveniat ignis ad profundum concavitatis
dentis. Cauterizatio autem eius cum igne
est ut intendas ad cannulam eius aut ca
nnulam ferri. et sit in corpore eius quedam gros
situdinis ut non perveniat acuitas ignis
ad os infirmi. deinde igni cauterium cuius for
ma veniet et pone ipsum super ipsum dentem
et tene manum tuam donec infrigidetur
cauterium fac illud aliquotiens. Nam dolor
removebitur aut in illo die aut in die a
lio. Et oportet. ut in impressione illius i

3

cauterij. ut impleat infirmus os suum
butyro bono et teneat ipsum hora una de
inde expuat ipsum. Et hec est forma cauterij
cauteriza cum qua cumque extremitate vis et
secundum quod possibile est.

Et hec est forma cannulle.

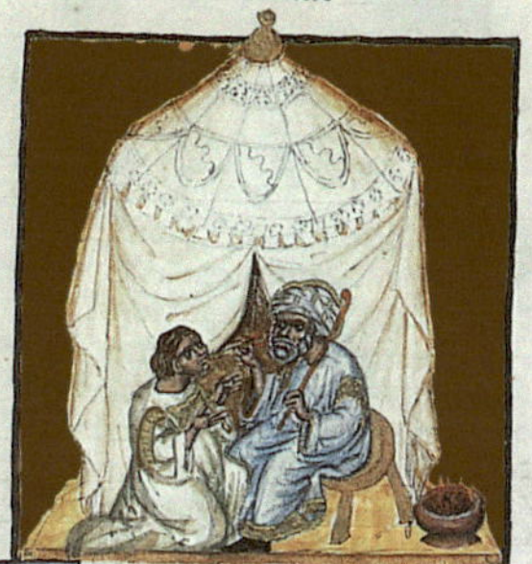

Quando scrofule De cauterizatione scro
phule sunt a fleugmate phularum.
et humiditatibus frigidis. et non sunt obedientes
digestioni per medicinas et vis digesti
one earum velociter. tunc igitur cauterium concau
um huius autem cauterij. hec est forma.

bus duas [illegible] aptas ut egrediatur
fumus a [illegible] ab extremitate altera
quem ipsum ignitum super ipsum apostema semel et so
si indiges illo donec perveniat ad profundum
apostematis. Quod si apostema est parvum. tunc pone ca
uterium secundum quantitatem apostematis. deinde dimit
te ipsum tribus diebus. et pone super ipsum cotum
infusum in butyro donec removeatur
quod combustum est. deinde cura ipsum cum unguento
et ceteris donec sanetur.

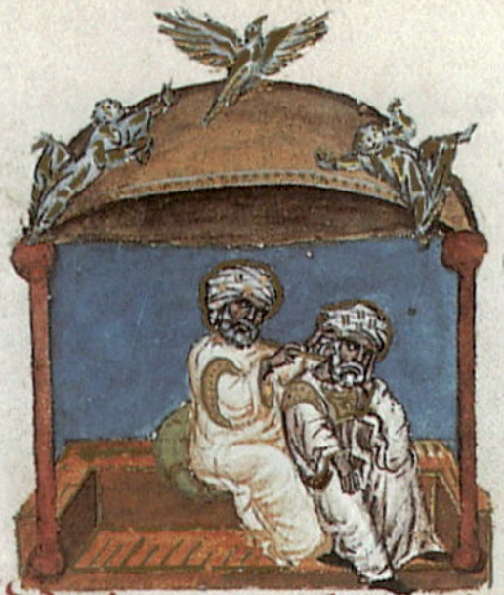

De cauteriçatione raucedinis vocis et constrictione anhelitus. R.

Quando vincunt humiditates super canalem pulmonis. et precipue quando illud est cum frigiditate complexionis. tunc oportet ut evacuetur in primis infirmus cum medicinis solutivis. deinde cauteriça ipsum in orificio apud radicem gutturis in loco depresso. et cave ne pervenias cum cauterio ad guttur in obliquum sed excute nisi parum. deinde cauteriça ipsum cauterio alio apud iuncturam colli in ultima spondili eius ultima do et sit cauterium clavile secundum modum quod precessit. deinde cura ipsum cum eo quod precessit donec sanetur.

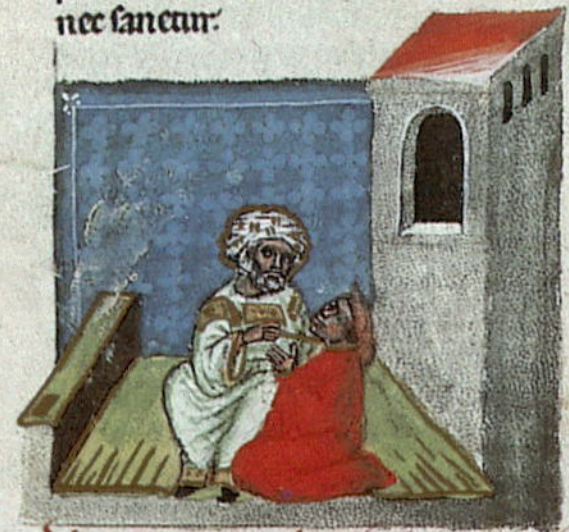

De cauteriçatione egritudinis pulmonis et tussis.

Quando tussis et egritudines pulmonis fuerint ab humiditatibus frigidis et infirmus non habet febrem neque ptisim et egritudo antiqua. tunc cauteriça ipsum duobus cauteriis super furculas in locis depressis levibus vacuis. et cauterio alio in medio pectoris inter duas mamillas et sit cauterium clavile secundum formam que precessit. Et similiter fit cauteriçatio una puncto cum cauterio quod nominatur punctum cum forma precessit in punctatione doloris antiqui. Nam sunt puncta triginta punctis usque quasi ad illa. deinde cura ipsum cum eo quod precessit donec sanetur. Et iam fit cauterium habens tres ramos secundum hanc formam.

Et elevatur cum eo cauteriçatio. qui cauterizas cum eo tria cauteria una vice. deinde eleva cutem que est inter titillici ad superiora cum digitis manus tue.

De cauteriçatione titillici.

Quando dislocatur caput adiutorii cum humiditatum lubricantium. et non figitur in hora redditus sui a dislocatione sua donec fiat ei illud consuetudo reditionis. deinde dislocatur a parvo motu qui accidit. sicut nos iam testificavimus illud. tunc oportet ut reducas dislocationem in primis. deinde resupinetur infirmus super dorsum suum aut super latus sanum. deinde eleva cutem que est in interiori titillici. ad superiora cum digitis manus tue sinistre. Et si iunctura dislocatur ad inferiora. deinde igni cauterium habens duo verua. cuius forma hec est.

deinde cauteriça cutem donec penetret eam usque ad latus aliud. et invenietur figura cauteriçationis. cum quatuor cauteriis. Et quandoque fit cauteriçatio cum cauterio habente tria verua. Et figura cauteriçationis. et sex cauteriorum. et sunt verua secundum subtilitatem tenere. Et hec est forma cauterii habentis tria verua.

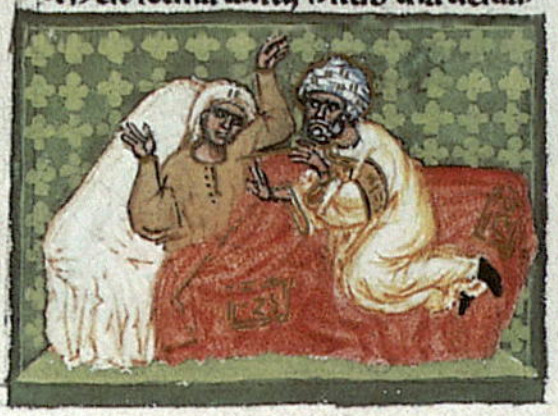

Et qz adduur sup hunc nūm unū
quarte sunt cautia octo. deīn pone sup
cautēūi poros stricos cū sale deīn fac
adherē infirmū tranquillitati ꝛ nō mo
ueat mēbrum tpē aliqū nec cōforteatur.
et si dislocatio est ad superiora ꝛ raro fit il
lud tunc cauteriça sup humerum cau
terio clauili. aut cauteriis multis punc
tuatis. Nā iūnctā firmat ꝛ remouetur
humiditas. ꝛ sanatur infirmus.

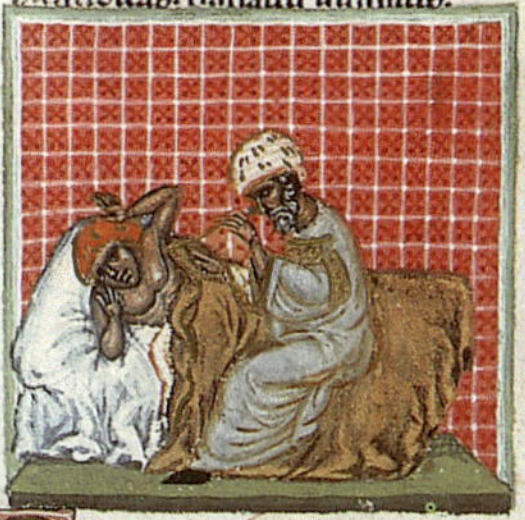

Quando accidit ⁊ de cauticatione sto
machi. frigus ꝛ humiditas multe. donec extrahant ipm a cōple
xione sua. ꝛ multiplicentur catarri ad ipm.
ꝛ assiduas medicos curationis. ꝛ nō cōfe
runt. tūc oz. ut resupinetur infirmus i
sup dorsum suū. ꝛ extendat crura sua ꝛ
manus suas. deinde cauteriça cū trib3
cauteriis. Cautio sub cocleari pectoris
quātitate digiti unī cū cautio clauili
ꝛ duob3 cauteriis inferius a duob3 late
rib3 cauterij unī. donec ueniat figura
cauteriorum triangulata. ꝛ elongā
utraq3 ut n̄ cōiungant̄ qn̄ facient pus.
Et sit pfunditas cauterij. q̄ntitas duarū
terciaȝ grossitudinis cutis. Et sit figura
cautiorum fm hāc formā sine additiōe.

Et sit uis cautiça cau
tio magno i medio a
stōi. fm hanc formā.

Et sit cautium quo fit cautiū unū fm
figurā circuli fm hanc formaz.

Et cautiçatur stomacus punctu
ato ei qui teretur ab hoc cautio.
ꝛ ē ut signes sup stomacū punctum fm
q̄ntitatem quā uis cū encausto. deīn ca
uteriça ipm cautio punc. deīn cura ipm
cū curatione que pcessit donec sanetur.

Quando accidit ⁊ de cauteriis epatis frigi
dit in epate dolor ex frigiditate di
te ꝛ humiditate. aut ex uentositate grossa.
donec egrediatur a cōplexione sua nā egressiōe
superflua ꝛ curat̄ infirmus cū eo qd dixi
ꝛ n̄ pficit in illo. tūc oportet ut resupinet̄
infirmus sup dorsum suū ꝛ signes cū en
causto tria cautia sup epar inferius ab
ypocondriis ubi puenit cubitus hois. ꝛ
sit spaciū quod ē int̄ omē cautiū q̄nti
tas grossitudinis digiti. ꝛ sit cautium
fm longitudinē corporis rectū. ꝛ fiant
cautia. fm hanc. ꝛ n̄ cōprimas manum
tuam cū cauterio
multū ꝛ sit quātitas
eius q̄ adhuritur
ex grossitudine cutis
q̄ntitas medietatis
eī. uel addicū. Et sit infirmus stans sup
pedes suos. Si autē non ē stans tūc sit iacēs
q̄ iam extendit crura sua ꝛ eleuet bra
chia sua. h̄ est forma cauterij.
Et sit quod ē possibile uream.

Et tibi qd possibile ut cau
teriçes ista cautia cū ca
uterio cultellari. qn̄
tecum ē subtilitas
ꝛ prudentia i arte. Et cu
stodi te n̄ ultā cū pcedas i cautiçatōe ꝛ adhu
rat̄ spissitudo cūi tota. q̄ adhuīat̄ corpori ꝛ puei

ar ad intestina qm̄ cutis illic est subal
ua alte. scias ergo illud.

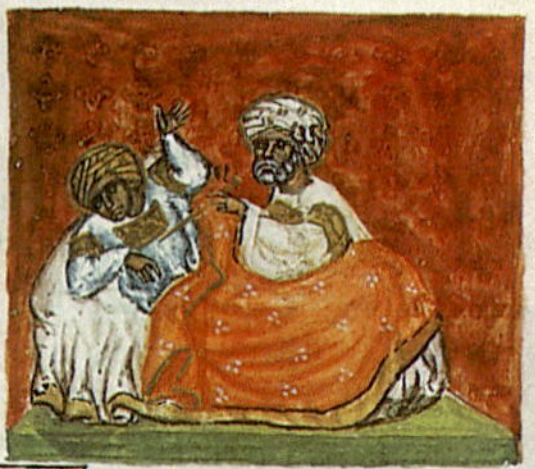

De pforatiōe asp̄atis epis cū cautio.

Quando acci dit exitura i ius quā sciūt sullud asp̄a est in carne epis. aut i tunica eī. cum sic in carne epis invenit infirmus gravitatē ⁊ dolorem absq; acuitate ⁊ tunica epis cū dolore ē acui tas vehemens. Et vidis q̄ fatigavit i medicos curatio eius. oportet ergo ut su pinetur infirmus sup̄ cervicē suam. dein̄ signa locum asp̄atis cū encausto. deind̄ igni cautium qd̄ assimilatur radio. Et hec est forma eius.

Et cauteriça cū eo cautiū unum donec comburatur cutis tota. ⁊ perveniat ad sifac i donec egrediatur sanies tota. deīn cura i ipsum curatiōe exiturā; donec sanetur. ⁊ non oportet ut hac spē cautij utatur nisi cui studium in arte medicine ꝓlon gatur ⁊ pcui manus curaverunt egritu dines iste cū experimēto aliquociens tūc enī audeat sup̄ h̄moi opatione. At uō dimittē ipsā apud me est meli̅.

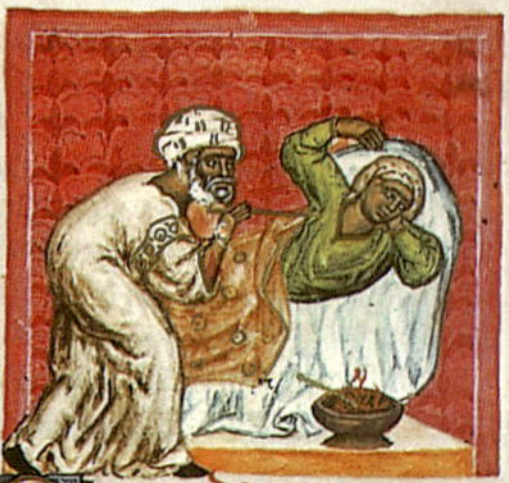

D̄ cauteriçatiōe pleuresis.

Dixerunt antiqui cautium cū radi cib; aristologie ad pleurasim frigidā fm̄ hunc modum. ⁊ ē ut accipias ex ra dicibus aristologie sicce longe radicē una longiorem que ex ea invenit̄. Et sit ad situdo digiti. deīn submige eā in oleo ⁊ accende ipsam in igne. deind̄ cauriça cauterio uno in eo qd̄ est inter continuationē furcule cū collo ⁊ duob; cauteriis pvis sub gutture pro declivi b; ad ptem que ē sub barba ⁊ duobus cauteriis ⁊ in eo qd̄ est int̄ costā quītā ⁊ quartā ⁊ sextā declivib; ad posteriora partis ⁊ cautio alio in medio pectoris et alio sup̄ stomacum ⁊ trib; cauteriis a posteriorib; uno in eo qd̄ est int̄ du as spatulas. ⁊ duob; cauteriis a duob; laterib; pectoris inferi̅ cautio quod ē int̄ duas spatulas ⁊ nō oportet ut opri mas manū tuā cū cauterio imo sit in manifesto cutis odorando. Etiam dixe runt quidā antiqui q̄ ex hoib; sunt q̄ utunt̄ cautio ex ferro simili radio ⁊ ig nit ips; ⁊ intromittit ipm̄ i eo qd̄ ē inter duas costas donec pveniat cū eo ad ipm̄ asp̄a ⁊ egrediatur sanies sic dixi̅. in asp̄ate. epis. Sz in hac pforatione cū cautio est timore que aut moritur infirmus sta tim aut accidit in loco fistula cui non est sanatio.

Quando cum cauterizatione sple
nis egritudines splenis cum eo quod
diximus ex cauterizatione in divisione cau
terii. Et cauterizatio eius tunc cauterizatur in ea est
secundum tres modos qui omnes sunt recti. Quorum
unus est ut facias cauteria tria aut .iiij. li
neando secundum longitudinem splenis secundum
figuram cauterii capitis quod processit figura.
Et sit inter omne cauterium quantitas consuetu
dinis digiti aut plus parum. Et sit modus
cauterii modus quem diximus in cauterio
epatis equaliter et non comprimas manum tuam
cum cauterio. Et sit infirmus resupinus super dor
sum suum. Et modus alius de cauterizatione
est ut ignias cauterium habens duo unca quod
diximus in capitulo dislocationis hu
meri. Et eleva autem que est in directo
splenis ubi pervenit cubitus infirmi sini
ster. Et sit elevatio tua qua elevas cutem
secundum latitudinem corporis ut cadant cau
teria secundum longitudinem corporis. Deinde im
mitte duo unca ignita valde cum eis pe
netres cutem cum altera. Deinde extrahe cau
terium. Fiunt ergo cauteria .iiij. Et si vis
cauterizare ipsum cum cauterio alio habente tria
uncia. Deinde cura cauterium postquam dimit
tis ipsum aptum et emittere post diebus multis
Et est magis conferens quam reliqua que
processerunt ex cauterizatione.

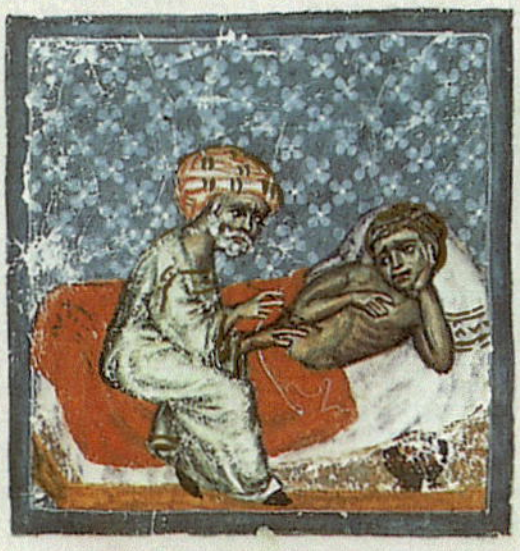

Clisterium non de cauterizatione
convenit ydropisi nisi ydropisis
ascitis. Quando tu curas ydropicum cum
modis curationis quos diximus in di
visione et non confert curatio tua. Et oportet ut
cauterizes cum quattuor cauteriis in circuitu
circa umbilicum et cauterio uno super stomacum
et cauterio alio super epar et cauterio super sple
nem et cauteriis duobus post dorsum inter
spondilles et uno in directo pectoris et
alio in directo stomachi. Et sit quantitas
profunditatis cauterii propinqua spissitu
dinis cutis. Deinde dimitte cauterium ap
ertum ut emittat pus tempore longo et non cura
tiones infirmum a curatione post cauterium cum
eo quod oportet ut aggregentur ei due intentio
nes. Et festinet ad ipsum sanatio cum auxi
lio dei. Forma cauterii cum quo cauteriza
tur venter sit clavilis secundum quod processit forma
eius et illius cum quo cauterizatur dorsum
sit olivaris secundum quod processit forma eius.

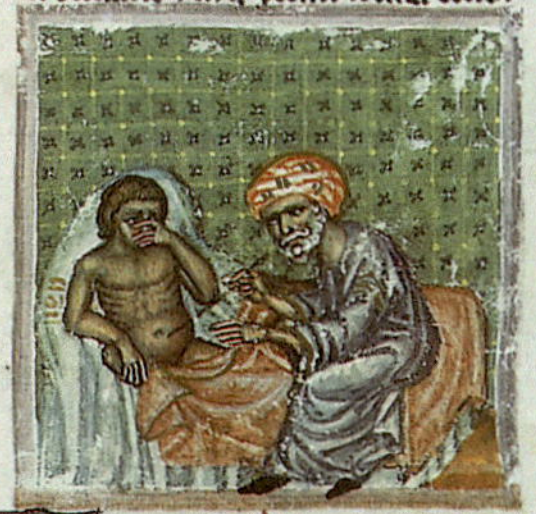

Quando apostemantur de cauterizatione pedum
Quando apostemantur in ydropico et crurum
et replentur aqua, tunc oportet ut cau
terizes super dorsum pedis in cavitate que
est inter auricularem et anularem et eleva
manum tuam cum cauterio et non torqueas ip
sum omnino. Resudabit enim aqua citrina. Et
hec est forma cauterii

+ deinde eleva manum tuam et ne
torqueres ipsum omnino :-

deinde fac sup duo crura duo cautia
in oi latere cruris. Et fiat cautiu cu ex
tremitate cultellari cautij. Et sit cau
terium sm longitudine cruris. unu
sub genu 7 aliu inferius eo circa me
dium cruris. Et sup omes coxa caute
ria duo 7 dimitte cautium apti ab
sq curatioe tpr longo ut resudet ex eo
aliquid aque. deinde cura ipm cu reli
quis que diximus.

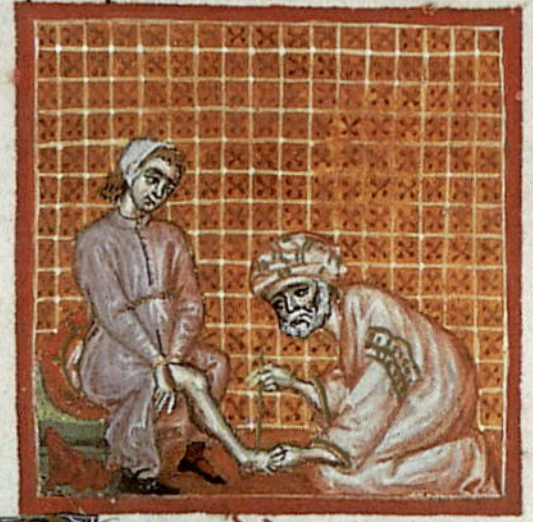

De cauterizatione solutionis ventris.

1 Quando e solutio ventris ex
frigore 7 huiditatib donec debilitat u
tutes retentiua 7 digestiua que sut
in sto 7 intestinis. 7 curatur illud cu
medis curationis 7 n sanatur 7 uides
infirmum tolleraie cauteriz excub
antis uirtutis. tc cautica ipm cautio
magno sup stomacu suum sm q pre
cessit in cauticatioe stoi. cu cauterio i
circuli. 7 iiij. cauterus i circuitu umbi
lici subtilib cu cautio clauili subtili
7 cautio sup alcatim sup alahosos ma
gno aut duob cauteris. 7 si uides hu
miditates exuberantes. 7 ifirmu tolle
rante illud. tc cautica ipm cautio sr
pectine 7 cautio sup omne illu. Et for
tasse addes duo cauteria pua sup sto
macum pp magnu. Et eni curatio
oferens cu iuuamenti n errat.

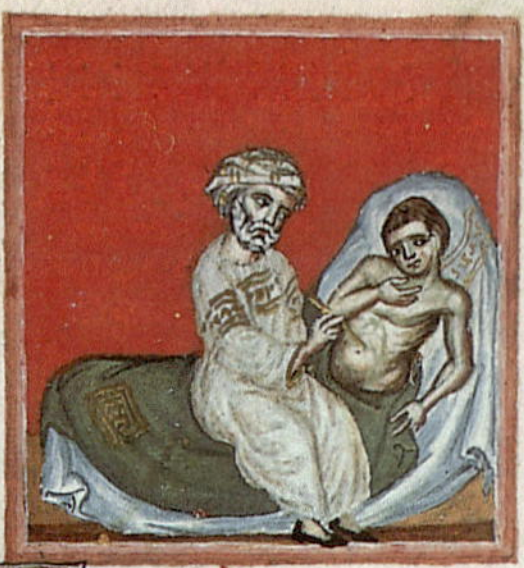

De cura emoroidarum ani.

Quando in ano sut emoroydes antiqe
que multe aut una. 7 sut ex humoib
crossis fris. aut huitatib corruptis 7
curant cu eo qd diximus in diuisione
7 n ofert curatio. tunc cautica tribus
cauteris sr inferiore spondile dorsi.
sbalmeclati pap triangulati. 7 cautio
sub umbilico qi duob digitis. Et si co
gitas q stoacus ei infrigidatus sit. et
cibus eius n digeratur. 7 facies uides
apam. tunc cautiea eum sup stomacu
cautio magno sm qd pcessit. 7 cauterio
sup epar epar eius. 7 alio sup splenem
ipius cu cauterio clauili 7 dimitte
cauterium tpr aliquo dein cura ipum
donec sanetur.

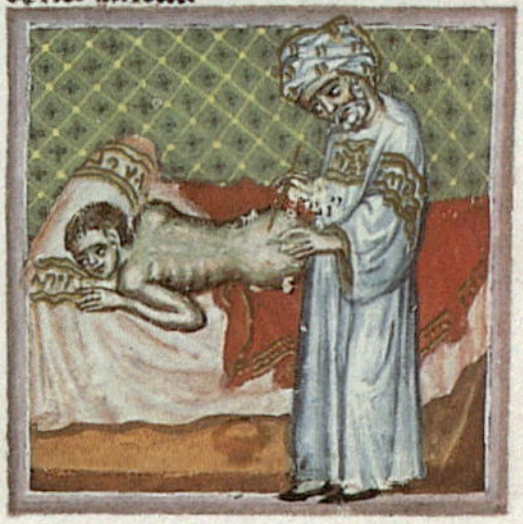

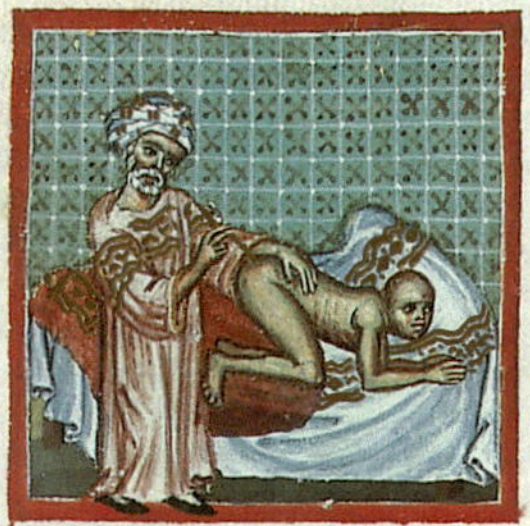

De cauticatione alchelil. post incisionem

Quando tu abscidas alchelil eorum.
Tunc igni cautium qui assimillatur radio. deinde intromitte ipsum alchelil absisum et ultima manu tua donec
perveniat cautium ad orificium vene ex
qua currit sanguis fac illud semel. aut
bis. Si ergo alchelil fuerint multa tunc
cauteriza unum quodque cautio secundum quantitatem
unius deinde cura ea cum eo quod confert eis
ex unguentis donec sanentur. Et si tu
cauterizas cum cautio magno super alcacum est magis ultimum in iuvamento.

De cauticatione fistule que fit in ano

Quando non obedit non in partibus eius.
Infirmus sectioni. et opi quod nam
fuimus in loco suo et terretur ab illo fortasse sanatur cum cautio. Cum ergo accidit
alicui fistula. et anni quantum currunt pus
ex ea et humiditates corrupte. Dignius ergo
quod oportet est ut probes eam cum tenta sondi
li. deinde cognosce quantitatem profunditatis eius cum te[nta]. deinde igni cautium quod
est simile radio deinde intromitte ipsum ignitum in ipsam fistulam secundum quantitatem in qua
intrauit clauus. et itera super eam cautium
donec comburantur illa corpora corrupta omnia semel. aut bis. aut ter. secundum quantitatem necessitatis tue. Et custodi te ab adustione nervi si fuerit illic. aut vene magne
aut si fistula vadit ad corpus vesice.
aut ad corpus intestini. et custodi te ab
istis locis omnibus. et non facias illud nisi quando
fistula est in loco carnoso. et cogitas quod
non penetravit. deinde cura locum usque quo
sanetur. Si autem sigillatur locus et abscidunt ab eo materie et remanet sic
longo tempore. tunc scias quod iam sanatus est
integre. Et si non absciduntur ab eo materie tunc scias quod est penetrans aut in
profundo eius est os corruptum aut quod illud
ex illis quorum rememoratio veniet in
loco suo.

De cauterizatione renum. Re.

Quando accidit in renibus dolor ex
frigore aut ventositate crossa et
minuitur propter illud coitus infirmi. et
oportet. ut cauterizes eum super almethene
super ipsos renes cautio super omnem renem cum
utero clauili cuius processit rememoratio.
Et fortasse cauterizamus eum secundo in ipsorum
almeclati. Que veniunt tria lineata. quoniam
erunt magis ultima in iuvamento.

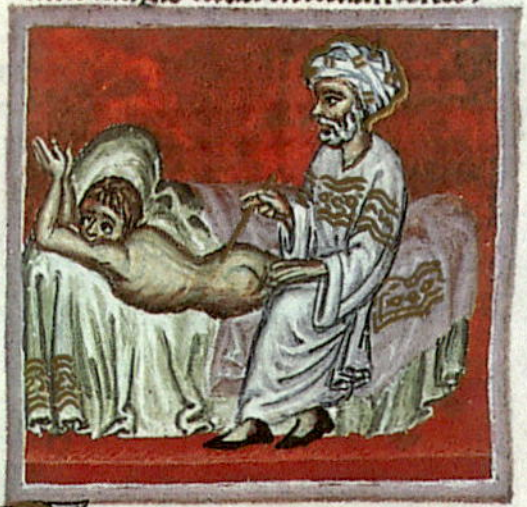

De cauterizatione vesice.

Quando accidit in vesica debilitas et mollificatio a frigore. et humiditatibus donec non
retineat infirmus urinam. tunc cauteriza
ipsum in inferiori parte siminis. sicut vesica
ubi incipiunt pili pectinis. et a dextris siminis cautio et alio a sinistra ipsius. Et sit
longitudo cauticationis latitudo secundum quantitatem

cutem nasi pollicis. et cauteriza ipsum cauterio inferiori dorsi aut duobus cauteriis simul, et sit illud cauterium clavile quod precessit ante.

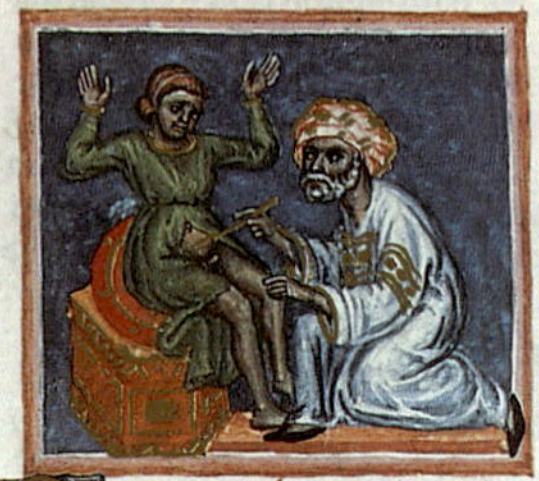

De cauterizatione matricis.

Quando accidit in matrice frigus et humiditates, et prohibetur pregnatio ab impregnatione et corrumpuntur menstrua eius et tardatur purgatio eorum et accidit ei appetitum eorum dolor, tunc oportet ut cauterizetur tribus cauteriis circa umbilicum sicut diximus in cauterizatione vesice super arcatam inferiorem dorsi aut duobus cauteriis et sit cauterium clavile.

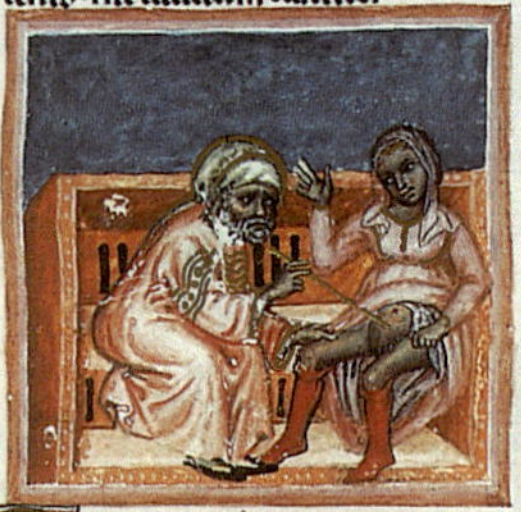

De cauterizatione dislocationis anche.

Quando efficitur declinatur humiditas in nuchositate ad pixidem anche et fuit ei exitus eius a loco suo. Et signum illius est quod prolongatur crus super aliud quod comparatur ad invicem. et invenitur locus dislocationis in concavitate. oportet ergo ut cauterizes infirmum super pixidem anche ipsius cauterio circulari postquam signasti cum encausto in circuitu pixidis sicut revolvitur et sit pixis in medio circuli. et sit cauterium quod precessit forma in cauterizatione sciatice. Et si non est presens hoc cauterium, tunc cauteriza ipsum tribus cauteriis magnis cum cauterio olivari et fiat cauterio profunditas secundum quantitatem spissitudinis cutis totius deinde cura ipsum donec sanetur.

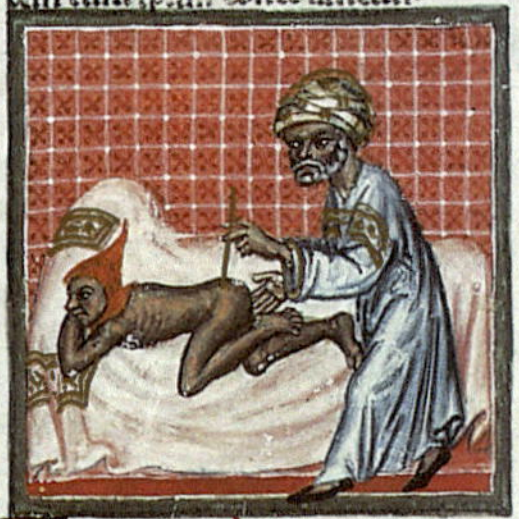

De cauterio vene sciatice.

Quando accidit dolor in pixide anche et sunt causa illius frigus et humiditates, et curasti cum eo quod diximus in divisione et non confert in curatio tua et antiquatur illud. tunc oportet ut solvas infirmum ab humoribus grossis cum pillulis fetidis aut pillulis artificialibus et similibus. deinde cauteriza eum. Et modus cauterii in ea est secundum duos modos. aut cauterium cum medicinis adurentibus aut cauterium cum igne. Cauterium autem cum igne est secundum modos multos. quorum unus est ut cauterizes super pixidem anche ipsius tribus cauteriis triangulatum secundum hanc formam et fiat eius profunditatem bonam et magnam.

et sit spacium quod est inter omne cauteri
um quantitas crossitudinis digiti. Et
sit cauterium olivare. Quartum autem sit cauteri
um in medio super caput anche ipsius.
quare sunt quatuor cauteria. Et si vis ca
uterizare cum circulo cuius precessit forma in cau
terizatione dislocationis anche, immo in
sit circulus continens ancham totam.
et comburit spissitudinem cutis tantum. Et hic
est modus cauterii sciatica quando do
lor adherens anche ipsi et non extenditur
usque ad coxam et crus. Sicut extenditur
usque ad coxam et crus, tunc cauteriza ipsum
duobus cauteriis super coxam super locum
ad quem innuit illic infirmus in quo est
dolor, et cauterio alio super cavillam .iiii.or digi
tis ad partem silvestrem parum. et sit caute
rium cultellare. Et sit profunditas cau
terii secundum quantitatem spissitudinis cutis.
Quod si infirmus innuit quod dolor extendi
tur usque prope digitos pedis, tunc cauteriza
ipsum illic ubi innuit cum cauterio puncti
cum tribus aut .iiii.or aut pluribus si indiget illo. et
si innuit dolorem esse sub genu iuxta cru
ra tunc cauteriza ipsum illic cauterio uno culte
lari. Et cave tibi in omni cauterizatione tua
aut non ultimes manum cum cauterio adhec
ut comburas nervum aut arteriam magnam
et adducas super illud super infirmum no
cumentum malum aut contractionem. Et ego
quidem iam vidi unum et alium ex illis qui
cauterizaverunt super cavillam et ultimave
runt in cauterizatione et inflatum est: donec
tumor consecutus est pedem et perforatus est
totus et corruptus est totus pes. deinde accidit
solutio ventris et post illud mors. Quod
si dolor est in duabus partibus simul cauteriza
utrasque secundum hunc modum. Et sapientes q
uidam dixerunt in cauterizatione anche
et cauterium cuius ipse iste est modus. fac simile
sanio ex ferro cuius diametrus sit medi
etas palmi. Et sit apud orificium sui

secundum crossitudinem nuclei dactili aut mi
nus parum et inter illud sanium sit aliud
sanium et sanium tertium. Et sit spacium quod
est inter omne sanium parvitate nodi polli
cis et sint sania aperta a duabus partibus et
sit altitudo eorum quantum nodus aut duo
nodi et fac eis manubrium ex ferro deten
ter aptatum in sanius. Et hec est forma.

Deinde ignatur in igne
donec rubeat et pro
biciat scintillas. de
inde ponatur super
pixidem anche infir
mo accubitato super
latus sanum. Cauterizato ergo eum tribus
cauteriis rotundis una vice. deinde dimit
te ipsum tribus diebus. postea emplaustra eum
cum emplastro butiroso. et dimitte vulnus
apertum diebus multis. deinde cura ipsum
cum unguento donec sanetur. Inquit Albucha
sim. hac species cauterii consilii parum usi sumus
propter timorem aspectus eius. et propter ea quod paucos
invenimus qui expectant super ipsum.
Verum est ex bonis cauteriis ei qui i
suffert et invenit cum eo locum eius.

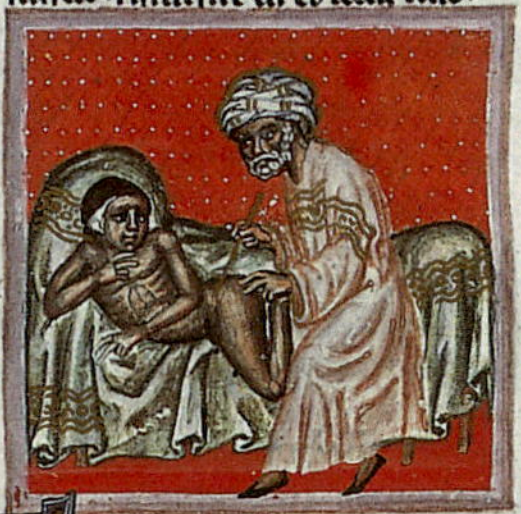

Capitulum ait o(?) de cauterizatione ad dolorem
cum medicinis ad cauterium combu
rentibus est ut tu facias duo sania

Inquit Albuchasim.

b'ntia pforatam annulam i quā descē
dit cardo porte ex ere aut ferro longi
tudo paucis quorum i latitudine
eorum. sint duo nodi aut qī ipi. ⁊ sit
spaciū qd est int' utriq; q̄ntitas gros
situdinis digiti. ⁊ sint apta inferius
⁊ superius ⁊ sit q' coniungant se adinuicē
deīn depone ea sup piscidem anche infir
mo iacente sup latus sanū ⁊ p̄me i
manū tuā sup piscidem anche infir.
Et h' est forma eius. De
inde funde int' duos
circulos ex aqua ca
lida que sit calefac
ta cū igne paruo. Et
tene eam qualitate do
nec sentiat ⁊ tolleret infirmus mordica
tionē eius ppius adustionē. Nā qñ in
uenit mordicationē sic ignis donec q
escat mordicatio. deīn eleua manum
tuā cū instrō. ⁊ abst'ge aquā calidā ab an
cha tota cū aqua frigida dulci. deīnde
dimitte illud diebus ⁊ reuiuit ex eo i
pus. Est enī ulcus in diuisione. de
inde cura illud cū unguentis donec sa
netur. Qd si extendatur dolor usq;
ad coxam aut crus. fac ei statim i ea
i eo qd continet aq̄ scdm q' fecisti i ancha
equalit'. ⁊ iste ē incessus aque calide. ⁊
ego iam scripsi ei in tractatu retentionis
medicinar; sume tali ⁊ calcis ñ exti
mate amborum an p̄te; unā ⁊ tere utra
q;. ⁊ pone ea i ollā nouā cui inferior
pars sit pforata foramine uno paruo
scdm q̄ntitate; qd ingrediatur in ipm i
ollā ducis ⁊ pone sub fundo olle alteram
uitreatā ⁊ plice sup alcalli ⁊ calcem
ex aqua dulci qd submergat usq; per
digitum pquā tu cū pannis ea manu
tua opsi'cē bona. ⁊ dimitte ollā donec
descendat aqua acuta i inferiori p̄te
olle uitreate. deinde accipe illam aquā

totā. deīn pone eā sup calcem aliam.
⁊ calli illo renouata ⁊ ipa eīu erit de
fortis acuitatis ualde que amministr'
multis opationibus medicine ⁊ in cau
terizatione reliquorum membrorum qm effic
opationem ignis ipius. ⁊ ex medicis
sunt cū quibus cauterizatur ancha ⁊. sic
cresise ⁊ mel anachardi. ⁊ calx cū sa
pone. ita q' usq; sic punctura ⁊ galli
enus quem narrando retulit cuidam
uiri ex antiquis curationē qua curat'
est dolor anche ⁊ uene sciatice ⁊ ma
gnificauit eē eius ualde. ⁊ dixit qm
indiguit alia curatione. ⁊ q' sanatus
est ex uice una donec retulit q' ipe fo
tasse intrauit balneū delatus. ⁊ exi
uit ex eo sanatus. Et ē ut accipiatur
ex stercore ... uiridi. ⁊ si ñ inuenit' uirid
sumatur sicut recens. ⁊ teratur infir;
cū aliquātulo adipe. ⁊ ponat' ancham
ubi ē dolor. aut crus. aut coxa ⁊ liget'
⁊ dimittetur q̄ntitate triū horarum aut
p quantitatem q' sentiat infirmus sedi
tionem adustionis. deīn introducitte i
eū in balneū. Cum ergo sudaū sit cor
pus ei. introducitte ipm i solum. nā do
lor recedit ⁊ sanat'. ⁊ scias qm ñ oportet
ut utatur agis eorum cū aliis medicis
nisi p' curationem corporis. Et dias
cor' dixit q' stercus caprarum qn
cauterizatur cū eo uena sciatica ofert
ei. Et fit cauteriū scdm modū hunc sumat'
lana ⁊ imbibatur oleo antiquo ⁊ ponat'
sup locum pfundum qui est int' policē
pedis. ⁊ inter fatile. ⁊ est ppinquior fo
cili deīn accipe stercus caprarum sicci ⁊ i
flamma ipum cū igne donec fiat carbo
deinde pone ipum sup lanā ⁊ dimitte ipm
donec extinguatur. deīn itera aliud
Non ergo necesse ē facere illud usq; quo
perueniat sensus p medicationē usq;
ad ancham ⁊ quiescat dolor. Et iste i

ollā

modus cautij nominatur cautium
uaginum. De cauterizatione doloris
Qvando accidit dolor i dor dorsi.
so ex cais multis. aut a casu. aut
percussione. aut euacuatione supflua. et
illis similibz ex infusione matie frie
et humide. et cauterium quide n cadit n i hac
spe sola que fit ex effusione matie frie. i
opertet ergo post euacuationē infirmi
cu pill' fetidis. et eis similibz. ut fiant sr
dorsum u e dolor tres linee sm latitu
dinē. adiuncta ipius ppinquā. signas
cu encausto in oi linea. v. cautia aut
plā sm qntitatem q uciut ex uolleran
tia infirmi et uirtute ei. Et fiat cautica
tio cu a cautio puncti. et sunt cauteri

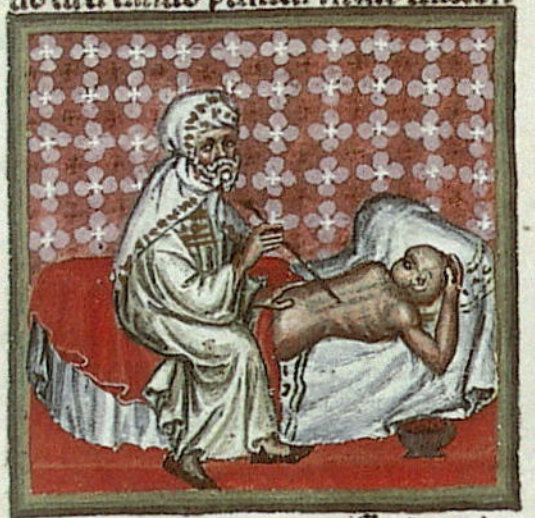

za tribus cauteriis aut. iiijor. cu cautio o
clauali mediali. cui h est forma.

Mvltociens ac De cauterizatione in
cidit h egritudo infāt cepcionis gib
tibus pueris. et signu inceptio bositatis.
nis ei in pueris est q accidit sup eu ste
tum i anelitu apud eleuationē; i motu
et inueis in ultima spondilium dorsi et
nodos eius q iam incepit eminē sr re
liquas spondiles. Cum g uides illud
et uis facere stare illud tc cautica ipm
cu cautio qd sit circulus. sm hanc formam

ut capiat cautiu sup oēs ptē spondilis e
quali.

Et sunus cautica in cir
cuitu spondilis cu ca
utio puncti duas li
neas. aut tres et sunt
puncta ppinqua adin
uicem; deinde cura locu donec sanetur cu
eo qd diximus. et caue ne amministres
cauteriu in gibbositate que fit i spasmo
neruu.

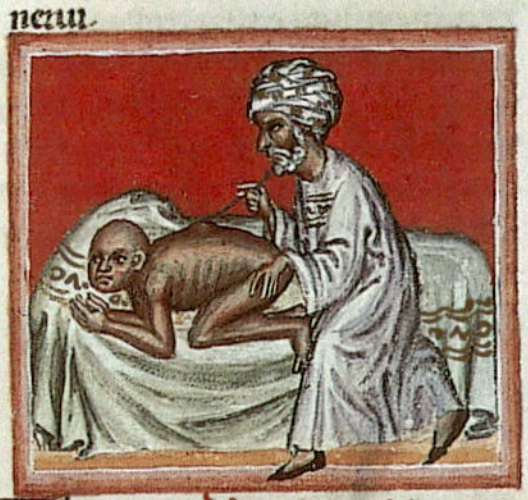

Qvando do De cauterizatione podagre
lores incitant sr aut dolor iunc
ab humiditatibz fris q effundunt turarum
aut ad qlibet mbru corporis tc qn acci
dunt dolores in pedibz de consuetudine
medicorum medicoz ē ut nominent
illud podagra spē. cum ergo curat poda
gra frigide cae cu medis curatois et n
remouentur dolores. tunc cautiu re
mouet eos. et ē ut cautices eum post
p euacuatioē; in circuitu iuncture pedum
cauteriis multis. Et sit cautium oliuare
et h est forma eius.

et sumiges ut punctes facie; pedis tc
fac cu cautio puncti. Qd si ascendunt
dolores usq ad genua. aut ad reliqs
iuncturas. et multociens accidit illud.

tunc cautiça ipm sr̃ ẽẽ genu tribꝫ cau
tiis ab omi pte cũ hoc eodem cautio oli
uari. Si aũt necciã sunt tibi plura hoc
cautio. tunc cautiça ipm ꝗ ñ subingas
manũ tuam cũ cautio. imo sit spissitu
dinem cutis tm̃. Si aũt ascendunt do
lores ad genua ꝛ dorsũ. tc̃ amministra q̃
diximus in capitulo suo. q̃ si dolores sr̃
in manibꝫ tm̃. tc̃ puncta in circuitu foci
lium sic revolũt duas litteras line
as. Si aũt remanẽt ex doloribꝫ in digi
tis. tunc puncta eos sup oẽm nodum i
punctũ. ꝛ sr̃ pectinẽ manus. Si aũt ascẽ
dunt dolores pt̃ dies ad cubitos aut hu
meros tunc cautiça utrosqꝫ ab omi pte
ꝛ nõ euacues infirmũ ex regimine bono
ꝛ acceptioẽ medicinaꝝ. Nam si bonũ fuit
regimẽ ꝛ euacuatur flema sanabit̃ au
xilio dei cũ isto cautio.

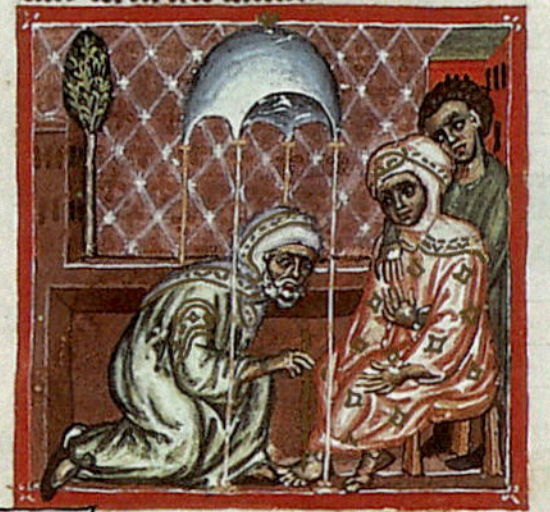

Capitulo accũ. De cauteriçatione
ruptura i inguinibus ruptare.
Cum descendit testinũ aut cirbum ad testiclꝫ
ꝛ est illud incipiens ꝓpinquũ. tc̃ oportꝫ
ut pcipias infirmo dimittẽ coẽstionẽ
i die suo ꝛ utatur ex lenibꝫ quo descendat
stercus a uentre suo. deĩ sedeat int̃ man'
tuas sr̃ dorsum suũ. ꝛ pcipe ei ut teneat
anhelitũ suũ donec egdiatur cirbum
aut intestinũ deĩ reduc ipm digitis i
tus. ꝛ signa cũ encausto sub ruptura
sup os pectinis. cũ signo cui medietas
sit sr̃ simul medietati circuli ad supio
ra corporis deĩ cautiçã. Cui' ħ est forã
donec ueniat albũ ꝛ ꝓbicat

sintillas. deĩ reduc intestinũ aut cir
bum ad concavitatem suã. deĩ ponãmi
sr̃ manũ suã sup locum ut ñ descendat
intestinũ. ꝛ tu iã appuisti int̃ crura ifir
mi. ꝛ posuisti sbẽo puluinar ꝛ sunt eis
alius sup crura ꝛ alius sup pectus eius
qui teneat manus eĩ. deinde depẽe cau
tium sup sig̃ ipm manu tua cũ cautio
stãte recto. ꝛ tene ipm donec cũ eo ꝯseqũs
os. aut itera cũ eo uice alia. sũi ꝯsecutus
fueris cũ eo in prima usqꝫ ad os. ꝛ paue
ter obsua ab exitu intestini in hora ca
uterizationis tue. ne comburas ipm
ꝛ eueniat sup infirmũ ꝑ illud mors aũ
aut malicia magna. Et scias q' qñ nõ
ꝯsequeris cũ cautio os. nõ ꝯfert opatio
tua ꝛ oportet ut sit cautium infantiũ
subtile ſm mensurã eoꝝ. ꝛ i magnis ſꝫ
mensurã ipoꝝ deĩ cura locũ cautij
ꝑ tres dies cũ butiro donec remoueat̃
escara ignis. deĩ cura cũ reliquis un
guẽtis donec sanetur. ꝛ sit infirmus ia
cens sup dorsum suũ. xl. diebꝫ donec si
gilletur uulnus. ꝛ oportet ut ponas in
tinimẽtu eĩ longitudinẽ ꝑẽis curatio
nis eius. q' leniat uentrẽ eius ut nõ
exeat intestinũ ap̃ conatũ. ꝛ egestionẽ.
deĩ qñ uult surgẽ ꝑ. xl. dies tc̃ admi
stra ligamitũ decent' ſm ꝛ teneat ipꝫ
xl. diebꝫ alius. Et minorẽ ã labẽ ꝛ re
plone cibi ꝛ potus ꝛ uocibꝫ uehemẽtibꝫ
Nã qñ utitur hoc regimẽ ita sanatur
ita sanatur sanatiõẽ integra. ꝛ ego dicã
cauterizationẽ rupture cũ incisione i ca
pl'o suo. Qñ aũt rupture accidunt in
reliquo uentre ꝛ sũt incipientes. ꝛ ut

ut non adilantur. Tunc cauterizetur ruptura
cum cauterio rotundo secundum quantitatem eius. Et
illud quod adherebunt ex cauterisationibus sicut circa
eius. Deinde cum ipsum cum eo quod diximus
et non adheret. Alii dixerunt quod oportet
ut cauterizetur ruptura cum cauterio trian
gulato secundum hanc formam postquam signatur

cum encausto. et ponitur linea que est
in latitudine in latere superiore rupture
et linea alia a dominferius. Et depone
manum tuam in medio cum cauterio uno
olivari. Sed cauterium primum est melius.

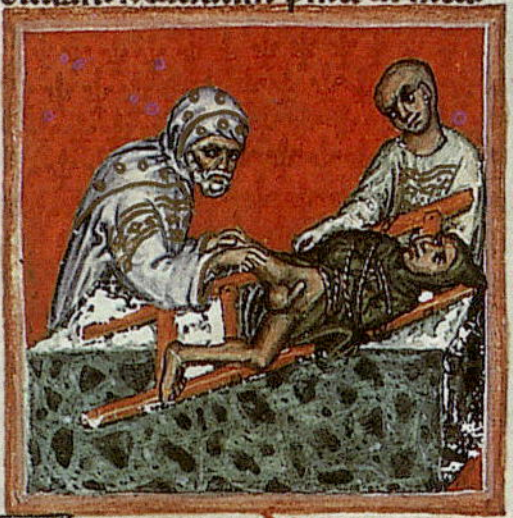

Quando accidit *De cauterizatione*
in quibusdam membris a *stupore*
et perseverat ille dolor aut percussione dolor qui est longo tempore et non
confert in eo curatio cum medicinis. tunc
oportet ut cauterizetur cum cauterio punctali.
Et sit cauterium omnis membri secundum latitudi
nem eius et magnitudinem eius et ipsius putrita
tem et debilitatem eius et ipsius virtutem et
locationem doloris. et dolorus ex eo. si igitur
sanatur ex cauterio primo est bene. et si non
tunc itera super ipsum cauterium. quoniam de con
suetudine horum dolorum est ut permute
tur de membro ad illud quod appropinquat ei.
Ergo oportet ut consequaris eos cum cau
terio donec sanetur infirmus. *De cau
terizatione leprosi.*

Leprosi autem quandoque iuvantur cum cauterio
iuvamento magno et precipue species lepre
que fit propter putrefactionem flatis et melancolie.
Cum ergo vis cauterizare ipsum. considera
si ergo lepra est incipiens et curasti eum cum eo
quod diximus in divisione et non descendit
neque stat. et times super infirmum quod compre
hendat corruptio secundum totam complexionem eius
tunc cauteriza eum super caput v. cauteriis
uno in medio capitis et alio inferius
eo versus frontem apud finem capillorum
et duobus super duo cornua et uno posterius
super nucham. et ultima manum tuam
cum cauterio parum donec imprimat in osse pres
sionem parvam et dissolvantur ex eo cortices ut
alleviatur expiratio vaporum grossorum
ex eo. Et cauteriza cauterio quoque super ipsum sp
lenem secundum quod processit. Si autem lepra iam spar
sa est super infirmum et apparet manifeste. tunc
oportet ut cauterizes cum istis cauteriis quos
diximus in capite. et cauterio super extremitatem
nasi. et duobus cauteriis super duas maxil
las. et duobus cauteriis super spondiles col
li. et vi. super spondiles dorsi et uno ma
gno super albarosos apud grossum caude. et
uno super ipsum. in uno almaharem. et du
obus super anchas. et super omnem ancham uno.
et duobus super genua et uno super omne genu.
et duobus supra humeros. et duobus super
cubitos et duobus super tenentiones pec
toris sui. Et cauteriza ipsum super omnem iunc
turam ex iuncturis digitorum manuum
suarum et pedum suorum. et cauterio super omnem
calcaneum pedum suorum et scellia manuum
suarum. et cave tibi a nervis qui sunt super po
stremum calcanei ne comburas eos. Et in
quandoque cauterizatur cauterio super os pectinis
et alio super os stomachi. et alio super epar. Et sci
as quod quanto plus additur cauterium est magis
iuvativum. et magis conferens. et scias quod in
firmus non invenit dolorem cauterio sicut
inveniunt ipsum sani. propterea quod corpus eius

iam stupefactum est et oportet ut sint
cauteria ex magnitudine et paruitate secundum mem-
bra et iuncturas secundum quod permisit ex spissitudine fer-
ramentorum. deinde cura cauterium ex farina
ordei cum melle et reliqua curatione donec
sanetur. **De cauterizatione stuporis.**

Quando stupet aliquod membrum et cu-
ratur cum medicinis et oleis et emplastris
et non sanatur: tunc cauteriza ipsum stupe-
factum cauteriis secundum quod meretur magnitudo
membri aut paruitate eius. Et sit cauterium
tuum intrans in spissitudine cutis parum.
deinde cura ipsum cum unguentis donec sanetur.
Et quandoque cauterizatur ad quedam stuporis qui
accidit manui et pedi in spondilibus dorsi
apud exitum neruorum qui mouent illud mem-
brum et remouetur stupor. verum non presumat
super illud nisi qui est sapiens in anothomia
membrorum et egressione neruorum mouentium corpus.

Quando accidit **De cauterizatione albaras**
albaras et non confert in eo a-
liquod ex generibus medicine. tunc cauteriza super
ipsum cauterio profundo parum secundum quantitatem
spissitudinis cutis donec remoueatur
albedo et mutetur color eius. deinde cura ip-
sum cum farina ordei et lentis cum oleo rosarum et
foliis arnoglose et sanguine columbe et
sanguine irundinis de unoquoque partem. quorum fit
pars una misceantur omnia et liniantur super
panni et adhereant loco donec sanetur.

Quando cancer **De cauterizatione cancri.**
est incipiens et uis ipsum sistere tunc
cauteriza ipsum cum cauterio circuli in circui-
tu eius sicut circumreuoluitur. sapientes autem
iam dixerunt ut cauterizetur cauterio ul-
timo in medio. michi autem non uidetur
illud. quoniam timeo quod ulceretur et ego iam uidi
illud aliquotiens. et rectius est ut cauterizetur
in circuitu eius cum circulo sicut dixi aut cau-
teriis multis. **De cauterizatione adubele-**

Quando aliquis habet adubele **lati.**
lati et tardatur in maturatione aut
aut propter superfluitatem facietatis ei

propter etatem infirmi qui est decepitus pauci
sanguinis. aut propter tempus. et uis festinare
in maturatione adubelati. tunc cauteriza
in circuitu eius cum cauteriis paruis multis
punctando. deinde dimitte eum. Nam ipsa fe-
stinabit cum maturatione. Si autem uis perfo-
rationem eius cum cauterio. tunc igni cauterium cuius
forma hec est.

Et pone ipsum in medio adubelati donec
penetret cutem. et sit cauterium ab eo quod sequitur
inferius. ut alleuietur cursus puris. — in loco magis declivi
deinde cura ipsum donec sanetur. **De cau-**

Corrodens non est **terizatione cor-**
aliud nisi corruptio am- **rodentis.**
bulans in membro et corrodit ipsum. sicut ignis
comedit ligna sicca. Si igitur uides corrodentem — id est herpetem estiomenum
in loco qui tollit cauterium cum igne: tunc
igni cauteria clauilia multa parua et ma-
gna secundum quod conuenit illi loco in quo est
corrodens. deinde cauteriza ipsum ab omni parte
donec eradices corruptionem totam. et
non remaneat ex ea aliud penitus. deinde di-
mitte ipsum tribus diebus. Et pone super loca in-
cauterizata sulphur tritum cum oleo donec
eradicentur escare omnes et omnis corruptio. de-
inde cura ipsum cum unguentis generantibus car-
nem. Si ergo uides post tres dies quod carona-
scatur natiuitate sana in qua non est corrup-
tio est bonum. et si non tunc itera cauterium su-
per illud quod remansit ex locis corruptis.
Et corrodens quidem medicatur quandoque cum me-
dicinis acutis. — uel medicina acuta.
Ipsa namque supplet loco cau-
terii. Verumtamen cauterium quod cum igne est
uelocioris iuuamenti. Et ego quidem iam
dixi curationem eius cum medicina acuta in
diuisione. Accipe ergo eam illinc quando ea
indigeas. **De cauterizatione clauorum**

Multotiens ac- **cidit clauorum et aliorum. R.**
cidit in inferioribus partibus pedum. Et est nodus
durus et est res grossa sulcata que ledit pedem

Et cauterium quidem in eis est secundum duos
modos. Cauterium cum igne et cauterium cum
aqua calida. Cauterium autem cum igne est ut i
gnis cauterium cannule similem penne vulturis
quod fiat ex ferro secundum quantitatem que contine
at clavum ab omni parte et sit subtilium mar
ginum. deinde depone ipsum ignitum super cla
vum. deinde revolve manum tuam cum cau
terio in circuitu clavi. donec perveniat
cauterium ad profunditatem clavi. Et dimit
te ipsum tribus diebus. donec incipiat emittere
pus. deinde emplastra ipsum cum malvis
silvestribus cum tritis sale. Et dimitte ipsum
emplastrum super clavum in nocte. Ipse enim eradi
cabitur cum radicibus suis deinde cura locum
cum unguento generativo carnis donec sanetur.
Cum si sunt non cussi et multotiens accidunt
in superficie corporis et precipue in manibus et pe
dibus. tunc oportet ut admittas in eis cauterium
cum aqua calida. Et est ut accipias cannulam
eream aut ferream aut ex penna vulturis et depo
ne eam super clavum aut acrochordonem. deinde proice
in cannulam ex aqua calida quantitatem par
vam. et retine manum tuam. et revolve
eam cum compressione manus tue parum ut impri
mat margo cannule in radice clavi. et
expectet infirmus parum super mordicationem
aque calide hora una dimitte ipsum. Non
si clavus eradicetur cum radicibus suis
ita fac cum eis uno post unum donec venias
super omnes qui ex eis sunt in corpore. deinde
cura eos postquam eradicantur cum eo quod generat i
carnem ex unguentis. De cautirizatione tre

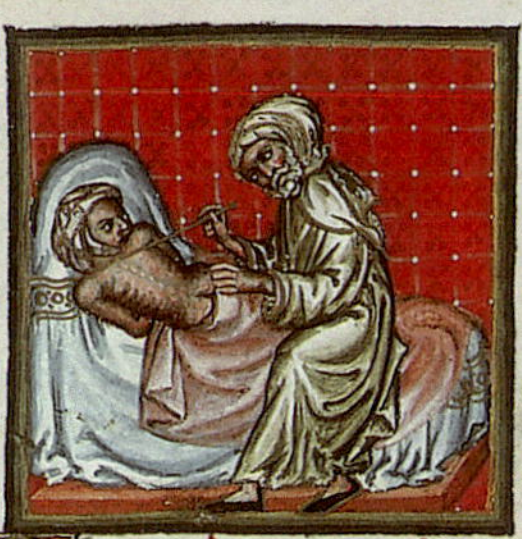

Quando ex De cauterizatione alba
pellunt in corpore chi accidentium
albather. fede que fiunt ante in corpore.
venis cum sit corruptus oportet ergo in pri
mis cum apparent ut cauterizetur super omne
caput pustule cautio subtili cum ligno
mirti cuius extremitas accensa est cum igne
aut cum radice aristologie longe aut cum
cautio lenticulari. Et qui cauterizantur
atremenul in principio explicationis secundum hunc
modum non augentur. et dirrumpitur superflu
itas faciens eos et sanat ex eis. Sed tamen
oportet ut fiat illud post evacuationem cum
flobotomia. De cautirizatione de fluxu san
Multotiens ac guinis accidentis ab
(fluxus) cidit sanguis ex arteria incisione arterie.
teria que incisa est apud vulnus quod
accidit extrinsecus. aut apertione aut apo
stematis. aut cauterium in ibra et silia eis. et fit di
fficile abscidere ipsum. Cum ergo accidit illud
alicui tunc propera cum manu tua ad orifi
cium arterie. et pone super ipsum digitum
tuum indicem. et stringe eum melius donec
obsessus sit sanguis sub digito tuo. et
non egrediatur ex eo illud aliud deinde pone
in ignem cauteria olivaria multa parva et
magna et ventos plura et suffla super ea. do
nec fiant ignita valde. deinde accipe ex eis
unum. aut parvum aut magnum secundum vulneris
locum in quo disrupta est arteria. Et depone cau

tremoris.
Quando accidit alicui tre
mor ex frigore in nervo aut ex febre
quartana aut alio. tunc oportet ut ca
uterizes ipsum .iiij. cauteriis. aut .v. sup
spondiles dorsi. aut omnes spondiles cau
terio et in pectore eius cautio. et super stomachum eius
cautio cum cautio olivari. Tremor enim ge
scet et festinabit sanitas egritudinis fri
gide.

tenium festinanter et tene cauterium donec abscidatur. super ipsum venam pone tu remotiones digiti tui festinanter et tene cauterium donec abscidatur sanguis. Quod si expellatur cum tu elevas digitum ab orificio arterie, et extinguitur cauterium, tunc accipe cauterium aliud festinanter ex cauteriis que in igne sunt preparata. Non ergo cesses facere illud cum uno post aliud donec abscidatur sanguis et cave ne comburas nervum qui est illic, et accidat infirmo malicia magna. Et scias quod quando ex arteria fluit sanguis, non est possibile abscidere ipsum, precipue quando arteria est magna, nisi cum uno quatuor modorum. Aut cum cauterio sicut diximus. aut cum extractione quando non est extracta. nam quando extrahitur contrahuntur extremitates eius et abscidatur sanguis. aut ligetur cum filo ligatura forti. Aut ponatur super ipsum medicine quarum proprietas est abscidere sanguinem et stringatur cum pulvillis constrictione decenti. Qui autem administrat abscissionem eius cum ligamento et strictura cum panno aut positione rerum comburentium et similium non confert ei penitus nisi raro. Si autem accidat alicui illud et non sit ei presens medicus neque medicina tunc incipiat compositione digiti indicis super orificium vene ipsius sicut narravimus, et constrictione eius valide donec abscisus sit sanguis a superiori parte vulneris et super arteriam. Et digitus non removeatur de super ipsum cum aqua frigida in vehementis frigoris semper donec congeletur sanguis et ingrossetur et abscidatur. Et interim illa considerit in eo quod indiget ex cauterio aut medicina.

Incipit capitulum secundum de incisione et perforatione et flebotomia et vulneribus et similibus. Dixit Albucasis.

Iam diximus in capitulo primo omnem egritudinem in qua conveniens est cauterium cum igne et medicina comburente et occasiones eius et formas cauteriorum et instrumentorum causas et instrumenta eius et formas cauteriorum, et posui illud capitula a capite usque ad pedes. Et ego procedam in hoc capitulo via eadem ut alleviet sic querentem quesitum eius. Et antequam incipiam illud oportet ut addiscatis o filii quod in hoc capitulo cum exteriore illud quod est in capitulo primo de cauterizatione et propter hoc oportet ut sit cautela in eo vehementior. quoniam in operatione que est in hoc capitulo multotiens cadit evacuatio cum sanguine cum quo stat vita apud aperitionem vene. aut incisionem super apostema. aut apertionem exiture aut curationem vulneris. aut extractionem sagitte aut incisionem super lapidem et illis similia et illis quibus omnibus associantur tremor et timor et cadit in pluribus eorum mors. Et ego moneo vos ne cadat super vos illud in quo est hesitatio. Nam quia cadunt ad vos in hac arte in omnibus hominum cum modis infirmitatum. Ex eis enim est qui iam sacietatur cum egritudine sua et est levis apud eum mors propter vehementiam eius quam invenit de infirmitate sua et longitudine malicie sue. Et cum egritudine est ex timore quod significat mortem. Et ex eis est qui dat tibi censum suum et dicat te cum eo sperans sanitatem et egritudo est periculosa. Non ergo oportet ut consequaris ei qui venit ad vos ex eis cuius iste modus est omnino et sit cautella vestra vehementior. quam cupiditas vestra et vestra capacitas. Et non presumatis super aliquid ex illo nisi post scientiam certam que verificat apud vos illud ad quod pervenit successio laudabilis et utimini in curatione omnium infirmorum vestrorum pronosticatione et indicatione de eo ad quod convertitur salus. In illo namque est vobis adiutorium super acquisitionem fame et glorie et memorie laudabilis. Inspiret vobis deus o filii intellectum suum et non auferat vobis direc

tionem et inspirationem qui illud est cum
manu eius. Et ego quidem ordina
ui hec capitula distinguendo per capi
tula secundum quod precessit in capitulo cauterii
a vertice usque ad pedes ut alleuietur uo
bis quesitum quod uultis ex eo. et quo
indigetis. De cura aque aggregate in

S
ciatis quod hec infirmitas capiti bus puerorum
plurimas multotiens accidit pue
ris a parte partus. aut quando stringit obstetrix
caput pueri absque leuitate. Et quandoque ac
cidit ex causa occulta que non scitur. et ego
quidem non uidi hanc egritudinem in aliis
quam in pueris. Et ad omnes quos ex eis
uidi properauit mors. propter illud ergo uisum
est mihi dimittere operationem in ea. et ego
quidem iam uidi ex eis puerorum cuius capi
plenum erat aqua. et caput magnifica
batur omni die donec non poterat sedere su
per se ipsum propter magnitudinem capitis sui. et
humiditas augmentata fuit donec mortu
us est. Et hec quidem humiditas aut aggregatur
inter cutem et os. aut aggregatur super siphac. et
operatio in illo est. si est humiditas inter cutem
et os. et parua est puri. tunc oportet ut sci
das in medio capitis fissuram unam in
latitudine. et sit longitudo fissure quasi
duo nodi donec currat humiditas. et hec est
forma spatumilis.

Si ergo humiditas est magna augmentata.
et parua est magis tunc pone eas duas fissu
ras secundum hanc formam. Et si humi
ditas est sub osse eius est
quod uides commis suras
capitis apertas ab omni
parte et aqua reprimitur quando comprimis
eam manu tua ad interiora et non occulta
tur tibi illud tunc oportet ut scindas in
medio capitis tribus sectionibus secundum hunc
modum.

(margin: et signum)

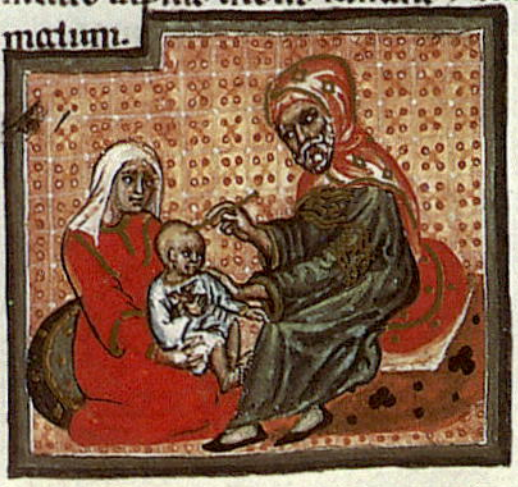

et post incisio nem ex
trahe humiditatem totam de
inde stringe fissuras cum pannis et
puluillis. deinde embroca illud cum
cum uino et oleo usque ad diem quintum.
deinde solue ligamentum et cura uulnus
cum tentis et unguentis et non dimittas in
stringere caput cum equalitate. et ciba in
firmum omni cibo sicco pauce humiditatis in
usque quo confortetur membrum et sanetur
Et modus alius incisionis est ut consideres
ubi apparet magnitudo apostematis et col
lectio aque quoniam quandoque est in occipite plus
aut in sincipite. aut in dextra aut in sini
stra. asciende ergo cum incisione ubi appa
ret tumor et repletio aque et scinde illud
secundum quod tibi possibile est. et obserua ne in
cidas arteriam et accidat fluxus san
guinis et moriatur infirmus ex illo fluxu
sanguinis et cum euacuatione humiditatis.

Q
uando ac De incisione arteriarum
cidunt alicui que sunt post au
catarri ad oculos aut per res nominate
tus et antiquatur illud et bilhassasse.
non confert in illo curatio medicinarum. tunc
magis ultima curatio in illo est incisio
harum duarum arteriarum oportet ergo quod do
nis incidere eas ut radas caput infir
mi. deinde stricta locum cum panno aspero
ut appareant arterie. deinde stringat in
firmus collum suum cum quolibet panno in
suo deinde considera ubi pulset uena et loca
utriusque sunt loca que sunt post aures
depressa et raro occultantur nisi in quibusdam
hominibus. deinde signa super utramque cum encau
sto. deinde incide utramque cum spatumila in
uitique acuto incisione perueniente ad os.
et sit illud per latitudinem capitis. Et si uis
intromitte spatumile subarteria. et in
cide eam ad superiora cum incisione. et lon
gitudo incisionis quasi duo digiti uicti
na quando inciditur arteria egreditur sanguis

egressione pulsatili que salit ad anteriora in
saltu frequenti. Si autem arteria non ap
paret sensui tunc oportet ut mensures
ab aure quantitatem spacii trium digitorum
deinde signa cum encausto. et finde usque
ad os. Et illud quod oportet emittere ex
sanguine esse unciae. Et fortasse emit
tas ex eo plus aut minus totum illud
secundum quantitatem que apparet tibi ex virtute
infirmi et replecione arterie eius. deinde consi
dera ad vulnus. et si remanet super os
ex eis fac aliud. et incide illud ut non ac
cidat apostema calidum. deinde stringe vulnus
cum licinus ex panno lini. deinde cura i
psum cum unguento donec sanetur.

De extractione arteriarum que sunt in temporibus

Quando accidit homini emicranea antiqua aut catarrum acutum propter hu
miditates acmoniales. et caliditatem
in lateris temporum aut soda antiqua
vehemens. et sollicita illud et medicatur cum mo
dis curationis medicine et non confert illud.
nos experti sumus in his egritudinibus
extractionem arteriarum ex temporibus aut
cauterizationem earum sicut narravimus. Et
modus operationis in extractione earum est
ut radat infirmus pilos qui sunt in tem
poribus. et intendat ad arteriam apparen
tem in tempore. ipsa namque ostendit tibi ex
pulsu suo. et raro occultatur nisi in paucis ho
minibus. aut vehementiam frigoris. Quod si
occultatur tibi. tunc stringat infirmus co
llum suum. et caput cum quolibet panno suo.
deinde tu frica locum cum panno aspero aut e
vapora locum cum aqua calida. et donec
appareat tibi arteria apparitione manifesta
deinde accipe spatumile cuius hec est forma.

deinde excoria cum eo cutem cum facilitate
donec pervenias ad arteriam. deinde pone
in ea uncinum et extrahe eam a superiori

donec extrahas eam excute et facias cum
evacuatione extremitates suas que sunt sub i
ea ab omni parte. Si autem arteria est subtilis
tunc involve eam cum extremitate unci
ni. deinde incide ex ea secundum quantitatem qua
elongentur extremitates eius. et contrahantur
et non accidat fluxus sanguinis. nam si
non inciditur et non abscinditur non absce
dit sanguis penitus. deinde evacua ex
sanguine a vi. unciis usque ad tres. i
Quod si arteria est magna. tunc oportet ut
liges eam in duobus locis cum filo du
plo forti ex serico. aut ex cordis alo
hod ut non properet ad ipsum putrefactio ante
solidationem vulneris et accidat fluxus
sanguinis. deinde incide superfluitatem que
est inter duo ligamenta. fac illud in illa ho
ra. aut post horam aliam. Et si vis cauteri
za eam cauterio usque ad os cum cauterio
cultellari donec incidantur extremitates
eius. et stabit loco eius opus. et est melius
opus nisi infirmus habet febrem. aut est
calefacte complexionis quoniam cauterium est ex
eis que iuvant ad siccandas humiditates
ergo melius est iuvamento. Et oportet
post extractionem arteriarum ut impleatur
locus coto antiquo. et ponatur super ipsum
pulvillum decentem factum. Et post solutionem curetur
cum medicinis siccis que faciunt carnem nasci.
et cum licinus donec sanetur. Quod si tibi dum
operaris accidit fluxus sanguinis ex ar
teria. tunc propera ad scindendum eam aut cum cau
terio. aut impleas locum segi et stringe
manum tuam. donec abscindatur sanguis
quod si non fuerit cauterium tibi presens tunc pone
super locum digitum tuum. donec congele
tur sanguis. et embroca locum cum aqua inten
sis frigoris donec quiescat acuitas. et stringa
tur secundum quod oportet. Et ex eo quod est levius et facilius extrac
tione arterie est ut cauterizes eam cum hoc cauterio

Inter duos cultellos sitque acuitas.

duorum cultellorum similis almada
dem. Verumtamen sunt minoris accuitatis
quam duo cultelli qui si fuerint accuti sicut
cultelli, apparet utrisque frigus et non incidet
carnem cum velocitate cum ergo in eis
est aliquantulum grossitudinis tenetur in
eis calor ignis et abscidit cauterium veloci
ter: et hoc quidem opus est melius omni
opere et levius et facilius. Et sit spacium
quod est digiti inter duos cultellos quanti
tas grossitudinis digiti. Postquam tu si
gnas duo loca cum encausto et depo
ne utrosque ignitos valde donec perve
niat ad os. et incidant venam in duobus lo
cis ut elongetur quod est inter extremita
tes eius. Nam non consolidatur cum hoc ca
uterio penitus. De cu r atione cur

Quando sunt la sus lacrimarum
Creme assidue et assiduarum ab o
est cursus earum ex venis que sunt cutis.
super faneum capitis extrinsecus. et non confert in eis
aliquid curationis medicine cum medi
cinis. et vides faciem infirmi iam rube
am et sentit in fronte sua de ambula
tione. sicut de ambulatione formicarum
et oculi eius sunt extenuati humidi. ita
quod iam corrosi sunt pilli eorum. et ca
lefacte sunt palpebre eorum ex accuita
te lacrimarum. tunc antiqui indigue
runt in curatione earum hac operatione
et nominaverunt eam curationem cum ense
Et est ut precipias infirmo radere pillos
qui sunt in fronte sua. deinde incide in
fronte tres fissuras equidistantes secundum
longitudinem frontis. Et sit longitu
do fissure quasi duo digiti. fissura una
sit equidistans longitudini nasi in me
dio frontis. Et secunda secundum longitudinem
paulisper a motu lacertorum qui sunt in la
crimali. et tercia a parte altera. Et cave ab
incisione arteriarum que sunt in duobus
lateribus et elonga manum tuam a accui

tate duarum mandibullarum. Et sit
spacium omnis incisionis quantitas trium
digitorum coniunctorum. et sit tecum frustrum
spongie preparatum aut panni siccati multi
cum quibus exsicces sanguinem. deinde in
tromitte spacium ille duarum accuta
rum extremitatum cuius hec est forma.

ab incisione que est a parte timporis usque
ad incisionem secundam. et excoria cum eo to
tam cutem que est inter duas incisiones cum
carne que est super. deinde fac illud et ab inci
sione media usque ad incisionem secundam os
deinde extrahe hoc spatium ille et intromitte
in incisionem primam iterum instrumentum aliud in
quod nominatur cultellare et accutum ab
una parte leve et non accutum a ex altera
parte. Et hec forma eius est.

Et pone latus eius accutum versus carnem
annexam cum cute. et latus eius leve
versus os. et impelle ipsum donec perveniat
ad fissuram mediam. et abscide cum eo in
omnia vasa que descendunt a capite in
ad oculos. preter quod continetur incisio usque
ad illud quod apparet de cute. deinde
fac illud in fissura media usque ad fissu
ram aliam. Et postquam currit ex sanguine
quantitas equalis exprime locum ex fru
stris sanguinis coagulati. deinde pone in
omnem fissuram licinium ex coto veteri
et pone super eas pulvillos imbibitos in
vino et oleo aut aceto. Et vide ut non acci
dat apostema calidum. et in die tercio solve liga
mentum et ammistra infusionem multam
cum aqua tepida. deinde cura illud ex un
guento bassilicon. cum oleo ro. et reliquis quibus
curantur vulnera donec sanetur. De

Quando cura caterorum et lacrimarum
accidit aliquid ad oculos ex timporibus

catarri accuti acres assidui. et uides oculos eius extenuatos paruos. et nam debilitatus est aspectus eorum et palpebre ulcerantur et cadunt pilli ex eis et in profundo capitis est dolor accutus ledens et sternutatio consequens. tunc scies ex istis accidentibus quod ille materie et catarri non uenerunt nisi ex uenis intrinsecis. et melior curatio in eis est hec curatio. Et est ut precipias infirmo radere frontem suam. deinde incide in ea fissuram unam in medio frontis aut altius parum per latitudinem. et incipe cum fissura a tempore sinistro ad tempus dextrum. Et sit incisio usque ad os et elonga manum tuam a lateribus temporum qui mouentur apud masticationem. donec quando detegetur os. et exsiccas totum sanguinem cum spongia. tunc separa inter duo labia fissure cum coto ueteri aut cum licinus in ex lino. deinde stringe desuper cum pulvillis. Et imbibe pulvillos cum uino et oleo. ut non accidat apostema calidum. et quando solueris illos et uides quod apostema calidum iam minuitur tunc oportet ut frices os donec incipiat in eo nasci caro. deinde cura ipsum cum regimine exsiccatio quod faciat nasci carnem. Si et si accipias ex farina tritici partes duas et ex colofonia partes .iiij. et facies ex eis emplastrum et ammistra ad natiuitatem carnis in istis uulneribus.

De cura eius quod accidit in aure.

Omne quod in aurem accidit est una .iiij. specierum. aut lapis mineralis aut

sicut lapidi. sicut ferri vel vitrum.

est ex planta sicut cicer et faba. aut res fluuialis sicut aqua et acetum et eis similia. aut ut animal. Cum ergo cadit in aurem lapis aut genus lapidis ex eis que non addunt neque crescunt in aure oppone aurem soli. si ergo uides lapidem tunc distilla in ea aliquid ex oleo uiolarum aut sisamino. deinde ammistra extractionem eius et fac sternutare cum condisi. et oppilla nares et apud euentum ex sternutationis postquam tupones in circuitu auris factos ex pannis aut lana et extendens aurem ad superiora mitigans eam. Si egreditur cum hac cura. Si autem non egreditur tunc amisca extractionem eius cum gesti .i. subtilibus. cuius forma hec est.

si ergo egreditur cum gesti est bonum. et si non tunc ammistra extractionem eius cum uncino ecco subtili pauce duplicationis. si ergo non egreditur per illud tunc fac cannulam ex ere et intromitte extremitatem cannule in foramen auris multum et oppilla quod est in circuitu cannule cum cera mollificata cum oleo. ut non sit uento uia non cannule. deinde extrahe cum uento tuo attractione forti. multotiens enim egreditur cum eo quod narrauimus. Si autem non egreditur hoc modo. tunc accipe ex bedellio aut ex visco preparato cum quo capiuntur aues item mediam et pone ipsum in extremitatem radii postquam tu inuolueris super eum cotum decenter positum. deinde intromitte ipsum in foramen auris cum facilitate postquam tu exsiccas aurem ab humiditate. Si igitur non egreditur cum omnibus que narrauimus. tunc propera ad fugiendum ante quam apostema calidum aut spasmus ei superueniat. Et modus fissure est ut flobotomes infirmum in primis in cephalica et extrahes ex sanguine secundum mensuram uirtutis eius. deinde fac sedere infirmum inter manus tuas et conuerte aurem tuam ad superiora et finde fissuram paruam in radice auris apud additamentum eius. in loco depresso ipsius. et sit fissura lunaris figure donec peruenias ad lapidem. deinde aufer cum eo quod est tibi possibile ex instrumentis. deinde sue fissuram ab hora

tua cum uelocitate. et cura ipsum donec
sanetur. Quod si res cadens in aurem est
ex uno granorum que crescunt inflatione.
tunc amministra extractionem eius. Si autem non
non obedit tibi ad exitum. tunc accipe i
spatumile tenue secundum hanc formam.

Et amministra cum eo abscissionem illius
speciei granorum que accidunt in aure. et
non facias illud quando tu cogitas quod illud
granum iam humectatum est propter uaporem
auris. donec ponis ipsum frustra multa
deinde extrahe eam cum uncinis aut cum ge
sti subtili aut cum suctione sicut diximus
Si tam alleuiatur extractio eius. In aqua
autem que ingreditur in aurem: oportet ut
utatur infirmus sternutatione cum con
fusu in primis et iam impleuit aurem
suam cum aliquanto coto uetere. et iaceat
super illam aurem in qua est aqua. Si
autem egreditur per illud est bonum. et si non
tunc accipe lapides multos secundum longi
tudinem digiti tenues lenes. et cale
fac eos cum igne parum et intromittat i
firmus ex eis unum in foramen auris o
sue. et saliat super pedem suum unum ex
illa parte. et percuciat cum lapide alio super
lapidem qui est in aure. Non ergo ces
set illud facere cum lapide et lapide donec
egrediatur tota aqua. Et iam egreditur
e aqua ita ut accipias ex papiro aut
ex iunco unum et intromittas extremi
tatem eius unam in aurem et accendas
extremitatem alteram cum igne donec con
buratur plurimum eius. deinde accipe aliud
fac illud multotiens donec egrediatur
tota aqua. Et extrahe ipsam cum canu
la secundum quod premissum est in lapide. In
extractione autem animalis intrantis in aur
si est parui corporis ut pulex et ei similia. cura
ipsum sicut dixi in diuisione. Si si est corpo

magni. et quod appareat sensui tunc
amministra extractionem eius cum gesti. et
uncinis. et res eius est facilior omnibus
que tenentur in aure. In extractione
autem uermis generati in aure quando curas
eum cum eo quod diximus in diuisione
et in tractatu distillationum et non confert
curatio tua. tunc oportet ut aspicias a
urem in sole. Si igitur apparet illic aliquid
ex uermibus. tunc extrahe ipsum cum gesti.
aut cum uncinibus subtilibus. Si autem non
apparet illic aliquid. tunc accipe canu
lam cuius hec est forma.

Hec est canula sit stricta inferius et
ampla superius. et intromitte extremi
tatem extremitatem subtilem in aurem secundum
quantitatem quam tollerat eam infirmus
deinde sugge cum ea suctione forti fac illud
multotiens donec egrediantur omnes uer
mes. Si autem non obediunt tibi ad exitum
tunc oppilla in circuitu canule cum cera
sicut dixi tibi in lapide. Qui si non egre
diuntur cum eo quod diximus in lapide
tunc amministra distillationes quas iam
experti sunt antiqui in interfectione uermium
et inuenies illud in tractatu distilla
tionum. et sit effusio tua quam effundis
olea. et medicinas in aurem cum hoc instrumento.
cuius hec est forma.

fac ipsum ex argento aut ere inferius
strictum in quo sit foramen paruum amplum
superius. Si ergo ut impellens quod est
in concauitatem canule sit ex ere. decet
scim sit. Et si uis accipe radium et inuo
lue in extremitate eius cotum inuolutione
decenti. deinde proice oleum aut succum.
aut quod uis ex istis medicinis in can
nulam et ipsa est in aure. deinde intromitte

radium cū coto desup. ꝛ exprime i
ipm̄ manu tua ꝯpīsione tempata ꝛ
donec impellatur olm̄ in ꝯcauitate
auditus. ꝛ sentiat ipm̄ īfirmus itēr
Et illud qd̄ infundit' in aurem sit i
iam calefcm̄ cū igne parꝑ. Et caue
ut sit res que distillatur i eaꝫ frigi
da ualde. medicine eñ ñ tollant u
lud. De cura oppilationis accidentis auri. o

Quandoqꝫ egdiuntur q
dam infantes ex uētribꝫ ma
trum suaꝝ ñ pforati. ꝛ iam accidit ꝛ
quibꝫdā hominibꝫ opillatō cū me
atu auris a uulnē aut carne nata
i ea. ꝛ h̄ opillatio q̄ñꝫ fit in profūdo
foraminis auris quā nō ꝯsequit' uisꝰ
Et q̄ñꝫ accīt ad exciora foraminis parꝑ.
ꝛ ꝯsequitur eā uisus. Jlla ergo q̄ accīt
in profundo auris ꝛ q̄s ñ ꝯplendit a
spectus ē in plibꝫ dispositionibꝫ diffi
cilis sanationis. ꝛ in illa quā ꝯseqt̄
uisus oportet ut ponas aurē infir
mi in sole. ꝛ aspicias in eā tunc opor
tet fundes opillatiōēꝫ apparentē api
eam cū spatumuli subtili. cui' h̄ ē forā

sit extremitas eī' in qua sit q̄dam la
titudo pua. cui' quedam forma paru
sit acuta. ꝛ reliquū spacumule sit du
orum laterum lenuū ut nō ledat au
rem. Si g° opillatio ē a carne nata in
meatu auris. tunc tene eā cū uncino
subtili ꝛ incide eā cū facilitate uehe
mēti. donec auferatur tota caro. Q' si o
pullatio ē in meatu auris accipe radi
um subtilem lenē. ꝛ calefac ipm̄ cū
igne parꝑ. deīn intromitte ipꝫ in me
atum auris. Si g° sensis opilationē
cū eo qd̄ inueneris inferius inuenit' ē
grauitate auditus. conare opilatōēm
eius cū facilitate. Et caue ne uulnēs
neruos auris. deīn pōē in aurem licī ꝛ
nium sm̄ q̄titatem amplitudinis
foraminis. q' inuolūisti in ungtō egip
ciaco fac illō aliquot diebꝫ donec sis
securus de ꝯsolidatiōē uulnīs. aū ac
cipe licīnū. ꝛ infunde ipm̄. cū aqua a
ro. ꝛ puluīza sup ipm̄ çegi dtu. ꝛ ute
ipō. Q' si uides aurem iam apari. tc oꝫ
ut extrahas licinium ꝛ pmittes ipꝫ cū
licinio alio q' ī uolues in cero q' sit fac
tum cū olō ro. donec sedet' apa calid
deīn cura ipm̄ usq͡ꝫ sanetur. Si at
accidat fluxus sanguis. tūc submge
spōgiam aut pannos in aqua frīa ꝛ pōē
eam sup aurem ꝛ utē reliqua curatio
ne q̄ abscidit fluxū sanguinis pdcā
in tractatu dislocationum. De cura chelu qui accidit i palpebris.

Si atchelu q
accidunt i palpebris
oculi q̄ñꝫ sunt hūidi. ꝛ sunt sicci. opꝫ
ergo ut teneas eos cū tenacul' aut cū
uncino. ꝛ incidas eos cū spacumuli a
radicibꝫ suis. deīn pōē sup loca çegi tri
ti. si aūt ex eis fluat sangs̄. tc cautiça
eos cū cautīo lenticulari ꝛ q'n cautiça
tur cū igne ꝯburunt' ille radices ꝛ ñ
redeunt. De cura grandinū q̄ accidit i palpebris oculi.

Multociens acci
dit in palpebris ad qd̄ assilatū
grādi in fortitudie sua ꝛ sua duricie o
ꝛ pp illud noiatur grādo ꝛ ē aggatio
hūitatis grosse i palpebra supiore et
palpebra inferiore. opatio ergo i eis
est. ut ꝯsides tūc si ē grando pcedēs
i eo qd̄ apparet de palpebra
aut oīeꝫ ptcꝫ ꝛ res cui' est facil' find
ergo sup eam plantudinē. deīn exco
ria eam ab oi pte cū facilitate donec
euadat. deīn suspende eam cū uncino
ꝛ abscide ipām. Si aūt non ꝑpatur
tibi abscisio eī' nisi postq̄ tu penetras
palpebram cū incisione parꝑ tc non

nocet infirmo illud in aliquo. q si fissu
ra ē magna. tūc aggrega ipām cū sutura
et cura ipām donec sanetur. Et si ē parva
n̄ supveniet tibi mali ex ea. unguētum
enim restaurat ipsum et incarnat eā.
Et si glandula est declivis ad inferiora au
ris visus superficiei, intrinseca tē mulsa i
palpebram cū uncino pr̄ter qđ indige
as incisione. et ēme eam ab omi pte.
Qđ si elōgatur palpebra p incisionē nō
nocet illud in aliquo. deīn ablue oclm
p̄ incisione gar. diebus cū aqua salsa.
et cura locū cū eo qđ incarnat donec i
sanetur infirmus. De cura axirnach que accidunt in palpebra.

Axirnach ē adeps quigñat in tunici
is palpebre superioris. Et plurimū quidem
accidit illd pueris. et ipsū gravat o
culos eorum. et accidunt eis catarri in
matutinis. et n̄ possunt intueri lumē
sol. pp ea q lacrime pparant ad eos. Et pp
illud invenies eos discūbere sup facies
suas semp. et sup eas dormiunt. et sc
palpebre eorum sub supcilius huīde
quas iā coopuit inflatio. Et eminē
cia quidem exirnach apparens ē oclo. et
qñ p̄mis locū cū digitis tuis sentis ex
irnach int eos. et modus opationis est
ut ponat infirm̄ caput suū ī sinu tuo
deīn accipe panū lini. et ppa licinuū et
ex illo licinio circulū s̄m qītitatē q ē
tineat exirnach ī medio circuli. deīn
finde ī medio illius huīitatis cū spac
tumili icidente ab oī pte fissura p lati
tudinē. Et n̄ sit fissura maior fissura i
q̄ fit incisioiā in pfundo aut opertet ut
findas cutem totā donec pvenias ad
exirnach. In plib; enī dispositionibus
pcedit axirnach. ex fissura s̄m formā
frusti pinguedinis albe. extrahe ḡ eā
cū pāno quē insulirasti int digitos tu
os ad exteriora. et tu revolvis manū tuā

ad dextram et sinistrā donec dispgat.
Et cave ne addas ī fissura. ut n̄ pveni
as cū spatumili ad oclm et ledas eū.
si aūt non apparet ē axirnach in p̄n fis
sure. oportet ut addas ī fissura parū p
cū facilitate donec pcedat axirnach.
deīn extrahe eam sic diximus. deīn sub
merge pānos in aceto et aqua. et poē eos
sup locum. et stringe eū cū pulvill. Et
ex hoib; sunt qui terūt sale; et ponūt
ipm ī cavitate fissure ut liq̄fiat q re
mansit ex illa huītate. deīn cura ipz
donec sanetur. Si aūt accidat ī loco i
apā calīn. tūc cura ipm cū emplis se
datiuis donec sanet. De mois achar xemir ocli.

Quando nascunt ī pal
pebris ocli pilli addici p̄t cursū
sub pill naturalib; et antiquāt. tūc
ipi nocent oclo. et faciunt accidē mod
dos egritudinū. sic lacrimas assiduas
et mollificatioē; palpebrar. et albugi
nū. donec fit illud caē destructionis
ocli. Et athaxemir qđ ē fit s̄m. iiij. i
modos aut p cauteriū cū igne. aut
cū medicina acuta s̄m qđ p̄missum
ē in capitulo cautī. Aut fit athaxemir
p incisione; et suturam. aut p canas s̄m
q ego dicam. Oportet ut ponas cap ī
firmi in sinu tuo. deīn ɔūte palpebrā
ocli manu tua sinistra. si ḡ ɔūtit̄ biñ
est. et si nō. intromitte acū in eā in qua
sit filum ab īferiori pte palpebre et fac
penetrare acū cū filo desup. Et sit illd
ppe pilos ipōs. et extrahe filum ad supiora
cū palpebra. et ɔūte eam cū radio. deīn
finde in interiori pte palpebre sub pilis
addititis cū spatumile incidēte a lacrima
li maiori usq; ad lacrimalē minorē. deīn
extrahe filum et poē sub palpebra pulvil
lum pvū ex coto aut pano. deīn signa
sup palpebrā cū encausto qđ sit sic fi
gura folij mirti. Verū tñ opz ut sit figūa

fm quātitatem quā uis de eleuati
one palpebre qm̄ iam diuisicat̄ illud
in hominibꝫ. Et enim est qd̄ indi
get ut incidatur ex palpebra q̄titas
magna fm q̄titatem qua mollifi
catur palpebra. deīn̄ scinde cū spatū
li sup duas lineas quas signasti ⁊ i
cipe a lacrimali maiorē usqꝫ ad lacri
male min̄ ⁊ sit fissura una ꝓpe pillos
naturales sicut ē dispositio radij. de
inde intromitte uncinū ī uno duo
rum anglorū cutis. deīn̄ excoria ipā
totā. deīn̄ aggra cū sutura duo labia ꝯ
acu ⁊ filo lene subtili ⁊ abstrage sang̃
nem ⁊ fac adhere qd̄ supfluit ex filis
sup duo labia supcilia cū quibꝫdā re
bꝫ inuiscatiuis; si uis fac̄ illud. ⁊ si n̄
nō cures. deīn̄ dimitte suturā ⁊ fila i
usqꝫ ad tres dies aut. iiij. p̄a cura illō
Et si uis dimitte uulnus absqꝫ sutura.
⁊ cura ipm̄ cū eo qd̄ exiccat ⁊ ꝯstringit
nā palpebra eleuantur ꝓpt̄ sigillatio
nem uulneris. ⁊ aggra oēm eī. Sꝫ si su
tura ē melior hunc ergo excepit dixe
runt antiqui. uerū cū in eo ē solicitudo
sup infirmū. ⁊ ē ex bona opatioē ⁊ n̄ ē
in eo timor. Et ē modus alius incidēdi
etiam. ⁊ ē ut signes sup palpebram fi
gurā que sit sicut figura folij mirti sic̄
narrauimus. deīn̄ eleua palpebrā ꝯ
tribꝫ uncinis sepatis aut aggatis fꝫ
hanc formā.

Deīn̄ incide qd̄ supfluit cū forficibus
paruis scd̄m hanc formam.

Incisione cū equalitate. Si aūt n̄ est
tibi possibile tenē uncinos ⁊ n̄ equar̄
illud. tunc accipe acū in qua sit filū. ⁊
intromitte ipm̄ ī medio figure. ⁊ intro

mitte filum alıū ꝓpe lacrimale maı̄.
⁊ filū ꝓpe lacrimale minus. ⁊ aggra it̄
digitos tuos fila cū equalitate. deīn̄
eleua cū eis manū tuam eleuatioē
equali. ⁊ eleua cutē sup quā est figt̄
totam sicut narrauim̄. deīn̄ aggra ꝯ
duo labia uulneris cū sutura ⁊ cura
ipm̄ donec sanetur. si ergo accidit ap̄
tema calid. apud incisionem tuā aū
fissurā tuā seda illud apla cū ceroto ⁊
eis similibꝫ ex unguētis sedantibū
Et qm̄ accīt palpebre ⁊ ut diritantur
pilli eī. oportet ergo ut utaris ī ea eo ı
qd̄ diximus de incisione. Sꝫ sutura i
uitisqꝫ ē mag̃ artificialis. De cauteri
Cauterizatur cū cautis. est one ex ea
fm hanc formam. tertii ē cautis.
⁊ est ut ꝯūtas palpebram ⁊ findas ı
fissura que ē deinc̄ fm qd̄ narrauı
mus deīn̄ arte fac duas cānas. aū
duo ligna subtilia quarꝫ longitudo
sit fm longitudinē palpebre . ⁊ lati
tudo earꝫ sit minor latitudine spatu
mil' ⁊ iā cisisti i extremitatibꝫ ut sꝫ
ubi teneres fila. deīn̄ aggra utrāqꝫ cū
subtilitate sup illud qd̄ supfluit ex
palpebra celi. Et stringe ambas cānas
ab utrisqꝫ ptibꝫ strictura forti. Et dim
itte eam diebꝫ aliquot. cutis eīt stric
ta diebꝫ aliquot morieт̄. ⁊ denigrabitū.
⁊ putrefiet donec cadet p se. Si uō tā
datur tūc incide eam cū forficibꝫ . de
in̄ cura eū donec sanet̄. Cum g̃o ꝯsoli
datur eleuatur palpebra. ⁊ nō pugnt̄
pilli ⁊ hec est forma.

duas cānas quas facies fm hāc fi
guram. ⁊ hāc q̄titate ī longitudie. ⁊ latitudie.
Operatio in De eleuatione pingen
illo ē. ut acci tis in oculo ē acu q̄
pias acum īsibule do ē pillus ini'al. ij.

et intromittas in eam filum ex seta subtile lene. deinde aggrega extremitates eius et nodes utramque nodo subtili valde. Et sit longitudo filorum palmus unus. deinde compone in almorodam filum aliud subtile sub eo in brevi et nodabis extremitates eius. deinde ponat infirmus caput suum in sinu tuo. Et ut declaretur operatio. que est operatio subtilis (vel lumen.) deinde intromitte acum cum almorodam in radice palpebre. et fac eam penetrare in palpebram festinanter. donec extrahas eam desuper pilum naturalem. deinde trahe pilum usque super almorodam. et intromitte in almorodam illum pilum si fuerit unus aut duo aut aut tres non plures. deinde trahe manum tuam cum eo donec egrediatur pilus cum almorodam in palpebra cum pilo naturali. si autem trahatur almorodam et non egrediatur pilus cum ea. trahes almorodam ad inferiora cum filo quod tu posuisti in ea donec egrediatur almorodam ex foramine superiore. et videas eam visione oculi. Tunc enim extrahes almorodam et filum et extrahe utrumque et claude oculum et dimitte ipsum clausum duobus diebus aut tribus donec adhereat pilus loco suo et nascatur et super ipsum caro. Quod si pilus est brevis tunc aut associa ei pilum longum ex pilis naturalibus et elevetur cum eo aut dimitte ipsum donec elongetur post spacium et tunc eleva ipsum.

De cura aratarti que accidit in palpebra superiore.

Aratarti .i. obliquitas vel rugatio vel contractio que contrahitur superius ad dexteram vel ad sinistram.

Quando accidit oculo hec aratarti. nominatur leporina. Et est hec aratarti aut naturalis aut accidentalis. Accidentalis ergo fit ex consolidatione vulneris aut sectionis aut cauterii et similium illis. Et modus operationis in ea est. ut tu findas illam consolidationem. et separes eius labia et ponas in eo quod est inter ea licinium ex lino et liges ea donec sanetur. Et non oportet ut utaris in curatione eius rebus que exiccant et constringunt. Nam si tu facies illud redit aratarti deterior quam fuit. Immo utere in ea rebus que mollificant sicut fenugrecum et embroca cum aqua in qua decocta sunt altea et semen lini et unguentum diaquilon quod liquefactum sit cum aliquo ex oleis et involve cum eo licinium et cura cum eo. Et thesaurus curationis tue est. ut coneris omni ingenio ut non consolidetur secundum formam qua fuit in primis. Et hec quidem operatio quam diximus non est nisi quedam rectificatio aratarti. non ut redeat forma loci secundum quod fuit omnino.

De cura aratarti que accidit in palpebra inferiori.

Hec alxatar que fit inferius est que vere nominatur aratarti et est naturalis. et accidentalis. et accidentalis fit ex vulnere. aut fissura. aut cauterio. et illis similibus. via operationis in ea est ut accipias acum in qua sit filum duplum. et figas eam in carne. et facias eam penetrare a lacrimali sinistro usque ad lacrimale dextrum donec perveniat filum in duabus extremitatibus carnis deinde extende carnem ad superiora cum acu et incide eam cum spatumili lato. Si ergo redit figura palpebre secundum quod oportet est bonum. et si non. accipe radium et pone ipsum in fissura. et converte cum eo palpebram. et finde duas fissuras in latere interiore palpebre. et sint extremitates duarum fissurarum ex duobus angulis incisionis quam incisisti donec coniungantur. et fiat ex eis angulus donec quando aggregantur fiat figura eius hec figura. Et est littera lauda greca. deinde aufer illam carnem per quantitatem quod est latus eius acutum inferius ab eo quod sequitur palpebram. deinde aggrega partes separatas et sue labia eius cum filo lane. deinde cura cum eo ea quod diximus de medicinis i

mollificantib; cũ licinio donec sane-
tur. Et si apeatarti accidat ex fissura ⁊
sutura. aut cautio. tũc oportet. ut fiat
fissura plana sub pilis palpebrarum ⁊ ẽ s;
quod processit. deinde sepa inter duo labia ⁊
licinio s̃m quod diximus. ⁊ summa ser
monis ĩ cura apeatarti qñ est superius
aut inferius. est ut curat in ea operatio
s̃m qd̃ separatur ex forma cicatrici. Ipsa ĩ
namq; est multarum diuisitatum in forma
Et artifex prudens prepet ingenium ⁊
quocũq; modo possibile est ei. donec re
dutĩ faciat figuram ad formã suã na
turalem. aut prope ei. ⁊ superius inferius
s̃m qd̃ conuenit ei ex operatione ⁊ instr
umẽtis in pluribus dispositionib;. **De ad**

herentia palpebris oculi cũ coniunctiua aut cornea.

Quando
q; accidit hĩ
consolidatio multis hominib; ita
ut ꝯsolidetur palpebra superior cũ albe
dine oculi. ⁊ prohibeat eum a facilitate
motus. ⁊ phibeat ipsum ab operationib;
suis naturalib;. Oportet g̃ ut intromit
tas extremitatem radij sub palpebra ĩ
⁊ eleues eam sursum aut extendas eã
cũ uncinis (l' uncino) deinde incide adherentiã cũ
spatumuli subtili qd̃ ñ sit cũ acutitate
incisionis spatumuli ĩmo sit obtusũ
parum. ut ñ inquietetur infirmus a; o
perationem ⁊ remoueatur spatumile. et
ledat oculum cũ acutitate sua. Et sit ĩ
cisio tua qũ tu excoriles illã adherentiã
cũ facilitate. donec qñ redeat palpebra
s̃m formã suam naturalem. ⁊ sanatur
adherentia tota. funde tunc ĩ oculum
aquã salsam cũ qua ablue ipsum. aut
distilla ipsum ex sief. fco ex cimare dis
soluto cũ aqua. deinde sepa inter palpebrã
⁊ oculum cũ licinio lini. ⁊ pone super oculũ
lanam infusam cũ albumine oui. et
post diem tertium utere sief consolida
tiuis donec sanetur.

De incisione ungle ⁊ eminentie carnis lacrimalis.

Sciãs q̃ unglã ẽ s;
duos modos. aut ẽ neruosa ⁊ est
simil' sifach duro ⁊ subtili. aut ñ est
neruosa simil' humiditati ꝯgelate albe q̃
qñ tangit eam ferrum aut conaris
eam capere cũ uncino abscinditur ⁊ ñ fi
gitur in ea uncinus. Et utraq; species ñ
incipiunt nisi a lacrimali maiore usq;
quo uadit paulatim donec cooperit ui
sum ⁊ phibet lumẽ ⁊ motũ oculi. Et o
modus operandi ĩ incisione eius. est ũ po
nat infirmus cap' suũ in sinu tuo. de
inde apri oculos eius. ⁊ eleua palpebrã ma
nu tua. deinde collige unglam cũ unci
no parte duplicationis ⁊ extende eã
ad superiora. deinde accipe acum. ⁊ intro
mitte in ea pillum ex pillis equi aut
uacce (l' bouis) ⁊ filum forte. ⁊ duplica extre
mitatem eius parũ ⁊ fige eam in me
dio ungle ⁊ penetra eam cũ acu. ⁊ li
ga cũ filo ungulã. ⁊ extende eam ad
superiora. ⁊ excoria cũ pilo latus unglẽ
q̃ sequitur pupillã ac si tu seires eã cũ
pilo usq; ad postremũ eius. deinde incide re
siduũ in radice lacrimalis. cũ spatumu
li subtili. aut cũ forficib; paruis. ⁊ dimit
te carnem lacrimal' naturalẽ. ut ñ acci
dat ex incisione eius cursus lacrimarum assi ĩ
duus. Et qñ extenditur ungla cũ un
cino solo. aut cũ filo sicut diximus. deinde
excoria cũ spatumuli leui. cuius hec ẽ forma.

Et caue ne tangat spatumile tunicã
eam corneam ⁊ accidat in ea ruptura.
⁊ pforetur pupilla. deinde post incisio
nem pone in oculum aliquod sal' contritum. aut
ex sief. fco ex cimare. ⁊ dimitte ipsum
usq; ad diem alium. deinde cura ipsum cũ
eo qd̃ oportet usq; quo sanetur. Qd̃ si
ungula ẽ ñ neruosa. ⁊ ñ potest intromitte

in eam acu. neq; fingitur in ea uncin9
tunc multociens curatur sm speciẽs un
gule cũ medicinis. & sanatur sic nar
rauim̃ in diuisione. Q̃d si uis incidere
eam. tunc api oculum infirmi. & accipe
spatumile subtile lene debil' & accu
tatis sm hanc formam.

Sz incide unglam desup rasioné cũ
subtilitate. q si uides q ipã ramificat'
& constringitur & in primis i eam rasio. tc
distilla ex hora tua in oculũ ex sief sco
ex cimare aut sief. rubeo. aut sale cõ
tricto. & oppila oculum usq; ad diem ali
um. deinde itera sup ipsum operacõez
donec remouet' totum ei9. nisi contrari
sit tibi in oclõ apã calid. tc eni dimitte
te ipsam. & cura apã. donec sanet'. deiñ
itẽa opationem sup ipãm in rasioẽ do
nec sanetur. Eminẽtia aũt carnis la
crimal' si nocet in oclõ nocumento o
magno suspendatur cũ uncino. & inci
de ex ea ptem eius. & ñ ultimes i inci
sione. ut ñ accidat cursus lacrimar. & d
ũi distilla in lacrimale sief. rubeuz aut
sciñ ex cimare donec sanetur.

De incisione alguardenici.

N asciẽ quãz in quibz daz & ei q̃d nascit' de carne addita in oclõ
oclis hoĩum caro
rubea cõpoita donec copit pupillaz
aut ppinquat aut stringit sup palpe
bras ad exteriora & assimillatur rosse
balaustie & opatio in ea h' est: ut pñat
infirmus caput suũ in sinu tuo. de
inde api oclõs eius. & collige illã car
nem totam cũ uncinis conuenienti
bus ad illud. & tene illud cũ forcipe u
no. aut gestu. deiñ incide carnez in p
mis & in primis donec finiat' totum
eius incisorio. & caue ab oclõ. ut ñ le
das ipm apud opaticẽm tuaz. Et sit
incisio tua q̃ ipm incidis aut cũ spa
tumili q̃d narrauim' in incisioẽ ungl'
e. aut cũ forficibz puis cũ quibz colli
gitur a sebel. sm q' uenit forma ei9.
p' hoc caplin cũ ergo completur inci
sio tua & remouetur tota alguadane
gi. tunc imple oclum ex sale contricto
aut distilla i eo puluerem rubeũ & si
milia illi. ex medicinis corrosiuis. Et
pone sup oclum desoris cotũ cũ alb
gine oui. ut sedetur apã calid. Q̃ si r
remanet ex guardegini ãd. & times
apã calid. tunc dimitte ocluz & cura r
ipm cũ eo q̃d sedat apã. deiñ itẽa sup
ipm cũ opatione donec sanetur. Et
sil' fac cũ carne addita. que accidit
in oclõ ex hac spẽ. Verũ oportet ut a
uenes curationez omĩs ocli debilis.
ex ua naturali. aut ex ua accidẽta
li opando cũ ferro. Et nõ intromittas
manũ tuaz in aliqua har opationũ
donec uideas q' illud membrum est to
lerans illam opationẽ.

D' collectioẽ sebel in oculo.

S ebel est uene rubee que extenduntur sr oclm. & prohibent uisu opationẽ suaz & do bi
litant oculũ cũ longitudine dier. r
Necesse ẽ ergo tibi in primis ut consite
res. Q̃ si oculus in quo ẽ sebel est for
tis. & nõ est in eo egritudo alia pter se 1
bel. g' collige tunc sebel eius. Et ẽ ut
precipias infirmo ut ponat caput su
um in sinu tuo. deiñ suspende illas r
uenas cũ uncino. aut duobz sm pru
dentiam tuã. Et sit uncinus nõ sb
tilis duplicationis. sm hãc formã.

aut sint duo uncini gradati in corpẽ
sm hanc formam.

r ul' ut secuet' ab apãte calid.

r ul' donum sanguis calĩ.

Deinde collige cū forficibus subtili
bꝫ illas uenas cū subtilitate. ⁊ abs
terge sanguinem hora pˀt horam. do
nec uideas illas uenas remouīˀ ex o
clō. ⁊ resoluuntˀ. Et caue ne ledas o
culum cū extremitatibꝫ spatumilis.
Et sit opatio tua i meridie corā sole.
Et sis firmus i opatione tua ualde. ⁊
ut nō incidas nisi illas uenas. ⁊ cū
cpleueris tunc distilla i oclm sief. i
uiride aut rubeū ut sua acuitate corro
dat qd̄ remansit ex sebel. Si aūt n̄ estˀ
possibile collige illud totū in illa hora.
tunc emplaustra oculum cū eo qd̄ se
dat dolorem ocli. ⁊ dimitte ipm̄ aliq̄
diebꝫ donec sedetur dolor eius. ⁊ secu
retur ab apostēate calō deīn itera sup ipm̄
ſm modum eūdē donec sanetur. Et
h̄ est forma forficis.

Nominant **De reductione cari**
medici anſari fistu**lam ad nasū.**
lam quā curas cū cautio. aut cū medi
cina acuta ꝯburēte ſꝫ q̄ ꝓcessit ei nātō
⁊ nō sanatur. tunc n̄ est igenuū m eā
n̄ ut findas sup apostēa apud maturitatē
eius. ⁊ trahas totam humiditatē que
est i eo ⁊ pus donec detegatur os. Cum
ergo detegitur os. ⁊ uides in eo corrup
tionem aut nigredinem. tunc rade
ipm̄ cū instrō cuiˀ forma h̄ est.

⁊ noīatur aspi capitis. fiat ex ferro indo
et sit caput eius rotundū sic acū. qd̄
sit puctatum pūctatione limee aut i
pūctatione alis sulfeti. punctatē sub
tili. ⁊ pone ipm̄ sup locū corruptum os
sis. deīn reuolue ipm̄ int̄ digitos tuos
⁊ cū ꝓme manū tuam ꝓpp. donec sci
as q̄ illa corruptio iam rasa ē ⁊ sic illō

aliquociens. deīn restaura locum cū
medicinis exsiccatiuis stipticis. Si ḡ
consolidatur locus. ⁊ nascitur i eo ca
ro ⁊ abscinditur cursus sanieī ⁊ remanꝫ
xl. diebꝫ. ⁊ n̄ renouatˀ ⁊ n̄ apostēatur ⁊ nō
accidit in eo accidens tunc scias q̄
iam sanatum ē. ⁊ si n̄ tunc n̄ ē in eo i
genium n̄ reducē fistulam ad forām
nasi. ſm hanc formā. Et ē ut detegas
ab osse cū ferro. aut cū medicina acu
ta. ⁊ cū detectum ē tūc accipe terebrū ſꝫ
hanc formā.

Sit extremitas ferrea trianglata ⁊ lig
eius sit piramis extenuata usqꝫ ad ex
tremitatem sic uides. deīn pone illō.
sup os ipm̄. Et sit illud ꝓpe lacrimale ⁊
elonga manū tuā o abeclō ꝑꝛ. deīn dō
reuolue manum tuā cū terebro donec
penetret os ⁊ sentiat illud infirmus p
hoc qd̄ inueniet uentū exire ex eo qñ
tenet manum suā sup nasū suū. Ergo tē
restaura locū cū medicinis siccis ex
siccantibꝫ. sicut docui te. Cū ergo nasci
tur caro ⁊ induratˀ illō. tē materia q̄ fun
debatˀ ad exteriora redit ad nasum ē er
go leuius illud super infirmum. **De re**

Quando e **ductione eminētie.**
minet oclus cū totalitate sua ⁊ n̄ te
accidit in uisu nocumētū neqꝫ dimi
nutio tunc oportet ut soluas infirmū.
deīn flōma eum. ꝑea pone uentosas
i ceruice absqꝫ scarificatiōe. ⁊ sugge suc
tione. deīn pone sup oclum inuūctum
q̄ fit ex acacia ⁊ aloe ⁊ olibano ⁊ sar
cocola. deīn stringe oculum desup sup
emplm̄ cū puluillˀ multis. ⁊ modus i
puluillorū est ut accipias pānos lenē
multos. ⁊ duplicetur omnis pānus
ex eis sup. iiij. duplicationes fac ex eis
multos. deīn pone eos unū sup aliū

s̄m q̄ntitatem quam indiget oculus
deinde stringe sup ipsos cū pāno duro
strictura forti. ⁊ trā uentosas cū suctio
one sine scarificatiōe. deinde aufer uen
tosas. ⁊ dimitte oculum strictū die et
nocte. Si autē ligamentū mīnm molli
ficatur. tc̄ oportet ut stringas ēm illum
donec aufer ligamentū p̄ diem ⁊ noc
tem sicut diximus. Si ergo uides o
culum iam reuītē est bonū. ⁊ si n̄. tūc
itā emplm ⁊ puluillos ⁊ strictura et
uentosas donec sanetur. De inasiōe

Quando accīt disruptio in uue. i
tunica uue. deinde eminet ⁊ ex pte o
culi extra palpebras sicut granū uue.
⁊ sedatur forma hoīs ppt̄ illud. tunc
opatio in illo ē s̄m qd̄ narro. Et ē ut i
tromittas acū in radice uue ab infēi
ori ad supiorem ptē. deinde intromitte a
lium alium i qua sit filū duplum a p
te lacrimal' ⁊ fac eā penetrare. ⁊ dimitte
acū p̄mam s̄m dispositionē suam. deinde
incide locum fili dupli ⁊ liga cū eo pā
tem uue i circuitu acus. ⁊ stringe eā
m illum deinde extrahe acum. ⁊ pone su
p oculum lanā infusā i albugine oui
et dimitte eā donec cadat filum cū
uua. deinde cura oculū cū eo qd̄ confortat i
ipsum donec sanetur uulnū. ⁊ qn̄ do strin
gitur uua ab omni pte cū circulo i
ex pāno donec cadat ocls̄ eminentiā
magnam. deinde pforetur cū spatumili
qd̄ puēniat ad pfundum oculi. ⁊ exeat
humiditas albuginea. ⁊ descendat oculus
⁊ ingrediatur statim. deinde stringe eum
donec sanetur. De cura oculi alconati.

Hec egritudo que nominatur alco
nati n̄ est nisi sanies que aggreg
in oculo simil' aque descendentis. et i
n̄ est ipā. Et modus in ea est. ut facias sedere infirmū sup sedē spatiū. [l' aduersi.]
deinde accē caput suū manib; tuis apti

bus duab;. ⁊ moue ipsm donec uideas
saniē puenire ad inferiora. ocls̄ eius
deinde figatur ⁊ nō descendat. et absol
uatur lumē ⁊ uideat infirmus res sic
uidebat. ⁊ si nō descendit inferius. co
scias q est aqua. Si autē nō spatur de
scensus saniei cū eo qd̄ diximus. tc̄
fac sedē infirmū int' man' tuas. deinde
accipe spatumile subtile. ⁊ findo cū eo
sup panicliū corneū prope caput con
tinuatiōem coniūctiue cū tunica corne
a i corona donec egrediatur sanies. cū
ergo egreditur. tunc distilla i oculum a
quā calidā i qua miscuisti mel. aut
aquam i qua iam bulisti fenugrecū ⁊
mel. deinde curetur cū reliqua curatiōe
donec sanetur. De cura aque descen

Iam diximus dentis in oculum.
spēs aque i diuisione. ⁊ q̄ conue
niunt s̄m eē declarantē exponēre ad
pforandum. tunc accīt illō m s̄m sa
nitatē. tunc ḡ oportet ut facias sedē
ifirmū int' manus tuas quadratum
oppositū lumini ppe solē. ⁊ liga oculum
eius sanū. ⁊ strīge eum ualde. deinde
tene palpebram oculi eius manu tua
sinistra si oculus in quo ē aqua est o
culus sinister. aut manu tua dextā.
almagda si oculus ē sinist' aut manu — [deinde accipe manu tua dext.]
sinistra. si oculus est dext. deinde pone
extremitatē almagda ppe coronam
per ossitudinē radij i ipā albedine oculi
a pte lacrimal' minoīs. deinde impelle
almagda cū uirtute. ⁊ tu reuolues cū i
eo manū tuam donec penetret i albe
dinem oculi. ⁊ sencias q almagda i
iā puenit ad rem uacuā. Et oportet
ut sit mensura uncēis almagda ad
pfundū mensura spacij q ē a pupilla
usq; ad finem iugredinis ⁊ ē corona
oculi uidebis ei eē in ipā pupilla uisio
ne oculi ppter claritatem tunice cornee.

deinde pone almagda usque ad oculum
in quo est aqua. deinde preme ipsum in
ferius vice una post aliam. Si ergo descen
dit aqua statim. tunc infirmus videt
illud super quod aperit visum suum statim
et almagda in oculo suo. deinde quie
scat paulatim. Si ergo ascendit aqua
tunc depone eam secundo preter quod egredi
atur almagda. Cum ergo figitur et
non ascendit. tunc extrahe almagda cum facu
litate. et circumvolvas cum eo manum tuam
paulatim. deinde dissolve in aqua aliquid
ex sale claro gemme. et ablue cum eo oculum
deinde. deinde pone extra oculum cotum stu
pam aut lanam infusam in oleo rosarum et
albumine oui. Nos autem et illi qui
sunt nostri temporis ponimus cuminum tri
tum cum albugine oui. Quod si non obe
dit tibi almagda ad introitum in oculum
propter duriciem sui. quoniam ex hominibus est cu
ius oculus est durus valde. tunc oportet ut
accipias spatumile quod nominatur albe
rid. cuius forma hec est.

perfora igitur cum eo quantum convenit tibi. et
non inclines manum tuam in foramine.
Et non est nisi ut facias viam ad almag
da tantum subtiliter. deinde intromitte
almagda secundum quod diximus. Et a post com
plementum operis tui. spargatur in ovo tem
perato decenter. deinde in quo dormiat
super dorsum suum in domo tenebrosa
et prohibeatur ab omnibus motibus suis
et a tussi. Et pone cibum eius illud quod lene
est natura eius et non moveat caput eius
dextram neque sinistram omnino. Et sit ligamen
tum secundum dispositionem suam usque ad ter
tium diem. deinde solve illud in illa
domo tenebrosa. et expurge visum eius
et fac eum videre res. deinde reduc ligamen
tum. usque ad diem septimum. Et non

oportet ut facias illud in hora curati
onis. aut post incisionem statim. immo
oportet ut alienes illud. propter eam quam aqua
ascendit velociter per aspectum vehe
menter. Si autem accidat apostema calidum. tunc
oportet ut solvas ante .vii. diem oculum
et rectifica illud cum eo quod sedat apostema. donec
quando sedatur. tunc absolve visum eius.
et pone super faciem eius ozale quo tegatur
visum eius sub eo diebus aliquot o
pere existente in illa domo tenebrosa.
deinde egrediatur a domo gradatim et consuescat
in causis suis. quod in alterchea non excusetur et scias.
discipulus a visione aliquotiens. tunc
enim audeat super operationem. Et iam quidem
pervenit ad nos. de quodam ex illis qui
sunt de alayrich. quod dixit quod scilicet fuit in
alayrath. magdau perforatum quod sug
git aqua. Verum ego non vidi aliquem in terra
nostra qui fecerit illud. neque legi illud in
aliquo ex libris antiquorum. et est possibi
le. ut sit illud novum. Et iste sunt for
me specierum ex magda. ut stet super ea qui
eam ignorat.

fiant exere ... et sint extremitates i
eorum cum hac eadem subtilitate triangula
ta extremitas acuta.

De cura carnis nate in naso.

Quandoque nascuntur in
naso carnes diverse addite ex quibus
est aliquid quod assimulatur scorpioni mul
torum pedum et ex eo est caro cancero
sa lapidea fusci coloris et ex ea est lenis
caro non fusci coloris. In ea igitur que ex
istis carnibus est lenis non fraudulenta.
neque cancerosa oportet. ut facias se
dere infirmum inter manus tuas appositum
soli. et aperi nares eius. et proice uncinum.

in illas carnes. deinde extrahe ad exitum
earum. deinde incide quod comprehendisti ex
eis cum spatumili subtili a parte una do
nec scias quod illa caro tota iam ablata
est. Quod si remanet ex ea aliquid cuius abscisio
non est possibilis. tunc rade illud cum uno
instrumentorum subtilium cum facilitate donec
non remaneat ex ea aliquid. Si autem dominatur
tibi sanguis. aut accidat apostema calidum. tunc oppone
ei id quod oportet. aut est ex apostematibus
malignis. tunc cauteriza et cauterica ipsum do
nec abscidatur sanguis et auferantur
omnes carnes. deinde prohibeatur in nasum
post incisionem acetum et aqua aut vinum.
Si autem aperitur nasus et procedit ex eo
humiditas usque ad palatum. tunc
scias quod iam sanus est. Si vero non pene
trat humiditas. scias quod oportet scias
quod inter ipsum est caro nata in superioribus
ossibus naris ad quem non pervenit cum inci
sione instrumentum. Tunc ergo oportet. ut
intromittas filum lini cui sit quantitas
crossitudo. et nodula in eo nodos multos
et pone inter omnem nodulum quantitatem digi
ti aut minus. Et ingeniet infirmus. ut
mittat unam extremitatem fili in nasum
cum radio. aut cum quo possibile est ei. post
quam fecerit ipsum simile acer. et trahat
celeratum suum donec perveniat usque
ad casum et egrediatur super gutur suum.
Et multociens quidem faciunt simile huic
actioni pueri in scolis. et res facilis ei qui in
vult. deinde pone duas extremitates fili
extremitatem unam que egreditur super nasum
et alteram que remansit in naso. deinde
administra serrationem carnis cum nodis qui
sunt in filo facillo donec scias quod car
nes iam sunt cum nodis fili. deinde ex
trahe filum et pone in nasum post abstrasionem
sanguinis licinium quod imbibisti in ungu
to egyptiaco. fac illud tribus diebus aut
plus. donec unguentum corrodat totum.

quod remansit ex carnibus. deinde pone in fi
ne rei in nasum canulam de plumbo. diebus a
liquot donec sanetur. Si autem indiget
curatione que exsiccet utere illa. et forma
capitis purgii cum quo distillantur olea me
dicine in nasum hec est forma.

fiat ex argento
aut ere quod sit simile lampa
di parve apertum sicut cum ala. et meatus
eius similiter. et si vis fac canulam clau
sam sicut canna et cacula instrumenti ad caput
purgium faciendum sit plana detecta
cui sit manubrium in postremo eius cum quo
teneas ipsum quando calefacis in ea oleum. et
aut quod ius ex succis. et rebus similibus
bus. De teclul natis in extremitate na
Multociens nascitur in extremi si.
tate nasi thelul. et magnificatur et aug
mentatur donec fedus sit aspectus eius. et propter
illud oportet. ut incidas in principio ap
paritionis eius. et eradices totum eius.
deinde pone super locum aut cauterium aut
medicamen acutum que stat loco eius.
Si igitur tardatur incisio eius donec magni
ficetur. tunc considera si est lapideum dure
fusci coloris. pauci sensus. tunc non tanga
ipsum cum ferro. quoniam est apostema cancerosum.
Multociens enim quiescit huiusmodi apostema. et
accidit ex eo malicia magna super ipsum
qui habebat. et si apostema est levis tactus non
fusci coloris et vides quod incisio possi
bilis est in toto ipsius. tunc evacua infir
mum et incide ipsum sine timore et absque
pavore. et cura locum cum eo quod exsiccat. et
constringit donec sanetur. De sutura nasi.
et labii et auris quando solvitur continuatio
Scias quia a vulnere. aut simili
S quando accidit solo continuitatis bus.
tatis in una harum cartilaginum parum confert
in ea operatio nisi in quibusdam hominibus.

oportet ergo quando accidit aliquid horum ex illo. ut consideres si est vulnus recens cum sanguine suo. tunc aggrega duo labia vulneris cum sutura. deinde cura ipsum donec sanetur. Et si solutionis continuitatis labia iam separata sunt et facta est unaquaeque pars sana. tunc oportet ut escories omnem partem a cute sua apparente donec sanguinetur. deinde aggrega duo labia cum sutura et stringe ea. et pulveriza super eam sanguinem draconis. et olibanum tritum et pone super pulverem emplastrum diafinicon. et alleviabis aliquid ex emplastris consolidativis. Et dimitte ipsum ligatum duobus diebus. aut tribus deinde solve ipsum et permuta medicinam. et dimitte ipsum donec abscindantur fila. postea deinde cura ipsum cum unguento donec sanetur. Et medicatio autem suture est. ut aggreges solutionem continuitatis. aut cum acubus sicut narrabimus in sutura vulneris. aut aggrega solutionem cum filo sicut fecisti.

De excisione nodorum qui accidunt in duobus labiis.

Multis quidem hominibus plerumque accidunt in interioribus labiorum suorum apostemata dura similia granis herbi. et quaedam eorum minora. ergo oportet ut convertas labium et findas super unumquodque eorum et suspendas cum cum hamo. et incidas ipsum ab omni parte. deinde impleas locum post incisionem zegi trito donec abscindatur sanguis. deinde colluatur cum aceto et curetur locus cum eo in quo est stipticitas usque quo sanentur vulnera.

De incisione carnis addite in gingivis.

Multotiens nascitur super gingivam caro addita quam antiqui nominant abulusis. oportet ergo ut suspendas eam cum hamo. aut teneas eam cum forcipibus. et incipias et incidas eam apud radicem suam. et dimittas saniem currere aut. aut sanguinem; deinde pone super locum et ponas super zegi tritum aut ad alios pulveres stipticos exsiccativos. Et si redit. tunc incide eam illa caro post curationem nam multotiens redit. tunc incide eam secundo et cauteriza ipsam. illa namque non redit post cauterium.

De rasione dentium cum ferro.

Quando aggregantur in superficiebus dentium ab interiori parte et exteriori et inter gingivas cortices aspri turpes. et quandoque denigrantur et citrini fiunt et virides donec perveniat ex illo corruptio ad gingivam et foedi fiunt dentes propter illud oportet ergo ut facias sedere infirmum inter manus tuas et caput eius in sinu tuo. Et rade molliter dentem in quo apparent tibi cortices et res similis arenae donec non remaneat ex eis aliquid et similiter fac de nigredine et viriditate et citrinitate et aliis donec mundentur. Si ergo auferatur quod in eis est a prima rasione bonum est. et si non. tunc itera super eos rasionem die alio et secundo et tertio. donec ad ultimum perveniat quod intendis in eo quod vis. Et scias quod dens indiget rasoriis diversarum formarum et multarum figurarum secundum quod praeparatur operationi tuae. propter quod rasorium quo raditur dens ab interiori parte est aliud a rasorio quo raduntur dentes secundum formas. Et iste formae rasoriorum sunt apud te.

Oportet ut cures dentem a dolore suo cum omni ingenio et tardes in eradicatione eius. non est enim inveniens eius suplet. quando eradicatur: quoniam substantia sublimis. donec quando non est excusatio de eradicatione eius. tunc oportet quando cogatur infirmus eradicare ipsum. ut firmetur et certificetur apud te dens dolens. multociens decipit dolor infirmum. et putat quod est in dente sano et eradicat ipsum. deinde non recedit dolor donec eradicatur dens infirmus. Nos enim iam vidimus illud ex operatione flebotomatorum. Cum ergo certificatur apud te dens dolens ipse met. tunc oportet ut scarifices in circuitu dentis cum spatumili in quo sit quedam virtutis. donec solvatur gingiva ab omni parte. deinde move ipsum digitis tuis. aut cum forcipibus subtilibus in primis paulatim donec concucias ipsum. deinde loca tunc in eo forcipes magnos locatione bona. Et caput infirmi inter genua tua quam bene tenuisti et ita quod non moveatur. deinde trahe dentem secundum rectitudinem ut non frangas ipsum. si ergo non egreditur tunc accipe aliquod illorum instrumentorum et intromitte eum sub ipso ab omni parte cum facilitate. Et conare motionem eius sicut fecisti in primis. Si autem dens est perforatus aut corrosus tunc oportet ut impleas illud foramen panno et stringas ipsum cum extremitate indu subtili ut non frangatur in hora constrictionis tue super ipsum cum forcipibus. Et oportet ut exquisite agas cum scarificatione in circuitu gingive ab omni parte omnium. Et custodi fortitudinem tuam ut non frangas ipsum. et remaneat pars eius. et redeat super infirmum ex ea malicia que sit maior dolore eius primo. Et cave ne facias illud quod ignorantes faciunt flebotomatores in festinantia sua et audacia ipsorum super eradicationem eius. preter quod animadvertent illud quod narravimus. multociens enim faciunt evenire super homines infirmitates magnas. quoniam difficiliores sunt ut frangatur et remaneant radices eius omnes. Aut quedam earum aut ut extrahant ipsum cum quibusdam ossibus mandibule. sicut multociens testificati sumus illud. deinde colluatur post eradicationem eius cum vino aut cum aceto et sale. Quod si accidat fluxus sanguinis ex loco. multociens enim accidit ergo tere cum aliquo exiccati et imple cum eo locum. Et si non cauteriza ipsum si non confert coagulum.

tibi forma forcipulum subtilium quibus movetur dens in primis sit longorum extremitatum. brevis manubrii grossi ut non duplicentur: quando vis eradicare dentem. et hec est forma forcipum subtilium quibus movetur dens ante eradicationem.

hec est forma forcipum quibus eradicantur

dentes sunt sicut vides grossorum manubriorum. donec quando stringis cum eis nocumentum dent se ipsas neque duplicentur. brevium extremitatum. et sunt ex ferro indo aut ex ... decent fieri directarum extremitatum. et in eorum extremitatibus sunt dentes. quorum quidam ingrediantur in quosdam et stringant constrictione decenti forti. Et quidam sunt extremitates sicut forma oris avis que nominatur ciconia. et sunt fortis constrictionis.

De eradicatione dentium et extractione ossium mandibularum fractarum.

Quando remanet ap eradicationem dentis qui frangitur ad. tunc oportet ut ponas super locum cocti cum butyro die uno aut duobus diebus donec mollificetur locus. deinde intromitte ad illum algesti. aut forcipes quorum extremitates assimilantur ori auis que ciconia nominatur cuius forma hec est.

Sunt extremitates eorum facte sicut lima dentata. aut sicut alsalfegi. Si ergo non obedit tibi ad extractum cum istis forcipibus tunc oportet ut caues super radicem et detegas carnem totam et intromittas instrumentum quod nominatur atali parua cuius forma hec est.

sit breuis extremitatis. esse parum grossum et non sit imbibitum. ut non frangatur. Si ergo egreditur radix per illud est bonum et si non, iuuaris cum istis instrumentis aliis quorum forme sunt iste. forme primi triangulate extremitatis in qua est quedam grossitudo

forma alterius trianguli subtilis.

Et iam iuuatur etiam cum hoc instrumento habente duos ramos. cuius forma hec est.

Et cum aliis eciam instrumentis et ferramentis que preceserunt in rasione dentium. nam fit iuuamentum cum hoc instrumento quod assimilatur uncino magno cuius hec est forma.

triangulate extremitatis et grosse in qua est quedam grossitudinis ut non frangatur et sit imbibitum. Et scias quod instrumenta dentium sunt multa et similiter reliqua instrumenta non computantur. Et artifex prudens subtilis in arte sua inueniet per se ipsum instrumentum secundum illud quod significat ei operatio et egritudines ipse. quoniam ex egritudinibus sunt ad quas non dixerunt antiqui instrumentum propter diuersitatem specierum earum. Si autem frangitur os ex mandibula aut ex aliis ossibus oris aut putrefit. tunc perscrutare super ipsum cum eo quod conuenit ei ex istis instrumentis et forcipibus que dixi in extractione radicum. Et iuuare cum gesti cuius forma est dicta in eradicatione dentium. et sit in eo quedam grossitudinis parum ut stringatur cum eo os et non euadat donec egrediatur os. Et restaura illud in locum cum medicinis conuenientibus ad illud. Si autem in osse est putredo parua. tunc rade ipsum a putredine sua et sua nigredine cum hoc instrumento.

Et cura ipsum donec sanetur.

De serratura dentium eminentium secundum alios.

Quando dentes eminent non secundum cursum naturalem, feda fit propter illud forma. et precipue quando accidit illud in iuuenibus mulieribus et puellis. oportet ergo ut consideres. Nam si dens est natus in post dentem alium et non locatur ei serratura neque limatura ipsi. tunc eradica ipsum. Et si est annexus cum dente alio. tunc incide ipsum cum hoc instrumento.

Et est simile rastro paruo et sit ex ferro indo acute extremitatis ualde. et sit incisio tua quam ipsum incidit in diebus multis propter duriciem dentis et ut non commoueatur alius ex dentibus. Si autem est eminens ex partis limature sue. tunc lima ipsum cum lima ex indo. cuius forma hec est.

sit totum ex uno et manubrium eius i
minutorum punctorum ualde sicut lima.
cum qua fiunt acus cum quo limetur dens
paulatim in diebus multis cum facilita
te. ut non commoueatur dens et cadat. de
inde leni ipsum in fine et rade ipsum cum
quibusdam rasoriis. Quod si est dens ex
quo frangatur pars. et ledit linguam tunc
oportet ut limes eum et donec aufera
tur asperitas illius fractionis et equetur
et aplenetur. et non ledat linguam ne
que corrumpat sermonem. De rectificatione
Quando i ne dentium motorum

Accidit denti cum filis auri largi
bus anterioribus percussio et commotio apti
cusione aut casu et non potest infirmus
stringere super illud quod comedit ut non ca
dant. et curasti eos cum medicinis sti
pticis. et non ualuit curatio. tunc ingeni
um in eis est ut stringatur cum filis
auri. quoniam argentum fit uiride et putre
fit post dies. Si aurum nunquam mutatur.
et sit filum medium in subtilitate et
grossitie secundum quantitatem quod capiat in
dentes et forma quidem rectificationis
est ut accipias filum et intromittas
duplum eius inter duos dentes sa
nos. deinde texeas cum duabus extremi
tatibus fili inter dentes motos unus sit
aut plures. donec peruenias cum tela us
que ad dentem sanum alterius partis. deinde
itera texturam usque ad partem a qua ince
pisti. Et stringe manum tuam cum subti
litate et sapientia. donec non moueantur
prorsus. Et sit constrictio tua qua strin
gis filum apud radices dentium ut
non euadat. deinde incide extremitates
fili superfluentes cum forficibus. et aggrega
utrique et conuerte ea cum gesti et occulta i
ter eas inter dentem sanum et motum. ut non
ledat linguam. deinde dimittatur
ita strictum dum remanet. Si autem sol
uitur aut inciditur stringe eos cum fi
lo alio et stabit cum eo totali tempore tanto.
toto. Et hec forma duorum dentium sanorum
et figura rectationis
eorum. Et quando fit ut redeant dens unus
aut duo post casum utriusque in locis
suis et retinentur sic narrauimus et rem
aneant. non fac illud nisi artifex prudens
paciens. Et quandoque aptatur aliquod ex dentibus
uaccinis et fit ex eo sic forma dentis
et ponitur in loco ex quo minuitur dens
et stringitur sicut diximus et rema
net. et fruitur cum eo tempore longo. De inci
sione ligamenti. quod

Ligamentum est
hoc ligamentum accidit sub lingua
tum quod accidit et prohibet loquelam.
sub lingua aut naturale cum quo na
scitur homo aut accidentale a uulnere. quod
iam consolidatum est. operatio in illo est ut
aperias os infirmi capite eius in sinu
tuo et eleua linguam eius. deinde incide
illud ligamentum neruosum per latitudinem
donec soluatur lingua a retentione
sua. Quod si in ea fuerit quedam duricies.
et nodationis. et fuerit illud ex consolida
tione uulneris. tunc prohice in illud unci
num. et finde illud per latitudinem donec
incidas ligamentum et dissoluatur noda
tio. Et caue sit fissura in profundo car
nis. et incidas arteriam illic accidat i
fluxus sanguinis. deinde colluatur in ue
stigio incisionis cum aqua ro. aut cum
aceto aut aqua frigida. deinde pone o
sub lingua licinium ex lino quod tene
at infirmus in omni nocte. ut non consolide
tur secundo. Si autem accidat fluxus san
guinis tunc pone super locum cogi tri
tum. si non uincit te fluxus sanguinis.
tunc cauteriza locum cum cauterio lentigino
so quod conuenit ad illud. deinde cura i
psum cum reliqua curatione donec sanetur.
De extractione ranulle generate sub lingua.

Quando accidit sub lingua apostema quod assimillatur rane parue prohibens linguam ab operatione sua naturali, et fortasse magnificatur adeo donec quod impleat os. Et operatio in eo est, ut aperias os infirmi coram sole et consideres apostema. Si ergo uides ipsum fusci coloris aut auri nigri durum cuius non inuenit infirmus sensum, non tangas ipsum quoniam est cancer. Et si est declive ad albedinem in quo est humiditas, tunc pone in ipsum uncinum et scinde ipsum cum spatumili subtili et libera ipsum ab omni parte. Quod si uincit te sanguis in hora tue operationis, tunc super ipsum pone vitriolum donec abscidatur sanguis. Deinde redi ad operationem tuam donec extrahas ipsum cum complemento eius. Deinde colluatur cum aceto et sale. Et cura ipsum cum reliqua curatione conveniente ad illud donec sanetur.

De curatione apostematum duarum amigdalarum et eius quod nascitur in gutture et reliquorum apostematibus.

Quandoque accidunt apostemata intra guttur glandulas que similantur glandulis que accidunt dorso (?) nis, et nominantur due amigdale. Quas cum curas cum eo quod dixi in divisione et non sanatur, tunc considera. Si ergo est apostema durum fusci coloris et radix eius est crossa, tunc non tangas ipsum cum ferro timens fluxum sanguinis, immo dimitte ipsum donec maturetur et tunc aut perforabis ipsum aut erumpitur per se. Et si est albi coloris rotundum et est radix eius subtilis, tunc hoc est illud quod oportet incidi. Et operatio in ipso est ut consideres ante operationem tuam si iam quievit apostema eius calidum quiete complecta aut minuitur minutione quedam. Tunc fac sedere infirmum coram sole et caput eius sit in sinu tuo et aperi os eius. Et accipiat serviens inter manus et premat linguam eius inferius cum instrumento cuius hec est forma.

fiat ex argento aut ere quod sit simile sicut cultellus. Cum ergo premis cum eo linguam et ostenditur tibi apostema et cadit super ipsum visus tuus, tunc accipe uncinum et fige ipsum in amigdalam et extrahe eam cum eo ad exterius, deinde incide eam cum instrumento cuius hec est forma.

Assimillatur forficibus, verumtamen extremitates eius sunt curvate ita quod orificium cuiusque earum est in directo alterius, acute valde. Quod sit ex ferro indo aut alfuleci (ın͞m) ibibitum. Si autem non presens fuerit hoc instrumentum, tunc incide ipsum cum spatumili cuius hec est forma.

Sit acutum a parte una, non acutum a parte alia. Et postquam incidis amigdalam unam, incide alteram secundum hanc eandem speciem incisionis. Deinde post incisionem gargarizet infirmus cum aqua frigida aut cum aceto et aqua. Si autem accidat ei fluxus sanguinis, gargarizet cum aqua in qua bulliti sunt cortices granatorum aut folia mirti et similia illis ex stipticis donec abscidatur sanguinis fluxus. Deinde cura ipsum donec sanetur. Et quandoque nascuntur in gutture apostemata alia preter duas amigdalas. Incide ergo ea secundum quod dixi in incisione duarum amigdalarum equaliter. Et ego quidem iam medicatus fui mulierem ex apostemate quod natum erat intra guttur eius, scilicet quod apostema quod trahebat ad fuscedinem parui sensus, quod iam fere clauserat guttur, et mulier respirabat a meatu stricto et iam prohibuerat Ex

et comestionem et potum aque et iam pervenerat ad mortem si remansisset uno die
aut diebus. Et apostema iam tantum fuerat quod
senserat quod emiserat duos ramos
donec exierant super duo foramina na
si. Properavi ergo festinanter et fixi in uno
eorum uncinum. deinde extraxi ipsum et extractum est
ex eo portio magna. deinde abscidi eam ubi
comprehendi ex foramine nasi. deinde feci il
lud ei quod processit ex foramine nasi altero
deinde aperui os eius et pressi linguam eius
postea fixi uncinum in ipsum apostema. deinde
abscidi ex eo partem eius et non exivit ex
eo nisi sanguis paucus. absolutum est
ergo guttur mulieris. et incepit statim
bibere aquam. deinde accepit ex cibo. Et non ergo
cessavi incidere ex illo apostemate multotiens
tempore longo. et apostema succedebat loco eius
quod incidebam donec prolongatum est mi
chi et cum eo illud. Ingeniavi ergo ab
adustione. deinde ambulavi a parte et non
scivi quod fecit deus cum ipsa post me. De in

Quantum ad incisionem uvule que de
scendit quam nominant uvam.
ad uvulam et capiatur et est longa tunc ipsa
nominatur perpendicularis. et si est in inferio
ri grossa rotunda. tunc ipsa nominatur
uva. Quando curatur cum eo quod diximus
in divisione. et non confert curatio et videris
quod apostema calidum iam quievit ab i
ea et est subtilis. tunc oportet ut incidas
eam. Et que ex ea est aggregata rotunda.
et non est ei longitudo. et est sanguinea
aut fusci coloris aut nigri et non est
ei sensus tunc oportet ut caveas eius
incisionem. In ea est enim timor super
infirmum. Oportet ergo quando videris eam
secundum modum quem dixi ex albedine et lon
gitudine sua ut facias sedere infirm
um coram sole et premas linguam eius cum i
strumento cuius processit narratio. deinde
fige uncinum in uvulam et trahe eam inferius

et incide eam cum uno duorum instrumentorum
que diximus in incisione duarum amigdalla
rum. Et oportet ut non incidas ex ea nisi
illud quod additur super terminum naturalem
sine additione. Nam si incideris ex
ea plus ledes vocem et sermonem. Deinde
post incisionem utere eo quod narravimus in in
cisione duarum amigdalarum et cura eam
donec sanetur. Si autem terretur infirmus
ab incisione eius tunc oportet ut u
taris ingenio in cauterio uno cum ratione
eius absque timore et pavore. et modus
cauterii in ea non est nisi cum aqua acuta
et est ut ponas caput infirmi in sinu
tuo. deinde preme linguam eius cum instrum
ento quod diximus. deinde accipe ex aqua que
est dicta in capitulo cauterizandi et confice
cum ea calcem et non extenuetur et pone eam
non spissam neque subtilem. et imple ex ea
concavitatem instrumenti. cuius hec est forma.

Sit extremitas in qua ponitur medi
cina concava sicut concavitas coclearis
medii. Et pone instrumentum cum medicina
super uvulam ipsam. et infirmus sit iacens
super latus suum ut currat saliva ex (vel discurrat)
ore eius extrinseca medicina ut non
descendat ex ea ad guttur eius aliquid et le
dat ipsum. deinde tene manum tuam cum e
medicina et tu exprimis eam super uvu
lam quantitate medietatis hore. donec
videas eam iam denigratam et sedatam
mordicationem medicine. Et si vis tu
accipias cotum et involvas ipsum in extre
mitate radii. et infundas cotum in
medicina et intromittas radium cum co
to in cannulam desuper donec adhereat
cotum super uvulam. fac illud multoti
ens donec consequaris quod vis de cau
terizatione uvule. deinde dimitte eam. In
prima namque arescet et cadet post tres dies.

aut quatuor. Et si indiges ut iteres
medicinam itera ipsam. Et post cauteri
zationem abstergere incarnatiuum unge cum
coto imbibito in butiro et mundifica cum
eo quod est incarnatiuum eius ex medicina. et
colluatur cum aqua frigida. Et curetur extri
nsecus cum embrocis et ungatur cum gar
garismis donec sanetur. Hec quidem species cu
rationis est saluior incisione et longin
quior a timore. De extractione spinarum
S
unme calamenti et eius quod adheret in gu
tum et ysopum et o | ture ex aliis.
riganum et rutam ischiam et camomillam
et ap | cantum et silia eius ex herbis.
et aggrega ea omnia aut quedam earum
in olla et subinngantur cum aceto et bu
lliant et olla sit lutata cum luto decen
ter et sit in medio olle foramen super quod
componatur instrumentum concauum secundum hunc modum.

fiat ex argento aut ere et intromitta
tur extremitas in qua est gnatium in
os infirmi donec ascendat uapor ad
uuulam super cannulam donec obfuscetur
uuula multum. deinde itera super ipsam mul
totiens donec arescat. Et caue ne facias
hanc curationem in principio aduentus apo
stematis. plerumque enim addit in apostemate. Et
non oportet ut facias illud nisi apud declina
tionem apostematis eius cum si autem non est tibi
presens hoc instrumentum tunc accipe cannam
et compone in extremitate eius corticem
oui ut non comburatur os infirmi quoniam cortex
oui prohibet uaporem comburentem os. et hoc
est ex bona curatione cum salute. Et quod de
M
ultotiens curatur uuula cum eo quod est
adheret in | subalius quod cautium
gutture os aut spina | et malso. s. cum suffu
na piscis aut aliud. | gatione secundum hunc modum.
Oportet ergo ut extrahas quod ex eis est ap
parens super quod cadit uisus. postquam premis

linguam cum instrumento apud solem. ut reuela
retur tibi quod est in gutture. et quod non apparet.
et occultatur in gutture. oportet ut facias
uomere infirmum antequam digeratur cibus
in stomaco. forte enim egreditur res cum eo
per uomitum. aut deglutiat infirmus in
frustum rapi. aut radicem lactuce. aut
deglutiat bucellam panis sicci. aut ac
cipiat frustum spongie marine sicce leuis
et liga ipsum in filo. deinde deglutiat ipsum
Cum ergo peruenit ad locum in quo
sunt spine aut os et extrahitur tunc
egreditur. Si ergo non egreditur cum eo quod
diximus tunc utere instrumento ex plumbo
secundum hanc formam.

Sit crossius quam radius parum. Et in
extremitate eius concauitas quam intromit
tas in guttur suum cum facilitate. et ipse leuat
caput suum eleuatum. et caueat a tac
tu sue epiglotis. ut non accidat ei tussis
et compellat cum eo os aut spinam aut in
tromittat ipsum medicus manu sua.
Verum quod intromittat hoc infirmum est melius
propter sciam suam de loco rei ...ere et impellat
inferius aut trahat manum suam cum instrumento
sursum. totum illud secundum quantitatem quam prepa
raueris donec egrediatur. De extractione san
Q
guisuge ... | uendo medicatur | guisuge ... | xe in gutture.
sanguisuga et eo quod de | et in dilutione cum medicinis et non confert.
ergo considera tunc in gutture infirmi
apud solem postquam tu premis linguam cum instrumento
quod narraui. Si ergo cadit uisus
tuus super sanguisugam extrahe eam unci
no paruo. aut cum gesti subtilibus decen
ter. Quod si non est possibile cum eis. tunc ac
cipe cannulam concauam et intromitte eam
in guttur infirmi. usque propinquet. deinde
intromitte in concauitatem cannule ferrum
ignitum cum igne. fac illud multotiens. et

Et abstineat infirmus ab aqua o
die tota deinde accipiat vitreatam ple
nam aqua frigida et apiat os eius in ea
et colluat os suum cum ea et non degluci
at ex ea aliquid et moueat aquam una hora
post aliam cum manu sua. Sanguisuga
enim illico non sentit aquam cadit. Si
autem non egreditur cum eo quod narrauimus
tunc subfumiga infirmum cum cimici
bus. aut cum assa cum instrumento quod narrauimus
in subfumigatione uulue. Fac illud mul
totiens quoniam ipsa cadet. Et modus opera
tionis in subfumigatione est ut accipi
as ollam in qua sint prune uiue et ignis
et olla sit cooperta cum coopertorio in cu
ius medio sit foramen. et componatur in
illo foramine extremitas instrumenti. deinde
perueniet subfumigatio et ponat infir
mus os suum in extremitate canule
et claudat os suum ut non egrediatur sub
fumigatio. donec scias quod subfumi
gatio iam peruenit ad sanguisugam. nam
sanguisuga cadet statim. Quod si non
cadit. tunc itera subfumigationem mul
totiens. et tollet infirmus siti. et come
dat salsa et alia. et non bibat aquam. o
Necesse est ergo ut egrediatur cum hoc in
genio. Et hec est forma instrumenti cum quo

extrahitur sanguisuga ex gutture
quando cadit super ipsum uisus. et est simile
forcipibus sicut uides. nisi quod est cum hoc
curuitas quando intromittitur. Et extre
mitas eius est similis rostro auis quod no
minatur ciconia. in qua est asperitas li
me. qui comprehendit super aliquid. non dimit
tit ipsum omnino. In quo est summa sermonis

Apostematum species sunt in operatione apostematum
simulate multorum modo et sectione eorum.
terum secundum quod uenit rememoratio eo
rum. scilicet unius et unius in hoc libro et sunt

diuise in perforatione eorum et sectione ipso
rum ex duobus modis. Quorum unus ex
specie apostematis in se ipso et eo quod comprehen
dit ex humiditatibus. Et modus secundus est
propter loca in quibus cadit ex corpore. quoniam
accidens in capite est aliud ab apostemate in
accidente in ano. et apostema accidens in loco
carnoso est aliud ab apostemate accidente
in iuncturis. Et unumquodque eorum est iudicium
suum ex operatione. et ex apostematibus sunt que
non oportet ut perforentur nisi post matura
tionem saniei in eis et complementum eius. Et ex
eis sunt que oportet ut perforentur dum
sunt cruda et non maturantur secundum comple
mentum sicut apostemata que fiunt prope
iuncturas quoniam apostema que accidit prope
iuncturam et prolongatur esse eius donec
putrefiat quod est in circuitu eius. fortasse
se corrumpunt ligamenta et neruí illius
iuncture. quare est cum contractionis illi iunc
ture seu membrum. aut est apostema prope principa membrum
le quando situ tardas perforationem eius. o
donec maturet. nocebit illi membro prin
cipali aut est prope anum. perfora igitur ipsum in
maturum. Et non oportet ut perfores apo
stema crudum nisi complete digestionis
nisi quod est prope anum. ut non putrefiat pro
fundum. et elongetur ad interiora ani
et fiat fistula aut fiat in termino cuius
quod non sanatur. Et oportet ut scias ho
ram perforationis apostematis quod maturi
um est secundum complementum. Et est apud in
sedationem doloris. et recessionem febris
et diminutionem rubedinis et pulsati
onis et acuitatem capitis apostematis et reliqua
signa. Et oportet ut facias causam perfo
rationem in inferiori loco apostematis et uehe
mentioris eminentie. Et sit perforatio o
uadens in longitudinem corporis si a
postemata sunt in partibus manuum et pedum
et locis lacertorum et cordarum et neruorum.
et arteriarum. et ad ultimum in omnibus

locis equalibus in quibus non est reflexio. In illis autem que reflectuntur, observa de perforatione secundum illud membrum. Quando vero apostema est in locis carnosis, tunc melius est ut dimittas perforationem eius donec confirmetur cum digestione sicut diximus secundum complementum. Quoniam si tu perforas ipsum ante illud, prolongatur cursus eius et eo quod est multe sordis et sordiciei, et fortasse indurantur labia eius et profunditas ipsius. Et quedam apostemata perforantur secundum latitudinem corporis apud necessitatem, aut secundum illud quod indiget membrum. Et oportet ut administres in apostematibus parvis perforationem parvam, et in apostematibus magnis perforationem amplam, aut sectiones multas secundum similitudinem magnitudinis apostematis. Et sunt ex apostematibus in quibus oportet ut excorietur cutis et incidatur, quoniam iam facta est sicut pannus et facta est in termino quod iam mortua est, sicut illud quod accidit in multis ex dubelet et bubonibus. Et ex eis sunt que secantur sectione habente tres angulos. Et ex eis est ex quo inciditur sicut figura folii mirti sicut apostema inguinum. Et ex eis sunt in quibus administratur sectio rotunda et sectio lunaris et similes eis ex sectionibus. Illud vero cuius est caput sicut sunt apostemata levia superficialia, oportet ut perfores ipsum perforatione plana superficiali tantum. Et oportet cum apostema est grossum et iam collegit saniem multam et perforas ipsum, ut non properes et evacues pus totum in illa hora, immo extrahe ex ipso partem eius. Deinde stringe apostema usque ad diem alium. Deinde iterum extrahe ab eo ex pure iterum, fac illud multotiens secundum gradationem donec evacuetur, precipue si infirmus est debilis virtutis, aut mulier pregnans, aut puer parvus, aut senex decrepitus. Spiritus enim cum aliis multotiens resolvitur cum egressione saniei, et fortasse moritur infirmus cum non percipis. Cave ergo hoc capitulum cautela magna. Et post perforationem cum apostemata ista, oportet ut abstergas vulnus et consideres. Si ergo est vulnus apostematis parvum aut est sectio plana, tunc administra licinia ex lino aut coto antiquo. Et si est apostema magnum et fissure perforationis sunt multe, tunc oportet ut intromittas in eas fissuram licinium donec perveniat ad invicem. Et si in apostemate abscidisti partem cutis aut excoriasti eam in circuitu, tunc oportet ut impleas eam coto veteri aut lanugine lini absque humiditate et stringe ipsum usque ad diem tercium. Deinde discooperi ipsum et cura illud cum eo quod oportet ex unguento donec sanetur. Si autem accidit fluxus sanguinis in hora tue operationis, tunc administra aquam frigidam et acetum, et imbibatur in eis pannus et pones ipsum super locum fluxus sanguinis multotiens. Si autem perseveraverit fluxus sanguinis, tunc oportet ut administres regimen et curationem et pulveres que narravi in locis multis huius libri et ex divisione. Si autem est in tempore yemis et locus apostematis est multorum nervorum, tunc oportet ut infundas pulvillos cum vino et oleo calido et ponas eos super loca. Et si fuerit in estate et loca sunt carnosa, tunc oportet ut ponas pulvillos imbibitos cum aqua et oleo aut totum illud frigidum, donec cum est dies tercius sic diximus. Tunc oportet ut solvas apostema et stringas ipsum et administres in curatione eius quod ei convenit donec sanetur. Hoc est ergo necessarium est ex regimine curationis apostematum universaliter. Secundum vero distinctiones iam de omni apostemate dixi qualiter est via ad curationem eius capitulatim singulariter.

De sectione apostematum que accidunt in cute capitis.

Accidunt in cute capitis apostemata parva et sunt

ex speciebus nodorum que continent
tunicē que sunt eis sicut qui ipsi sunt
bausolati galine et reliquarum species sunt mul-
te. Ex eis sunt pingues. et ex eis sunt i
que continent humiditatem similē lim.
et ex eis que continent humiditatem silic
firaci et pultibus et ex eis silibus. Et ex eis i (ex)
sunt que sunt lapidea dura et i sectionē
omnium eorum et extractione non est timor
dum aliquis eorum extractionem non fac ē cum
etatem arteria. Et operatio in sectione
eorum est ut experiaris ea cum instrumēto
cuius forma ueniet post hoc quod nominatur
intromissum donec scias quid contineat. Nam
si est illud quod continet humitas. tunc seca i
ipsum sectione secundum longitudinem sectionē
superficiali secundum hanc formam
et incipe cum sectione ex
linea. b. ad lineam. G. cum
ergo euacuatur humitas
tunc excoria kistim quod continet illam hu
miditatē et non dimittas ex ea aliquid penitus
quia multociens cum redit si remanet i
aliquid ex ea. deinde subinge cotum i un
guento egiptio si est presens et sin aliquo aqua et
sale et imple cum eo uulnus et dimit
te ipsum usque ad diem alium. ipsum enim
corrodit quod remansit ex kisti. deinde
itera super ipsum cotum cum egiptio secundo et tertio.
et si indiges illo. donec consideres quod
non remansit ex kisti aliquid tunc cicatriza u
ulnus cum unguento donec sanetur. Quod si
apostema continet nodum pinguem. tunc seca i
ipsum secundum hanc formam sectione habente
formam crucis. Et pone uncinum inter
duo labia sectionis et
excoria ipsum ab omni
parte et conare uirtute
tua in eradicatione tum
ce que continet ipsum. Si autem consuetu-
tem facit tibi artaria. tunc fac illud
quod narraui tibi post. Et similiter fac

in apostemate. Si apostema est lapideum ex sec-
tione et curatione eadem secundum quod dixi.
Et sectio super apostema lapideum est facilior
quoniam est paucis sanguinis et humitatis
Et quia sunt quedam horum apostemati que i
sunt in capite in quibusdam hominibus
cum quibus penitus non est humitas. Quod est
quia ego secaui super apostema in capite mulie
ris uetule. et inueni apostema sicut lapis
surdus asper albus non poterat frangi
et si percuteretur cum eo aliquis per hic cen
do uulneraret ipsum. In aliis uero apostemati
bus accidentibus i capite preter hoc sicut
apostemata que accidunt in capitibus puero
rum. et apud radices aurium. sectio eorum
omnium fit sectio superficialis. Et post perfora
tionē eorum semper inferiori parte eorum. ut alle
uietur cursus sanie ad inferiora de
inde cura cum eo quod conuenit eis ex cu
ratione. De sectione scrophularum

Multociens que accidunt i collo.

accidunt ista apostemata i collo et sub
ascell' et inguinibus. Et quia accidunt
in reliquo corpore. et sunt illa que ex eis
accidunt in collo unum. et sunt multa et ge
nerantur ab inuicē. Et omnis scrophula
ex eis est intra propriam tunicam et sic est i
nodis et apostematibus capitis sicut narraui
mus. Et species harum scrophularum o
multe sunt. et eis enim sunt lapidee et
ex eis sunt que continent humitatem et ex
eis sunt maligne que non obediunt i
curatione. In illa ergo qua ex eis uides bone
dispositionis in tactu. cuius manifestum
est propinquum colori cutis et mouetur ad
omnē partē. et non est annexa cum neruis col
li neque cum guidegi neque cum arteria neque
est profunda oportet. ut secces eam sec
tione superficiali a superiori parte ad infe
riorem partem corporis ex linea. g. ad li
neam. b. secundum hanc formam.
et excoria eam ab omni

pte q̄ aptende duo labia cutis cū ū
cino. aut uncinis mltis cum ī digz
illo sic̄ diximus ī apparatib; capitis ⁊ ex
trahe eam paulati. Et ē sup cautela i
ut nō incīdatur uena aut ñuus. Et
sit spatumile ñ acutū ualde. ut nō
audat manū tuā cū incisiōe. aut in
quietet infirmū ⁊ incidas q̄ ñ est ne
cēē incidē. Sicut incidis uenā aut ar
tariā; aut phibet te ab opatiōe. tūc
pone in uulnus gegittun. aut quos
dam puluīs qui abscidunt sanguīnē
et stringe uuln̄. ⁊ dimitte ipm̄ donē
quiescat acuitas apatis. ⁊ mollifice
tur uulnus ⁊ incipit putrefieri. Nā;
sangs abscīditur tūc. Redi ergo ad
opationē tuā donec cōpleas. diuinq
re digito tuo īdice si remāsit ād ex
scrophulis aliūs puis ergo incide eā. — ⁊ mūda eas.
Q̄ si est in radice scrophule uena ma
gna. tunc oportet ut ñ incidas illā;
scrophulam ex radice sua. imo oport
ut liges eā cū filo duplato forti. ⁊ di
mittas eam donec cadat p se. absq;
nocumēto. deīn imple uulnus coto
ueti. q̄ iam submsiā ī ungēto ueti
egiptio. deīn cura ipm̄. Et si incidis
scrophulam totā. tunc oportet ut ag
gres duo labia uulnīs ⁊ suas ipm̄ i
statim postq̄ q̄ ꝑsus nō remāsit su
pfluitas ñ uides q̄ remansit supflui
tas ꝓp magnitudinē scrophule. tūc
oportet ut intendas ad icatendū radi
cem. eius. ad extirpandū eā. ⁊ amittit
sutura quā diximus. Et que ex scro
phulis ōtinet humitatē; pfora illā per
forationē supficiali ñ apparet tībulo
cuis maturitatis eī. Et pone pforatio
nem ab eo q̄d sequitur inferius cor
poris sic̄ diximus. deīn amminstra p̄
pforationem licīnia cū ungēto ⁊ filia
cis. ut corrodat q̄d remansit ex corru

ptione donec qñ uides uulnus iam
mūdatur; tunc cura ipm̄ cū un i
guento genātiuo carnis donec sane
tur. **De sectione epiglotis abasta**

Dixerunt āt ꝺ tractātes īnter gu
tur qui hanc sectiōē; ī epiglotis
oti ⁊ nō uidi aliquē in tra nrā qui e
am fecerit. Et h̄ est scriptura sermōis
eorum. In hnabus aut sinachiā. op;
ut dimittetur sectō epiglotis cum
nō fiat iuuamētū p illud ꝓp ea q̄d ōēs
uene ⁊ pulmo sunt infirmi. In illis
uō qui hnt apā calidū in ore aut gu
ture. aut duabs amigdall̄ qñ ñ est
egritudo in cānali. oportet uti sectio
ne epiglotis ad fugiendum ex pdic
tione que fit ex pfogatiōē. oportet
ergo qñ uolumus illud. ut secteīr
epiglotum sub tribus circulis ex car
culis epiglotis. aut uī. sectione par
ua. p latitudinē in eo q̄d est int̄ duos
circulos p q̄ntitate; q̄ sit sectio in sifac
nō in cartilagine. Et iste ē locus cōue
niens sectiōi qm̄ est priuatus cārne.
et uasa sanguinis ab eo sunt longi
qua. Q̄ si medicator ē timidus. tūc
oportet ut extendat cutē gutturis cū
uncino deīn findat cutim. donec qñ
puenit ad cānalem. declinet uasa
sanguinis si uidet ex eis aliqd. deīn
secet sifac quod narrauimꝰ. Et sig
ficatur sup sectiōē canal exflāte q̄d
egreditur ex ea cū eo q̄d disrūpitur et
ex abscisione uocis ⁊ dimittat uul
nus aptū tpr̄ aliquo. cū ergo remoue
tur hora in qua timetur pfocatio ag
gra duo labia uulnīs cutis ⁊ sue ipm̄
solā absq; cartilagine. deīn āminist
medicinas que faciunt nasci car
nē usq; quo sanetur. — Inquit al
buchasim sūme h̄ sermonis quē nā
raui nō est expositio ñ qñ uident q̄

aliquod horum apatum iam opilla
uit guttur infirmi ⁊ subthatus est
infirmus sup morte ⁊ uult incidere canna
anelitus ei. Vadunt ad secandu epi
gloti ut respiret infirmus sup locum
uulneris quandam respiratione ⁊ sal
uetur a morte. Et pp h pcipiunt dic
te uulnus aptum donec consumat
malitia egritudinis. Et est malicia ei
trib; dieb; et q̄ iipi. et g pcipiunt suere
uulnus ⁊ curare ipm donec sanetur.
Et illud qd uidi p me ipm est q ancil
la accepit cultellum ⁊ misit eum in
guture suu ⁊ incidit cu eo ptē canal
pulmois ⁊ uocatus sui ad curatione
eius ⁊ inueni eu mugire sicut mugi
tur mortuu. detexi g a uulne et inueni
sanguinē qui egssus fuerat a uulne
puu. Confisus ergo sum q ipsa n ab
sciderat uenā neq; guidegi ⁊ uentus
egrediebatur ex uulne. ppaui g ⁊ sui
uulnus ⁊ curaui ipm donec sanat
est. ⁊ nō accidit ancille nisi raucedo
in uoce nō additu ⁊ redit p dies ad
meliorem dispositioe suam. hic g
dico q in sectiōe epiglotis n ē timor.

De sectiōe sup apā qd accidit in gut ture extius ⁊ noiat hernia gutturis.

Hec apā no minatū her ma gutturis ē apā magnū fm colorem
corpis ⁊ est in mulierib; multu ⁊ e f;
duos modos aut eni est naturale. au
est accidentale. In natali uō n est inge
niu. Et accidentale est fm duos mōs.
quoz unus ē simil nodis pinguib; ⁊
Et modus alius ē silis apati qd fit ex
nodatione artie ⁊ in ipō est timor. Et
nō oportet ut psuptio fiat ad ipm cu
ferro nisi in eo qd est puu ⁊ ut pba ipē
et inuestiga ipm cu intromisso. Si
g inueneris ipm simile nodo pingui
et nō est suspensum cu aliqua uena

tunc seca ipm sic secant nodi ⁊ extrahe
ipm ex kisti si est in kisti. Et si nō tunc
scrutare totū eius deni cura locu cu
eo qd oportet ex curatione donec sane
tur.

De sectione sup spēs nodorum.

Nodoz multe sunt spēs. et ego iam
dixi omnes spēs eoz i diuisiōe.
Et oportet ut narrem differētiam inter no
dum et exituram est caliditas ⁊ febris
et dolores uehementes donec sedat ebu
litio superfluitatis ⁊ cōplet putrefctō. tc
enī quiescit febris et dolores. Cu no
do uō nō est caliditas neq; febris nec
dolores. Et cōtinet eos chistis sifachim
que ē in eis sicut ppius ⁊ est scdm co
lorem corpis. Et est inceptio eoz sic
ac ⁊ fit sicut bateka ⁊ maior ⁊ minor.
Et sunt scdm duas spēs. aut pingues
aut cōtinentes humiditatem ⁊ colores co
humiditatis sunt multi fm q dixi in di
uisione. Opz g qn puenis ad curati
one nodi. ut explores eam ⁊ inquiras
ipum in primis cu instrō q noiat in
tromissiu; fm qd ueniet forā ei in ca
pitulo quod ē p hoc. Et modus inq
sitiōis apatum ⁊ nodoz oium est u
accipias hoc instrm ⁊ intromittas ipz
in humidiorem locu quē inuenis in
apate. ⁊ tu reuolue digitos tuos cu
eo paulatī donec scias q instrm iam
penetrauit cutē. deni ultima manu
tua fm mensurā magnitudinis apatis.
deni extrahe intromissu et cōsidera illd
qd egreditur i uestigio eius. Si ergo eg
ditur humiditas currens quecūq; color
sit tc seca ipm sectiōe superficiali fm q
dixi in reliquis apatib;. Et si n egredi
tur in uestigio intromissi humiditas.
tunc scias q est pinguis. Seca ergo
sup ipm sectione hnte formā crucis
fm hanc formā sicut docui te. ⁊ sus
pende ipm cu uncinis ⁊ excoria cute

ab oi pte cu facilitate
et custodi bn si potes
sup illud ut extrahas i
psum sanu cu nodo. Si
aut disrumpitur cohi
stis sup operationem et n est possibile
extrahere ipsam sanam. multotiens enim
accidit illud. Tunc extrahe ipsum frust
tim donec no remaneat ex ea aliquid. Nam
si remaneat ex ea aliquid. parum aut multum re
dit nodus secundum plurimum. Quod si vincit te
et remanet ex eo pars. tunc imple vul
nus apud completionem tuam quibusdam i
pulueribus corrosiuis acutis et stringe vu
lnus. et pone sup ipsum quod sedet apostema ca
lidum et ipsum cum reliqua curatione do
nec sanetur. Si ergo est nodus mag
tunc sue duo labia eius et cura ipsum
cum eo quod incarnat incarnat. Si aut e
tibi quia vena pulsatilis aut non pulsati
lis. tunc cappa et imple locum gegi trito. et
dimitte ipsum strictum duobus diebus
aut tribus donec putrefiat vulnus et
quiescat ebullitio sanguinis. tunc re
di ad incidendum illud quod remansit ex o
nodo. De formis instrumentorum que necessaria sunt

Ex eis sunt forme in sectione et perforati
one. Forme intromissorii et sunt tres
species. ex eis enim est magnum medium et
paruum. forma intromissi magni.

forma intromissi medii.

forma intromissi parui.

fiant ex ferro yndo seu alfulud. quorum
tarum extremitatum decent ut festinent
introitum in apostemata. Et iste sunt forme
expientium. et nominatur alberid. Earum

corum nominatur berid. et sunt tres species.
ex eis enim est magnum medium et
paruum. forma expientis magni.

forma expientis medii.

forma expientis parui vel minoris.

Conuenuunt ut inuestigentur per ea
apostemata et cetera et fistule et bubones ab
eo quod intra ea est ex ossibus et aliis. et
sunt rotunda. tersa lenia. sicut acus
magne quibus sub sella suuntur. ex ere
citrino. aut ex ere. aut ferro. aut ex ar
gento et meliora sunt que fiunt ex ci
trino. Et fiunt expientia etiam ex plum
bo nigro que conueniunt ut per ea expientur
fistule in quarum concauitate et sunt re
flexiones ut reflectentur cum lenitate i
sua cum illis reflexionibus et sunt tres
species. Quarum ex eis sunt longa et media. et
breuia secundum quantitatem amplitudinis fi
stule et strictie eius.
forma expientis ex plumbo magni.

forma expientis ex plumbo medii.

forma expientis ex plumbo parui.

Forme uncinorum sectionis et sunt multarum specierum quoniam ex
eis sunt simplices s. quibus est curuitas una et sunt
tres species s. magnum medium et paruum. ex eis sunt uncini ceci. et sunt
tres species. et ex eis sunt uncini habentes ii. curuitates et sunt tres
species. et eis sunt uncini habentes iii. curuitates et sunt tres species.
Et eis sunt uncini flexuosi habentes ii. curuitates et sunt tres
species. et isti omnes necessarii sunt in loco suo.
forma uncini simplicis mag.

Forma uncini simplicis medij.

Forma uncini simplicis parui.

Forma uncini magni habentis duas curuaturas.

Forma uncini medij habentis duas curuaturas.

Forma uncini habentis duas curuaturas.

Forma uncini magni habentis tres curuaturas

Forma uncini medij habentis tres curuaturas.

Forma uncini parui habentis tres curuaturas

Modo sequuntur forme scalpellorum quibus
qsecantur et excoriantur nodi et apo-
ste. et sunt trium specierum. quarum species est ma-
gnum medium et paruum.
Forma scalpelli magni.

Forma scalpelli medij.

Forma scalpelli parui.

Eorum extremitates quibus fit sectio
sunt acute. et extremitates alie sunt
non acute et non preparantur taliter nisi ut cum
eis fiat uiuamentum in excoriatione no-
dorum propter timorem incisionis uene
aut neruj. Et ut sanetur per eum infirmus
et inueniat tranquillitatem parumper ex
adustione quam inuenit propter excori-
ationem apostematis. et iste sunt forme in
almachatem. et sunt trium specierum.
Forma magda magni.

Forma magda medij.

Forma magda medij. parui

Sunt extremitates et sunt similia radio cum quo
fit alcohol. et in extremitate lata est
puncta spatumil. occulta et in ea currunt
ad anteriora et exteriora. quoniam eius sicut ui-
tes. forma spactumilum que abscin-
duntur inter digitos propter perforationem
apostematum et non percipiunt eam infirmi et sunt
trium specierum. scilicet
magnum. medium et paruum

Forme uentosarum cum quibus absciditur
fluxus sanguinis et sunt trium specierum. scilicet
magne medie et parue.

Sunt extremitates aut circino rotunde ad
longitudinem parumper sicut uites. et sunt
ad subtilitatem. Et oportet ut sint om-
nes species iste uentosarum apud te magne et par-
ue ut abscidas per eas sanguinem cum ue-
locitate propter necessitatem. et tunc quoniam non
est tibi presens medicina. Secundum tamen quantitatem
taris eis in abscisione sanguinis in omni

De cura mamillarum virorum q̄ sillant mamillis mulierum

loco corporis ⁊ nō utaris nisi in locis carnosis sicut lacertis crutis ⁊ coxe. ⁊ lacertis brachiorum ⁊ mamillarum. ⁊ uentris ⁊ inguinum et similibus eis ex lacertis ⁊ carnosis humidis ⁊ quia fiunt instrumenta alia pura similia corticibus fisticorum secundum hanc formam quibus absciditur sanguis qui fluit ex loco flebotomie aut apud incisionem uene aut arterie. Et quia fiunt ex eis rotunda secundum hanc formam.

Quandoque inflantur mamille quorundam

(.i. cum incipiunt pili i(n) s(u)p(er)na)

hominum apud complementum superius donec consimilantur mamillis mulierum. ⁊ remanent apostemate fede. Qui ergo abhorret illud. oportet ut secet super mamillam sectionem lunari secundum hanc formam ex linea .b. ad lineam .g. deinde excoria pinguedinem totam postea imple uulnus ex medicamine incarnatiuo. deinde aggrega duo labia uulneris cum sutura et cura ipsum donec sanetur. Si autem declinat mamilla ad inferiora ⁊ mollificatur propter magnitudinem suam sicut accidit mulieribus. tunc findatur in duobus lateribus suis superioribus duabus sectionibus similibus figure lunari. quarum unaquaque continetur cum altera apud fines ut usque donec sit linea maior continens minorem secundum hanc formam ex linea .b. ad lineam .b. .g. postea excoria cutem que est inter duo labia ⁊ aufer pinguedinem ⁊ administra quod diximus de sutura et puluillis ⁊ puluillibus et quod est necessarium ex curatione donec sanetur. Si autem non complebis incisionem eius quod oportet te incidere propter inquietudinem infirmi aut propter fluxum sanguinis tunc oportet ut impleas uulnus coto submerso in unguento corrosiuo. ⁊ dimitte ipsum donec corrodatur quod remansit ex pinguedine. deinde cura ipsum donec sanetur. De sectione apostematum que accidunt sub titillico.

Ista apostemata que accidunt sub titillico. fiunt ex speciebus scrophularum. Duorum que continet chistis ⁊ ex eis sunt que continent humiditates. Quod ergo ex eis sunt que continent humiditates oportet ut secetur sectione lunari secundum hanc formam. Cum ergo euacuatur totum quod est in apostemate ex sanguine tunc imple ipsum coto ueteri ⁊ dimitte ipsum usque ad diem alium. deinde auferatur cotum. ⁊ curetur cum unguento conueniente ad illud donec sanetur. Quod si apostema fuerit ex specie nodorum scrophularum. tunc sana super ipsum sicut diximus in sectione super scrophulas equaliter. Si autem extenditur uulnus in hoc ut emittat pus. tunc administra cauterium secundum quod diximus in eo quod premissum est. De sectione apostematis quod accidit propter arteriam aut uenam.

Quando dirumpitur arteria ⁊ consolidatur cutis que est super eam. et multotiens accidit inde apostema. Et similiter accidit uene quare ut accidit inde inflatio et apostema. Et signa quibus cognoscitur quod apostema ⁊ inflatio fuit propter arteriam aut propter uenam sunt quia quando apostema est propter arteriam est longum ⁊ aggregatum ⁊ profundo corporis ⁊ quando impellis apostema digitis tuis sentis ei quasi sit stridor ei. Et illud quod est propter uenam est rotundum in manifesto corporis. Et sectio super hoc apostema est error et precipue quod est sub axellis et inguinibus et collo ⁊ in locis multis corporis. ⁊ est magnum ualde. Oportet ergo ut deuitetur eius cum ferro curatio. ⁊ quod ex eis est in extremitatibus aut in capite ⁊

Oportet ut deuitetur. Si uero illud quod generatur ex
eis est. & ex inflatione orificij arterie.
finde in cute sectionem in longitudine
deinde aperi sectionem cum uncinis. post ar
teriam & libera eam ex tunicis donec
detegatur. deinde intromitte sub ea acum
et fac eam penetrare usque ad latus
aliud et stringe arteriam cum filo dup
lo in duobus locis secundum quod docui te in e
xtractione duarum arteriarum que sunt
in temporibus. deinde purga locum qui
est inter duo ligamenta cum spatumi
li donec egrediatur sanguis qui est i
eo totus. et soluatur apostema. deinde admi
nistra curationem que generat pus do
nec cadant ligamenta. post cura illud
cum unguento conueniente ad illud donec
sanetur. Quod si fuerit apostema propter sectionem ue
ne. tunc oportet ut teneas manu o
tua quod tibi possibile est ex apostemate cum
cute deinde intromitte acum sub loco quem
tenuisti manu tua & fac eam penetra
re & sit in ea filum duplum. donec extrahas
ipsum ex latere alio. deinde liga cum ipso apostema.
ligamento bono secundum quod dixi tibi in liga
mento uue a duabus partibus cum duabus ex
tremitatibus fili. Si autem times quod extra
hatur filum tunc intromitte acum ali
am cum filo alio sub apostemate toto apud inci
sionem eius acus prime. & stringe fila
tua in iiii locis. deinde seca apostema in me
dio sui. donec quando egreditur quod in eo est
tunc incide superfluitatem cutis. et di
mitte quod ex ea ligatum est. deinde dimit
te uel pone super ipsum puluillum quem sub
mersisti in uino & oleo. deinde administra i
curationem que fit cum licinijs & ungu
entis donec sanetur. De apostemate quod
accidit ex corruptione
nodorum

Sicut accidit a
postema arteria. aut uena.
similiter accidit apostema in neruis quando accidit i
eis percussio. aut accidit a labore sup
fluo & similibus. Et fit plurimum illius
in locis adiutoriorum aut calcanei & i
omni loco in quo mouentur iuncture. & est
apostema graue. similatur color eius reliquo i
colori. et est in pluribus dispositionibus absque
dolore. Et quando stringitur cum uehementia
sentit in eo infirmus sicut stuporem. & non
est apostema aggregatum in profundo corporis immo
est sub cute. & ipsum mouetur ad omnem partem
et non uadit ad anteriora neque ad posterio
ra. Quod generatur ex eis est in iuncturis. non oportet
ut inuadatur cum ferro fortasse ei accidet
contractio. In illo autem quod ex eis est in capite
aut in fronte finde cutem cum spatumili
Si ergo est apostema paruum tunc tene ipsum
cum forficibus & abscide ipsum a radice. Et
si est magnum. tunc suspende ipsum cum
uncino & excoria ipsum. deinde aufer
ipsum. & aggrega uulnus cum sutura & cura
ipsum donec sanetur. De sectione apostematis
quod accidit i
ex theleul quod
accidit in uentre.

Accidit quibusdam
hominibus multociens
& iuuenibus eorum & in re
liquis corporibus ipsorum theleul quod nominatur
fungalia propter similitudinem ipsorum cum
fungis quorum radix est subtilis & ipsorum
caput est grossum. iam conuersa sunt labia
eorum. Et ex eis est paruum & est ex eis quod ma
gnificatur ualde. & ego quidem uidi i
uirum & in uentre eius erant duo o
theleul. que erant magis quam rebus aliis
similia fungis non erat differentia inter
ea alba. minute radicis iam conuersaban
tur labia eorum et findebantur. & humidi
tas currebat ex eis semper. Incidi ergo
ea et inueni in pondere unius quod xlviii.
uncias & in altero quasi vi. uncias. Et
operatio in incisione eorum est ut consideres.
Tunc si infirmus est humidus & color
theleul est albus humidus subtilis radicis
tunc incide ipsum cum spatumili lato.
Et sint in presentia tua cauteria cum igne

Quotiens enim expellitur apud sectionem eius sanguis multus, tunc propera quousque sistat sanguis et cauteriza ipsum. Et si times infirmum propter dolorem et timorem ab incisione cum ferro, tunc accipe filum ex plumbo decenter factum et stringe ipsum cum thelul cum eo cuius modus est quem diximus et dimitte ipsum duobus diebus. deinde adde in strictura plumbi. Non cum cesses stringere plumbum quotiens imprimit in thelul donec abscindatur et cadat per se absque labore. Si autem thelul est grosse radicis tunc incisione eius est quiddam timoris et pavoris propter quod est inventum. Verum possibile est ut incidas medietatem eius. deinde cauteriza ipsum ut non redeat. deinde cura ipsum donec sanetur vulnus. Et cave ne presumas incidere thelul quod fusci coloris pauci sensus. fedi aspectus. ipsum enim est apostema cancerosum. Et ego veniam cum rememoratione eius post hoc. Decima eminentie umbilici.

Eminentia umbilici ex causis multis aut ex fissura siphac quod est super ventrem et exit ex eo alchirb aut intestinum secundum quod accidit in reliquis rupturis aut ex sanguine cum fluit ex vena aut ex arteria secundum quod premissum est aut ex ventositate contenta in eo. Si autem est propter fissuram siphac et exitum chirbi tunc est color apostematis similis colori corporis et est lene absque dolore et apparet diversi situs. Et si est propter egressionem intestini tunc situs eius est cum eo comparatione vehementioris diversitatis. Cum ergo tu premis ipsum digitis tuis occultatur. deinde redit et fortasse est cum eo sonitus et magnificatur multum apud introitum balnei et laborem vehementem. Si ergo est propter humiditatem, tunc est lene et non occultatur quando premis ipsum cum manu tua neque constringitur neque additur. Quod si est propter sanguinem tunc cum istis signis apparet apostema ad nigredinem declive. Si autem est propter carnem natam tunc est apostema grave et durum et figitur secundum quantitatem unam. Si vero est propter ventositatem tunc tactus est lenis et operatio in illo est ut diximus. tunc si eminentia umbilici est propter sanguinem aut arteriam aut venam aut ventositatem, tunc oportet ut prohibeas a cura eius. nam in illo est timor et pavor sicut docui te in capitulo in quo dixi apostemata partium arteriarum et venarum. Quod si eminentia umbilici est propter intestinum aut chirbum, tunc oportet ut precipias infirmo quatinus teneat anhelitum suum et stet stans extensus. deinde signa in circuitu umbilici totius cum encausto. deinde precipe ei ut supinetur inter manus tuas super dorsum suum. deinde circuita cum spatumili lato in circuitu umbilici super locum quem signasti cum encausto. deinde extende medium apostematis ad superiora cum uncino magno. deinde liga in circuitu cum filo forti aut cum corda de serico ligamento firmo. Et sit modus ligamenti annodati. deinde aperi medium apostematis extensi super ligamentum et intromitte in ipsum digitum tuum indicem et quere intestinum. Si ergo inveneris ipsum iam captum a ligamento tunc extrahe alienodatum et repelle intestinum ad inferiora ventris. Et si inveneris chirbum, tunc accipe ipsum cum uncino et incide superfluitatem eius. Si autem occurrit tibi arteria aut vena incide eam quoniam illud. deinde redi ad operationem tuam. Et accipe duas acus et intromitte in eas duo fila fortia. et intromitte duas acus in circuitum quem fecisti circa apostema in modum crucis quas facias penetrare. deinde stringe apostema in quatuor locis super acus. Et si vis aufer acus. et dimitte ipsum donec putrefiat caro et cadat per se. aut incide ipsum quando subtiliatur et putrefit

fit. deinde cura ipsum cum eo quod oportet ex unguentis donec sanetur. Quod vero hernie umbilici est ex carne nata in eo aut ex ventositate, tunc oportet ut incides ipsam sicut diximus et extrahas sanguinem aut ventositatem quam invenis in eo. deinde cura ipsum cum eo quod consolidat locum. De cura cancri.

Quod diximus in divisione specierum cancri et qualiter est via ad curationem eius cum medicinis, et cavendum est ab eo cum curatione eius cum ferro ut non ulceretur, et dixi cancrum generatum in matrice et cavetiam a curatione eius. Et dixerunt antiqui quod quando cancer est in loco ubi possibilis est eius eradicatio sicut cancer qui est in mamilla aut coxa et eis similibus ex membris locatis ad extrahendum totum eius, precipue quando est incipiens parvus. Quando vero antiquatur et est magnus non oportet ut appropinques ei. Ego enim non potui sanare ex eo aliquem neque vidi alium ante me qui pervenisset ad illud. Et operatio in eo est quando est locatus sicut diximus ut purges et solvas infirmum ex cola nigra aliquotiens. deinde flebotoma ipsum si in venis est repletio manifesta. deinde prepara infirmum preparatione in qua locetur cum operatione. deinde proiice in cancrum uncinos qui conveniunt eius. postea concava ipsum ab omni parte cum cute secundum perscrutationem donec non remaneat aliquid ex radicibus eius, et dimitte sanguinem currere et non abscindatur ipsum velociter, immo exprime locum et absterge sanguinem totum manu tua aut cum quo possibile est tibi ex instrumentis. Si autem contrarietatem facit tibi sanguis fluxus cum incisione arterie aut vene, tunc cauteriza venam donec abscindatur sanguis. deinde cura ipsum cum reliqua curatione donec sanetur. De cura ydropisis.

Iam narravimus in divisione specierum ydropisis et qualiter fit aggregatio aque et signa omnis speciei et curationem eius cum medicinis. Et illa que curantur cum ferro non est nisi species asclitis sola et non approximatur cum ferro speciei timpanias neque speciei yposarche penitus. Nam illud mortale est. Quando ergo iam medicatus es hanc speciem ydropisis asclitis cum medicinis et non contulit medicatio tua, tunc considera: nam si infirmo iam consecuta est debilitas aut est cum eo infirmitas alia preter ydropisim sicut sit cum eo tussis aut ventris solutio et similia illis, tunc cave ne medices eum cum ferro quoniam est timor illud. Si autem vides infirmum exuberantis virtutis et non est cum eo egritudo preter ydropisim solam, et non est puer neque senex, tunc modus operationis in eo est ut tu elleves infirmum stantem inter manus tuas et minister post ipsum exprimat ventrem eius manu sua impellendo aquam ad inferiorem partem pectinis. deinde accipe spatumile spinosum secundum hanc formam.

sit duarum partium acutum longum acute extremitatis sic spatumile. Verumtamen sit in eo quiddam brevitatis paulatim ut non pertranseas cum eo apud operationem usque ad intestina et ledas ipsum. deinde considera. Nam si est generatio ydropisis ex parte intestinorum, tunc oportet ut ellonges cum sectione ab umbilico quantitate trium digitorum ad inferiora in directo eius super pectinem. Si vero generatio ydropisis est propter egritudinem epatis, tunc fit sectio in parte sinistra ab umbilico tribus digitis. et si generatio eius est propter splenem, tunc fit sectio in latere dextro, et non oportet ut sit sectio super latus in quo vult iacere infirmus, ut non currant superfluitates ad illum locum debilem. deinde perfora cum instrumento cutem totam. deinde intromitte in illam sectionem et eleva manum tuam cum spatumili intret cutem et sifach. quia tu extrahes ipsum. Et sit quantitas que extrahatur quantitas unguis aut circiter illud. Deinde perfora sifach donec perveniat spatumile ad locum vacuum et est locus aque. Deinde extrahe ipsum. et intromitte in foramine instrumentum cuius hec est forma.

Et est simile cannule ex argento subtili. fiat ex argento aut ere aut auricalco leve tersum. cuius in inferiori parte sui est foramen parvum et in lateribus eius sunt tria duo ab una parte et unum a parte altera. Et factum est in cuius extremitate incisio secundum modum incisionis calami sicut vides.

In extremitate eius superiore est annula. Nam quando instrumentum pervenit ad aquam tunc aqua descendit statim super instrumentum. Ergo evacua ex aqua in hora quantitatem mediam. quoniam si evacuas eius ex ea plus quam oportet in hora forte se moritur infirmus. pre solutionem spiritus sui animalis. Aut accidit ei sincopis que appropinquat morti. Verum evacua ex ea secundum quantitatem virtutis eius. et secundum quod significant tibi dispositiones infirmi ex virtute pulsus eius et ex bonitate eius. Deinde extrahe instrumentum et retine aquam. Quoniam ex retinet statim propter cutem que retinet foramen quod est super sifach. de quo narravi ut perfores ipsum secundum illum modum. Deinde itera instrumentum die alio. si vides infirmum tollerantem illud. et extrahe et ex aqua quantitatem parvam. fac illud diebus aliquot et cavi super timorem. Et custodi te ab ea donec non remaneat ex aqua nisi parum. Si autem times super infirmum et dimittis in eo ex aqua residuum: tunc cura ipsum cum sepultura in arena calida. et sudore multo in balneo et sole. Et expectet super sitim et cura ipsum cum medicinis exsiccativis donec sanetur. et cauteriza super stomachum et epar et splenem. et post extractionem aque secundum quod narravi in eo quod precessit.

De cura infantium qui nascuntur locus urine eorum non perforatus. aut foramen est strictum. aut non suo loco.

Puer quando egreditur aliquis infantium ex ventre matris sue et caput virge eius est non perforatum. aut est foramen strictum in non suo loco oportet ergo ut perforationem eius statim cum nascitur cum spatumili subtili valde secundum hanc formam.

Deinde pone in foramine clavum subtilem ex plumbo et liga ipsum. et tene ipsum in tribus diebus aut quatuor. Cum ergo vult urinam emittere removeatur et mingat. deinde reduc ipsum. Et si tu non ponis plumbum iam possibile est ut urina que incidit super locum non permittat ipsum claudi. Ille autem cuius foramen est strictum medicatur cum plumbo sicut diximus in diebus multis donec amplificetur. Illi autem in quibus est foramen in non suo loco leditur. Quoniam est quidam ex eis est qui nascitur et foramen est apud finem capitis virge quod non potest mingere ad anteriora donec elevat virgam manu sua ad superiora. neque est ei generatio propterea quod sperma non potest pervenire ad matricem secundum rectitudinem et est egritudo feda valde. Et modus operationis in illo est ut resupinetur infirmus super dorsum suum. deinde extende caput virge eius manu tua sinistra extensione vehementi et incide caput capitis virge ex loco in papi cum acumine aut spatumili acuto sicut est incisio calami. aut sicut tu incidis ut medium eius veniat sicut caput virge et non cadat foramen in medio secundum quod oportet. Et cave tibi apud operationem

ciam a fluxu sanguinis. Multociens
enim accidit illud oppone ergo ei cum
eo quod abscidis sanguinem. et cura u
lnus donec sanetur. De albathee que
Multociens accidit in sputio et
accidunt ei capite virge et corru
albathee in virga ptione et nigredine et ad
et est eminencia car ditione in capite
nis fede. Et ex ea alia est maligna virge.
et alia non maligna. Non malignam ergo oportet
ut suspendas cum uncino subtili et ab
scindas eam donec mundes eam totam. deinde
pone super ipsam cotum submersum
in unguento egyptiaco. deinde cura ipsum post
illud cum unguento diafinico donec sa
netur. Quod si albathee est maligna fedi
coloris. tunc oportet ut amministres i
in ea cauterium post incisionem eius et post
incisionem. Si autem albathee est in spu
cio capitis non circumcisi et est pars albathe
e intra spucium et pars eius extra tunc oportet
ut auferas albathee que est intus spu
cii donec quod consolidatur. tunc cura i
psum exterius. Quoniam quando tu curas eam simul
non securatur spucium quin perforetur. Et
iam accidunt ex intestinalibus et spucio i
nigredo et corruptio oportet ergo ut sca
pes totum quod iam denigratum est. et quod
vult corrumpi. aut quod iam corruptum
est. deinde line super ipsum pistillo cum melle
quod iam decoctum cum farina corticis gra
natorum. et ... et bellatorum. deinde cu
ra illud cum reliqua curatione donec sa
netur. Si autem accidat fluxus sangui
nis. tunc amministra cauterium cum cauterio
lunari secundum hanc formam.

Cauterium cum est lunatum
ad duas dispositiones fi
nis. s. ad fluxum sangui
nis. et vulnus quando corrumpitur. Quod si
conceditur caput virge et destruitur totum
in hora. tunc oportet ut intromittas
in meatum prepucii cannulam ex plumbo donec
mingat infirmus super eam. In adherentia
vero spucii cum capite virge. et hec quidem
adherentia non accidit nisi in eo cuius pre
putium est sanum et non exigitur super ipsum
circumcisio. et quando accidit adherentia
propter vulnus aut aliter oportet ut excories eam
cum spatumili obtuso donec solvatur liga
mentum. et liberetur caput virge ab omni parte. Quod
si est difficile discernere eam exquisite tunc oportet
ut excories aliquid ex capite virge et ex spu
cio. Quod est quia spucium quando est subtile fortasse
perforatur propter subtilitatem suam velociter. de
inde separa inter spucium et caput virge cum
panno lini subtili qui iam madefactus sit
in aqua frigida ut non adhereant iterum. deinde
curetur cum uno stiptico donec sanetur.

Circumcisio De mundificatione
non est solum cum infantium et curati
continuitatis sicut reliquarum one eius quod accidit
vulnerum. Verumtamen cum sit ex errore. Re.
ex operatione nostra voluntate nostra et usitetur
eius sit in pueris propterea est necesse ut significemus
in ea operationem meliorem et viam leviorem
perducentem ad salutem. Dico ergo quod an
tiqui non dixerunt circumcisionem in aliquo
suorum librorum. quoniam non utuntur in legibus
suis. et non est nisi quod acquisivimus per experimen
tum. Quod est quia ego inveni maiorem partem
artificum et flobotomatorum uti mundifi
catione cum novacula et cum forficibus et
utuntur alfecati et ligamento cum filo et in
cisione cum ungula. Et ego quidem iam
probavi omnes istos modos. et non i
veni meliorem mundificationem cum for
ficibus et ligamento cum filo quoniam in mun
dificatione cum novacula multociens
effugit cutis. quoniam cutis spucii duas
habet tunicas. ergo forsitan incidit cutis
superior. et remanet tunica inferior. i

Cogitur ergo ad incidendum altera
et dolorem futurum. Et cum mundificati
one que fit per alsebaiti non securatur in
casu uvule in ibi, quoniam fortasse uiget
informatio eius. In mundificatione autem
fortasse cadit ferrum et corrumpit opera
tio totum. Et cuius cum puer est breuis
natura, [illegible] nascitur [illegible]
quod non indigeat mundificatione et non in
ducit illud. [illegible] autem que fit
cum forficibus et ligamento cum filo bonita
tem experimentum [illegible]. Et forfices
sunt proporcionales incisionis per quam acu
itas est superius, est sicut acuitas que
est inferius. Cum ergo premis manum tuam
proporcionantur due acuitates et cadunt
due acuitates ille secundum operationem una
in tempore uno. Et sit compositio sub figura con
tinens cuiusque unge ab omni parte cum qua non ca
dit error omnino. Et modus operationis pri
me est ut facias extimare puerum per
caput si est ex eis qui intelligunt parum
per quod cum non facias non quod ligas filum in uuu
la cum [illegible] et dimittas ipsum usque ad diem
alium. Deinde fac eum gaudere et letari omni
modo quo possibile est in illo. Ex eo quod re
capit intelligentiam suam. Deinde fac eum
stare inter manus tuas super stature et
non sit sedens. Et cela forfices in manu
tua aut sub pede tuo ne uideat eos
puer omnino. Neque aliquod instrumentum. Deinde
intromitte manum tuam ad uuulam
et suffla in cutem et extrahe eam sursum do
nec egrediatur caput uuule. Deinde mundi
fica eam ex eo quod aggregatur in ea ex sor
dibus. Deinde liga locum signatum cum filo
duplo. Postea liga inferius eo prope liga
mentum secundum. Deinde tene cum police tuo et
indice locum ligamenti inferioris reten
tione bona et incide inter duo ligamen
ta. Deinde eleua cutem sursum uelociter et ex
trahe caput uuule. Deinde dimitte sanguinem

currere paululum [illegible]. Et post
pulueriza desuper [illegible] pulueres parum in
quo expressum sit [illegible]
[illegible] cum oleo rosaceo bonum et dimit
te eum super [illegible] usque ad diem alium. Et di
mitte ipsum reliqua curatione donec
sanetur. Et hec est forma forficis ad mun
dificationem.

Sunt breues due extremitates et sunt
incurvate neque [illegible] in eis [illegible]
clam. Et sit longitudo duarum acuita
tum sicut longitudo duorum manubri
orum equaliter. Error uero cadens in mundi
ficatione est, quoniam fortasse effugit cutis
[illegible] tota aut pars eius ab incisione.
Ergo oportet ut extendas eam ex hora
tua cum unge tuo aut operationem lo
ca et [illegible] eam secundum equalitatem. Quod si
post tenet eam cum ungue tuo. Cum extra
he eam cum manibus et incide eam. Sed si post
tenuerint cutes dies et remanet quod est
sub uuula infirmum [illegible] et dimitte
illud donec sedetur [illegible] et cerco
na illud cum facilitate et incide illud secundum quod
separatur [illegible] et caue ubi accipit unge. Non
enim nocebit ei illud. Cum ergo illud
cum eo quod consolidat uulnus ex puluerib
[illegible] de puluibus et [illegible]
super mensuram et [illegible] ad superiores. Non
nocet ei illud. Cum ergo [illegible]
diximus donec sanetur. De cura urine
retentione. Urine retentio fit ab occasione in ue
sica, aut ab occasione facta ex lapide aut sanguine
conglutinato aut pus aut carne
nata et similibus illis. Ex eis quod diximus
ex modis curationis in diuisione et si
non soluitur urina et uides retentionem
eius esse propter lapidem qui iam est in collo
uesice, tunc oportet ut sit infirmus
super genua sua curuatus. Deinde [illegible]

componat pedes eius super dorsum su-
um. et extendat ventrem suum et supi-
net pectus suum. et stringat infirmus se
necnullum suum quantum possibile est ei.
Cogitur ergo tunc collum vesice ad
expulsionem lapidis ad posteriora. et
quandoque absolvitur urina. Si autem solutio
que diximus et vehementer fortes super
infirmum. tunc oportet ut administres
eam cum eo cum instrumento quod nominatur
siringa. Cuius hec est forma.

Ex argento fiat et sit subtile
concavum sicut cannula penne avis in
subtilitate sua longum in similitudi-
ne palmi unius et medii. cui sit cannula sub-
tilis in caput eius. et modus extrahendi
urine per ipsum est ut accipias filum dup-
lum et liges in extremitate eius lanam
aut coton ligatura bona et intromittas
extremitatem fili in inferiori parte siringe et
incide cum forficibus si superfluit aliquid ex la-
na. Deinde intromitte in cannula cum vehe-
mentia sicut aber. deinde unge siringam cum
oleo aut in butiro et albumine ovi. Et
fac sedere infirmum super sedem et embroca
vesicam eius. et prius unge cum oleis hu-
mectis et oleo olive et aqua tepida. Deinde
intromitte siringam in virgam cum facili-
tate donec perveniat ad radicem virge. Deinde
cum dupla virga sapius ad partem umbi-
lici. deinde impelle siringam intra ipsam. de-
inde impelle cum donec perveniat ad ve-
sicam. et sentiat eam infirmus iam perve-
nisse ad rem vacuam. et non fit hoc secundum hunc
ordinem. nisi quoniam meatus in quo vadit est
in quo est tortuositas. deinde extrahe filum
cum lana paulatim urina ei sequitur lanam
deinde extrahe eam et sic extrahe urinam
ex vesica siringam. et non cesses illud facere
donec evacuetur vesica et alleviatur infirmus

al' ra i urina

alleviationem. De qualitate clisteri-

Quando ac- cidit in vesica ulcus aut sa- niositas aut sanguis in ea coagulatur aut cohabitatur aut voluntas ad clisterizandum aquas et medicinas tunc fiat cum instrumento quod dicitur clepsedra et hec est forma.

[rubric:] tionis vesice cum cla[...] sedra et forma instrumenti que convenit ad illud.

In extremitate cuius est farda. in eo sunt
tria foramina. duo ex parte una. et unum
ex parte altera sicut vides. Et locus concavus
in quo est illud quod impellitur secundum quantita-
tem quod oportet ipsum sine additione donec
quoniam trahitur cum eo aliquid ex humiditatibus
attrahitur cum eo aliquid ex humiditatibus et quando
impellitur expellatur ad longinquum
secundum quod facit clepsedra qua proiicitur napha
in prelio marino. Cum ergo vis proicere
in vesicam intromitte extremitatem
clapsedre in humiditatem et trahe cum eo quod im-
pellit ad superiora humiditas et trahit concavi-
tatem clapsedre. deinde intromittere ex-
tremitatem eius in virgam secundum quod narravi-
mus in siringa. deinde impelle humidita-
tem cum eo quod impellit. Illa namque humidi-
tas pervenit ad vesicam statim ita quod
sentiat eam infirmus.

Forma clistere subtilis quo clisterizatur
vesica. fiat ex argento aut auricalco. et
sub eo sit vinculum quem cadat ligamentum.
Deinde accipe vesicam arietis et pone in ea
humiditatem quam vis clisterizare vesicam
deinde liga eam inter duos sinus ligatu-
ra forti cum filo duplo et calefac illam hu-
miditatem parum super ignem. deinde intro-
mitte extremitatem clisteris in virgam
post stringe manum tuam super vesicam cum
humiditate fortiori stringendo donec sentiat

isum q' illa humitas eni pueri ad uesica. Si
at nō ē cū psens uesica. tūc accipe frustū
pgameni. ⁊ fac ex eo cōliū ⁊ pfora ipsa b oī
rotūditate sua. Dīn intromitte fili forte in illis
foramib; sic reuoluitur. Dīn agga filū sic aggre.
ais frustū. pquaz tu ponis ī collum qd
uis ex humiditatib; ⁊ oleis ⁊ aquis. ⁊
deni liga ipm in istro ⁊ fac cū eo sic fecisti
sti cū uesica cū expssione cū manu tua
donec perueniat humiditas ad uesicaz.

Iam diximus ī diuisione **De extra**
spēs lapidis ⁊ curatio **ctione lapidis**
nes eius cū medicinis. ⁊ dixi **uirorū.**
differenciam iter lapide gnatum i renibus.
⁊ lapide gnatum in uesica ⁊ signa
illius dixi. ⁊ dixi lapide in quo cadit
opatio cū manu. ⁊ sectō et ē lapis
gnatus in uesica ppue. ⁊ ille q figitur
in uirga. Et ego sum narrans illud cū
expositione manifesta ⁊ abreuiatione.
Dico ergo q lapis gnatus in uesica plimū
accidit pueris. Et ex signis eius
est q urina egreditur ex uesica simil'
aque in subtilitate sua. ⁊ apparet i ea
arena ⁊ fricat infirmus uirgam suā ⁊ labo
rat cū ea ⁊ multociens pendet. deinde
egreditur ex egreditur cū eo annus imt'
ns eorū. Et ē facil' sanatio puerorum
ex eo usq; quo osequitur. xiiii annos
et est dificilis in senib;. In iuuenib;
aūt ē media ī eo q est int' illō. Et ei'
cui' lapis est maior curatō est facilior
et puius eo illi'. Cum ergo perueniris
ad curationē. oportet ī primis ut mū
dificemus infirmū cū clisteri q extr'
hat totū stercus q est in itestinis sui'
ipm enī qm phibet inuentionē lapidis
apd inquisitionem. deinde accipiat'
infirmus cū pedib; suis ⁊ excucietur.
et moueatur infirmus ad iferiora ut
descendat lapis ad pfundū uesice. o
aut saliat de loco alto aliquociens de
inde fac eum sedere int' manus tuas
spatū ⁊ manus eius sint sub coxis o
ipius ut fiat uesica tota decliuis ad iferiora.
deinde pquire eam ⁊ tange eam
extrinsecus. Si ergo sentis lapidem ī spatio.
tunc ppera statim cū sectionē super
ipsum. Q sinō cadit sub tactu tuo oīo
tunc oportet ut abstergas digitum in
dicē cū oleō manus sinistre. si infirmus
est puer. aut digitū mediū si ē iuue
nis oplectus ⁊ intromittas ipm ī anū
suū. ⁊ pquire de lapide. donec qn stat i
sub digito tuo conuerte eum paulatim
ad collū uesice. deinde pme sup ipm cū
digito tuo ⁊ imple ipm ad exteriora uersus
locum cui' sectionem uis. Et precipe ministro
ut pmat uesicā manu sua. ⁊ precipe
ministro alii ut extendat manu sua
testiclōs ad supiora. ⁊ manu sua alia
remoueat cutē que ē sub testiclis ī pte
a loco in quo sit sectō. deinde intromitte
spatumile incidens. cui' forma hec est.

Et finde cū eo q est int' anū ⁊ testiclos
nō ī medio. imo ad latus natis sinistre
⁊ sit sectio sup ipm lapidem ⁊ digitus
tuus sit ī ano ⁊ fiat sectio transuersa ut
sit sectio exterius ampla ⁊ interius strīcta
sm quantitatē qd sit possibilis egssio lapidis
ex ea ñ maior. fortasse enī opmit
digitus qui ē in ano lapidem apud sectionem
et egreditur absq; difficultate.
Et scias q ex lapide est cui sunt angli
et margines quare fit difficil' exitus ei'
pp illō. Et ex eo est lenis simul glandi
et rotundus. ⁊ fit facil' egssus eius. Si
ergo cui sūt angli ⁊ margines. adde ī
fissura. Q si nō egreditur ita. tunc opor
tet ut ingenies sup ipm aut stringas
sup ipm cū gesti decent' cui' extremitas
sit sicut luna que stringat sup lapidē

i al'potest

et nõ curatur ab ea aut ut intromit
tas sub eo instrumentum subtile curuate ex
tremitatis. Si autem non potest super eum tunc
amplifica foramen parum. Quod si uiderit
te ad ex sanguine. absci ipm cum ce
gi. Si uero lapis ē plus quam unus. tunc ipse
lle i primis magnum. deinde incide super
ipm̃ s̃ea impelle puum post illum. Et simi
liter si sunt plures duob3. Quod si ē magnus
ualde. tunc ignorantia ē ut secces i
sup ipm sectione magna. Quoniam accidit
infirmo una duarum rerum. aut moriatur
aut accidat ei distillatio urine assidua
pp ea quod non consolidatur locus oio. ue
rum ammnistra expl'sionem eius do
nec egrediatur. aut ingenia in fractura eius
cum forcipibus donec extrahas eum fru
stratim. Cum ergo compleueris operationem tuam.
tunc imple uulnus thure et aloe et san
guine draconis et stringe ipm et pone
sup ipm pannum infusum in oleo et uino
aut oleo ro. et aqua frigida aut sedetur apo
stema. deinde resupina infirmum sup col
lum suum et non soluas ligamentum usque
ad diem tertium. Cum ergo solueris ipm embro
ca locum cum aqua et oleo multo deinde cura
ipm cum unguento diafinicio et unguento basi
licon donec sanetur. Si autem accidit in
uulnere apostema calidum accidit et corrosio et
illis similia sicut si congeletur sanguis
i uesica. et prohibeatur ex eo urina. et co
gnoscatur illud ex egressione sanguinis
cum urina et intromitte ergo digitum
tuum in uulnus. et extrahe illum sanguinem.
Nam si remanet, prouocat ad corrupti
onem uesice. et putrefactionem eius. deinde
ablue uulnus cum aceto et aqua et sale
et oppone omni speciei cum eo quod conuenit ei ex
curatione usque quo sanetur. Et oportet
in horis curationis tocius ut liges du
as coxas. et agges eas mediantibus quae
ponuntur sup locum. Quod si lapis ē paruus
et sit in meatu uirge et figitur i eo et
prohibeatur urine exitus tunc cura ipm
cum eo quod narro antequam peruenias ad i
sectionem. Multociens enim excusatus est
p hanc curationem a sectione. Iam enim probaui
illud. et est ut accipias perforatorium
ex ferro alfelud. Cuius hec est forma.

Triangulare extremitatis acutum fixum
in ligno deinde accipe filum. et liga cum eo uir
gam sub lapide. ut non redeat ad uesicam.
deinde intromitte ferrum perforans in uirgam
cum facilitate donec perueniat perforatori
um ad ipsum lapidem et reuolue perforato
rium manu tua i ipso lapide paulatim.
Et tu conans perforationem eius donec fo
ras ipm penetrare a parte altera. urina i
namque absoluitur statim. deinde preme manum
tuam sup illud quod remansit ex lapide ab
exteriore parte uirge. Ipse enim frangitur et
egreditur cum urina et sanatur infirmus. Si autem
non preparatur tibi hec curatio pro aliquo quod prohi
beat ab illo. tunc liga filum sub lapi
de. et filum aliud sup lapidem. deinde secca sup
lapidem i ipsa uirga inter duas ligaturas
deinde extrahe ipm. postea solue ligamentum.
et mundifica sanguinem congelatum qui
fit i uulnere. Et non est necessarium liga
mentum filo sub lapide nisi ut non redeat
ad uesicam et ligamentum aliud desup.
nisi ut quando soluuntur fila post egressionem
lapidis. redeat cutis ad locum suum et
cooperiat uulnus. Et propter illud est tibi
quando ligas filum supius. ut eleues cutem
ad superiora. ut redeat apud complemen
tum et cooperiat uulnus sicut diximus.

Cum dei gratia De extractione lapidis mulierum

Pro lapis i mulieribus

Si autem accidat alicui earum lapis. tunc
difficilis ē eius curatio. Et prohibetur
propter modos multos. Unus eorum ē quia

mulier fortasse est uirgo. Et p͠s est
q̄ cu nō inueniis mulierē que dete
gat seipām medico q̄n est casta aut
ex hiis que maritos. Et tunc est q̄ nō
inuenis mulierem bn̄ scientem hac
artem ĩ pue opatione cu manu. Et q̄rt̄
est q̄ locus sectionis sup lapidem ĩ uni
membr̄ est longinquius a loco lapidis
q̄ indiget sectione p̄funda ⁊ ĩ illo ē ti
mor. Q̄ si necessitas prouocat ad illō
tunc oportet ut accipias mulierē me
dicā bn̄ scientem ⁊ pax inueniē. Si
uō priuaris ea tunc quere medicum
castum subtilem ⁊ p̄senta mulierem
obstetricem bn̄ doctā in re mulier̄ aut
mulierē que in hac arte inuit p̄ē ar
tis. Fac g̃ eum p̄sentē ⁊ p̄cipe ei ut fa
ciat totum qd̄ p̄cipis ei ex inquisitiō
sup lapidē in primis. Q̄d est ut aspi
ciat si mulier ē uirgo tunc oporte
ut intromittas digitū in anū ei et
querat lapidem. Si ergo inuenit ipm̄
contineat eum sub digito suo. Et tunc p̄ci
pe ei ut secet sup eū. Si uō nō est uirgo p̄
p̄cipe obstetrici ut intromittat digitū
suum in uuluis infirme ⁊ inquirat sup
lapidē. p̄quā posit manū suā sinistrā
sup uesicam ⁊ opprimat eam opp̄ssione
bona. Si ergo inuenit eū tunc opor
tet ut gradatim moueat eū ab orifi
cio uesice ad inferiora cū summa uirtute
donec perueniat cū eo ad radicem coxe.
deinde secet sup eū apd̄ oppositionē me
dietatis uulue apud radicē coxe ex q̄
cuiq; p̄te p̄paratur ei ⁊ sentiat lapidem in
illa p̄te. Et digitus n̄ remoueat̄ a lapi
de continens sub eo. Et sit sectio pua ĩ
p̄mis. deinde intromittē radiū sup illā
sectionem. Si ergo sentit lapidem te
neclat in sectione qd̄ sit q̄ lapis egredi
atur ex ea. Et scias q̄ sp̄es lapidis sunt
multe. ex eis ē puus ⁊ magnus leni
et asp̄ longus ⁊ rotundus ⁊ habens ra
mos. Scias ergo sp̄es eius ut significas
p̄ illud sup illō quod uis. Si ergo uic
te sanguis tunc caude in loco ꝯgelati
et tene ipsum hora una donec absciet
tur sanguis. deinde redi ad opationem
tuā donec egrediatur lapis. Et fac ut p̄
pares tecum ꝯ illis que dixi in extrac
tione lapidis in uiris. ut adiuuens p̄
ea in opatione tua. Q̄d si timet de flux̄
sanguinis ⁊ fit q̄ expulsio sanguinis
est ex arteria q̄ incisa ē. tunc pōe pul
uerem sup locum ⁊ stringe eam pul
uill' stricturā decenti ⁊ nō iteres illō
et dimitte lapidem ⁊ n̄ extrahas ipm̄ ⁊
fortasse enī moreret̄ infirma. deinde cura
uulnᵘ. Cum g̃ sedat̄ acuitas sanguis
post dies ⁊ putrefit locus. tunc redi ad
opationem tuā donec egrediatur lapis.
Ramex aq̄. De sectione sup herniam aquosam
R n̄ est nisi aggᵃᵗⁱᵒ humiditatis in sifach albo. q̄ est
sub cute testiculi ꝯtinente ouū ⁊ no
minat̄ sifach. Et q̄nq; est in panniculo
p̄o sibi que p̄parauit ei nā oui. donec ĩ
putetur q̄ ē ouū aliud. Et est cutis ĩ
testiculi uit̄ sifach album q̄ diximᵘ
Et nō est illud nisi radix ⁊ generatio quid
hui' aniacas est ex debilitate que ac
cidit testiculis. q̄n effunditur ad eos ĩ
hec mat̄ia. Et q̄nq; accidit ꝯ expulsiōe
sup testiculos ⁊ h̄ humoris ē huīs
colores multos aut eiuᵐ ē color eius
declinis ad citrinitatē aut ē sangui
neus rubeus aut ē feculentus nig̃
aut est aquosus albus ⁊ ē illud q̄ ē
pus. Et signa quibz scit̄ ubi ē aggᵃᵗᵒ
aque sunt ista. Nam ē in sifach quod
diximus tūc aps est rotundū ad longi
tudinem parū sicut figura oui ⁊ nō
apparet testiculus qm̄ humiditas ꝯ
tinet eum ab oī p̄te. Et si est humitas

in panniculo proprio sibi. uni cassa est rotunda
cum parte ovi. et propter hoc homo estimat quod est ovum
aliud. Et si est humiditas inter cutem
testiculorum et sifach album. tunc cadit in
sub sensu. Cum ergo vis cognitionem
coloris humiditatis tunc experire co
lorem huiusmodi in capsa cum intromissione
quadrato. Cuius forma precessit. secundum illud
ergo quod egreditur ex vestigio intromissionis
sit iudicium de illo quod est sub ipsum. Cum ergo
venimus ad curationem cum ferro. tunc oportet
ut purgamus infirmo. ut fleobotometur. si pos
sibile est illud ei. et vides corpus eius ple
num. deinde resupinetur super dorsum suum
super rem altam parum. et pone sub eo pannos
multos. deinde sede tu super sinistrum eius.
et precipe ministro ut sedeat a dextris eius qui
extendat virgam eius ad unum duorum
laterum cutis testiculorum et a parte mirach
ventris. deinde accipe spatumile latum et seca cu
tem testiculorum ex medio per longitudi
nem usque prope pectinem. Et fiat sectio secundum
rectitudinem equidistantis linee que di
vidit cutem testiculorum donec pervenias
ad sifac album continentem. et excoria ip
sum. Et observa ex hoc ut seces ipsum. et
sit excoriatio tua quasi ipsum excorias ex parte
te que suspenditur cum ovo plus. et sub
tiliter scrutare cum excoriatione secundum quan
titatem quam tibi possibile est. deinde perfora
sifach plenum aqua perforatione ampla in
et extrahe totam aquam. deinde separa inter
duo labia sectionis cum uncinis. Et ex
tende sifach ad superiora. et non tangas
cutem testiculorum continentem. et incide
sifach qualiterque est possibile tibi incidere
ipsum aut cum incisione totalitate sua. aut
frustratim precipue latus eius subtile. in
Nam si tu excisione non prosecutus fueris incisionem
eius non fit securitas quin aqua redeat
Si autem procedit ovum extinus a cute
sua in hora operationis tue. tunc quando
compleveris sectionem sifach reduc ipsum.
deinde aggrega duo labia vulneris cum sutura.
deinde cura ipsum sicut reliqua vulnera
donec sanetur. Quod si inveneris ovum
corruptum ex egritudine alia. tunc oportet
ut liges vasa que sunt suspensorium
timens fluxum sanguinis. deinde ab in
cide testiculum cum suspensorio. et extra
he ovum. post cura illud cum eo quod diximus.
Si vero aqua est aggregata in duabus partibus
simul tunc sciens scias quod sunt due ru
ptures. Seca ergo partem aliam secundum quod seca
sti in alia equaliter. et si equabitur tibi ut
sit operatio una tunc fac. deinde abstege in
sanguinem et intromitte in sectiones
lanam submissam in oleo aut in oleo ro. et
pone desuper lanam quam submisisti in
vino et oleo. et expande eam super duos
testiculos et mirach ventris. Et pone desu
per pannos duplatos et sunt pululi et li
ga eo desuper cum ligamento quod est huius ser
secundum hanc formam.
deinde sumantur du
o panni et suantur et
impleantur lana car
minata secundum hanc si
militudinem et fiant extremitates quibus
perimitur ex coto aut lana humida. et ag
gentur cum strictura in lumbari bracca
rum. Et una extremitatum accipiat su
per anum usque ad dorsum. et sua accipiat
ad partem pectinis. Et due extremitates
super duas coxas inferius. Et due extre
mitates alie super duo inguina et aggre
tur strictura tota in lumbari bracarum.
Et quia artificialiter medicatur hic tamen
cum cauterio loco sectionis cum ferro. Et est
ut accipias cultelare subtile. et seces cum
eo cutem testiculorum. et est ignitum
secundum quod narravimus donec quando detegitur
sifach album continens aquam tunc ac
cipe cauterium per hanc formam.

assimilatur licinio grosso. deinde perfora
cum eo illud sifach. et est ignitum. donec
egrediatur humiditas tota. deinde ex
tende sifach cum uncinis et excoria cum
cauterio subtili ignito et incide ipsum
secundum quod possibile est tibi donec eradi
ces totum eius. Et caue ex duo ne tan
gas cum igne. Et scias quod hec operatio est
saluior et longinquior a fluxu sangui-
nis et melior quam operatio cum sectione. Si ue-
ro contrariatur tibi in hora sectionis. aut in hora
cauterii apostema calidum aut fluxus sanguinis aut apo
stema aliud. tunc oportet ut cures quod contrariatur
tibi facit ex illo cum curatione que con
uenit ei secundum quod premissum est. Si autem in
firmus est timidus et non expectat super
hanc operationem propter horribilitatem suam
tunc administra perforationem secundum quod nar
rato illud. Et est quando certificatur tibi
apud te per illud quod diximus de significa
tionibus quod tumor est aquosus. tunc oportet
ut facias sedere infirmum super sedem eleuatam.
deinde perfora apostema in inferiori parte sui et spatii
multi latitudine. et pone perforationem secundum lon
gitudinem corporis. Et sit operatio ampla
donec currat aqua tota. deinde pone super
locum cotum et liga ipsum. et dimitte
ipsum ut currat residuum aque. deinde cura
ipsum donec sanetur uulnus. Si autem
contrariatur tibi egressioni aque cum in hora
qua perforas ipsam. et non fit illud nisi propter eius
quod panniculus albus contrariatur fit
in horificio uulneris et prohibet exitum
aque. tunc oportet ut introducas
in uulnus pennam. aut instrumentum quo extra
hitur aqua ydropicorum. Cuius forma
precessit aut amplia in apertione uulneris
parum. Et scias quod aqua redit et aggrega
tur post .vi. menses aut circa eos. Cum
ergo aggregatur et perforetur secundum eundem

medium et pertransibit infirmus dies
suos. **De sectione super ramicem car-**
Scias quod in sec **nosam. et de curati**
tione super hanc rami **one eius.**
cem est ex timore prouenienti ad periculum
in pluribus dispositionibus. Quapropter ui
detur mihi eius dimissio et saluatio ex ea. et
ego sum rememoraturus operationem in ea et
species apostematis. Dico ergo quod accidunt apo
stemata multa in corporibus ex quibus compo
nitur testiculi. Et fit illud ex causis mul
tis. scilicet aut ex superfluitate acri que effu vel acuta
ditur ad testiculos. aut ex percussione. et
est color apostematis secundum colorem corporis.
et non inuenitur ei dolor. Et est apostema gra
ue. et fortasse est apostema lapideum cuius color
est fuscus et non est sensus ei. et quandoque fit
ex nodatione arteriarum et inflatione
earum. sicut iam precessit eius rememorati
o. aut ex inflatione uenarum. Quod autem est
ex eis ex inflatione uenarum non disper
gitur ex eo aliquid apud compressionem cum di
gitis. Et iam possibile est ut super hanc
speciem fiat sectio. et super reliquas carnes.
Et est ut secces cutem testiculorum. deinde
eleuate ouum ad sursum. et excoria ipsum
ex sifach albo. et libera suspensorium ex
uasis. et liga uasa. et incide suspensorium
postquam tu liberas ipsum ab omni parte ex [illegible]
callus seu ex partibus oui. Si ergo ouum iam
consolidatum est cum illis carnibus natis.
tunc oportet ut extrahas ouum et incidas
ipsum. Et si adherentia est inter aliquid ex
sifak et aut in eo quod est inter uasa tunc opor
tet ut liberes totam illam adherentiam et in
cidas eam incisione rotunda. Si autem in
natiuitas carnis in loco adherentie que
est retro tunc oportet ut incidas totum
eius. et extrahas ouum sicut diximus. Cum
ergo completur operatio tua. tunc imple
uulnus lana infusa in oleo ro. et uino.
deinde cura ipsum cum reliqua curatione

donec sanetur. Si u̅o ap̅a est ex infla
tione artarie cognoscitur p dispoit
onem ap̅atis qn̄ ɔprimis ip̅m digi
tis tuis ⁊ nō oportet ut tangas ip̄z
digitis tuis. De cura ramicis que
T ḟsus ē ap̅a inuol' est cū uite.
utū q̄dam iuolutione simile o
buttō cū mollificatiōe testiculorū.
Et fit difficil' sup infirmū mot' ⁊ ex
ercitium. ⁊ ābulatio. ⁊ in curatiōe
h' egritudinis ē ex timore ꝓ illud cui
p̄cessit memoratio. Deīn oportet ut i
dicimus opationem ī eā s̄m q' fece
runt p̄mi. Dico ergo qr oportet ut fa
cias sedere infirmū sup sedē eleuatā.
deīn impelle suspensorium testiclō̄ꝝ
ad inferiora. deīn tene cutē testiculoꝝ
cū digitis tuis cū uasis que sūt ꝓpi
qua uirge ⁊ teneat minister alius i
q̄' tu ⁊ extendat ea extēsione uehem̄
ti. deīn incide cū spatumili lato acu
to. sectione transūsa ī directo uasoꝝ
donec detegantur uasa. deīn excoria
ex omi pte sicut diximus tibi in ext̄
tione artiaꝝ que sunt in t̄poribz. po
stea fige in eis acū in qua sit filū du
plum. ⁊ liga ip̅m in primo locoꝝ qbz
accidit uitis. ⁊ liga ip̅um iterū in ul
timo eoꝝ deīn seca eam in medio sec
tione recta s̄m longitudinem corpis
et extra hēc q̄ō aggatur ex humidita
tibz feculentis corruptis. deīn cura i
uulnus cū curatiōe reliquoꝝ iqbus
uis g̅nari saniem ut cadant uasa q̄
nutriūt unū testiclō̄ꝝ. nō est ei malū
p illud. Si aūt accidat uitis omībz
uasis. tunc oportet ut extrahantur ꝓ
illud hec testiculi cū uasis ut n̄ p̄rima
tur ouū nutrimēto ꝓ incisionē uasoꝝ
et tabescant ul' arescant ⁊ n̄ sit iuua
mentum cū eis.

De cura ramicis intestinalis. R.

E Euentus h' ramicis est ex sectio
ne que accidit in sifach extēso
sup uentrem in pte ignium ex mira
ch uētris. qr discedunt intestina i
ex illa ruptura ad unū intestinorū
Et h' rupta est aut ex sifach. aut ex
extensione ei'. Et accidunt iste due
sp̄es ex causis multis. aut ex pcussiōe
aut saltu. aut clamore aut eleuatiōe
rei g̅uis. ⁊ similibz. Et signū eius qn̄
est ex extensione sifach ē q' accidit i
paulatī in t̄pr longo ⁊ nō accidit su
bito ⁊ est ap̅a equale usqz ūsus pfū
dum ꝓp ea q' sifach ɔprimit intesti
num ⁊ signum eius qn̄ est ex sectio
ne sifach. qr fac' accidere ex p̄n̄ suū do
lorem uehemētem subito. ⁊ ē ap̅a di
ūsum apparens sub cute p. v. Et ul'ō
est ꝓp exitum intestini ⁊ cursus eius.
ad exteriora sifach. Et qrz egdiitur cū
intestino chirbū. ⁊ nominat' h' ram
es intestinal' ⁊ thirba. Et qrz fit cū i
uentositate ⁊ qrz currit ī intestinum
stercus ⁊ retinetur illic. ⁊ ē cū eo puciē
infirmi. qn̄ fac' accidē dolorem p̄uū
et p̄cipue qn̄ premit'. Et ī curatiōe i
sp̄eꝝ h' egritudinis cū ferro ē timor.
Quare oportet ut caueatur casus ī
eo. ⁊ modus opatiōis est ut p̄cipias
infirmo ut reducat intestinū ma
nu sua ad interiora ɔcauitatis sue. si
obedit reditui. deīn resupine' super
collum suū int' manus tuas. ⁊ ele
ua c̈ra ei'. deīn extēd cutē q̄ seq̄' cutē ad
supiora ⁊ seca cutē testiculoꝝ. totaz
p longitudinem. deīn fige in duobʼ
labus sectionis uncinos s̄m q' indi
ges ad apiendum sectiōem cū eis et
sit sectio s̄m q̄ītatem q' sit possibi
le ut egdiatur ex ea ouū. deīn exco
ria sifak et que sūt sub cute testicló
rum donec qn̄ egdiitur sifach albū

durum ab omni parte. tunc intromitte digitum tuum indicem in eo quod sequitur testiculum in eo quod est inter sifach album quod est sub cute ovi et inter sifach secundum. Et absolve cum eo adherentiam que est in posteriori parte ovi. deinde move manu tua dextra ad inferiora cutem testiculorum et cum hoc extende siphac album ad sursum cum manu sinistra et eleva ovum cum siphac ad partem sectionis et precipe ministro ut extendat ovum ad sursum et tu solve adherentiam que est retro. solutione completa et quere digitis tuis ut non sit illic aliquid ex intestino involutum in sifach albo duro. Si autem inveneris ex eo aliquid tunc impelle ipsum ad ventrem inferius. deinde deinde accipe acum in qua sit filum crossum factum ex decem filis et intromitte ipsam apud postremum a sifach quod est sub cute testiculorum qui sequitur sectionem. deinde incide extremitates que eminent ex filo donec sit unum filum. deinde compone quedam cum figura que sit in modum crucis et liga cum eis a sifach de quo diximus quod est sub cute testiculorum ligamento in vehementi ex duabus partibus. deinde involve etiam extremitates filorum et liga ea ligamento vehementi donec non possit aliquid ex vasis que nutriunt eos intrare ad eos aliquid ut non accidat inde apostema calidum. Et pone iterum ligamentum secundum extra ligamentum primum longinquum ab eo minus duobus digitis. Et post ista duo ligamenta dimitte ex sifach quod est sub cute testiculorum quantitatem magnitudinis digiti et incide reliquum totum secundum rotunditatem et aufer ex eo ovum. deinde seca in inferiori parte cutis testiculorum sectionem ex qua currat sanguis et sanies sicut narravimus in eo quod premissum est. deinde administra lanam submersam in oleo et pone in vulnus et administra ligamentum quod narravimus. Et quandoque cauterizant sifach album quod diximus post incisionem eius cum instrumento de fluxu sanguinis in cauteriatis enim accidit illud. et dimitte ligamentum donec cadat per se. Si autem tardatur casus eius tunc embrocetur cum aqua calida et pone super ipsum illud quod diximus donec cadat. deinde cura vulnus cum reliqua curatione vulnerum donec sanetur.

De ramice ventosa. Rubrica.

In hac ramice vero non vidi aliquem qui ausus fuit super curationem eius cum ferro. Et primi quidem dixerunt quod fiet sicut narravimus in ramice que est [illegible]. Et est ut liges vasa post sectionem super ea cum facultate inferius. deinde seca in medio et cura apostema cum eo quod aperit ipsum donec cadant vasa. et cura vulnus cum eo quod diximus donec sanetur.

De disruptione que fit in inguine. Rubrica.

Quando accidit ruptura in inguinibus sicut diximus et eminet locus et non descendit ad testiculos aliquid ex intestinis et si descendit est illud parum et redit in omnibus horis. Verum si prolongatur in ea tempus additur fissura in sifach donec descendant intestina in siphac et accidit illud ex extensione siphac quod est in inguinibus sicut diximus quod est quia extenditur siphac deinde mollificatur et apparet locus et eminet. Et cura eius est cum cauterio sicut precessit eius narratio. Et quoniam cura eius cum ferro secundum hunc modum est ut iaceat infirmus super dorsum suum inter manus tuas. deinde seca locum rupture apparentem et eminentem sectionem per latitudinem secundum quantitatem trium digitorum. deinde stringe alsifakat que sunt sub cute donec quando detegitur sifach album quod est sub cute que sequitur ipsum. tunc accipe radium et pone ipsum super locum eminentem ex siphac et preme ipsum ad profundum ventris. deinde sue duo labia eminentia super extremitatem radii ex siphac et annecte cum sutura unum cum altero. deinde extrahe ex...

tatem in eis. et non incidas ex sifach in
omnis neque tenaces oui neque aliud. Sic
feci tibi de scire in curatione tenacias in
testiculi. deinde cura illud curatione uul-
nerum. Cum ergo incidis fila mundifi-
ca illud. et curatum uulnus. donec re-
soluatur. Si autem eius [illegible] et non addi-
tur eminencia nisi. Et cauterium est
melius in hoc loco quam est propinquius
ad salutem. De mollificatione cutis te-

Multotiens mollificatur [te]sticulorum.
cutis testiculorum in quibusdam
hominibus propter quod mollificantur carnes
que sunt inter ea. et fedatur aspectus eorum.
Ergo necesse est ei qui ingreditur in rogatione
eius curatione ut faciat iacere infir-
mum super dorsum suum et incidat totam
cutem que mollificata est super cutem na-
turalem. deinde aggrega duo labia cum sutura.
Et si uis sue in primis superfluitatem
cutis mollificate tribus suturis. aut
quattuor firma suturam. deinde inter duas su-
turas. deinde cura curatione reliquorum
uulnerum usque quo sanetur et cadant
fila. De castratione.

Scias quod castratio in lege nostra ex-
communicata est. Et propter illud uolui
non ut non rememorarer eam in libro meo
isto. Et non est necessaria rememoratio
eius nisi propter duos modos. Quorum unus
est ut sciat illud in scientia medicine quando interro-
gatur de ea. aut faciat curationem eius
cum accidit. Et modus alter est quod nos
multotiens indigemus castratione
quorundam animalium propter iuuamentum nostrum in
propter illud sicut arietum et hircorum et pro-
corum et similium ex animalibus. Dico ergo quod ca-
stratio fit secundum duos modos. aut per attri-
tionem. aut per fissuram et sectionem.
In illa que fit per attritionem modus operationis
est quod tu sedere facias animal in aqua calida
donec mollificentur testiculi et leuentur

et pendeant. deinde attere eos manu tua i-
donec resoluantur et non appareant sub
tactu. In castratione autem per fissuram
et sectionem oportet ut teneas animal et
premas cutem testiculorum eius cum manu
sinistra. deinde liga suspensorium et sece
ea super omne ouum sectione una. donec
quando pendunt duo oua tunc incide ea post-
quam tu excoriaueris utrumque et non dimit-
tas ea super ea. et si habet aliquid preter si-
fach subtile quod est super uasa. Et iste
est modus castrationis. et est melior quam
fit per attritionem. quoniam attritio fortasse reli-
quit aliquid ex testiculis quod desiderat a-
nimal coitum. deinde cura uulnus do-
nec sanetur. De hermafrodico. R.

Hermafrodisia ex uiris est secundum
duos modos. unus eorum est quod
apparet in eo quod sequitur spatium. aut
in cute testiculorum. in eo quod est inter
duos testiculos. quasi figura quasi uulua in
mulieris in qua sunt pili. Et quandoque cu-
rrit urina ex ea quod est in cute testiculo-
rum. In mulieribus autem est species una
et est uulua mulieris super pectinem
sicut testiculi pueri omnino eminentes ad in-
teriora. quorum unus est sicut papil-
lum. et duo sicut testiculi. Et curatio i-
starum specierum duarum ex uiris. et speciei unius
ex mulieribus est quod oportet ut incidas
illas carnes additas donec effugiat
impressio earum. deinde cura eas curatione
reliquorum uulnerum. In specie autem secun-
dum ex qua egreditur urina que est in cu-
te testiculorum non est operatio neque est ei
curatio omnino. De incisione tentiginis et
carnis eminentis ex uuluis mulierum.

T[illegible] tentigo additur super rem
naturalem donec fedatur turpis
fit aspectus eius. Et quandoque magnificatur in
quibusdam mulieribus adeo donec e-
rigitur sicut uirga. et peruenit usque ad

ad coytũ. Oportet ergo ut teneas sup
fluitatem tetigis manu aut uncio
⁊ incidas. ĩñ ultimes incisione scap
ue in profundo radicis. ut ñ accidat
fluxus sanguinis. deĩñ cura ipã cu
ratione uulner⁊ donec sanetur. Caro
aũt orta est caro ē caro que nascit᷑.
i orificio matr̃ donec impleat ipm̃. ⁊
fortasse egreditur ad exiora ſm̃ similitu
dinē caude. Et ꝓ illud nominat illud
quidam ſm̃ egritudinē caudatã. op⁊
ergo ut incidamus eam sicut incidim⁹
tetiginē ⁊ curemus eã donec sanetur.
i. cõclusa.
[A]lratica est **De curatiõe alratica.**
[A]ut sit uulua mulieris nõ pforata
aut sit foramē puũ. Et est aut nãlis
cũ qua nascitur aut accidentalis. Et ac
cidentalis est ex egritudine que pcessit.
Et ipã quidem fit. aut ex carne nata o
addita aut sifach subtili aut spisso.
Et fit aut i pfundo matricis aut i lat
ib⁊ eius. aut in superiore ipius. aut i
inferiorib⁊ eius. ⁊ phibet a coytu ⁊ ꝯcep
tione ⁊ partu. Et fortasse phibet mē
strua. Et cognitio illius fit palpatione
obstetricis. Si oppilatio ē apparens ꝓ
pinqua. Si aũt nõ est apparens tũc
quere eam digitis tuis aut cũ radio
Si aũt opilatio est ex sifach subtili
et est ꝓpinqua duob⁊ labiis tunc ꝓ
a ⁊ disrumpe eã. Et est ut ponas sup
duo labia pulillos. deĩñ pone indi
ces tuos duar⁊ manuũ simul. Et ⁊
mulier sit sup dorsum suũ expãsis
cruribus suis. deĩñ extende duo labia
cũ fortitudine donec disrũpit sifac
subtile ⁊ appiatur oppilatio deinde
accipe lanam ⁊ imbibe eam in oleo
et pone ipãm sup locũ. Et cedat mu
lier omni die ut nõ ꝯsolidetur ſs loc⁹.
Si aũt sifach crossum spissũ. tũc
oportet ut seces ipm̃ cũ spatumili
lato simili folio mirti. Si aũt oppil
latio est ex carne nata tunc suspēde
eam cũ uncinis ⁊ incide eam. Et sit
tecum medicine que sedant fluxũ
sanguinis absq⁊ mordicatione. sicut
acacia ⁊ sanguis draconis ⁊ th⁹. ⁊ ag
ga cũ albumine oui. deĩñ ãministra
cãnulam ex plumbo amplũ ut ñ ꝯso
lidetur uulnus uelocit᷑ teneat eã die
b⁊ aliquot. Et ãministra licinium ex li
no sicco. deinde curetur reliqua cura
tione ꝯsolidationis donec sanetur. Et
qñ⁊ accidit in matrice natiuitas cãnui
aliarum. Oportet ergo ut incidantur ſꝫ hũc
modũ. dum nõ est apa cancerosum. o
apãti aũt canceroso qđ est in matrice
nõ fiat ꝯietas cũ ferro oĩo. **De cura e**
[E]mo ro **morroydarũ ⁊ thelul. ⁊ bo**
ydes qđ **thor rubee q̃ accidunt**
sunt apertio orifi **in uuluis mulierum.**
ciorum uenarum. donec currit ex eis
sanguis multus assidue. Cum ergo
antiquantur emoroydes fiunt thelul
et iã diximus i diuisione spēs earum ⁊ si
gna ipar⁊. Et dicam hic que ex eis reci
piunt curationē. Dico ergo ꝙ emoroy
des ⁊ thelul qñ sunt in pfundo matricis
et nõ apparent sensui. tunc ñ est i eis
curatio cũ ferro. Que aũt ex eis aũt sũt
in orificio matricis si quas curat uisus
aut sensus sunt que curant. Oportet
ergo ut introducas mulierē i domũ
frigidam. deĩñ extende thelul cũ
forficib⁊. aut cũ panno aspro. ⁊ incide
eas ex radicib⁊ suis. deĩñ puluiça su
per eas apud fluxũ sanguinis ex uno
puluer⁊ absq⁊ mordicatiõe sicut aca
cia ⁊ sanguis draconis ⁊ th⁹ ⁊ silia e
is. deĩñ impellat pedes suos ad pariete
ꝫ hora una ⁊ pꝰea deponat eam in aq̃
frigidam. Quod si pseuerat fluxus sanguinis.
tunc fac eam sedere in decoctiõe su

mach. et corticum granatorum et galla
rum et psilium. deinde accipe farinam ordei
et confice eam cum melle et aceto et fac em
plastrum cum eo super dorsum eius. Si ergo o
abscinditur sanguis bonum est. et si non
fac adherere dorso uentosas et mamillis
absque scarificatione. deinde accipe lanam
et submerge eam in succo centinodie aut in
arnoglosse. aut succo rrnorum alau
lat cum uino pontico et fac adherere loco. Et
cum ergo quiescat apostema. tunc cura locum
cum unguentis donec sanetur. Albathir uo
rubeum est simile capitibus alhabasse
et est asperum aspectus. Oportet ergo ut in
cidas quod apparet. et cetero secundum quod dixi
in thehelil. equaliter et cura ipsum donec
sanetur. De perforatione et citure que accidit in matrice.

Accidunt in spe
matrice species multe apostematum. et
sicut cancer et apostema lapideum. et ulcera et
(id est clystomenus) adubelati. Et alebilati et fistule et
emorroydes et ragadie. et thelil et a
pacalin. Et ego quidem iam dixi omnes i
has egritudines et species earum et signa ip
sarum et earum curationes in diuisione. Oportet
ergo ut dicam in hoc tractatu apostema ca
lidum quod accidit in matrice quando est apostema
tibus que colligit saniem. et uis scire qua
liter sit eius apertio cum ferro. Tunc si uolo
apertionis in receptione sua est accidit cum per
cussione et flamma et febre. et uides ipsum
rubeum. Si cadit super ipsum sensus. tunc
non properes cum perforatione eius. et cura
ipsum cum eo quod iuuat super maturatio
nem. donec quando quiescit acuitas et
accidentium. Tunc oportet ut faci
as sedere mulierem super sedem que habeat
duo sedilia. (aut) et inclinet super dorsum suum
et aggreget pedes suos ad partem inferiorem
uentris et sint coxe eius expanse. et
ponat brachia sua sub genubus suis
et liget utraque ligamento conueniente
ad illud. deinde sedeat obstetrix a latere de
xtro. et administret instrumentum quo aperit
orificium matricis. Cuius forma ueniet
et meis que sunt post. Et oportet quod
uis administrare hoc instrumentum ut figas
cum radio profundum matricis mulieris ut
non sit illud quod ingreditur ex instrumento plus
quam profundum matricis et cedat instrum
entum. Si autem fuerit instrumentum maius quam profun
dum tunc oportet ut ponas puluillos
super extremitatem profundi matricis. ut pro
hibeatur introitus instrumenti totius in profun
dum matricis. Et oportet ut ponat in
ciginem que cadit ex latere superiore in in
strumento et ut teneat instrumentum. et reuoluat
minister uertiginem donec aperiatur
profundum matricis. Cum ergo apparet
cutis et tangitur manu et est lenis mo
lis. tunc oportet ut secetur ipsum. a parte
capitis eius cum spatumili lato. Cum ergo
euacuatur sanies tunc oportet ut i
ponas in uulnus licinium submissum in
oleo ro. aut oleo uiridi in quo sit quedam
stipticitas. Et pone licinium extra i
sectionem in profundo matricis. Et pone
extrinsecus super matricem et super pectinem la
nam infusam submissam in aqua bu
llite sunt malue. deinde curetur post dies
duos cum unguento quod conuenit ad illud do
nec sanetur. Et quando abluatur matrix.
et uulnus ita quod clisterizatur cum aqua
et melle. deinde cum aqua in qua bullita
est radix lilii. aut aristologie lo. deinde
redeat ad unguentum quod si uulnus fuerit
abscinditum intus in matrice. tunc oportet
ut prohibeatis cauterizationem eius cum ferro
nimio cura cum eo quod dixi in diuisione.
De docendo obstetrices qualiter medicent
embriones uiuum quando egreditur secundum figuram non naturalem.

Necesse est ob
stetrici ut cognoscat in primis
figuram partus naturalis et ex signis eius

q' quando uides mulierem opmi ad
inferiora. et desiderat odorare aerē et al
leuatur sup eam qd est sup ipam d pri
ui et festinat exitus embrionis. et scias
q' iste ptus est sm figuram naturalē.
Et est exitus sup caput suum. et sunt
cu eo caput suspensa ex umbilico. Cu
ergo uides ista signa tunc oportet ut
comprimatur uenter eius ut descendat
ebrion uelocit'. Nam qn descendit su
per caput suum. deinde sternutacio admi
datur cū eis suppositoriis in mundifica
tione bona. Qui autē est pter hunc
ptum est innaturalis et illaudabilis. Qm
quidem egreditur fetus sup pedes suos et
egreditur corpus eius ante caput ipsius
et pedes eius. et manus eius una aut
pes eius unus. aut egreditur caput i
eius et manus eius. aut egredit' uelud et forsi
se conuertatur sup collum suum et filia ex
figuris illaudabilibus. Necesse est ergo
obstetrica ut sit prudens subtilis in istis
rebus omnibus et caueat sibi ab errore et de
ceptione. Et ergo sum ostendens oēs fig
uras eorum et quantum est ingenium i ea.
ut significetur per illud et sciatur super illud.

Exitus embrionis sup caput suum.

Quando egreditur fetus sup caput
suum sup egressione naturali et uelo
ciens fit illud sup mulierem. et difficul
ter fit partus et uides uirtutem eius iam debil
itatam tunc fac eam sedere sup sedem.
aut mulieres teneant eam. et inapona i
uuluā eius cū fenu greco decocto cū o
leis humidis. deinde intromittat obstetrix
in' digitos suos spatium ule pui. et fin
dat cū eo secundinam et scindat eam ungue suo
donec currat qd ē in ea de humidita
te. et prime uentrem mulieris donec de
scendat fetus. Si autē non descendit.
tunc oportet ut clisterigetur mulier
cum mucilagine fenu greci cū oleo sisamino

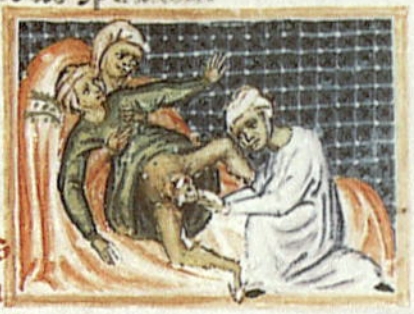

deinde precipe ut post clisterē ut coprimatur
et fac eam sternutare
et ... tunc os
... ipsius i
... fetus cum
egredietur sentiet uel sine
mulieri mora. Exitus
embrionis sup duas i

Quando manus suas.

Quando egrediuntur due manus fetus
in primis tunc oportet ut reducas i
eas cū facilitate paulatim. Si uero non
obediunt introitui. tunc pone mulierem
sup sedem et eleua pedes eius sursum.
deinde cū cuce eam sedem sup terram mulier
... teneatur ut non cadat ... et ...
omnem. Si ergo non eg

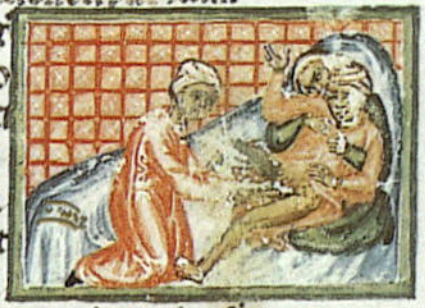

diuntur manus et mo
ritur fetus tunc ma
de eas et et ... resi
duum fetus et liga
corpus eius cū panno. et
extrahe ipsum cū eq'li
tate secundū q' potest ... non egredit'.

Exitus embrionis su per pedes suos. R.

Quando egreditur fetus
sup pedes suos. tunc oportet ut impe
tat eos sursum. deinde conuertat fetum
paulatim. postea equet ipsum. deinde acci
piat unū pedum eius. et extendat eū
paulatim. Cum ergo egrediuntur usque ad co
xas. tunc precipe ei. ut comprimatur. et fac
eam sternutare cū odoris. egredietur enim
fetus uoluntate. Et si non egreditur cū eo q'
narrauimus. tunc reduc fetum paula
tim donec ponas eum sm figuram natura
lem. Nam ipse egredietur et egressione i
facili. Q' si prohibeatur cū eo toto qd
narrauimus. tunc accipe de mucilagine
altee et oleo sisamino. et gummi soluto.
et pute totum in mortario percussione
bona. deinde line cū eo uuluā mulieris.

istrius ventris eius. deinde fac eam se
dere in aqua tepida [illegible] aqua ad
ppraui dua. Cum g(o)

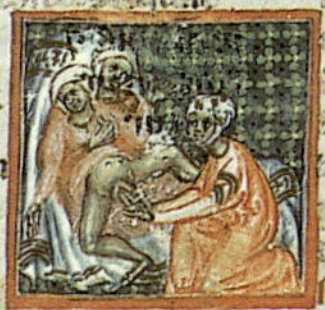

uires q(ue) iam lenifica
ta sunt inferiora eius
tunc fac ei sicut termi
i supp(on)e ipm ei. Et si
tenet sicut bona una
tunc fac eam sedere
sup sedem. deinde fac eam sternutare et strin
gat os eius et nasum ipsius. et p(re)me infe
riorem p(ar)te(m) ventris eius co(m)pressione facta.
Nam fetus egredietur rectum. Exitus
Quando e(st) fetus sup genua su
egreditur s(ecundum) hanc a pedes suos.
ctorum. tunc indiget intromittendo
manus suas paulatim. deinde resupine
tur mulier sup collum suum et pendeant
pedes eius ad inferiora. Ita sit iacens sup
lectum p(ro)p(ter) manus suas. deinde pre
me sup ventrem eius paulatim. deinde ex
nabe quod est sub pedibus eius repul
ma nabe donec sit spacium in inferiori p(ar)
te. q(uo)d si non egreditur fetus tunc accipe
pedes eius et moue

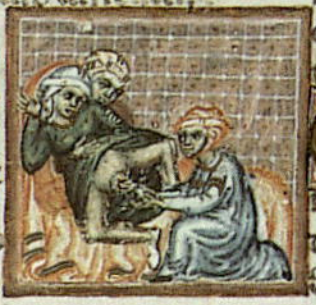

eos manu vehementi.
deinde p(re)me quod est sup
p(ro)p(ri)am dua paulatim.
donec ascendat fetus
ad superiora. deinde intro
mittat manus suas
et equet fetum paulatim et preme muli
erem ut co(m)primatur donec egrediatur fetus.
Exitus fetus latitudinaliter per rectum
Si igitur e(st) una ex manibus suis ei.
introducat manus eius. Si autem
non potest reducere eam. tunc eleua muli
erem et fac eam ambulare. Si non am
bulare n(on) pot(est) tunc fac eam iacere super
lectum et tunc cum eius collisione
vehementi. deinde [illegible] vnguentum
quod nerui ex mucilaginibus. Et

facit eam p(ro)ptus tunc fac eam sedere
sup sedem. deinde [illegible] reducit et manus
et equa fetum [illegible]

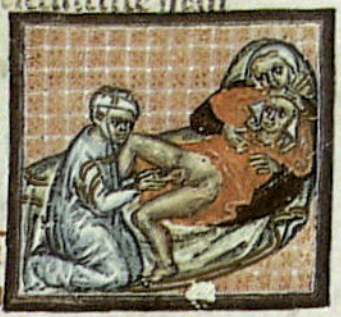

figuram naturale(m)
et fac sic tunc mu
lierem et preme eam co(m)
primatur donec egre
diatur. Exitus fetus
sup collum suum expan
sis manibus suis et facies eius sit
Oportet ut te(n)eat ad dorsum matris
teneat manum fetus. deinde suae. et
reuoluat eum paulatim et equet eum
cum facilitate. Cum g(o) equatur tunc
pone sup vuluam eius q(uo)d naturalis ex
oleo et mucilaginibus. deinde preme ei ut
moueatur paulatim

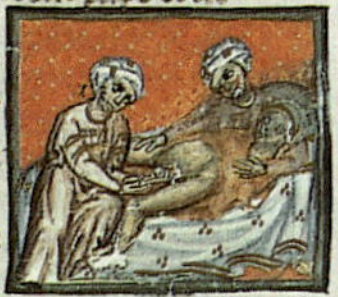

cum ergo feceris illud.
tunc fac eam sedere
sup sedem. Et preci
pe ut inclinet eam ad
latus dextrum. deinde
precipe ei ut co(m)primat se et
fac eam sternutare cum co(m)pressione. Nam fetus
egredietur in breui sine multa difficul
tate. Exitus fetus sparti sup latus. Et
Quando descendit fetus ad orifi
cium matricis s(ecundu)m hunc modum cum s
ma. tunc sana(n)do sine cum unguentum
donec euacuatur ex humiditate. Et
Si ergo suspendis

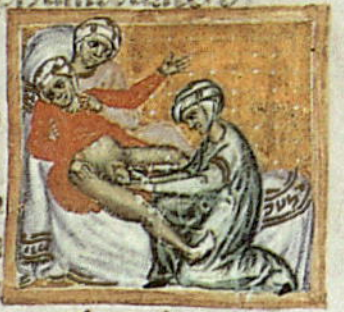

sup faciem fetus et
collum eius. tunc iam
eam ex umbilico u
no [illegible] eum un
pelle fetum ad inferiora
donec ponas eum sinu
quod oportet. et precipe mulieri ut co(m)primat
se aliquantulum. Nam egredietur cum
leui. Exitus geminorum aut fetuum
Si sit ex geminis in utero mltorum.
[illegible] nascuntur et qui nascuntur

Y. i. v. pucla. fet(us) mares
quid(em) i dextris. femine u(ero) i sinistris
magis.

G. i commento in libro de sp(er)mate.
ostendit q(uod) fet(us) masculus
co(n)plo sua calidissima fiunt que de ad
iuuat si latus ubi generatur sit calid(um).
Dext(rum) aut(em) lat(us) matris co(n)stat ee calidi
cum epati iacinet.

Y. i. v.a pti. mulieri i utero
hnt. si uent(er) multu(m) fluat. periculu(m)
e(st) abortiendi.

G. i commento i hoc loco idem in
tendit q(uod) de fluxu. alibi de ina
nitione cibi minuit cum sanguis de
bilitat multum mouet fetus. co(n)primit
matrice(m).

Y. i. v. pucla. mulieris si uis
scire si cepit melliciu(m) qui dormitu(m)
e(st) da ei bibere. et si quid torciones
hnt circa ventrem cocep. Si non non
non cocep.

Masculum
- In vii. mense — Eius informatio i. xxx. diebz / Eius motus i. [illegible] diebz — Eius p(er)fectio i. ccx. diebz
- In nono mense — Eius formatio i. [illegible] diebz / Eius motus i. lxxxx. diebz — Eius p(er)fectio i. cc. lxx. diebz
- In decimo mense — Eius formatio i. xlv. diebz / Eius motus i. lxxxx. dieb(z) — Eius p(er)fectio i. ccc. diebz

[...] parit — Gemellos.

Feminam
- In septimo mense — Eius formatio i. xl. diebz / Eius motus i. lxx. diebz — Eius p(er)fectio i. ccx diebz
- In nono mense — Eius formatio i. xlv. dieb(z) / Eius motus in xc. diebz — Eius p(er)fectio i. cclxx. diebz
- In decimo mense — Eius formatio i. l. diebz / Eius mot(us) in. c. diebz — Eius p(er)fectio i. ccc diebz

Sex
[illegible]

ces. vel .iiii. Verumtamen illud extremum
est rarum contingens. Cum vero egrediuntur
extra naturam. et non currunt per viam.
Et cum eos qui vis multiplicentur
simul una et separantur per secundinam. distin
guens inter eos ligaturam umbilici co
niunctam eorum. Et quando egrediuntur sicut
egreditur fetus unus exitu natura
li facili. et egrediuntur exitu illo du
bili sicut narravi
mus. quod si difficil
les fiunt quidam

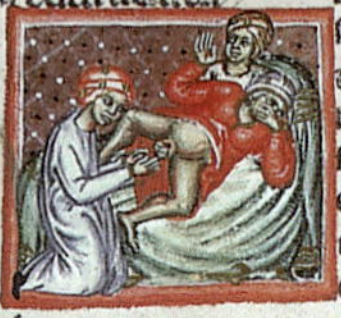

eorum apud partum et
perveniunt ad illud
quod diximus ex fi
guris innaturali
bus tunc cura eos sicut narravimus. et
Et sit obstetrix subtilis et faciat quod
facit cum facilitate et tarditate et inge
metur secundum omnem figuram cum eo quod prepar
at ex ingenio docente ad salutem.

Rememoratio eius quod nascitur in matri

Quandoque fit ex embrioibus et
formantur in matrice. abortiuntur
x. minus et duo et tres et quatuor. et
v. et vi. et vii. et plures. x. Et iam verifi
catum est apud me quod mulier quedam
abortiendo emisit. vii. et alia. xv. et
omnes formatos quod totum est in miseratione
gloriosi sapientis. ergo hoc totum opor
tet sit in scientia obstetricis fortassis per
veniet ad eam similem illius. Oppo
rtet ergo cum illo quod oportet.

De extracti
one fetus mortui.

Quando curas fetum mortuum cum eo quod
poravimus in divisione ex medicamis
et non confert cura vel non egreditur et co
geris uti operatione cum manu. tunc
oportet ut consideres. Si igitur mulier est
sane virtutis et non est cum aliquo ex
accidentibus ex quibus timetur super
eam periculo. tunc oportet ut resupinetur
mulier super lectum super dorsum suum.
Et sit caput eius inclinatum inferius
et crura eius elevata. Et ministri teneant
eam a duabus partibus. Aut ligetur ad
lectum ut non extrahatur corpus eius apud
extensionem fetus. deinde humec
ta hos matricis eius ex oleis humidis et
cum mucilagine altee et fenugreci et seis
lini. deinde inungat obstetrix manum
suam cum istis oleis et mucilaginibus. et
deinde intromittat eam in matricem cum faci
litate. deinde inquirat cum ea locum in quo
fiat uncinos ex fetu. et loca convenien
tia ad illud. cum scilicet ergo tunc si fe
tus est preparatus ut descendat super locum
colli vel caput suum. tunc figet unci
nos in oculos eius aut in collo eius.
aut in ore eius. aut in palato ipsius. aut
in barba eius. aut sub furcula ipsius et
aut in locis propinquis costis et sub ypo
condriis. Si autem descensus eius est super pe
des eius. tunc in pectine et costis medi
is. Et oportet ut teneat uncinum cum
manu dextra et ponat curvitatem eius
in eo quod est inter digitos sinistre manus.
et intromittat faciliter cum manu et fi
gat uncinum in aliquo illorum locorum
que diximus donec perveniat ad re
vacuum. deinde figat in oppositione eius et
uncinum alium. aut tertium. si indiget
ut sit attractio equalis et non declinet ad par
tem. deinde extendat extensione equali.
et non sit extensio secundum rectitudinem tantum
immo moveatur ad omnes partem. ut alleu
etur exitus eius. sicut fit cum dente
apud eradicationem eius. Et oportet in
eo quod est inter illud ut mollificet ex
tensio. Quod si retineatur ex eo pars. tunc
oportet ut inungat obstetrix quoque
tam digitos cum oleo et intromittat eos
ex parte ut resoluat cum eis quod retinetur.
Si ergo egreditur pes fetus. tunc primitus

incam ad locum aliū qui sit altior
fac hoc donec egrediatur fetus totus
Si ergo egreditur manus aut alia ⁊
nō est possibile reducere eam ꝓpter co
artationem eius. tunc oportet ut i
nvolvatur sup eā pānus. deīn extrahe
eam donec cum egreditur tota ⁊ incide
eā. aut in iunctura plane. aut ī cubito
Et ita oportet ut facias ī manu alia ⁊
in duobꝫ pedibus. Si aūt cap̄ fetus
est magnū. aut accidit ei coartacio ī
exitu. aut ē in capite eius aqua aggrega
ta. tunc oportet ut intromittas int̄
digitos spatumile spinosū. ⁊ findat
cū eo caput. ⁊ extrahat aquā aut di
frumpat ipm̄ cū instrō quod noīat̄
almisdach. cuī forma veniet cū for
mis reliquoꝝ instrōrum ī capitlo
quod est post hoc. Et silr̄ faciat si fet̄
est magni capitis natura. tūc oportet
ut secet algengemati aut atterat
ipm̄ cū misdach sicut diximus. deīnde
extrahat ossa cū forcipibꝫ. Quod si egrediat̄
caput. ⁊ coartetur apud furculā. tūc
findat̄ donec effundat̄ humiditas q̄
ē in pectore. si aūt nō complicatur neqꝫ
obedit ad exitum. tunc incide caput
frustratī ſm qd̄ possibile est tibi. Quod
si inferius ventris ē apāatum. cui est
in eo ydropisis. tunc oportet ut pfo
res ipm̄ donec currat humiditas ex eo
Si uō fetus est sup pedes suos. tūc
extractio eius ē facilis. ⁊ directio eius
ad os matricis est levis. Si aūt coar
tatur apud ventrē aut pectus. tūc
oportet ut extrahas ipm̄ cū pāno q̄
involuisti sup manū tuā. ⁊ findas
ventrē aut pectus donec currat qd̄
est in eis. Si aūt auferantur reliq̄ ī
mēbra. ⁊ reddit caput. tunc intro
mittat obstetrix manū sinistram. Si
ergo os matricis est aptū. tūc intro

mittat manum in pfundū matrīc
et querat cū ea caput. ⁊ extrahat ipm̄
cū digito usqꝫ ad os matricis. deīn ī
tromittat ī eo unū uncinū aut una
nos duos. ⁊ extrahat ipsum cū eo. Quod si os
matricis coartatur ꝓpter apāa calīn quod
accidit ei. tunc oportet ut nō laboret̄
sup ipm̄. imo oportet tūc amministre
effusionē rerum humidaꝝ pinguiuꝫ
et āministra emplā. ⁊ sedeāt in aquī
que mollificant ⁊ humectant. Quod si fe
tus ē sup latus suū. tūc si possibile ē eq̄
ari. tunc amīstra qd̄ diximus ī vivo
fetu. Quod si nō est possibile illud. tūc
incidatur frustratī. ⁊ extrahatur. ⁊ opor
tet ut nō dimittas aliqd ex fina int̄ ī
oio. Cum ergo compleveris operationē tuā.
tunc āministra qd̄ diximus ex curatiōe
in apāatibꝫ calidis q̄ accidunt ī matri
bus. Quod si accidat fluxus sanguinis
tūc descendat ī aquis stipticis ⁊ āmi
nistra reliquā curationem. Et ego quē
iam vidi mulierē in cuiꝰ ventre mor
tuus erat fetus. deīn impregnata ē ite
et alia sup ipm̄. postea mortuus est fet̄
alius q̄. Accidit ergo ei p̄ tpꝯ lōgum apāa
in umbilico suo ⁊ inflatum ē donec
aptum ē. ⁊ cepit emittē pus. Vocatū
sum ego ad curationē eius ⁊ medica
cuis sum ei tpr̄ longo ⁊ nō consolida
tum est vulnus. posui ergo sup ipm̄
ex quibꝫdam emplis fortis attractōis
et exivit ex loco os. deīnde ptenierunt
dies aliquot ⁊ exivit aliud os. Admira
tus sum nō ⁊ invenire nō sit os. Co
gitavi ergo quod erant ex ossibꝫ fetus ī
mortui. Inquisivi ergo vulnus ⁊ ext̄
si ex eo ossa multa. mulier existente
ī melioribꝫ dispositionibꝫ suis. Et tā
vixit talr̄ tpr̄ longo. ⁊ emittit ex lo
co pus parum. Et ego nō firmavi hic
hoc extraneū. nisi quoniam in eo ē scīa ⁊ ad

iacitorum ad illud quod ãministrat
medicus artifex cũ manũ extractõe.

De formis instrũrum que necẽria sũ in extractõe fet.

Forma vntigini quã
qua aperitur matrix. hec ẽ forma
strictorij quo equantur libri. cũ equalit

sint due vntigines ĩ duabꝫ extremita
tibꝫ duorum lignorum. verum h vntigo
oportet ut sit subtilior strictorio. ⁊ ut
fiat ex ebano aut ex ligno buxi. Et ⁊
sit latitudo oĩs ligni q̃s duo digiti
et margo cuiusque amborum ẽ q̃s digi
tus unus. Et longitudo cuiusque eorum ẽ
palmus ⁊ medietas. ⁊ ĩ medio duo
rum lignorum sunt duo additamẽta ex ĩ
gnĩe eidem ligni que iam firma sũt
in utrisque uñsque q̃rum longitudo ẽ me
dietas palmi ⁊ prius parum. ⁊ lati
tudo ẽ utriusque est q̃s duo digiti aut
plus parum. Et ista duo addimẽta intro
mittuntur in os matris. ut aperiatur
cũ q̃s circumvolvis duas vntigines. o
forma alia ad similitudinem huius subtilior
et levior. fiat de ligno ebani aut ĩ

buxi ẽm similitudinem forcipum. o
scuperiẽ in extremitatibꝫ eĩ sũt duo
addimẽta sicut vides. Et sit longitu
do oĩs addimẽti ex eis q̃s palmus. et
latitudo utriusque est duo digiti. Cũ
ergo uis aperire matricẽ cũ eo tunc fac
sedere mulierẽ sup lectum pendẽtibꝫ
pedibus eius. apto quod est inter cru
ra eius. deinde intromitte ista duo ad
dimẽta coniuncta ĩ matricem. ⁊ tu es ĩ
tenens extremitatem instri inferi
us inter coxas eius. deinde aperi manũ cũ
instrumento sicut facis cũ forficibꝫ e
qualiter ẽm quantitatem quã uis ex aperti
one oris matris donec fiat obstetrix
quod vult ĩ opere. forma vntigis aliĩ
quam dixerunt antiqui.

Forma impellentis quo impellitur fet.

Forma almisdac quo stringitur caput mag.

Assimillatur forfici cui sunt dẽtes
ĩ extremitate sicut vides. Et quãdo fit
oblongum sic forcipes ẽm hanc for
mam sicut vides. cui sunt dentes si
cut dentes serre. quo incidutur ⁊ stringi
tur ⁊ fiunt quãdoque magni. ⁊ quãdoque pur.
forma uncini hñtis spinã unam.

Forma uncini hñtis duas spinas.

Forma forficis cui sunt dentes serre
cũ quo stringitur caput fetus.

Forma spatumilis habentis duas extremitates cum quo abscinditur caput fetus.

Forma duorum spatumilium latorum.

Ista instrumenta omnia extenduntur. Et quanto plus multiplicantur species eorum et preparata sunt apud artificem est velocior ad operationem suam et altior apud homines propter quantitatem sui. Non ergo despicias ex eis instrumentum quod sit apud te spatum inecau sabilis est enim necessitas eorum. De extractione secundine.

Quando retinetur secundina apud partum, tunc oportet ut precipias infirme ut retineat anhelitum suum. Deinde fac eam sternutare cum condisi. Et stringe manum tuam super os eius et nares ipsius. Si ergo egreditur per hoc bene est. Et si non tunc accipe ollam et perfora in cooperturio eius foramen. Et pone in ea herbas aperientes os matricis sicut calamentum et nepeta et anetum et camomilla et sticha et cassia lignea et centaurea. Omnes istas herbas aut quasdam earum et submerge eas cum aqua et pone eam super ignem. Deinde embulam arundinis super foramen cooperturii olle et extremitatem olle aliam in os matricis et teneat eam donec perveniat vapor ad concavitatem matricis. Deinde fac eam sternutare sicut diximus. Secundina enim egredietur cum facilitate. Si autem remanet post hanc curationem et non egreditur tunc precipe obstetrici ut submergat manum suam sinistram in oleo sisamino aut mucilagine altee. Deinde intromittat eam in vulvam et querat cum ea secundinam. Cum ergo invenerit eam, tunc accipiat ipsam et extrahat eam paulatim. Si autem fuerit annexa in profundum matricis, tunc intromittat manum secundum quod diximus donec

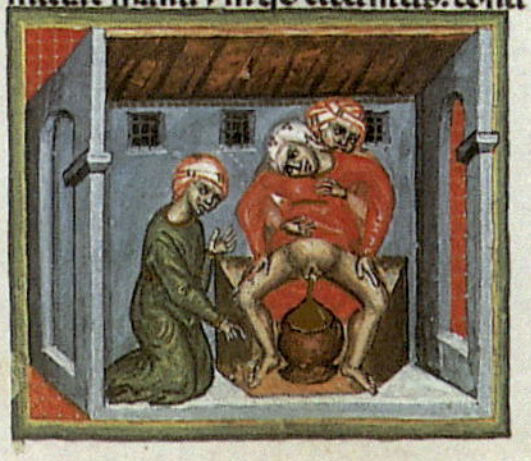

inveniat secundinam et extrahat eam paulatim secundum rectitudinem ut non cadat os matricis apud extractionem vehementer, immo oportet ut permutetur cum facilitate ad latera dextrum et sinistrum. Deinde addatur in quantitate attractionis. Ipsa enim obediet tunc et evadet ab adherentia. Quod si os matricis est coartatum nos iam narravimus curationem et ex medicamine olle cum herbis. Si autem non egreditur cum omnibus que narravimus, tunc cave ne fatigeris super eam in iteratione actionis. Verum oportet ut egreditur ad os matricis ex ea liges ad coxam mulieris. Deinde clistiga eam cum unguento tetrafarmaco. Ipsum enim putrefaciet eam post dies et dissolvetur et egredietur. Verum tamen quando putrefit elevatur ex ea odor malus ad stomachum et caput et ledit illud in infirmam. Oportet ergo ut amministrentur suffumigationes convenientes ad illud. Quidam autem antiquorum iam experti sunt suffumigationem nasturcii et ficuum siccarum. Forma instrumenti quo suffumigatur mulier apud retentionem menstruorum et secundine fiat ex auricalco simile alanna

aut fiat ex ere. Et ponatur extremitas subtilis in vulvam et extremitas ampla super ignem. Et subfumigatio sit posita super prunas teneat eam donec consumatur illa suffumigatio et itera aliam. De curatione ani non perforati.

Nascuntur multi puerorum et ani eorum non sunt perforati quos iam oppilavit sifach subtile. Oportet ergo obstetrici ut perforet illud sifach digito suo. Et si non perforet ipsum cum spatumili acuto et caveat lacertum ne tangat eum. Deinde pone super ipsum lanam infusam in vino et oleo. Deinde cura ipsum cum unguentis donec sanetur. Si autem times quod oppiletur

tunc poñ in foramine canulam ᵭ plũ
bo dieb; mltis ⁊ auferatur qñ puer
uult egerẽ. Et accidit opillatio ani
etiam ex soldatione uulnẽs aut aꝑtu
tis. Oportet g̊ ut secetur illa ↄsolidatõ
deĩñ curetur cũ eo q̄ diximus ex cau
teriꝫ et plumbo. De cura fistularũ
que accidunt in inferioribus. oci.

Fistulle que accidunt i inferiori
sunt nodatio ⁊ grossitudo q̄ accidunt
ꝑpe anũ deforis. aut i spacio uniꝰ pani.
Et ẽ fistula una aut plures. Cum ergo
antiq̃tur illa nodatio apitur et exit ex
ea humiditas aquosa alba aut pus. ⁊
Et qñ sunt ex istis fistulis penetrã
tes ⁊ penetrãtes ergo cognoscunẽ p ui
um qđ egđitur ex eis ex egestione et
uentositate qñ uatur infirmus ege
stionẽ ⁊ forsitasse egđitur ex eis ũrina. ⁊
sunt ex eis fistule qñ sunt i spacio pe
netrãtes usq; ad uesicam. ⁊ usq; ad i
meatũ ũge. Et sũt ex eis penetrantes
usq; ad iuncturã coxe ⁊ usq; ad nodũ
caude. Et ea aũt quo cognoscitur fi
stula penetrans usq; ad anũ ⁊ anũ
penetrantẽ. Cum uõ intromittas di
gitũ tuũ indicẽ in anũ ⁊ intromit
tas tentam subtilẽ in fistulã ex ere aũ
ferro qñ ñ est tortuositas. Q̄ si in ea
est tortuositas. tũc intromitte in eã
tentã ex plumbo subtilẽ aut pillũ
ex pillis equoꝝ. donec sencias tentã
aut pillũ in digito tuo q̄ si ñõ senti
eam penitus neq; ꝓcedit ex foramĩe
aĩd ex egestione. neq; uentositas ne
q; ũrina sicut diximus. tunc scias q̄
ẽ penetrans ñ. ꝑꝑa ergo ad curationẽ.
Et qñ fistula est penetrans usq; ad i
uesicam aut usq; ad meatũ ũge. tũc
significatio eius est exitus urine i
ex ea. ⁊ ꝓhibitio eius ad hoc ut ↄsolidetẽ
locus cũ medicinis. Si uõ est penetrãs

usq; ad iuncturam coxe aut usq; ad
os coxe. tũc signũ eius ẽ q̄ puenit ten
ta usq; illuc si nõ est in ea tortuositaš
usq; ad os. ⁊ inuencio doloris i circu
itu ptis ⁊ q̄ egđitur pꝰ ex ea semp ⁊ q̄
nõ ualet in ea medicatio neq; ↄsoli
datur cũ ungtõ. Et i istis fistulis uľ
omnib; penetrãtib; non ẽ curatio oĩo. ⁊
Et cura eaꝝ est labor ⁊ uanitaš ei ex
stultis medicis sup quẽ formatẽ. In il
la aũt que est ñ penetrans. ⁊ nõ antiq̃
spatur sanatio cũ ferro s̾m q̄ ego nar
ro tibi. ⁊ q̄ ego iam ꝓbaui. Et ẽ ut ia
ceat infirmus intẽ manus tuas sup
dorsum suũ ⁊ eleuã crura eiꝰ usq; supẽ
coxas ipsius ⁊ coxe eius sint inclina
te ad uentrẽ ipsius. deĩñ intromitte tẽ
tam plumbi aut eris si est fistule tor
tuositas. donec scias ubi puenit ten
ta. Si aũt sentit eam infirmus circa i
anũ. tũc oportet ut intromittas digitũ
tuũ indicẽ in anũ. Si ergo sentis i di
gito tuo iam puenisse tentã ꝑ se ipsã
detectam. ꝑter q̄ sencias intẽ digitũ
tuũ. ⁊ intẽ ipsam siphac aut carnem. tũc
ergo scias certe q̄ ẽ penetrans. Nõ ergo
laborẽs in ea qm̃ nõ est eiꝰ sanatio sicut
diximus. Dixerunt aũt q̄ sanatur in
quib; dam hominib; raro. Et ex me
dicatiõe qua ei spatur iuuamẽtũ. est
ut ignias cauterium subtile. s̾m quantitatem
plenitudinem fistule sic pcessit. ⁊ intro
mittas ipm̃ ignitum i fistulã donec
puenias circa anũ. deĩñ itera illud biš
aut ter donec scias q̄ iam adhuste
sũt omẽs ille carnes adulte similiter q̄
sunt similles canulle pẽne auis. de
inde cura illud cũ licinis inuolutis
in butyro donec egđiant ille carnẽ
que adhuste sunt. deĩñ cura illud cũ
ungtĩs generantib; carnẽ ⁊ ↄsolidã
tib;. Si ergo sanatur bñ ẽ. Et si non

tunc nō sanatur cū illa curatione i
unquā. Et si ingreditur tenta. ⁊ nō penetrat usq; ad digitum tuū qui ē in ano
et ē int ipm. ⁊ int tenta uelamē spissum ex carne aut sifach. ⁊ uides fistulam in eo q' sequitur sup finem
cutis. tunc secca cutem ab initio fistule. ⁊ tu uadis seccando cū tenta. ⁊
est in fistula donec puenat sectio ū
puenit tente extremitas ⁊ liberatur
tenta ⁊ cadit. deīn mundifica illas carnes filatas q̄ assimulantur camule p̄
ne acus ⁊ nō remaneat ex eis aliqd
Si aūt uincat te sanguis. ⁊ solutur
int te. ⁊ int operatōem tuam ut secces
illas carnes. tunc melius q' sit ⁊ uelocius iuuamēti est cauterizare eā cū i
g̃ aut cū medicinis acutis. Qm̄ cauteriū ē i q̄ agg'at duas bitudies bonas ad
bustioēi. illaz cū nū additionē ⁊ abscisione; sanguis ⁊ ex eadem; humitatu; deīn
cū illo q̄ uenimus inuolutis i butyro.
aut caulib' donec locus emittat pus
et egrediantur ille carnes adhuste in
pus. deīn cura tunc uulnus cū ungūt
q̄solidatiuis generantib; carnē. dura
ec sunt mediante in quibus sunt stipticitas. ⁊ exiccatio. Nam qñ restauratur. tunc iam sanatur ⁊ ñ times iterationem. Si aūt fistula iam puenit o
usq; ad pfundum ani. ⁊ elongatur
a supficie corporis. tunc intromitte
digitum tuum i anū. ⁊ inqre cū eo. ⁊
Si ergo sentis tentam ⁊ int te ⁊ ipsā
est uelamē ex sifach aut carne ⁊ est
ppinqua penetratioi. tē ñ est opō in
illo ñ sm̄ uiā fiducie ⁊ spei. q' ē q' a
inmistratur unum triū modoz. aut
cauteriges ipm sic diximus. aut ut secces eam donec q̄sequaris qcauitatē
eius aut sic possibile tibi intromittē
uenia ⁊ curatioē; ex pximo. ⁊ nō p

cedas multum cū sectione ut non
incidas lacertum q̄tinentē anū. ⁊ accidet sup infirmū exitus egestiois
absq; uoluntate. deīn cura illud cū
eo qd diximus. fortasse ei sanatur. ⁊
Qñ ū elonges illō uelamē ⁊ mūdes ipsū
p'q' seccas ipm usq; ppe anū. sicut o
diximus. aut cū tenta aut cū instrō
alio acute extremitatis. deīn mundifica illas carnes filatas q̄ sunt in
sectioē usq; ubi potes cū pscrutione
deīn conare curatione; ul' restaurationē locus cū sectiē ⁊ orificio sup
iore ubi q̄solidatur. ⁊ remaneat fistula apta in itenore ptē anus ⁊ erit
leuius sup infirmum. Et qñ̄ sutur
fistula sm̄ hunc modū. ⁊ ē qñ intromittis tentā i fistulā ⁊ ē illa i c. ani eēa sup
ficiē cutis cōl. tente ⁊ inãgine ani. tē
acc̃ tentā; pforate ex̃tāta sī q̄ ē sic acus
alesfkef. sm̄ hāc formā ⁊ intrude i ea filū .i. ip̄amenti tona.

suo stri; ex v. filis ⁊ circue ea. deīn intro
mitte tentā cū filo in fistulā; donec q̄
sequaris qcauitatem eī. Si ergo ē penetrans in inãgine ani intimū ppe. tē
extrahe filum ex illo foramine. ita ū
intromittas digitū tuum i anū ⁊ extrahas extremitatē fili. ⁊ agges duas
extremitates simul. ⁊ stringe utrāq;
et dimitte illud die uno aut duob;
dieb'. Et q̄to plus incidit filum i carne stringe ipm bñ donec incidantur
ille carnes que sunt int duas extremitates fili ⁊ cadant. deinde cura uulnus donec q̄solidetur ⁊ sanetur. Si
aūt orificium fistule nō est penetrās.
tunc fac ipm penetrare q̄oq; mō spatur
tibi. nisi sit in pfundo multū. Nō enim est tibi. ut facias illud p lacertum ⁊
ut nō incidas ipm. deīn fac cū ea sic

diximus donec sanetur forma spatu
mili spinosi quo finditur fistula cuius
curvitas est acuta valde et pars altera
non acuta. aut non incidas illud quod
non est necesse sicut diximus.

De sutura emoroydarum ex quibus currit
sanguis. et incisione earum et curatione.

Sunt emoroydes secundum fistularum
duos modos aut cum sunt intra
anum similes vesicis carbonum aut que
sunt sicut grana uve. Et ex eis etiam
sunt magne et parve et sanguis currit
ex eis semper. Et est una et sunt multe
et sunt extra anum et in extremitati
bus eius. Verum iste que sunt extra anum
sunt secundum plurimum pauce humiditatis. et
quibus currit aqua citrina aut parum san
guis currens assidue. et sunt secundum colorem
corporis. Et curatio eius que est intra anum
est ut precipias infirmo ut assellet et exprimat
donec egrediatur anus et appareant tibi
athelil. Festina ergo et suspende cum uncis
aut tene eos cum ungue tuo. deinde incide
eos apud radices suas. Si autem non retin
etur in eis uncinus propter humiditatem eorum
et ipsorum mollificationem tunc cape eos cum
panno aspero. aut cum coto exeliponte lane
aut ... et extrahe eos cum digitis tuis. deinde
incide eos et pulveriza super eos post incisio
nem quosdam pulveres calidos. ut stent
eis loco cauterii. aut cauteriza eos secundum quod pre
cessit in capitulo cauterizandi. deinde cura
eos cum reliqua curatione donec sanentur.
Et si non obedit anus egressioni. tunc clistere
nga anum clisteri (i. alii infirmi) in quo sit mordicatio
parva. ut laventur cum eo quod est in ano. et
obediat egressioni velociter quando exprimit i
se infirmus. Si autem athelil sunt extrin
seca ab ano. tunc res eorum est levis facilis.
Et est ut capias eos cum uncino. et incidas i
eos. deinde cura eos cum eo quod diximus
donec sanentur. Et qui abhorret incisionem
cum ferro. tunc oportet ut administres ligatu
ram eorum secundum hunc modum. accipe filum in
volutum. et intromitte ipsum in acum. deinde
extrahe athelil ad superiora. et fac ipsum pene
trare cum acu in radice eius ex parte altera
et involve duas extremitates fili in
inferiori parte acus. et sunt latitudinaliter
et stringe athelil strictura forti. deinde no
da filum et extrahe acum. fac illud cum
omnibus athelil. Et dimitte ex eis unum
nec stringas ipsum ut currat ex eo superflu
itas sanguinis. deinde pone super anum
pannum infusum in oleo ro. aut cerotum.
et pone ipsum super anum. et precipe infirmo ut
quiescat. deinde dimitte ipsum donec ca
dat. Cum ergo cadunt athelil. cura eos
cum unguentis. et reliqua curatione donec i
sanetur. De cura fissurarum. R.

Multociens accidunt ex exiccatione
secessus et constrictione nature. Q
Cum ergo antiquantur. et non valet in
eis medicina. tunc oportet ut radas
cum puncta spatumili. aut cum ungue tuo
donec fiant humide et auferatur cutis (i. al' cortex)
ab eis superior que prohibet eas a consoli
datione. deinde cura eas donec consolide
tur. secundum quod oportet. Si autem non consolidantur
tunc itera eas cum rasione vehementiori quam
prima donec sanguinent et rasti et exco
rientur. deinde cura eas donec sanentur.

Scias quod al De curatione almesimir
(i. clavus) almesimar non est inversorum. et non immi
nens nodus rotundus sectorum. et athelil sec
secundum colorem corporis capitis et formice.
similis capiti clavi. Et fit in toto corpore
et precipue in inferioribus partibus pedum et in
digitis. Et accidit ex eis dolor et perturbatio
...
bulationem. Oportet ergo ut secces ...
circa circuitu clavi et teneas cum forfici
bus. aut cum uncino. et extrahatur ...

dice sua. deinde cura illud. et si vis cauterizare
illud secundum quod precessit in capitulo suo
de verrucis. aut ficus unius est eminentia
parva aspera fissurata rotunda super superfici-
em corporis. et multociens accidunt in
manibus puerorum. et curatio eius est ut
extendas verrucam. et incidas ipsam. aut
stringas ipsam cum filo de serico aut cum
pilo donec cadat. Et si vis cauterizare ipsam
secundum quod premissum est cum igne aut cum me-
dicina acuta. Et iam eradicantur verru-
cae incise et non incise cum instrumento quod ego
dicam. De cura formice.

Formica autem est eminentia parva ob-
scurata grossa super superficiem corporis
pungens in profundum valde. Et quando in-
venit eam frigus sentitur in ea simile
mordicationi formice. Et fit in corpore
toto. et plurimum eius fit in manibus. Et cu-
ratio eius est ut accipias cannulam ex pen-
na anseris. aut penna vulturis forti. et po-
ne illam cannulam super formicam. donec
contineat circulus cannule ex partibus omnibus
eius. deinde revolve manum tuam cum can-
nula donec secetur quod est in circuitu
formice. et ponas eam in profundo carnis
et eradices formicam ex radice eius. Et
si vis fac illud cum cannula eris aut ferri
secundum hanc formam.

Sit superius cannulle ad subtilitatem
trahens surculum involutum. aut aliquid
super digitum apprehensio eius et ipsius
revolutio. Et si vis cauterizare formicam
secundum quod premissum est in cauterizatione de verruca
vel in capitulo de cauterio. De formis in-
strumentorum que administrantur ad clisteri-
zandum.

i. non perforati vel apertum.

Quando fit clistere ex argento aut ex
ere fuso aut malleato. Et quando fit ex istis instrumentis parvum et ma-
gnum secundum illos in quibus administrantur.
Illud ergo quod administratur in cura-
tione puerorum parvorum sit parvum. et quorum
anni sunt debiles aut dolorosi sicut in
clisteria eorum.

Forma clisteris magni et parvi.

i. caput.

Canna eius superius in quo ligatur
vesica sit ampliuscula secundum hunc modum. et sit ei
distinctio ut ligetur vesica sicut vides.
Et extremitas eius inferior que intromitti-
tur in anum sit clausa levis valde trahens
ad subtilitatem. et in uno laterum eius sicut
duo foramina et in latere altero foramen u-
num. Et sit amplitudo foraminis secundum gros-
situdinem radiorum. et grossius parum. Et sit
vesica in quo ponuntur medicine ex vesica
animalis. aut excorticata ovis que fit secundum for-
mam a sofrate parve cuius radix sit pal-
mus unus et perforetur foraminibus mul-
tis sicut vides revolutis. et sit spacium
quod est inter omne foramen et grossitudo in
digiti. deinde intromitte in illa forami-
na filum forte ex filo crudo quod fit ex
x. filis aut circiter ea. et aggrega cum eo vesice
sicut assoftam. Cum ergo ponitur in eo ut
stringatur in capite clisteris inter duo di-
stinguentia cum stricto et forti. deinde clisteriza
cum eo. Et hec est forma clisteri uni et fora-
minis. qualitas autem
clisterizandi cum eo
est ut impleas
autem aut vesi-
cam ex medici-
na que sit cale-
facta secundum quantita-
tem convenientie infir-

·i· corui sed qui uiaret hominis

mi. Et caue ne sit calidum ualde neque
frigidum ualde. deinde resupinetur infirmus
super dorsum suum. et eleuet crura sua
ad superiora. et pone sub eo nitalium et
aut linteamen. deinde inunge extremi
tatem clisteris cum oleo aut cum albu
gineo oui. aut cum mucilagine fenugre
ci. aut silium. deinde intromitte ipsum
in anum cum facilitate. deinde accipiat mi
nister utrem cum duabus manibus suis
simul. et exprimat ipsum cum uehementia
donec euacuetur totum quod est in cli
steri in intestinum. deinde extrahe clistere
et eleuet infirmus crura sua ad pa
rietem. Quod si medicina cogit eum ad e
gestionem. tunc teneat quantum potest. Et
si dormit cum ea nocte una est magis ulti
mum iuuamentum. Si autem clisterizas eum
in egritudinibus solutionis uentris. et
festinat exitus eius. tunc itera clistere do
nec sanetur. Si autem sunt in ano emo
roydes. aut apostemata ledentia. tunc sit
clistere subtile ualde lene ex clisteribus
quibus clisterizantur pueri. Et iam pre
sit forma clisteris subtilis super quod stric
tura cutis. **De curatione uulnerum.**

Iam diximus in diuisione de cura
tione uulnerum quod conueniebat libro
et ego dicam hic curationem eorum cum
manu et cum medicinis secundum complementum.
Dico ergo quod uulnera diuersificantur secundum
illud quo fiunt uulnera. et secundum locum
super quem cadit uulnus. Res ergo quibus
fiunt uulnera. multotiens fit sicut
iactus lapidis. aut incisio ensis aut
cultelli. aut percussio cum lancea aut ligno
aut sagitta. aut similibus illis ex rebus mul
tis. Vulnera autem que fiunt secundum locum
corporis fiunt sicut uulnus quod cadit super
caput aut collum. aut pectus. aut uen
trem. aut epar. et similia eis ex membris.
Et ego sum narrans curationem quorundam

uulnerum. ut ponam ea commemorationem et re
gulam super reliqua uulnera. Et ego inci
piam a uulneribus capitis simplicibus. quo
rum rememoratio compositorum uenit in prin
cipio capituli. Dico ergo quod quando accidit
in capite uulnus simplex et non est frac
tura ossis. considera tunc si est iactus
lapidis aut ei similibus. et iam fregit cute
cutem et est uulnus magnum. et times super
infirmum euentum apostematis calidi. tunc cephali
cam flebotoma cephalicam statim et non tardes
illud. et extrahe ei ex sanguine secundum quanti
tatem uirtutis eius si non fuerit prohibens ad
flebotomiam. et precipue si fuerit sanguis qui
egreditur a uulnere paucus. Et sit flebotomia
ex opposito partis uulnerate. et caueat sibi infir
mus a repletione et uino. et cibis grossis.
Si autem ammunitionem prohibet aliquid tunc
minoret ex cibo. et non appropinquet car
nibus neque uino. Et pone super uulnus
si accidit ei apostema calidum cotum infusum
in oleo rosarum solo. aut cum uino in quo est sti
pticitas. Si autem securus ab apostemate eius
es. tunc pone super uulnus si est recens
cum sanguine suo. et non mutauit ipsum
aer puluerem quem ego narrabo post paululum.
Et si iam mutauit ipsum aer. tunc pone
super ipsum quedam unguenta donec sanetur.
Si autem uulnus est magnum. aut est
ex incisione ensis et similium. et non aggregantur
labia eius per puluillos. tunc aggrega ipsa con
sutura secundum quod ego narrabo in uulneribus
uentris de sutura eorum. Si autem uulnus
iam detectum est ab osse et pendet. et non
est retentio eius nisi in suspensorio pro. tunc
incide ipsum. deinde cura uulnus cum me
dicinis. et restaura in eo carnem durum
loco cutis. Et precipe infirmo ut alteret
cibis in quibus est grossitudo. sicut capita
et tritici cottum. donec fit ut pultes et
eis similia. Quod si inueneris in carne pu
trefactionem. et non adheret ossi. tunc

incide putrefactum totu. et pice ipm.
deni cura illud. Si aut in his uulni
bus e arteria aut uena ex qua fluit
sanguis. et no absciditur p medicinas.
tunc inquire sup arteriam. Si g inue
nis eam n seccã. tunc secca eã spatiu co
muni. aut liga eam. Q si necessitas p
uocat qm no confert illud qd diximus
tunc cauteriça eam donec absciciatur
sanguis. Si aut uulnera ista fuit pu
ra simplicia et res eo e facilis leuis
ita ut puluerices sup ea hunc puluere
qm consolidat ea an mutet ea aer. Co
R ecipe olibanum **dus pulueris.**
ptes .i. sanguinis draconis. ptes
duas. et calcis non extincte ptes. iij. et
teranto misceant. et cribellentur. et implea
tur ex eo uulnus. et constringatur constricti
one bona. donec adhereat sup ipm et
bene. et coaguletur cu sanguine. deinde
stringe ipm desup cu puluill. et dimit
te ipm neq solvas eum. diu pmaneat
ita q n aperiatur. Nam n eradicetur ab
eo medicina donec sanatur. Et qnq fac
illud calx sola qm n sunt tibi psentia
olibanum et sanguis draconis. et iam
fac hanc eande operatione in multis ex
uulnerib magnis. qm conuenit ut pona *ul' ostendit.*
tur sup ea. et stringatur. et sunt uulnera
recentia e sangne suo q n alterauit aer. Q si ia
aer alterauit ea quada alteratione precipue qm est
in tpre estatis. tunc no est proportioni h
pulueris intencio. Cura g ipa cu eo qd
diximus ita ut ponas sup ea queda
ungta digestiua. aut ponas sup ea pl
tes ex farina ordei factas cu aqua et o
melle. donec eiciat pus. deinde cura i
ea cu reliqua curatione donec sanet
Si u o accidit cu uulnere fractura i os
se. et e pura. tunc extrahe illud os cu
gesti. Et ego iam dicam curati oes fra
cturar corpis i eo q futur e. **D uulnerib**
colli.

S i aut uulnus accidat in collo
tunc no est int ipm differecia
in medicatione. et int uulnus capi
tis qm est simplex. Si aut iam incissus
est neruus colli aut arteria. tunc si est n
uus no est i eo ingenium nisi ut deu
tetur eius curatio cu eo qd facit sup
tacitatem uehementem. sicut cum cumar et
cega. et eis similia. qm nocent neruis et
contrahuntur eos. Et no ponas sup uul
nus aliqd frigidum oio qm substa n
uorum est frigida. et continuatio eorum e
cu cerebro qd est sublimius mebrorum. et
sit illud quo curatur ex medicinis
lene sicut calx abluta cu aqua dul
ci aliquociens infusa cu oleo. aut cu
oleo ro. et thuchia. qm abluitur. et cu
aqua dulci. et reliqui i lapides mine
rales sm hunc modu. et ungta huiusmodi
Si aut uulnus e magnu tunc ad
ministra sutura aut coarta labia
eius cu puluill. deinde cura ipm donec
sanetur. Si u o uulneri e pfunditas
aut accidit i eo sinus i inferiori parte
ei i quo i aggatur pus tunc pfora
ipm i mag depisso loco i eo. Q si iam
incisa e in uulnere arteria. et consecutus
est sanguine eius fluxus. tunc sepa *ul' loca.*
ea et liga ipam. aut cauteriça ea si pro
uocat necessitas ad illud. Si aut iam
incidit spondiles guttis aut totum
et saluate sunt alhaudegi. tunc agg
ga labia cutis cu sutura sup eam i
guttins. et no tangas guttur. imo eq
ipm. et reduc ipm sup figura suam i
naturalem. deinde stringe ipm strictura
decenti. et dimitte ipm diebz aliqt.
deinde cura ipm cu ungtis in qbz e stip
ticitas. et exiccatio donec sanetur. Si
aut uulnus iam fecit impssionem
in osse tunc pquire ipm. tunc si in
ipo fragmenta fuit ossis extrahe ea oia

aut que potes excis. Et quod separatur di
mitte illud donec putrefiat uulnus.
et separetur. et alleuietur egressio eius. Quod si
uulnus fuerit recens. et puluis [illegible] super
ipsum puluerem quem narraui. Si autem fuerit
in uulnere os. et fit fistula. tunc cura ipsum
cum eo cuius rememoratio uenit in cap
itulo suo.

De uulneribus in eius que est ...

Si est percussio lancee. spatulas.
aut cultelli. et uides ei profundi
tatem. tunc considera. Si ergo ex uulnere
egreditur uentositas quando anhelat ex eo
infirmus. et scias quod uulnus est mor
tale. Quod si fuerit ei profunditas. et est re
cens cum sanguine suo. tunc non ponas
in eo ipsa hora puluerem. neque stringas
ipsum. ut non retineatur sanguis in profun
ditate eius et reuertatur ad cor. et interfi
ciat infirmum. Sed pone in ipso unguentum
attractiuum. et solue ipsum in diebus. Si
uero unguentum est non tibi presens tunc po
ne in orificio uulneris coctum uetustum
ut suggat illud quod egreditur de eo ex
humiditatibus. Et fac ut dormiat infir
mus super uulnus ut currat quod aggrega
tur ex eo. Si uero preterierint uulneri tres di
es aut plures. et non accidit et infirmo spas
mus. neque tremor cordis malus. Ne
que strictura in anhelitu. et uides reliquas
dispositiones bonas tunc scias quod u
ulnus est sanum. Cura ergo ipsum cum ue-
nus [illegible] et reliqua curatione donec sanetur.
Si uero extenuatur sanatio eius. et iam aperitur
semper. tunc scias quia iam factum est fistula
cura ergo ipsum ex capitulo suo. Et si i
uulnus ex incisione ensis aut culte
lli et est simplex in superficie pectoris aut
dorsi. tunc cura ipsum cum eo quod precessit ex
sutura. si est magnum. aut cum puluere si
est paruum. Si autem iam fecit impressionem
in osse. et incidit in eo frustra. tunc inquire
uulnus. [illegible] ad extrahendum illa o
frustra si sunt separata. tunc dimitte
eam donec putrefiat. Si uero non sunt
separata. tunc dimitte eam donec putre
fiat uulnus alleuietur ei extractione ea
rum. Reliquorum autem uulnerum acciden
tium in reliquis membris. iudicium in
curatione est iudicium eius quod diximus.

De uulneribus uentris et exitu intesti(norum)

Disruptio que in et cura eorum uel et ci...
accidit uentri. est magna. cura.
media et parua. ex magna igitur quoniam i
egreditur intestinum. aut multa intestino
rum. Quare fit intromissio eorum et eorum
sutura uehementior. et difficilior. et disru
ptio parua et fit difficilius ex modo alio
sequitur ergo ut reductio sit eorum dif
ficilior si non properas intromissionem sua. ad
locum suum statim quoniam aperitur et inflatur.
Quare difficilius fit introitus eius. et
propter hoc ergo fit melior disruptionum
disruptio media quoniam cum ea non fit dif
ficilius reductio intestinum sicut fit diffi
cilius in his duabus speciebus. Et scias quod su
tura uentris est secundum .iiii. modos due
suture communes conueniunt in sutura
reliquorum uulnerum corporis. Et due i
sutture alie proprie communicant reliquis
uulneribus. Secunde sunt magis proprie
cum sutura uentris. Et ego narro tibi
unamquamque cum expositione et declaratione
Dico ergo quod quando uulnus est paruum et egre
ditur ex eo aliquid ex intestino. et fit di
fficile reducere ipsum. tunc illud est propter
unum duorum modorum. aut propter paruita
tem disruptionis sicut diximus. aut
quoniam in intestino est inflatio propter frigus
aeris. Quando ergo illud est ita tunc oportet
ut calefacias ipsum ita ut submergas o
spongiam. aut pannum humidum in a
qua tepida sola aut decoquas in aqua sq
uinantum et ciperum et spicam. et embroces
cum ea intestinum donec resoluatur inflatio

ꝓp frigus aeris. Cū ergo illud ē ita.
tunc oportet ut calefacias ipm̄. ita
ut submergas spongiam aut pannū
huiusmodi in qua decocta sola aut deq̄
quas in aqua. Et qn̄ fac̄ illud iuuo
in quo ē spicatus. et est melius i aq̄
aqua sola in resolutione inflationis. c
Cum ergo uides inflationem iam reso
lui. tunc humecta intestinū cū aq̄
in qua decocta est altea aut malua.
Nam pillud alleuiatur introitus eius
cū re pma. Si autē excusatur reditꝰ ei
pt̄ hanc curationem. tunc finde i di
sruptione parum cū instrō quo sera͂
tur emoroydes. Et curatio pima ē me
lior qm̄ sp̄atur q̄ sectio. 7 nō fit coac
tio ad secandum pt̄ necessitatē et
defectum instrumenti. Sit par eius

una que est decta acuta. 7
pes eius altā nō acuta. Et extremit
tas subtilis nō sit cū subtilitate sp
atumil. imo sit obtusior parum pre
ce est illa que similatur calamo sic
uides. Cum ergo amplificat̄ 7 ingdi
tur intestinū. tunc oportet ut sit re
ductio eius sm formam suā naturalem
in loco suo sibi ppo si possibile ē sup
illud. qm̄ ē melius. Cū uō disrup
tio est ampla. 7 est in inferiori pte uē
tris. tunc oportet ut facias iacē in
firmū sup dorsum suū. 7 pone crura
eius altiora capite suo. Et si est in su
periori pte uentris. tunc pone intenti
onem tuā. et tuā consideratiōem simp
in hoc ut pars in qua ē uulnus sit i
altior pte alia. Et ita oportet ut ami
stres illud in uulnib3 magnis. 7 i uul
nerib3 medus. In uulnib3 aūt puis
pcē illud sm̄ qd̄ sp̄atur tibi. deinde
fac ut sit p̄sens int̄ manus tuas pus

minister qui teniat disruptiōe3 suā
totam manu sua. 7 aggrega labia eius
deinde detege ex ea ei qui sequitur
sutura3 ab pt̄ illud. Et iste ē modus
suture communis uni. Et ē ut ac
cipias acum aut nūm acuū sm q̄
titatem amplitudinis uulnis. de
inde dimitte ab extremitate disru
ptionis q̄titatem digiti anularis. 7
Et fige acum unā. pter qd̄ introite
tas in ea filū in duab3 extremitati
b3 cutis cū duabus extremitatib3
sifach quod est sub cute ab initio oīb3
donec facias eam penetrare ab illa
et cum iam aggrega duas extremita
tes cutis. 7 duas extremitates sifa
ch. 7 fiunt. iiii. ordines. deinde fige i
circuitu acus aliquotiens cū filo du
plo a duab3 ptib3 simul. deinde aggrega
duo labia uulnis aggregatione decē
ti. deinde intromitte grossitudinē digi
ti 7. 7 fige in eis acum aliam p̄tea o
recta cū eo filo sicut fecisti cū acu i
pma. Non ergo cesses facē illud cū
eo quo indiges ex acubus donec
compleas constrictionem uulnis
totius. Et sint acus medie int̄ gros
situdinē 7 subtilitate3 qm̄ acus o
subtiles ualde uelocit̄ incidunt cū
nem. 7 grosse fuit difficil' introitus i
cutē. ppter illud ergo oportet. ut sint o
medie in subtilitate 7 grossitudine
Et nō oportet ut frangatur acus in
duab3 extremitatib3 cutis ppinque
multū ut nō incidatur caro uelocit̄.
et aperiatur uulnus an consolidationē
suā. 7 nō elongetur 7 cū sutura. ut nō
prohibeatur uulnus a consolidatione.
deinde incide acuū extremitates. ut
nō ledant infirmū apud sopnum su
um. Et pone eis pululos ex pannis
ab omni pte qui teneant extremita

tes acum et dimitte eos donec scias i
quod vulnus iam consolidatum est. Et
hec quidem species suture melior cum ac
cubus est convenientior in vulneribus pus
quoniam sufficiat in eis acus una. aut o
due. aut circiter eas. Sutura autem
secunda communis est. ut aggreges cum sutura ext
remitates iiii. extremitates duas cutis et extremitates
duas siphac invicem una. et est ut quod sit filum
involutum equale in subtilitate et grossitudine. Deinde
quando penetraveris cum acu has extremita
tes iiii. reduc a parte a qua incepisti ea
dem. ut cadat filum retractum a superiori
parte vulneris. ut sit sutura secundum suturam
pannorum qua stringuntur panni. Et po
ne inter omnem suturam quantitatem cras
situdinis digiti minoris. hanc autem
suturam sciunt homines. Et cum sutura
sui ego vulnus quod accidit cuidam
in ventre suo qui fuerat vulneratus
cum cultello. Et erat disruptio vulne
ris maior palmo uno. Et exierant ex
intestino circiter duos palmos ex in
testino medio. et erat disruptio in
medio ventris reduxi ergo illud
postquam steterat intestinum eius extra v
ulnus. xxiiii. horis. Consolidatum
est ergo vulnus in spatio quod fuit i
circiter. xv. dies. et curavi ipsum et sana
tus est. et vixit post illud annis o
multis conversatus in suis dispositionibus.
Et medici iudicaverunt quod non sana
retur. Et ex miraculo fuit quod ego
non curavi ipsum cum unguento quoniam fui in
loco in quo non inveniebatur unguentum.
neque aliquid ex medicinis. posui er
go super vulnus coton vetustum bis
in die. et assiduam ablutionem eius cum a
qua mellis donec sanatum est. Duas
autem species suture dicam proprias secundum nar
rationem sermonis. Et est ut incipi
as cum sutura acute. et intromittas

acum ab exteriore ad interiorem partem. o
Cum ergo penetrat acus in cutem. et i
la cutem eunte secundum rectitudinem in lon
gitudine corporis tercius dimitte ex
tremitatem siphach in latere in quo intro
duxisti acum et fac penetrare acum in
extremitate alia ab interiore parte ad
exteriorem in extremitate alia mirac.
Cum ergo feceris eam penetrare. tunc
fac eam penetrare secundo in hac eadem ex
tremitate mirach ab exteriore parte ad
interiorem. et dimitte extremitatem si
fach que est in hoc latere. et fac penetrare
acum in extremitate altera ab in
teriore parte ad exteriorem. et fac penetra
re cum penetratione tua quam facis ea pe
netrare in siphach in extremitate mi
rach que est in parte eius. donec pene
tret in ipsum totum. deinde mitte et ab hoc
eodem latere. et sue ipsum cum extremitate
que est ex siphach in latere alio et extrahe
acum ex cute qua penetravit. deinde
reduc eam in ultimam cutem. et sue extremi
tatem siphach que est in latere alio. cum
hac extremitate mirach. et extrahe eam
ex cute que est ex parte eius. Et fac illud
vice una et alia. et fac vicem post vicem
usque quo suas extrinsecum totum secundum
illud exemplum. Et summa modi huius su
ture est ut suas suturam pelliparorum qui
suunt pelles ita ut suas siphac invi
cem una ex parte una ex extremitate cutis
et ut dimittas eam. et vicem aliam ex par
te alia donec compleatur. Secunda species i
Species autem suture quam dixit Ga
suture sh. sutura ... qu lenus.
am dixit Galenus. et iste est secundum or
narrationis eius est ut suas eam secundum o
subtilitatem quod suunt eas quidam
mechanici ita quod aggregant omnem
partem ad comparem suam convenientem
et per naturam et applicant extremi

catem sifach ad extremitatem eius
aliam. et extremitatē mirach ad extre
mitatem eius aliam. Et illud fit s(ecundu)m
q(uo)d narro tibi. Oportet ut figas acu(m)
in extremitatē mirach p(ro)pinquiorē
ab exteriore p(ar)te. et facias eam penetra
re ad interiorem in eo solo. et dimittas
duas extremitates sifach. deinde reuo
lue acum et fac eam penetrare ab ex
teriori p(ar)te ad interiorem i(n) duas extremi
tates sifach. s(cilicet) utrasq(ue). deinde reuolue i(n)
utrasq(ue) et i(n) fac penetrare utrasq(ue) ab
interiore usq(ue) ad exteriorem in duas ex
tremitates sifach alias que sunt i(n) la
tere opposito. Et iste modus sute est
melior sutura omnium facilium. et ē sutura c(on)
cui p(re)cessit rememoratio. Iste est ergo
s(ecundu)m Galienum et. Et dixerunt quidā
rectificatur sutura uentris cum duabus
acubus. Q(uo)d ē ut intromittas i(n) eas ulti
filum unum. et incipe cum intromissi(on)e
acus ex eo q(uo)d est apud te. et facea(m)
penetrare usq(ue) ad latus aliud. s(ecundu)m su
turam corum qui suunt coria equalit(er)
Et scias q(uo)d q(ua)n(do) disruptio ē in medio
uentris. tunc sutura eius est difficilior
q(ua)m reliquorum locorum uentris. Iudiciu(m)
u(er)o medicationis uulneris est iudiciu(m)
reliquorum uulnerum. Q(uo)d ē q(uod) q(ua)n(do) tu q(ue)ndo
consequaris uulnus recens cum san
guine suo anteq(ua)m alteret ip(su)m aer. et re
ducis intestinum et suis ip(su)m et aptas ip(su)m
decent(er). tunc pone ip(su)m puluere(m) medi
natiuum. Q(uo)d si aer iam alterauit uul
nus. tunc pone sup(er) ip(su)m q(uo)ddam un
guentum q(uo)d sunt tibi presentia donec
fiat pus et cadant fila. et consolidant(ur)
sifach et mirach. deinde cura illud sic(ut)
ē curatio reliquorum uulnerum donec sa
net(ur). Si autem n(on) sunt tibi p(re)sentes me
dicine. tunc pone sup(er) ip(su)m statim
ex quo incipit emittere pus. cotu(m) uet(us)

et p(er)muta ip(su)m bis in die sicut docui
donec sanetur. Nam tu n(on) indiges i(n)
medicatione alia in medio plurib(us)
dispositionibus. q(ua)n(do) uulnera sunt simpli
cia. Si autem times q(uo)d communicet uul
nus membris principalibus in lesione.
tunc oportet ut submergas lanam in le
nem in oleo temperate caliditatis. aut
oleo ro(sato). et pone ip(su)m in circuitu locorum
que sunt int(er) inguina et sub ascellas
Q(uo)d si senciat dolorem aut putrefactio
nem in intestinis. Nam multociens
accidit illud tunc clisteriza ip(su)m cum
uino stiptico nigro tepido p(re)cipue. i(n)
si putredo iam p(er)uenit i(n) intestino.
et facta est corruptura penetrans usq(ue) ad
cauitatē eius. Et scias q(uo)d illud q(uo)d
ē ex intestino grosso est facilioris i(n)
sanctionis. Et q(uo)d ex eis ē ex subtili.
est difficilioris sanationis. Intesti
num autem quod nominatur ieiunum no(n)
suscipit sanationem ex uulnere quo
d cadit in eo omnino. Et illud est multi
tudinem eius q(uo)d est in eo ex uenis. et
magnitudine earum. et p(ro)pt(er) subtilita
tem corporis eius. et p(ro)pinquitatē ip(s)i(us)
nature neruorum. Si autem illud q(uo)d
p(ro)cedit ex uulnere est chirbum et conse
quens ip(su)m recens. reduc ip(su)m s(ecundu)m i(n)
rectitudinem tuā qua reducis inte
stina equaliter. Si u(er)o p(re)terierit ei spa
cium. et iam factum ē uiride aut nigru(m)
tunc oportet ut stringas ip(su)m cum filo
sup(er) locum qui denigratus est ex eo
ut n(on) accidat fluxus sanguinis. o
In chirbo enim sunt uene et arterie.
deinde incide q(uo)d est p(re)ter illud liga
mentum. et pone duas extremitates
fili pendentes ex inferiore p(ar)te uul
neris ext(ra) ip(su)m. ut alleuiet(ur) s(ecundu)m te attractio
eius. et extractio ip(s)i(us) apud casum chir
bi. et emissionem pus uulneris.

Rememoratio vulneris quod ac
Quando āt cidit in itestino.
accidit disruptio i intestino ꝛ
est pua. tunc possibile ē ut restaurēt
in quibꝫdam hominibꝫ. ꝓpē ea qꝛ e
go vidi qui fuit vulnatus i uētre
suo cū pcussione lancee. ꝛ erat vul
nus a dextra ſtoī. ꝛ antiquatū est u
ulnus ꝛ fcīm est fistula. et exiuit ex
eo egestio ꝛ uentositas. posui ergo i
curatiōem in eo ſm q̄ ego nō sum cō
fisus in sanatione eius. neqꝫ cessa
ui subtiliare ipm̄ donec sanatus ē
et ꝯsolidatum est vulnus. Posquā
ego vidi locum iam ꝯsolidatum ti
mui sup infirmū q̄ accideret sup eū
accidens mali in uentre suo. ꝛ nō ac
cidit ei ex illo accidēs mali. ꝛ perma
sit in melioribꝫ dispōnibꝫ suis
comedens bibens ꝛ ſtuēs. ꝛ intra
uit balneum. ꝛ exercitatus ē in ditis
suis. Et iam dixerunt quidam exp
imētatorꝫ qꝛ qn̄ accidit in itestino u
ulnus. ꝛ ē puum. tunc oportet ut li
getur ſm hunc modū. Et ē ut acci
pias formicas magnorꝫ capitum.
deīn aggrega duo labia vulnīs. ꝛ pone
formicā unam ex eis que hñt os a
ptum sup duo labia vulnīs. Cum
ergo capit sup ea ꝛ stringat os suū
abscīde caput eius adheret enim et
nō dissoluitur. deīn pone formicam
aliā ꝓpe primā ꝛ nō cesses facē illud
cū formica ꝑ formicā ſm q̄ntitatem
vulnīs totius. deīn reduc ipm̄ ꝛ sue
vulnus. Illa enī capita remanēt a
nexa in itestino donec alteratur itesti
num ꝛ sanetur. ꝛ nō accidit īfirmo
nocumentum penitꝰ. Et iam possibile
ē ut ligetur intestinū ꝛ cū filo subtili
qd̄ assūm ē ex intestino aīalꝰ. ā necto
cū eo ſꝑ intromittit in acū. Et ē ut
accipias extremitatem hꝰ fili ex ite
stino ꝛ excarnetur multū. deīn liga
i extremitate eiꝰ filum lini subtile
inuolutū. deīn intromitte illd̄ filū
i acū ꝛ sue cū eo intestinum. deīn re
duc ipm̄ in disruptiōem. Et iste mo
dus suture cū formicis ꝛ intestino
Non ē nisi ſm viā fiducie ꝛ spei. Si
aūt vulnus ē magnū amplū ꝓp
ue si est i uno intestinorꝫ gracilīū
tunc nō est ingeniū nisi subtilia
tio. neqꝫ est eius sanatio oīo. De cura
Scias quod aguchen ꝛ fistularꝫ
vulnus cū. aut apā qn̄ ueterā
scit ꝛ antiquatꝰ ꝛ fit ulcus ꝛ nō ꝯso
lidatur ꝛ emittit pus semp nō ab
scinditur. tunc noīatur vniūsalī
in quocūqꝫ mēbro fuerit fistula. Et i
nos nominamus ipm̄. çurkemen.
Et fistula quidem ē ſm ueritatē no
datio filetata dura alba. cū quā nō
ē dolor. cui est ꝯcauitas sic ꝯcauitas
pēne auis. Et ꝓpterꝰ illud nominatꝰ
eam q̄dā fistulam. ꝛ est in quibꝫdam
horis humida que emittit pus. Et
fortasse abscinditur humiditas i qbꝫ
dam horis. Et qñ est h humiditas
multa ꝛ ē pauca et ē grossa. ꝛ est sub
tilis. Et ego iam pmisi in diuisiōe
cū cum dixi vulnera q̄ omē ulcꝰ
quod nō sanatur neqꝫ nascitur i eo i
caro nō est nisi ꝓp unā nouē cārꝫ. quarū
una ē aut ꝓp paucitatē sanguinis i
corpore. aut ꝓp maliciā eius aut qm̄
intra ipm̄ ꝛ sup labia eius ē caro o
dura phibens natiuitatē carnis. o
Aut qꝛ ē multe sordis ꝛ sordities. o
Aut qm̄ vulnus ē ulcus ꝛ ipm̄ ē
putridum ꝛ materia imittit ei ē ma
le qualitatis. aut qm̄ medicina ē
inconueniens in curatiōe eius. Aut
qm̄ corruptio cadens in regimine

est genus pestilentie. Aut propter proprietatem
in regione sicut accidit in cesar augu-
sta in qua fit difficilis digestio egri-
tudinum. et fit tardatio in ea sanatio
apostematum propter naturam. Aut quoniam in eo est os
unum aut plura ossium. et ego iam ostendi
di omnes istas causas. et signa earum. et
curationem ipsarum cum medicinis in di-
visione. Et oportet ut faciam hic te
scire curationem fistule et illud quod
fit per viam curationis cum manu. Sci-
as quod fistula accidit in omnibus mem-
bris corporis. Nam ex eis sunt fis-
tule que perveniunt ad venas ma-
gnas et arterias. aut ad nervos aut
ad siphac. Aut ad intestinum aut ve-
sicam. aut ad aliquam ex costis. aut
ad aliquam ex spondilibus dorsi aut ad a-
liquam iuncturarum compositarum sicut manus
et pedis et ex eis sunt que vadunt
ad propinquitatem membri principalis et si-
milium. Que ergo ex istis fistulis est secundum
hunc modum. est ex egritudinibus diffi-
cilis sanationis et non recipit curationem
et in acceptatione cum ea est labor et igno-
rantia. Quod si est ex fistulis aliqua cu-
ius profunditas non pervenit ad hec lo-
ca que dixi et speras et confidis in cura-
tione eius et vis pervenire ad cogniti-
onem illius. tunc accipe tentam ex e-
re aut ferro. si fistula tendit secundum rec-
titudinem. et perquire eam cum ipsa. Si autem
in fistula est tortuositas. tunc inve-
stiga ipsam cum tenta de plumbo subti-
li. quoniam tenta cum levitate sui corporis
alleviatur et curvatur circa tortuosi-
tatem. Et si fistula est habens orificia
multa non est tibi possibile ut signi-
fices super eam cum tenta. Clisteriza igitur
ex eis orificium ex orificiis suis. Nam
humiditas qua clisterizas ipsum va-
dit in alia orificia. et currit ex eis

venti. exquisite inquire secundum quem mo-
dum est tibi possibile ut cognoscas
si illic est os aut nervus. Et est fistule
concavitas longinqua. aut propinqua
et est fistula una cui sunt orificia
multa. et sta super totum illud cum summa
fortitudine tue cum interrogatione tua
qua interrogas infirmum. et inventione
doloris apud compressionem cum manu
tua super locum et similibus ex significa-
tionibus et causis accidentibus apostemati. Cum
ergo steteris super illa omnia vera statione
tunc vade ad curationem secundum confidenti-
am tuam. Et est ut consideres. tunc si
est fistula apparens propinqua. aut in
loco salvo longinqua a iunctura.
aut nervo. aut arteria. aut vena. aut
uno locorum que dixi tibi. tunc seca fi-
stulam secundum quod premissum est ex narra-
tione mea. et aufer quod est in ea ex filtra-
tione et carnibus corruptis. et quod nascitur
in orificio eius ex carne aut thelul.
et similibus in cura ipsa donec sanetur.
Si autem fistula est longinque profun-
ditatis. et est secundum rectitudinem. tunc
oportet ut seces eam in profundo quantum
tibi possibile est. deinde mundifica eam
ex omnibus carnibus eius corruptis. de-
inde administra licinia involuta in me-
dicinis acutis et intromitte ea in
ad concavitatem fistule quam tu compre-
hendisti cum ferro. Fac cum ea illud aliquo-
tiens donec corrodat medicina a-
cuta totum quod remansit in concavitate
fistule ex corruptione. deinde restau-
ra ipsum cum unguentis que generant car-
nem sanam donec sanetur. Si vero non
sanatur per illud. tunc cauteriza eam
secundum quod narravimus. Si ergo cum fistu-
le est os. et certificatur apud te illud. tunc
inquire eam et seca ipsum. secundum quod narra-
vi tibi. si non prohibet te aliquid ex u

uena aut mēbro pͥncipali sic̄ dixim̄
Si ergo detegitur tibi os ⁊ ē in eo q̄ꝺ ā
corruptiōis ⁊ nigredinis. tunc rade
ipm̄ donec auferatur corruptio eī
tota. deīn cura ipm̄ cū eo qͥ incarnat
ipm̄ donec sanetur. Q si non sanat᷑
et emittit pus sic̄ faciebat. tunc sci
as q̄ꝺ tu nō peruenisti ad totam era
dicationem corruptiōis. detege ergo
sup illud sō ⁊ exquisite fac rasionē
eius ⁊ mūdificationē ipsius cū ulti
ma fortitudine tua. deīn restaura
ipm̄. si ergo sanatur bonū est. Et si
nō tunc scias q͛ illa corruptio ē in
ꝓfunditate longinqua corpoīs q̄
nō es ꝯsecutus. Nō ē ergo tibi ī ca
ingenii nͥ dimittē ipām nature.
q͛ si os corruptum ē ꝯ ꝑuū ⁊ ē pos
sibile tibi (ul̄ abstractione) eradicare ipm̄. tūc ad dē i
ipm̄ cū forficib; subtilib;. qui ꝯueni
unt ad illud. Si aūt fūt ossa mlta
tunc exquisite fac abstractionē earu;
oīu; neq; dimittas ex eis ād cū tu
a fortitudine. Si uō ꝯtrarietatē fac
abi ād ex humiditatib; ⁊ n̄ ē ini
cisione eorum (ul̄ corre) timor. tūc inad illas
humiditates ⁊ carnes sisint illic
et liba ossa. Si uō non est tibi ꝑpa
tio auferendi ossa ex ora una tūc pōe
sup uulnus q̄ꝺ putrefaciat ipm̄. ⁊
dimitte ipm̄ donec putrefiat q͛ est
ī circuitu illorū ossium ⁊ ex carnib᷒
et humiditatib;. Et custodi uuln᷒
ut non ꝯsolidetur ⁊ ꝯstringatur
sectio quā tu fecisti in opatiōe tua
ī imo pone sup ipm̄ sitimes cotu;
subinsum in sulfure tricto cū oleo
aut coctum subinsum ī iungtō egy
ptio aut aliquo ungtor; uiridiu;
Nam qn̄ putrefient (ul̄ humectus) ille ⁊ separantur
ex eis ossa alleuiatur ablatio eorū
et ipsorum abstractio. Si aūt est os unū
magnum sicut os cruris. aut os cos
se ⁊ similia illis. ⁊ q̄ꝺ ex eo corruptū
est. ē faciēs eī tm̄. tunc rade ipm̄ ra
sorio rasione ultima donec aufera
tur illa nigredo ⁊ corruptio. deīn re
staura uulnus. Si uō q͛ ex eo corru
ptum est. ē ossis pars magna ⁊ cor
ruptio ⁊ secuta est medulam ossis.
tunc necēē est serare ipām ⁊ incidere
ipm̄ totum usq; ad locum ubi perue
nit corruptō. Et tunc cura ipm̄ don
ꝯsolidetur. ⁊ ego narro tibi quale q̄
accidit uiro in crure suo ut ponas e
ipām. exemplū ⁊ adiutoriū super
opationem tuā. fuit uir iuuenis e
tate circit᷑. xxx. ānos cui accidit do
lor in crure suo a cā que mota ē sup
ipm̄ (ul̄ ab interioribus) int corpus donec peruenerunt
matie usq; ad crus ⁊ apātum ē ma
gno apāte. ⁊ nō fuit ei cā extrinseca
Extensum est ergo cū eo tps̄. cū cura
re medicor; donec aptum ē apā. ⁊
cicatrizauerunt ex eo materie multe. ⁊
ꝓlōgata est curatio eius donec fistu
latum ē crus. ⁊ facta fuit in ea ori
ficia multa. que omnia emittebāt
pus ⁊ humiditates corporis. Cura
uit ergo ipm̄ multitudo medicor;
circit᷑ duos ānos. ⁊ nō fuit in eis sa
piens in arte manus donec uocat᷒
sum. ⁊ uidi crus eius ⁊ matias q̄ r
currebant ex illis orificiis cursu ma
gno. Et iam corpus iā tabuerat. ⁊
color eius citrinus erat. Intromisi
ergo tentam in uno orificior;. ⁊ per
uenit tēta ad os. deīn ꝑscrutat᷒ sū
orificia omnia. ⁊ inueni ea peruenire
ad se ad inuicē omnib; ptib; cruris
ꝓpraui ergo ⁊ secui sup unū orificio
rum donec detexi ptem ossis ⁊ inue
ni ipm̄ corruptū quod iam corrosū
erat ⁊ denigratū ⁊ putruerat. ⁊ ꝑso

ratum erat donec penetrauerat usque
ad medulam. Secutum ergo quod de
tectum est michi et apparatum ex osse cor
ruero. Et ego putaui quod non esset
in osse nisi illa corruptio quam abscidi
et fregi. et ego iam eradicauerim
eam. deinde posui in restauratione uul
neris cum medicinis consolidatiuis spa
cio longo et non est consolidatum. de
inde iterum et detexi super os secundum detec
tionem primam. et inueni corruptionem
continuam cum osse et fregi quod apparuit
michi et ex illa corruptione. deinde cona
tus sum restaurationem eius et non est
restauratum. Detexi ergo super ipsum
item et non cessaui incidere os particulatim
tam. et conari restaurationem eius et non
est restauratum. donec incisi ex osse cir
citer palmum unum et extraxi illud cum medu
la sua. deinde restauraui ipsum cum medi
cinis et consolidatum est uelociter et sanatum.
Et non fuit necessaria hec iteratio in operatione
eius et sectione ipsius nisi propter dispositi
onem debilitatis infirmi. et paucitatem
tollerantie eius. et timorem meum super
ipsum de morte. quoniam accidebat ei in omnibus
horis ex superfluitate euacuationis sincopis
mala. Sanatus est ergo sanatione in
tegra et nata est in loco ossis caro dura
et bona facta est dispositio eius in cor
pore suo. et rediit uirtus eius et confirmatus
est in dispositionibus suis. et non fecit ei no
cumentum in ambulatione neque no
cumentum omnino. Sicut os eminens in
loco corporis iam fractum est. tunc o
portet ut serres ipsum secundum hunc modum
Et est ut accipias ligamentum et stringe
ipsum in extremitate ossis eminentis.
et precipe alicui qui teneat ipsum ad su
sum. et pone ligamentum aliud ex lana
cum hoc ligamento primo. deinde liga ipsum
super carnem que est sub osse. et extende

extremitatem eius ut trahas carnem
ad inferiora. Et tu detegis carnem super
locum quem uis serrare ut non ledat car
nem serra. et pone ligamentum aut ta
bulam sub osse inferius decenter. Cum
quando facis illud non prohibetur serra quin
secet carnem corruptam. et oportet ut sit
serratura super locum corruptum parum
ut non sit in securitate ossis corruptio.
et non appareat in apparatione sua sensui
et cogat ad serraturam sui uice alia.
Quod si os est corruptum. et non est eminens
immo continuatur pars eius cum parte que corru
ptione in medio eius. aut in parte ipsius. tunc
detege carnem ab omnibus partibus totam.
deinde pone lignum inferius post serra il
lud ex parte prima ubi est corruptio. de
nec continuetur serratura ex parte altera.
Et sit serratura secundum longitudinem a cor
ruptione parum secundum quod dixi. Quod si
corruptio est in iunctura incide ipsam in iun
cturam corruptam. et serra contra os ubi continu
atur ex parte altera. si uero corruptio est in
continuatione duarum uincturarum. tunc non est
in ea ingenium nisi abrasio. Quod si corruptio
est in pectine manus aut pedis. tunc
res nullo est difficilis ualde. Sed oportet
ut inquiras corruptionem qualiter
appareat tibi et abradas eam et incides
ipsam secundum quamcumque dispositionem
tibi possibile est et quocumque ingenio re
tificatur tibi quando non facit tibi contra
rietatem uena aut neruus. Et scias
quod incisoria et serre ad incidendum ista os
sa sunt multa secundum situm ossium et prepa
rationem corporum et ipsorum uarietatem. Quare
propter oportet ut prepares omni speciei operationis
instrumentum conueniens ad illam operati
onem. Et scias quod operatio ipsa significet
tibi super speciem instrumenti quo indiges
quando decrevimus studium longum et cogi
tatio medicorum huius artis et testimonium

mediorum egritudinum. Tunc ei inveniens per tem ipsam illud quod conve nit ei ex instrumentis ad omnem infir mitatem. Et ego sum formans ī in ultimo huius capituli nūm instrō rum que pones exempla sunt que i cides. et probationem qua explanes sup alia forma serre.

Forma altius serre

Forma serre altius.

Forma serre altius magne.

Forma rasorij.

Sit caput huius rasorij sm formā capitis clavi stellaci. et puncta eius sit sm formam punctorum alessalfe gi. Et nō convenit nisi ut fricent cū eo capita iuncturarū quū corrumpunt aut os amplū magnum.

Forma rasorij maioris altius.

Forma rasorij maioris altius

Forma rasorij lati.

Forma serre altius decenter fēc. fiat aut superior. et acuitas inferior ex ferro. et ma nubrium eius ex buxo pinimidale decenter factum.

Forma rasorij in quo est acuitas.

Forma rasorij alterius curvate extremitatis.

Forma incisorij quo inci duntur ossa et sunt quedam maiora. et quedam minora.

Forma rasorij parvi similis dente.

Hec simulatur radio. et extremitas eius est sicut serra et cribretur in locis mul tis ex rasione ossium et est conveniens ad rasionem eius quod ē perforatum ex ossibus.

extremitas eius ē triangulata acu tarum ē extremitatum. fit ex indo. Et similiter oportet ut fiant omnia q dicimus ex rasorijs et incisorijs et s[er]ris. De incisione extremitatum et serra tura ossium.

Putrefiunt extr[emitates] per mutationes. aut ex causa extrinse ca. Cum ergo medicatus fueris illam corruptionem curatione medicinarum et nō offert curatio. et vides corruptionē incedere in membrum quā non repetit aliquid. tunc oportet ut incidas il lud membrum usque ubi consequitur corruptio ut evadat infirmus per illud a morte. aut a malicia que est ma ior defectu membri. Et signū eius accidit illud. est quod denigratur mē brum. donec putetur quod ignis combur[it] ipsum. aut putrefit post illā nigredi nem donec incidit illa nigredo seu putredo ad illud sequitur illud mē

Rasis in alman[sore] dum digiti pu[...] be sunt fricando ment absque ull[...] deinceps vō ex[...] tem in iungito [...] cio est facienda [...] nis cooperiendi [...] ac sub ipsis et su[...] interponendo pan[...] pectine et cocto a[...] ipsum lana moll[...] tenda. deinde vō [...] subtilibus et moll[...] cianda. Cū si frig[...] subtilantibus se c[...] ut seu in opere c[...] ne subtilares [...] aut ex aliqua [...] cedente hircen[...] quoque quibus ex[...] tes fricate. nocu[...] ex frigore adve[...] repellunt sunt [...] lia. sic lambu[...] ang[...] et olim [...] ē libatum atque l[...] alchimia vō in [...] inci opat q[...]alic[...]

totam ipsum enim nō soli frig extremitatis corrupte nō sinit. ue[...] et id quod cepit pi putrefiat, prohibet. Vitator: preterea sibi caveat debi[...] n siti pati mittat aut frig[...] ma ledunt fortasis alcunari enim ex hoc velociter corrumpentur h[...] aut signū ē q fr[...] ei neccharia iam alcunari sentit licet eorum corpori initii nō sit mutatio [...] augmen[...] neque abacat frigus sit remotū. hoc enim tunc nō erit nisi ex sensus mino[...] ueniam oportet ut frigus nocere cepit pedibus opponentur statim mittere inte[...] cis fiat fricatio prius aperiant. ac in eesum moveant. nich enim est decius ad u[...] auferendū frigoris nocumentum quod ut pedes sunt suspensi. Si autem contingit co[...] corumque sensus nimium adhuc curari poterit nisi virides aut nigri fiant si ma[...] mittere innuunt in aqua tritica palea cocta fuit. aut in aqua napi vel caules buli c[...] aneti aut camomilla. aut sharcos arabic aut sinsiber: aut sansuc. aut me[...] sine lini semē. aut fenugrecum unumquodque separati. aut oīa simul et fit cū aliq ex olis q[...] mus et iuxta ignem sepe fricati fuerint virides aut vel nigri si fiant velociter scal[...]

brum et accipit totum corpus. Et propterea grauior cum incisione eius. Et similiter si causa corruptionis a percussione est quorundam uenenosorum sicut scorpionis marini et uipere et rutelle et similium. Si ergo corruptio aut percussio est in extremitate digiti, tunc incide digitum et non des spacium corruptioni ut incedat usque ad reliquam manum. Et similiter si accipit in manu tunc incide eam ex radice focilis et non des spacium corruptioni donec capiat in focili brachii. Et si inuadit in eo tunc incide brachium in apud cubitum in iunctura ipsa. Si uero autem pertransit corruptio et uides eam circa cubitum, tunc in illo est mors infirmi, et administrare preter illud ex curatione est quantitas uirtutis. Et similiter fac de pede quando inuadit corruptio in digito, tunc incide ipsum apud unum nodorum. Et si capit partem pedis, tunc incide pedem totum. Si autem ascendit usque ad genu, tunc incide eius apud iuncturam genu. Quod si corruptio iam peruenit super genu, tunc non est ingenium in ea nisi dimissio et relinque infirmum morti. Et modus incidendi ipsum membrum seu serrandi ipsum est ut stringas ligamentum in inferiori quam uis incidere et stringe ligamentum aliud super locum. Et extendat minister ligamentum unum ad inferiora et extendat minister alius ligamentum superius ad sursum. Et tu separa carnem que est inter duo ligamenta cum spatumili lato donec detegatur caro tota. Deinde incidatur et serretur. Et oportet ut ponas panniculum ab omnibus partibus ut non tangat locum serra sanum et accidat infirmo lesio addita et apostema calidum. Si autem accidit. Si autem accidat fluxus sanguinis interdum operis, tunc cauteriza locum uelociter, aut pone super ipsum quosdam pulueres abscidentes sanguinem. Deinde redi ad medicationem tuam donec compleatur. Deinde liga membrum uulneratum cum ligamento conuenienti et cura ipsum donec sanetur. Et ego narro tibi quod accidit uiro in pede suo hoc idem accidens quod narro tibi. Quod est quod accidit in pede suo nigredo cum adustione que assimilatur adustioni ignis. Et corruptio illa in primis accidit in digito suo donec cepit pedem totum. Apparuit ergo uir ex se ipso, postquam uidit corruptionem incedentem in membro cum uehementia eius quam inuenit ex dolore et adustione eius, et incidit ipsum apud iuncturam et sanatus est. Et postquam preteriit ei tempus longum accidit ei illa eadem corruptio in digito indice manus sue. Venit ergo ille ad me et conatus sum repellere illam superfluitatem cum eo quod posui super manum ex medicinis post mundificationem corporis eius et non repulsa est superfluitas. Et cepit incedere in digitum alium donec cepit corruptio manum. Uocauit ergo me ad incidendum manum eius. Et nolui illud sperans ex me super repulsionem illius superfluitatis. Et timui etiam ex incisione manus eius mortem quoniam uirtus eius non erat super casum. Postquam ergo desperauit de me reuersus est ad terram suam et peruenit ad me de eo quod preparauit et incidit manum suam totam et sanatus est. Et narraui tibi hanc narrationem non ut sit adiutorium super illud quod cadit de genere huius egritudinis et ut sit significatio qua significetur et secundum quam agatur.

De cura sinuum et qualitate clisterizandi eos cum medicinis.

Quando accidit apostema in quibusdam membris car-

et adeo profunde ut ad carnem perueniatur et sanguis ab eis fluere permittatur donec per se stringatur. Postea quidem in aqua steterit calida quod ideo fit ne moreretur natura aut in uulneribus si sanguis congeletur et exire prohibeatur. Postquam autem sanguis restrictus fuerit et cum minuitur fluxus epithima ex bolo armeno in aqua et pauco aceto dissoluto superponendum est et ibi per diem et noctem dimittendum. Deinde ex uino tepefacto aut ex aqua et aceto lauandum. Postea quoque similiter bis aut ter est epithemandus et ad ultimum per eleos epithimandum. Dum est uitandum donec denigrata loca iam inde ad certe fieri diu ... uicentia quasi an scalpellationes ad hoc peruenientes fuerint ut locus soluatur, cum et mali redolent odores, atque in putredine uisa fuerint, scalpello iam nullo modo proficiat, nam necesse est omnia que sunt in illis locis eradicari quia per annum ... lumi ... dant plenitudinem est. Et uelociter si conuenit usque ad sanitatem ... loco manam lesio perueniat. Consilium tamen medici minus ... a forcelaris locis carnem remouere ... et quia in eis putrefactum est cum ferro auferantur licet non magna ibi reperiatur concauitas. Et si sit locus tenuis ... propter nimis uicinos neruos et cordas multum timorosos taliter operando exhibunt et distin-

dunt et incidunt unde fiunt magnas quantitatem egritudines. Caro namque putrida cum ferro a membro remouenda non est immo cum emplastro ex foliis sicle et caulis et calido butiro ... amictis et in modum pani confectis fieri conuenit et calidum supponendum est quod in die multotiens erit mutandum. Postquam autem illud quod erat putridum a membro ceciderit et nigredo uel liuiditas nullo modo remanserit consolidandum erit. In putrefactione considerandum si ossa ingressa fuerint uel non. Et si ipsa ingressa non fuerint ex hiis que conueniant loco erit medicandum. Si autem ipsa ossa ingressa fuerint tunc erit necesse incidere uel radere aut ipsa serratura auferre aut totum os in iunctura remouere. Sermo autem de hoc est conueniens ab intentione huius nisi tamen certus quoniam est permanens illud quod ille facere poterit. Non est huius artis in digestis medicante sapiente pro. et c.

nosis et plongatur sp̄acium a p̄atis
donec collectione facis saniei. deīn
rumpitur aut p̄foratur et egredit qd
in eo est ex sanie et remanet loc' va
cuus q̄ sit vas. et cutis que ē sup
ipm est sicut pānus qui iam subti
liatus ē. et nō puenit ad ultimū in
corruptione sua neq3 ip̄rimit ī os
neq3 in nuū. neq3 ī ligamentum me
retur. ut noiet' sinus. et noiatur fi
stula. aut cukem. Et cura ei' ē. ut ī
cidas illā cutem totā sicut revolu
tur et p̄papue q̄n subtiliata est. et fo
sicut pānus et cōsidis q2 nō adheret
cū loco p̄pt' corruptionē suā. Si aūt
sperās q2 adhereat cutis. et nō seq̄t
ex eo corruptio illa ultima cōsecuti
one. et meatē ē spissitudo ex carne
tunc cura ipm cū clisteri. Et ē ut cō
sideres ad sinū. tunc si ē magnum
et pus qd emittit' ex eo est fedi odo
ris. tunc clisteriça ipm cū medica
mine egiptio q2 ē acetū mell' et grana
pres recipiens equales. aggregent' in
vase. et decoquantur sup ignem do
nec rubeat medicamen. et veniat
ī spissitudinē mell'. deīn accipe ex
eo qd tibi necēē est. et dissolue cō
ipm cū ungūto aqua et melle. et cliste
riça ipm cū eo sinum. et stringe ori
ficium eius et dimitte medicinā
ī eo q̄ntitate duarū horarū. deīn ext'
he ipm cū expssione. fac illud die
b3 tot donec mūdificetur sinus.
et removeatur fetor. Et qn̄ cliste
riçatur cū aqua cinens q̄n nō est ī
p̄sens hoc medicam ē. et ē ut ācipi
as cineē lig[illegible] vitis aut cineē ex ligīs ih
as et p̄bricas sup cū aq̄: dim colla eā et
clisteriça cū ea donec cōsideras q2 sin'
iam ablutus ē. Qz si infirmo nō est
tollerancia sup medicamē egipcia
ex aq̄ cinens. tūc clistiça ipz ē aq̄ et melle
ita expti est ad examinar cōfecto. aū cli
steriça ipm ē melle et vio p̄mixtis. qd
d' p̄prietate mell' ē. ut mūdificz et abluat
et vini fac ē ad hē sinū p̄pue qn̄ ī vio ē sr
fluxe stipticitati et sccitati. Cū g' fac ē illud ali
quociens et cōsidis qd sinus corrup
tio iam remota ē. tunc clisteriça cō
ipm cū eo q2 faciat carnem nasci ī eo
Et ē ut accipias exemplo diafinito
et dissoluas ipm cū olō ro. et vino cō
stiptico. aut clisteriça ipm cū quib3
dam medicinis et ungtis alus cō
p̄prietates scripsi in tractatu ung
uentorū. Qz si orificium sinus est strīc
tum in quo nō capit cānula cliste
ris. tunc amplifica ipm cū ferro cō
papp. aut pone in ipō licinū inuo
lutum in ungtō egiptio aut ungtō
basilicō donec amplificet'. et silr' sic
orificiū et āplū. tc aggra labia ei' cōsuīa et di
mitte ex eo q̄ntitatē ī q̄ ingdiat' clistē sini ad
ditē. et silr' si orificiū ei' ex q̄ ēit p' ē elua
tū ad sriora. tc seca ipz ī depssiori loco q'
ē ī ipō ut ēat ex eo pus u3 ad ifeī' ei' sm
q' uis. tc coāre ut p̄pes mb' p̄paticē q̄ ēat
ex pus eo pus cum facilitate sm q̄
p̄patur tibi. Et conare ut retineat'
in eo ad ex pus oio. et accipe medici
nas cōsolidatiuas q̄ ponunt' sup sin'
cōvenientes ad illō qd ius et extēde
eas sup pānū lini. et sit panus tante
quātitatis q̄ fiat coicatio totius si
nus. deīn incide cū forficib3 in direc
to orificij sin' foramē amplius orifi
cio sinus parum p. deīn extende ex
ungtis lenib3 sup pānū aliū sm q̄
titatem foraminis. Et pone eo super
ipm positione longinqua ab orificio
sinus ut alleuietur exitus pus ex
eo. Et nō auferas pannum magnū ni
si pōt dies aliquos vice una. Iste at

qui est sup orificium sin9 est ille q̄ re
moueas in oi hora ut egdiatur quod
aggatur in eo ex pus. Et scias .ai illud
qd' ciunt ex eo ex uinis. ē multi aut
pau. aut digestum. aut indigestum.
Et cum hec itez ɔsidera locum sinus
ipius cu in ipo senciat ɔs eius dolo
rem. aut nō sit in eo dolor. ą an sit i eo
apa. aut ñ sit i eo apa. Cum ergo ꝓte
diatur medicatio tua talr̄ ą uides ma
teriam que egditur sup orificium sin9
tunc scias qr iam adheret aut appro
ximat adherencia. tunc ergo solue i
ipm in mane aut i die tcio. ą qn sol
uis sinus tunc ꝓmuta pānū paluī
ą renoua ungtm. Si aut egdiatur ex
sinu post spacium longum uir9 sub
tile. tunc nō dispes de adherencia ei9
Nam sanatio eius appropinquat. o
Qm ex omnib3 sunt qui tardāt gna
tionē carnis i uulnib3 suis ą ex eis
sunt qui agunt eā illius. Si aut egr
ditur ex sinu post multos dies pus
indigestum. tunc scias q̄ sinus nō
adheret. Si ergo tardatur adherencia
a sin9 ą ꝓlongatr res eius. tunc add'
in exsiccatione medicinaz. ą ut sit
medicine i subā sua humide. ą i uirtu
te sua sicce sicut ungtm diafinicō
qn additur i eo supfluitas addicio
nis ex egri. Et ex magis ultimo quo
curatur. ut est accipias ungtm di
afinicō. ą soluatur cū olō ro. ą rosetr
sup ipm uinū antiquū equale in
subā sua. deinꝰ ɔfice ipm i eo ą utere
ipo. Et iam fac simile huic actioni
qn nō est tibi p̄sens ungtm diafini
con mel qn decoquis ipm donec
incrossetur. ą uteris eo. aut acc mir
ra. ą aloe. ą olibanū. ą tere totum
et puluiza ipm. ul' illud sup mel o
dum est sup ignē. deinꝰ line ipm sr

panum. ą stringe ipm sup sinū. ą li
ne cū melle quod decoxisti. donec i
crossatum ē ą puluiza sup ipm sp̄es
et pone sup ipm panū ą stringe eū.
Et qn3 administrantr in illo aristo
logia longa. ą radices lilij celestis
et ē iliium. ą farina herbi. ą centa
urea. ą utēr eis simplicib3 aut agga
tis tere ea ą cribella ipa. ą puluizeu
sup mel q̄ narraui ą utr̄ eo. q̄ si ꝓ
longatur res sinus. ą ñ sanat' hac
curatione. tunc scias qd in ꝓfundo
eius est corruptio aut iam facit in
pssionē in ossib3 aut in reliquis o
membris duris aut ligamtis. tūc
cura ipm curatione fistularum s3
q̄ p̄missum est. De panaricio et un
giis altis et un
casitate digiti ad
diti et sectione
ɔsolidationis
digitorum.

Panaricium ē apa quod nascitur sub ungue pollicis manus aut pedis. ą fortasse nascitr i reliquis digitis. Cum ergo ꝓlongatr
res ei9 et negligitur curatio ei9 apatr
apate calido. aut corrumpitr ą emit
titur pus donec corrodit radicem o
unguis. ą fortasse corrūpit eam to
tam ą fortasse puenit ad os donec
est ei odor fetidus. ą fit extremitas o
digiti lata ą fit color eius fuscus. Qn
ergo tu curas ipm cū eo qd diximus
in diuisione ą nō ɔfert curatio tua
tunc oportet ut incidas cū ferro to
tam supfluitatem que remāsit ex
ungue. deinꝰ cauteriza uulnus p̄t illud.
Cautiu3 aūt in hoc ē iuuamtu3 ualde.
Siuē os ē sanū. ą ē unguis ą sana
et addicioēs uacue unguis iā ɔpri
munt carnem ad inferiora. ą incipiūt
pungē ipā3 ą ledant eā. tunc oportz
ut ponas radium subtilē sub angl'
o unguis que pungit carnem ą in

et impelle eam sursum et incide illam
carnem cum facilitate. Et pone super
illud quod remansit de carne ex medi
cinis corrodentibus corrosivis. donec
removeatur totum eius. deinde cura il
lud cum unguentis donec sanetur. Si autem
corruptio iam pervenit in os. tunc o
portet ut incidas illud os. et extrahas
ipsum. Non enim sanatur unquam. dum
permanet in eo os corruptum. Quod si
vides corrosionem et corruptionem
incidere digitum. tunc incide eum in u
no nodorum. secundum quod premissa est eius rem
moratio. deinde cura ipsum donec sanetur.
Si autem accidit ungui percussio aut at
tritio et contingit in ea dolor vehemens
tunc oportet ut flobotomes infirmum in
primis. deinde seca unguem spatiunculi
acuto sectione transversa desursum
ad iusum. Et custodi ne sectio perve
niat ad carnem que est sub ungue.
Nam cum facies accidet super infirmum
dolorem vehementem. et erit causa ad
nativitatem addite carnis in loco. de
inde cura locum cum eo quod sedat do
lores. Digitus vero additus qui
nascitur in quibusdam manibus homi
num fortasse est carnosus totus. et for
tasse sunt in quibusdam eorum ossa et
fortasse est in eo unguis et quidam eorum
nascitur in radice iuncture aut cum
nativitatis eius in quibusdam nodorum
digiti. et ille qui nascitur in quibusdam nodis digiti non movetur
et ille qui nascitur apud iuncturam digiti fortasse
movetur. eius ergo qui extra est car
nosus. sectio facilis est. Quod autem ut
incidas ipsum apud radicem suam cum
spatiunculi lato. Eius autem cuius nati
vitas est in radice iuncture curatio
est difficilis. abstine ergo ab incisione
eius. In illo autem qui nascitur in digi
to apud ultimum nodorum. tunc i

oportet ut incidas inprimis carnem
eius incisione rotunda usque ad os
cum una illarum spatarum convenientium
ad illud. deinde cura ipsum donec sanetur.
Consolidatio autem aliter que accidit o
digitis adinvicem multotiens acci
dit aut ex nativitate hominis. aut a con
solidatione vulneris aut combustione ignis
et similibus. oportet ergo ut seces illam
consolidationem donec redeant digiti
secundum formam suam naturalem. deinde pone
inter eos licinia. aut pannos infusos in
oleo ro[sarum]. ut non consolidetur velociter. Et
sepa inter eos. aut pone inter eos lami
nam plumbi subtilem donec conso
lidetur locus secundum quod oportet. Et simili
ter si accidat consolidatio quibusdam di
gitis cum palma tunc seca illam conso
lidationem secundum quod preparatur tibi et con
venit figure membri. De sectione in

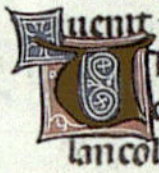

Varices sunt vene involute [illegible]
grosse plene superfluitatibus me
lancolicis que accidunt in pluribus
membris corporis. Et plurimum eventus ea
rum est in cruribus. et precipue in cruribus
itinerantium. et laborantium et por
tantium. Oportet ergo ut administres
evacuationem corporis ex colera nigra ali
quotiens evacuatione forti. deinde flobo
tomia patientis eas basilica. Curatio
vero earum cum ferro est secundum duos modos
unus eorum est ut secentur et extrahatur
sanguis niger. Et modus alter ut ele
vetur vena et extrahatur tota. sectio
vero eius est secundum hunc modum. Em
broca eius inprimis cum aqua calida
multum donec resolvatur sanguis fecu
lentus eius. deinde stringe crus in
primis a superiori parte coxe eius usque o
ad inferiorem partem genu cum vitta. i
deinde seca venam in loco uno. aut
duobus aut tribus sectionibus amplis. deinde

eleua uł trahe sanguinem nigrum
manu tua ab inferiori parte cruris us
sursum. a parte superiori usque inferiorem donec
egrediatur ex sanguine quantitas quam
uides sufficere. et quam tolerat uirtus in
firmi. postea liga eam. et precipe ei ut ab
stineat a cibis generantibus coleram ni
gram. Et iterat euacuationem et flebotomi
am quando implentur uene et nocet illud
infirmo. Eleuatio autem eius est secundum
hunc modum. Rade crus infirmi in
primis si in eo super pili multi. deinde in
tromitte ipsum in balneum aut embro
ca crus in primis cum aqua calida do
nec rubeat et exuberentur uene aut
exerceatur exercitatio forti. si non est ei pre
sens balneum. donec calefiat mbr
um. deinde secca cutem in directo super
uenam sectionem per longitudinem aut
in ultimo eius apud genu aut in infe
riori apud calcaneum. deinde aperi cutem
cum uncinis et excoria uenam ab omni p
te donec appareat sensui. Et est in corpore
apparitionem eius quod uides eam rube
am ad nigredinem decline. Cum ergo
euadit exeunte uides eam albam quasi i
sit corda. deinde intromitte sub ea in
dium donec quando eleuatur et egreditur
acute suspende eam cum uncino leni
ecco. deinde secca sectionem aliam apud il
lam sectionem tribus digitis. deinde ex
coria cutem a superiore parte uene donec
appareat deinde eleua eam cum radius
sicut fecisti. et suspende eam cum un
cino alio sicut fecisti in primis. de
inde secca sectionem aliam aut sectiones
plures si indiges illo. deinde eleua ei
ate ipsam in ultima sectione apud
calcaneum. deinde extrahe eam. et eleua ea
donec egrediatur ex sectione sua. deinde
extrahe eam ad sectionem que est super
eam. et fac illud donec extrahas eam

uł alnez.
ex sectione que est superior sectionibus
omnibus. donec quando egrediatur tota. i
tunc incide eam. Si autem non obe
dit tibi ad extrahendum. et eleuando
tunc intromitte acum cum filo forti du
plo. et liga eam et extrahe ipsam. aut in
tromitte sub ea radium. et reuolue ma
num tuam ad omnes partem donec egre
diatur et caue ne incidatur. Nam si
incidatur sit difficile tibi eleua eam
ualde. et ingreditur super infirmum exci
nocumentum. Cum ergo extraxeris eam
totam. tunc pone super locum uulneris la
nam submersam in uino et oleo ro. aut
oleo et cura locum donec sanetur. o
Si autem uena est contorta habens ramos
seu tortuositatem et sit inuolutio ad i
omnem partem et non est sicut diximus
secundum rectitudinem. tunc oportet ut fi
das ad omnem partem tortuositatis eius et lo
ca inuolutionis ipsius deinde suspendo
eam cum uncinis donec eleues eam
totam. et caue apud sectionem tuam super
eam ne incidas uenam aut uulneres
eam. Nam difficile fit super te eleuare
eam. Et hec ergo prudentiam tuam Forma
incantis quo secatur uena.

Forma uncini ceci quo suspenditur uena.

Non est ei curuitas sicut reliquis unci
nis neque est acute extremitatis. ut
non uulneret uenam et est grosse flexu
ositatis. lenis quoniam si esset subtilis et in
cideret uenam subtilitate sua immo sit
ei superflua grossitudo sicut diximus.

Et uena De extractione uene
h generatur in cruribus ciuilis.
in terris calidis. sicut alhegi. et terra ara
bum. et terris calidis aridis pauce i

tenebrositatis in quibus non nascitur her-
ba neque arbor. Et fortasse generatur in
in locis aliis corruptis preter ista.
Et generatio quidem eius est a putre-
factione que accidit sub cute sicut
accidunt intra corpora serpentes et ver-
mes et ascarides. Et vermes generati inter
cutem et carnem. Et signum inceptio-
nis exitus huius vene est quod accidit
in cute inflamatio vehemens deinde
vesicatur locus. Deinde incipit vena e-
xire ex loco illius vesicationis quasi
sit radix plante aut animal. Cum ergo
apparet ex ea extremitas eius tunc o-
portet ut involvas super ipsam fru-
stum plumbi. Cuius pondus sit
ex dragma .i. scilicet usque ad dragmas
duas. Et noda ipsam et dimitte plum-
bum suspensum ex cute. Quotiens ergo
egreditur ex ea aliquid ad exteriora invol-
ve illud in plumbo et noda illud. Quod
si prolongatur multum tunc incide par-
tem eius et involve residuum. Et non inci-
das eam radicitus antequam egrediatur to-
ta. Quoniam si incideris eam contrahitur et ingreditur
in carnem et facit accidentia apostema et putrefactio-
nem in loco et ulcus malum. Quare oportet
ut suaviter tendatur et extrahatur pa-
ulatim donec egrediatur ex ultimo sui
et non remaneat ex ea aliquid in cor-
pore. Et ex hac quidem vena egreditur
in quibusdam hominibus quod est in lon-
gitudine sua quinque palmorum et x.
Et iam pervenit ad me quod exivit vi-
ginti .xx. palmis. Si autem inciditur tibi
in hora medicationis eius tunc intromit-
te radium in foramen eius et perfora
eam foramine longo cum corpore do-
nec evacuetur totum quod est in ea ex
materia. Et administra putrefactionem
loci cum medicinis diebus aliquot. De-
inde cura ipsum curatione apta. Et

hec quidem vena quia habet ramos mul-
tos precipue quando apparet in iunctura
pedis aut in pede ipso. Et accidunt ei
orificia multa et egreditur ex omni orifi-
cio ramus. Cum ergo ipsam sicut di-
ximus incideris et sequitur quod premissum est.

De sectione super vermes generatos sub cute et nominatur egritudo bovina.

Hec egritudo
nominatur karmicha apud nos egri-
tudo bovina propter ea quod mul-
totiens accidit bovibus. Et est vermis
parvus qui nascitur inter cutem
et carnem. Et vadit in corpore toto ascen-
dendo et descendendo. Et ostenditur
sensui apud ambulationem eius de
membro ad membrum donec disrumpit
ubicumque disrumpit in cute locum et
non egreditur. Et generatio eius est ex
putrefactione humorum quorum-
dam sicut accidunt vermes sicut acci-
dunt vermes et serpentes et ascarides.
et lumbrici in ventre. Et timetur ex
malicia eius quoniam quando vadit in cor-
pore et elevatur ad caput et pervenit ad o-
culum tunc fortasse aperit in eo et egre-
ditur et destruit oculum. Et accidit
illud multotiens. Cum ergo vis cu-
rare eum et extrahere ipsum totum tunc non
fit illud nisi apud ambulationem eius
et apparitionem ipsius sensui. Oportet ergo ut
stringas quod est super eum et quod est sub
ipso cum ligamento constrictione forti. Et
deinde seca super ipsum et extrahe eum. Quod
si profundatur in carne et non invenis e-
um tunc pone super locum cauterium
cum igne donec moriatur. Et maius
quod timetur est corruptio eius quia cor-
rumpit oculum sicut diximus. Si autem
videris eum iam pervenisse in capite prope
oculum tunc stringe sub eo super superci-
lium strictura bona. Deinde seca super ip-
sum et extrahe eum. Et oportet ut i-

uetur infirmus mundificatione sine corporis cum medicinis solventibus humores putridos malos et caveat a cibis generantibus putrefactionem. De sectione super egritudinem quoddam que dicitur nafir. R.

Hec egritudo nominatur in terra nostra nafir. et est dolor qui accidit in quibusdam membris. deinde permutatur de membro ad membrum. Et ego quidem iam vidi ipsum secundum quod narro tibi. vocatus sum ad mulierem infirmam in quibusdam villis. et detexit brachium suum et vidi inflationem parvam in vena fimus brachii. Et postquam remansit hora una vidi illam inflationem icitur cum fecali sic incedit vermis ascendendo ad humerum et velocius quam esse potest. sicut argentum vivum quod currit de loco in ad locum. Recessit ergo dolor ex illo loco. et fixus est in humero. deinde secundum hora una et currit in reliquum corpus in donec pervenit in brachium aliud. deinde narravit michi quod revolvebatur in toto corpore secundum quod vidi. Admiratus sum ergo de velocitate permutationis eius de membro ad membrum. Et ego quidem ante illud non videram hanc egritudinem oculis meis taliter secundum hunc modum. Verumtamen vidi multos qui inveniunt dolorem permutatum de membro ad membrum. et non vidi ipsum oculis meis sicut vidi eum in muliere. Et ego non cogito illud esse nisi quia mulier fuit sicca naturaliter quod fuit ex illis qui sunt ex villis sicci corporis detectarum venarum. hinc ergo apparet sensui illa ventositas permutata. Et est necesse ut non appareat secundum hanc rationem in illis qui sunt delicati. et corporibus humidis celatarum venarum. Cum ergo vis curationem eius et sentit paciens illum dolorem. tunc si est apparens tibi oculo sicut dixi. stringe super ipsum. et super ipso velociter et seca super ipsum donec egrediatur illa ventositas coartata. et cauteriza locum. Si autem non vides ipsum oculis tuis. tunc cura ipsum cum evacuatione corporis. et cum eo quod expellit ventositates et consumat eas. Cum pillulis fetidis et pillulis de serapino et similibus.

De extractione sagittarum

Sagitte diversificantur secundum species suas et secundum loca in quibus cadunt ex corpore. Ex specie vero diversitas est quoniam ex eis sunt que habent cuspides magnos et parvos et concave et surde et ex eis sunt quibus sunt que habent tres angulos. et ex eis sunt quibus sunt lingue. et ex eis sunt quibus sunt astelle. Illa vero que est secundum membra in quibus cadunt. est secundum duos modos. aut enim membra sunt ex membris principalibus concavis sicut cerebrum et cor. et epar et pulmo et renes et intestina. et vesica et eis similia. Quando ergo cadit in aliquo horum membrorum. et apparent tibi signa mortis que ego narro tibi post. tunc oportet ut dimittas extractionem illius sagitte ex eis. Nam mors consequitur illum in pluribus dispositionibus in quo est. Et quando non apparent tibi ista signa mala. et sagitta non est abscondita in profunditate membri. tunc extrahe ipsam. et cura vulnus. Et de signis eius cerebri quando cadit in eo sagitta et penetrat os et egreditur sifach quod est super cerebrum. est quando accidit ex illo soda vehemens et scotomia et vertigo et rubedo in oculis et inflamatio et rubedo lingue et spasmus et permutatio intellectus et vomitus colere. Et fortasse egreditur sanguis ex naribus. aut auribus. et fortasse absciditur sermo et destruitur vox. et egreditur ex loco vulneris humiditas alba similis pulti. et exit ex eo similis aquositati carnis. Si ergo

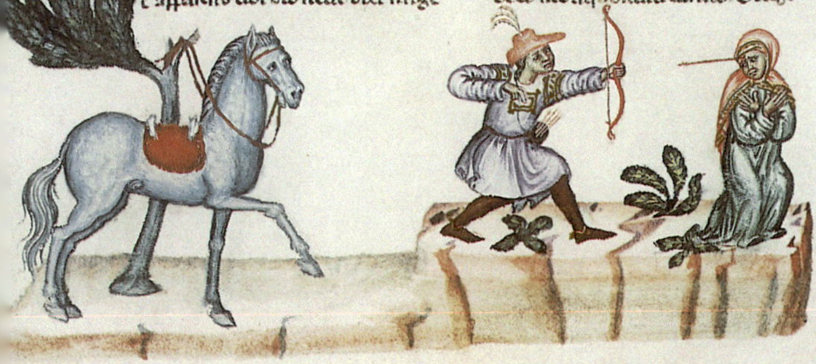

apparent h' signa. tunc abstine a
curatione ⁊ extrahe sagita si nō egrediē.
Signa aūt sagite q̄ñ cadit in corde
sunt qd ipā est ꝑpe mamillā sinistrā
et sentit cū ea quasi ipā sit fixa i re
dura non in re uacua. ⁊ fortasse sagi
te motus est simul' motū pulsus ⁊ exi
nit ex uulnē sanguis nigri. ⁊ sequit
illud frigus extremitatū ⁊ sudor fri
gidus ⁊ sincopis. Scias ergo q' mors
descendit ꝑcul dubio. Et signū sa
gitte q̄ñ uulnāt pulmonē est exitū
sanguis spumosi ex uulnē. ⁊ uasa q̄
sequunē colli apātur. ⁊ mutatur
color infirmi ⁊ espirat spm magnū
altū. ⁊ querit attrationem aeris frigi
di. Qᵒ si cadat sagita i uelamē qd
est in pectore. tunc est ꝑpe costas par
uas. ⁊ fit anhelitus magnus cū dolorē
uehementi. ⁊ suspirio ⁊ moueantur
oīa mēbra humerorū. ⁊ si cadit sagi
ta in stō. tunc fortasse egreditur ex
uulnē aliqd indigestum ex cibo.
Et si sagitta cadit in epate ē exitus
sanguinis rubeus uigens in purpure
um ⁊ opationes eius cito pereunt. ⁊
dic. Auic. q̄ñ uulnus epis est puum
sperātur i eo. Et si cadit sagita in uē
trem ⁊ figitur in eo egreditur aliqd stē
coris ex uulnē aut chirbum. aut i
testinū qd iam disruptū est. nō ē g
spēs in curatiōē eius. neq; i extractiōē
sagitte. Qd si sagitta cadat in uesi
cam ⁊ egrediatur urina. ⁊ ꝓcedit ex i
ea aliqd ad exteriora. ⁊ fortior fit dolor i
sup infirmum, tunc scias q; ē morta
le. Reliqua mēbra sicut facies col
lum ⁊ guttē et spatulas ⁊ adiutoria
um ⁊ spondil' dorsi ⁊ furcula. ⁊ coxa
et crus. ⁊ eis similia ex mēbris sanā
tur s̄m plēs dispositiones. q̄ñ nō inue
nit sagita arteriam. aut neruū ⁊ nō
est sagita uenenosa. Et ego narro i
tibi qd uidi de eē sagittarū ut signi
ces p illud sup curatione; tuam. Qᵒ
q; cuidam uiro cecidit sagita i lacri
mali ocli eius in radice nasi. extraxi g
eam ex pte altā sub radice auris eius
et sanatus est. ⁊ nō accidit ei i oclō ei
nocumentū. Et extraxi sagitā aliam i
iudeo que cecidit ei. i radice ocli sui
sub palpebra inferiori ⁊ sagita iam o
culta erat ⁊ nō ꝯsecutus sum ex ea n̄
extremitatē eius ꝑuam cū qua ad
heret i ligno suo ⁊ erat sagita magna
ex sagitis arcuū turcorū cū ferro lenj
in qua nō sunt aures. Sanatus ē
ergo iudeus. ⁊ nō accidit in occulo ei
accidens malū. Et extraxi sagitam
aliam ex guttur xāni. ⁊ erat sagit
ta arabica. ⁊ ē illa cui sunt aures i
secui ergo sup ipām int' duas gutte
ga. Et iam submissa erat i guttur eius
Subtiliatus sum ergo cū eo ea dō
extraxi eam ⁊ sanatus ē xānus. ⁊
extraxi sagitam aliam uiro q̄ ceci
derat ei in uentre ei. ⁊ cogitauimū
q; n̄ moreretur ex ea postq̄ ergo ꝑtran
sierunt ei. xxx. dies ⁊ non mutatur
est sup eum aliquid ex dispositioi
b; suis secui sup sagitā. ⁊ ingenia
ui me sup eam. ⁊ extraxi eam. ⁊ sana
tus ē. ⁊ non accidit ei. accidens ma
lum. Et uidi uirū cui cecidit sagi
ta i dorso eius ⁊ ꝯsolidatum ē uul
nus sup eam. postq̄ ergo fuit. p̄t.
vij. annos exiuit sagita in radice i
coxe eius. Et uidi mulierē c̄ ceci
dit i uentre suo sagitta. ⁊ ꝯsolidatū
ē uulnus sup eam. ⁊ remansit sagi
ta intra eam. ⁊ nō mutata ē ex dis
positionib; suis aliqua. ⁊ mulier nō
inuenit ei nocumētū in aliqua ex op
tionib; suis naturalib;. Et uidi in

num alexandriam accidit sagitta in fa
cie sua. et consolidatum est uulnus. et re
mansit non inueniens ei multum
dolorem et similia istis multa. Et ex
traxi sagittam uiro ex principibus re
gis que ceciderat ei in medio nasi.
sui iam et iam declinauerat ad par
tem dextram parumper. et occultata erat sagi
tta tota. Vocatus sum ergo ad curati
onem eius post casum sagitte usque
ad tres dies. Inueni ergo uulnus sa
gitte strictum. Inquisiui ergo eam cum
tenta subtili. et non sensi eam. Et ipse
quidem inueniebat punctionem et do
lorem sub radice auris sue dextre de
precepi ergo quod erat illa punctio ex
tremitate sagitte emplastraui ergo
locum cum emplastro in quo erat uirtus
attractiua et digestiua confidens ex me quod
apperiretur locus et appareret in signum sagitte
ut secarem super eam. Et non accidit in lo
co accidens significans quod sagitta con
secuta sit locum. Assiduaui ergo cum
emplastro super eam diebus multis et non ac
cidit accidens et consolidatum est in
uulnus intim et remansit infirmus
de extractione eius spacio dierum. donec
sentiret sagittam de quodam intra nasi
sui. et narrauit mihi illud posui ergo in
super uulnus medicinam acutam
corrosiuam diebus multis. donec aperui
est. Et curaui tentare ipsum. et sensi in
extremitatem sagitte subtilem que ad
heret ligno. deinde incepi ampliare uulnus in
pillam medicinam acutam. donec
apparuit nobis uisibiliter extremitas in
sagitte. et preteriit mihi cum eo spacium
temporis circiter. iiij. menses deinde postquam
amplificatum est uulnus. et possibile
fuit mihi intromittere forcipes in ipsum et
remouere ipsam. et non obediuit ad exi
tum. et nec cessaui subtiliare et inge

niare super eam cum modis ingeniorum
donec cepi super eam die quodam cum
forficibus decentibus tertiis secundum quod ueniet in
forma eorum in fine capituli. donec ex
traxi eam. deinde restauraui uulnus
Et medici quidem iudicant quod cartila
go nasi non restauratur. Restauraui ergo
ipsam. et consolidatum est uulnus et sa
natus est infirmus sanatione integra
tota nec nocuit ei aliquid omnino.
Et ego narro tibi qualitatem extractionis
quarundam sagittarum ut ponas illud
regulam et significationem super illud
quod non dixi quoniam partes huius artis. et distin
ctio earum non comprehenduntur cum narratione
neque comprehendit illud liber. Et artifex
prudens comparat cum pauco super multum
et cum eo quod est presens super illud quod est
presens super illud quod est absens et inu
enit operationem nouam et instrumentum
nouum apud descensum rerum extranea
rum huius artis quando acciderint. Dico ergo
quod sagitte non egrediuntur ex membris in
quibus sunt fixe nisi secundum duos modos.
Aut per attractionem ex loco quo intrauit
aut ex contrario partis altius. et illa que
egreditur unde intrauit. aut est sagitta
procedens ex loco carnoso. et trahitur et
egreditur. Quod si non obedit ad exitum ex
hora in qua cadit tunc oportet ut di
mittas ipsam aliquot diebus donec in
putrefiat caro que est in circuitu eius et al
leuietur attractio eius et eius egressio. Et simi
li figitur in osse et non obedit tibi ad
exitum. tunc dimitte ipsam. et aliquot
diebus. et itera eam cum attractione et mo
tione omni die nam egreditur. Quod si non
obedit tibi ad exitum post dies. tunc
oportet ut perfores in circuitu eius sagit
te in ipso osse ab omni parte cum terebro sub
tili donec amplificetur locus sagit
te. deinde attrahe eam. et extrahe ipsam. Si autem

De cartilagine nasi.

sagita est fixa in osse capitis. ⁊ nõ pro
cessit in uno uentrium cerebri. ⁊ ap
parent ex infirmo quedam illorum
accidencium que dixi. tunc abstine
ab attractiõe sagitte. ⁊ dimitte eã do
nec equetur esse eius post dies. Nam si sa
gitta puenit ad sifach. tunc mors
non plongatur ei. Et si sagitta nõ
est fixa nisi in corpore ossis tñ ⁊ nõ
penetrat usq ad sifach. ⁊ remanet
infirmus aliquot diebus ⁊ nõ accit
ei ex illis accidentibus aliquod. tunc igitur
a in extractiõe. tunc amministra sagitte
et eius attractione. Si autem est fixa ualde
⁊ nõ obedit tibi ad extractionem. tunc am
ministra cerebra in circuitu sagitte
sicut narraui tibi. deinde cura locum
donec sanetur. Si autem sagitta iam
absconsa ẽ in loco corporis ⁊ occultatur
et absconditur a sensu. tunc inquire
eam cum tenta. Si autem sentis eam tunc
attrahe eam cum quibusdam instrumentis
que conuenunt attractioni eius. Si autem nõ
potes super eam propter constrictionem uul
neris ⁊ propter longitudinem sagitte in pro
fundo ⁊ nõ est illic os. neq neruus
neq uena. tunc finde super eam donec
amplificetur uulnus. ⁊ sit possi
bile extrahere sagittam. Quod si sunt
ei aures quibus tenetur: tunc libera
carnem fixam in eis ab omni parte omni ing
nio quo potes illud. Et ingenia si
nõ potes super euasionem carnis que
... ⁊ torsione eam donec
euadat. Et quando tu amministras extrac
tionem sagitte in quocumq loco ẽ.
tunc utere torsione manus tue cum
forcipibus ad partes omnes donec facias
as eam euadere. Et subtilia omni subtili
tate. ut nõ frangatur sagitta. ⁊ fiat
tibi difficilis attractio eius. ⁊ ipsi extractio
quod si nõ potes super eam extrahere tunc

dimitte eam diebus aliquot. donec
putrefiat quod sunt in circuitu eius. deinde
iterã eam alleuietur ei tunc. Si uero con
tingit fluxus sanguinis.
tunc amministra quod diximus ex cura
tione in capitulo suo. ⁊ custodi uni
tatem tuam ab incisione uene. aut
nerui aut corde. Et amministra ingeni
um omni modo quo tibi possibile est
euasionis sagitte. ⁊ sit illud cum fa
cilitate. ⁊ cum quietate ⁊ tarditate
et firmitate sicut narraui tibi. Et
oportet ut facias eum trahis sagit
tam. ut infirmus sit secundum figuram. a
secundum quam fuit apud casum sagitte in ipso
quoniam est magis iuuatiuum. si autem nõ est
tibi possibile illud. tunc amministra quod
tibi possibile ẽ ex sanguine figuris.
Sagitta autem que egreditur ex alio pa
us alteius. aut iam procedit extra aliquid
ad exteriora. aut facit gibbositatem ex
tremitatis sagitte per sensum ex supi
ore parte cutis propinque. ⁊ uides eam
eminentem seca ergo super eam. ⁊ sit sectio
secundum quantitatem quod capiant in ea forcipes.
deinde attrahe eam. Ipsa namq fit facilis ad
exitum. Si uero retinetur in osse tunc
retorque manum tuam secundum rotunditatem
donec impinat sagitta in osse ⁊ ampli
ficet sibi ipsi. deinde extrahe ipsam. Et si nõ
dimitte ipsam diebus aliquot. deinde
iterã ipsam donec egrediatur. quod si lignum
sagitte est in ea. tunc impelle ipsam cum co
Si autem sagitta ẽ uacua. uel concaua. tunc
impelle eam cum instrumento intrante in ipsam
Sagitta ei alleuiatur per illud. quod si sagi
ta est tossicata. tunc oportet ut scarifices
carnem totam in qua ẽ uenenum. si est
possibile tibi illud. deinde cura eam cum i
eo quod conuenit ad illud. Quod si sagitta
est cadens in pectore. aut in uentre aut
in uesica. aut in latere. ⁊ est propinqua. ex eo

quod tangis tenta. et est possibile te
secare sup eam tunc seca. et caue ab i
cisione uene. aut niui et extrahe eam. de
inde sue uulnus fundiger et cura il
lud donec sanetur. forma forcipum.
quibus extrahuntur sagitte.

Sunt extremitates sil'es ro
stro auis que ste sunt sicut sta qn
capiunt si sagittam no dimittant
eam. et sunt ex eis spes multe magne et
medie et pue s'm quantitatem magnitu
dinis sagitte et puitatis eius. et ampli
tudinis uulnis et strictionis eius. et
forma impellentis exaua.

Huius extremitas e exaua sicut pena
auis. aut alleuiet introitus sagitte
in ipsam et impssio eius.
forma impellentis. sedi.

Et est surde extremitatis sicut induis
ut alleuietur introitus eius i sagitta
concaua. et impellatur cu eo. De flo
mia uenarum

Uene flomia que
uacuant consuetudo i corpore sunt
xxx. ex quib; in capite sunt xvi. i
due uene pulsatiles que sunt post
aures. dice due herbe. et due artarie
que sunt in tymporib; apparentes. et
due uene que sunt i duob; lacrima
bilibus duoru oculoru. que dicuntur
aspicientes et uena spata in medio
fori frontis. et uena que est i extremi
tate nasi. et due guidegi que sunt in
collo et due uene que sunt in labio
supiore oris. et due uene que sunt
in labio iferiore. et iste due uene q
dicuntur algehench. et due uene q
sunt sub lingua. Uene aut que flo
mantur in brachiis sunt. v. uene i
omni brachio. una earu e cephalica. et
e ex late silues tri. et nominat ea uul
gus uena capitis. Et fusca et e uena
media. et est composita ex ramo ce
phalice et ramo basilice et noiat eam
uulgus uena corporis. Et basilica. et
e posita i late domestico et noiatur et
acilicaris et noiat eam uulgus ue
na uentris. Et funis brachii. et e posita
sup focile et est illa i qua flomatur et
e illa que apparet sup pollice; appari
tione manifesta. Et saluatella. et est
illa uena que est int anularem et
minimu. et sunt ei duo rami. et i cru
re et pede sunt tres uene. una ex eis
e illa que est sub poplicis curuatura
ex latere siluestri. et ista est saphena. et
locus eius e apud calcaneum ex la
tere domestico. Et uena nosse. et locu
eius e apud calcaneu ex late siluestri
et i crure alio sunt tres uene similes
illis. De flomia duarum uenarum qui

Flobothomie u sunt post aures.
duarum uenarum q sunt post
aures iuuamentu; e ad catarros an
tiquos et emicraniam et sahafati et
ulcera capitis mala antiqua. et qualitas
flomandi eas est. s'm q narro. Et est
ut radat capo infirmi. et fricetur
capitiu ei in loco duaru uenarum cu
panno aspo fricatione bona. deinde stri
gat infirmus collum suu cu uitta.
donec appareant due uene. Et locus
earu e post aures i duob; locis depres
sis capitis. Quare g eos digito tuo
Et i sentis pulsum earu sub digito
tuo. illic signa eu encaustro. deinde
accipe flomu cultelarem et est ille
qui dr incidens. deinde intromitte ipm
sub uena i cute donec perueniat floto

mus ad os. deīn eleua manu tuā
cū uena ⁊ cute ad superiora ⁊ incide ue
nam ⁊ cutem incisione incidente. Et
sit longitudo incisionis q̄ntitatis du
orum digitorum iunctorum. aut circū
illud. Et fac exire ex sanguine q̄ntum
uis. deīn stringe eam cū puluillis. et
dimitte eā
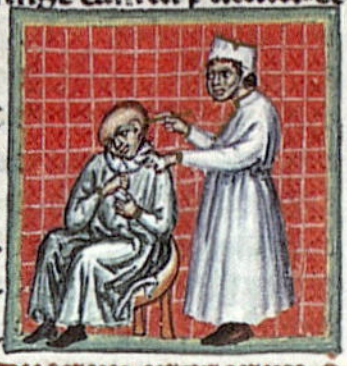
donec sane
tur ⁊ iā pre
cessit ī princi
pio libri in
cisionis cap.
et ipsarum
cauterizatio.

De flōmia duarum arteriarum q̄

D ILlarum u̇o arterī sūt in temporib.

Duarum que sunt in duobus tem
poribus flōmie uiuamētum est ad
emigraneam antiquā ⁊ sodam p̄uā.
et obtalmiā assiduam. ⁊ decursum sup
fluitatū effusarum acutarum ad oclōs
Et qualitas flōmandi eas ē sm q̄
narro tibi. stringat infirmus collū
suū multū donec appareant due o
uene sensu apparitione manifesta
et demonstretur pulsus earum sub digi
to tuo. Tunc eā signa cū encausto de
īn eleua cutem desup uenam ad supi
ora cū digito tuo indicem. ⁊ incidito
te flōmum intrante desubtus ⁊ eleua
uenā ad superiora. ⁊ incide eā sicut fecī
sti in duab̄
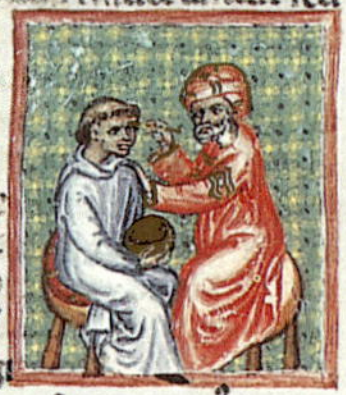
ueis aliis ⁊
fac aut̄ ex
sanguine s̄
q̄ntitatem ne
cessitatis tue.
deīn solue co
arctatem isti
us ⁊ pone digi
tum tuū sr̄ uenā hora una & pone
super ipsam cotū ⁊ puluillos. ⁊ stringe
ipsum desup constrictione forti. ⁊ dimitte
ipsum q̄ntum donec sanetur. Et iam p̄ces
sit rememoratio cap. ⁊ ipsius incisio.
et earum extractio in principio libri. D'

Q Vāntū ū flōmia uene que est

Q flōmie uene fron in medio fron
tis est post flōmiam cephalice et as.

ad egritudines faciei antiquas. ⁊ ad e
mīgraneā ⁊ rubedinem ⁊ ulcā feda.
Et qualitas flōmie eīc ē sm q̄ narro t
ibi. Coartet infirmus collū suū cū
uitta donec appareat uena. deīn accipe
instrumentum quod nominatur fossorium
Cui hec est forma

pone acumen eius enim [illegible] qui est in
capite fossorij sup q̄ntum uenā. ⁊ percute
sup ipsum cū percussione. aut ēuara imo
eius ⁊ dimitte sanguinē exire sm q̄ntita
tem quā uis. deīn solue constrictionem
infirmi. ⁊ stringe eā donec sanetur
⁊ q̄m aperitur cū flōmo lato. uerum
nō oportet ut sit flōmus acute extre
mitatis sic
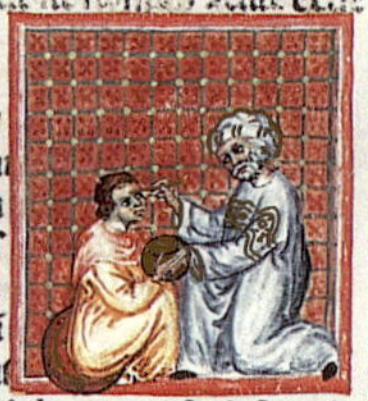
reliqui flō
mi. imo sit
late extremi
tatis. ⁊ flō
eam sm tr̄s
uersationem
q̄m os ē ppi
quū ⁊ fortas
se frangit flōbotomus. qui est subtilis i co

De duarum uenarum q̄ sūt in duobus

I Vuamentū ū ū lacrimalibus duorum

I duarum uenarum q̄ sūt oclorum.
in duobus lacrimalibus duorum oclorum. ē
ad ecdum et scabie ⁊ rubedinē. ⁊ sc
bel ī oclō. ⁊ egritudinibus faciei. ⁊ q̄litas
flōmie eārum. ē ut stringat infirmus

collum suum cū uitta. deīn flōma eas
uenas. ⁊ ita sit stans sr̄ caput eī. ⁊ fiat
flōmia s̄m transūsū: ad longitudinē
par cū flōthomo p uno lato p unū par.
Nam i loco nō est error. Si ēi flōthomū
ē subtilis extremitatis fortasse strin
git. deīn fac currē ex sanguine q̄ tūc
ē necēe est. Et pōe sup eas cotum et
stringe eas nocte una.

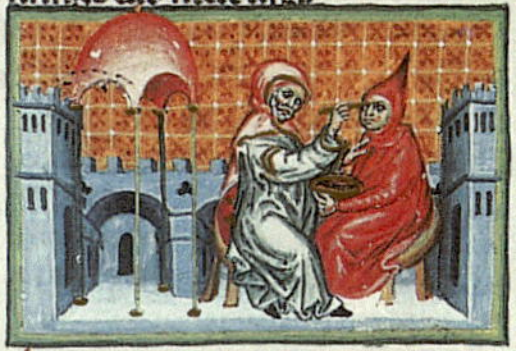

De uuulnamento flōmie uene nasi. R.

Vene aūt nasi flōmia est ofrēs
ad febrem acutā ⁊ sodam ue
hementē ⁊ egritudines faciei sicē emie
neāi ⁊ ruberlinē que accidit i facie
s̄pue qñ ē antiqua. Et qualitas
flōmie ē ei est. ut stringat īfirmus
collum suū. deīn tene nasum eī ma
nu tua sinistra. ⁊ accipe flōthomum
subtilem longū ⁊ fige eū in medio
leporis ip̄ius int̄ illud quod distin
guit nasum s̄m rectitudinē qñ ue
na nō apparet sensui illuc ⁊ q̄ sangs̄
incipit fluē statim ⁊ oportet ut ul
times manū tuam cū flōthomo i
parū ip̄ et
facias cur
rē ex sāgne
s̄m necēsita
tem tuā de
inde liga ip̄i
nocte una i
ip̄a ei restau
ratur uelocitē.

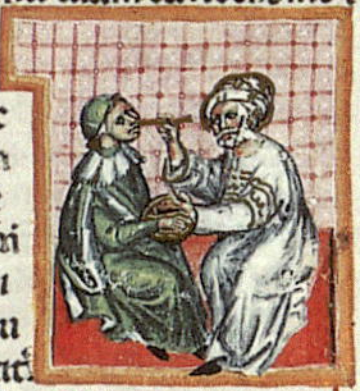

De uulnamento flōie duarū uenarū gēū.

Duarū uō guidei flōmie iuua
mentū est ad ostrictionē ane
litus ⁊ iceptiōem lepre ⁊ egritudines
melancolicas. ⁊ i petigine ⁊ ulcera
mala ⁊ corod dentib; ⁊ qualitas flō
mie eaꝝ ē ut stringat infirmū sb utr̄
i collo suo cū ligamīto. ⁊ stet artifex
sup caput infirmi ⁊ īfirmus sit sed
dens sup sedem. deīn flōma uenā ad
longitudinē flōmiga ampla parū p
deīn extrahe ex sanguine q̄ tēitē tūc
pati. aut illō s̄m qō uides ex necītā
te que est ad illud. deīn fac similiter
d̄ uena alia
postea solue
ligamētū et
stringe duas
uenas strīctī
media. ⁊ nō
pcedē infir
mus ⁊ dimit
te eū usq; ma
ne sanat̄ eīu uulnus.

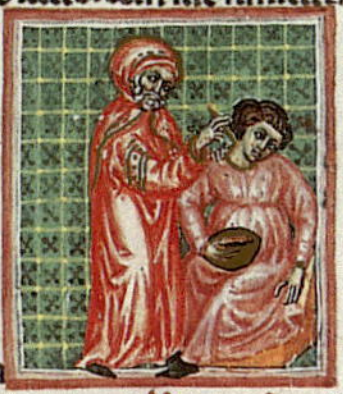

De uuulnamento flō-
mie uenaꝝ algeherich

Venarū aūt algeherich flōmie iuuam
tum ē. q̄ ofert ad alcola i ore ⁊ corrup
tionem gingiue ⁊ ulcā mala ⁊ fissurā
labiorū ⁊ ulcā mala ⁊ q̄ fuīt in naso i cir
cuitu eī ⁊ q̄litas flōie eaꝝ est ū facias se
dē infirmū corā te ⁊ strige collū eius
cū uitta. deīn reuolue labium eī ⁊ aspi
ce ad duas uenas quarū una est a de
xtera labii ⁊ scā a sinistra eius. Et de
monstratio utriusq; ē p nigredinē
ambaꝝ. Et illud est ideo q̄ i circuitu
earum sunt uene minie nigre. Inci
de ergo utramq; icisione incidente.
Si aūt dubitatio ē sup te ⁊ nō scis
que a earum ē. tūc intende ad incisi
onē maiorē eaꝝ ⁊ ip̄arum manifesti
orem. Et similiter fac de duabus o
uenis que sunt in labio superiore. i

Et plimi
quidem ē
nō ɔsueti
do cū eo. Et
mide duā
uenas que
sunt in labi
o superiore.

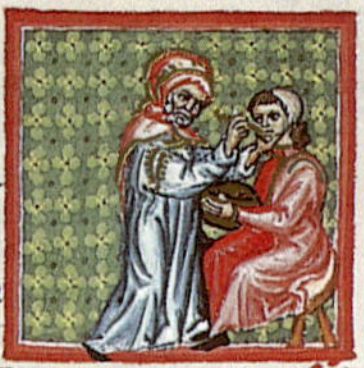

De flomia duarum uenarum que sunt

Duarum uo uena sub lingua
rum que sunt sub lingua flo
mie iuuamētum pt flomiā cephali
ce est ad pficcionem q est in gutture
et egritudinem uuule. et egritudines
oris. et qualitas flomandi eas. est
ut sedeat infirmus int manus tuā
corā sole et eleua linguam ei. et aspi
ce sub lingua a late ̄ eius uno uenar
et a late eius alio uenar. et color uiuss
est declinus ad nigredinē flom ergo
unāq̄q̄ et cu
stodi ne in
cides man
tuam i flomā
do eā. Nam
sub eis sunt ā
terie et frecas
e a caderet fluxꝰ
sanguinis ex
illis arteriis.

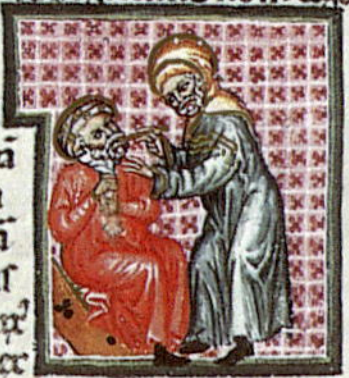

De flomia uenarum que sunt in cubito.

Vene aūt tres q flomantur in cubito sunt i q̄bus
flomia currit ɔsuetudo in hoībus
Et flomia earum fit sm duos modos
aut pungendo cū flothomo mirtio
lato uel oliuarī ad subtilitatē decli
ni aut scecādi cū flothomo cultelarī
et est alnessil. Et h est forma eius

Iste alnessil est q ɔuenit ad scctiōe.
Et ex eis sunt spēs late et subtiles q
sm amplitudinē uenarum sup aliud
et est etiam et strictum eius. forma flo
botomi mirtini sr alui et est apud arti
fices famosos. forma flobothomi mi
tini hec est.

sit latus sicut uides. et ɔuenit ad plen
das uenas sicut as plenas pcedē
tes apparentes essas. et illas q ɔtinēt
sanguinē crossum turbidū. Et hec
est forma oliuaris.

Et iste flobothomus ē minoris lati
tudinis et subtilioris extremitatis
et ɔueit ad flomiā uenarum subtilium
que ɔtinenent sanguinem citrinū
subtilem.

De flomia uene basilice.

Basilice aūt que ē uena bar et
trium uenarum flomie iuuamē
tum. ē q extrahit sanguinē ex egritudi
nibus que sunt sub gutture et collo et
eo qd sequitur pectus et uentrē. Et
ɔuenit flothomatori cum flomat eā
et caueat eam. et sit sup timore ex
ea. Nam sub ea ꝑantana. Si ergo er
rat. et accidit in punctura flothomi
mater illā arteriam. et accidet fluxꝰ
sanguīs. Qua oportet ppē ne flomet
eam cū flomo pūgente. imo sit scecā
cū nesil. Et si non apparet basilica a
parentiā manifesta. tunc oportet ut
alienes eam et pmittens ad aliā aū
queras aliquē ramū eius. ut flomes
loco eius fine brachij. ipā enī est o
manifesta. Et secca eam cū flomo al
nessil sicut diximus. Si aūt uis flo
mare ipius ēēe. tunc oportet an
strictuam brachij ut tangas loca
donec cognoscas loci pulsus. deinde
signa cū encausto. postea liga brach

um. et secca uenam sectione conuenienti cum flo
mo alnessil. sicut diximus. Et caue
ne cadat percussio per spacium a loco ar
terie. Et quando uides cum tu stringis li
gaturam est inflatio cum in loco quem signasti
cum encausto tunc illa inflatio ... est
inflatio arterie. Decurta ergo eam. quod si
uides sanguinem apud flomiam salire
sicut urina pueri et est sanguis subti
lis rubeus. tunc scias quod est ex sangui
ne arterie. tunc comprime et pone digitum
tuum super ipsum spacio longo. deinde au
fer digitum tuum. Si ergo absciditur
sanguis multociens namque absciditur
tunc stringe brachium et dimitte ipsum
et caueat infirmus a coctione eius et sic
super timorem eius et non moueat ipsum die
bus aliquot donec sanetur. Si autem non ab
sciditur sanguis et uincit te et non est
tibi presens in momento tuo medicina
tunc modo artium si apparet est. Nam
exercitium eius est iter et absciditur sanguis
aut accipe corticem fistici et finde et
cum ea accipe medietatem unam et stringe eam
super locum uene strictura decenti cum
ligamento et permitte usque ad diem ali
um. tunc si absciditur sanguis est bo
num. Et si non. aufer iterum et cura ipsum
cum eo cum pressit rememoratum ex lo
co pulueris

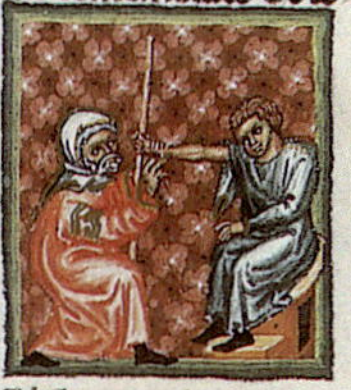

absciditur
fluxum sangui
nis. et absci
sio sanguinis
cum non est dif
ficilis in pluribus
dispositionibus
propter loci pun
cturis et possibilitatem ligamenti.

Uene autem De flomia uene fu
sce flomie iuuamentum est sec.
et extrahe sanguinem ex superiore parte

capitis et inferiore corporis propterea quod est
composita ex ramo basilice et ramo
cephalice sicut diximus. Et conuenit
flomanti eam ut sit super timorem ex flo
mia eius. Nam sub ea est neruus. Si ergo
accidit in punctura flomi et inuenit
neruum accidet in ea stupor et diffici
lis fit sanatio eius. et fortasse non sa
natur penitus. Et iste neruus mul
tociens apparet sensui. Sed autem celatur
tur in quibusdam hominibus et est subtilis non
ostenditur. tunc oportet ut ponas
flomiam tuam qua eam flomas sectio
nem alnessil. et decurta nimium fortitu
dine tua ...

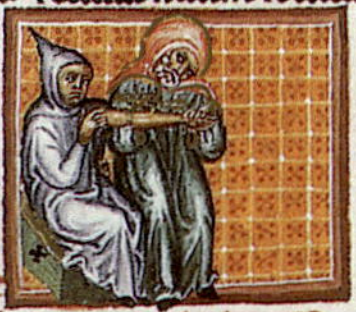

Et si uenam
est inter duos
neruos cum
finde uenam
et in longi
tudine. De
flobotomia uene cephalice. Rubrica.

Flobothomie autem uene cepha
lice iuuamentum est quod extrahit san
guinem ex capite et confert ad egritudinem
oculorum. Et oportet in hac uena propter
sius ut flomes cum pugento cum
flomo oliuari. aut cum flomo mirti
no. quoniam est saluior uenarum omnium. quoniam
non est sub ea arteria. neque neruus. o
... tamen conuenit et apud flomiam
ut decurtes cum flomo caput lacerti
tamen et queras locum leuiorem. Et non
nocet ei si non conuenit cum percussione
prima ut iteres super eam cum flomia
aliquociens. ... tamen fortasse apparet
in quibusdam hominibus quoniam non flomatur
in percussione prima sed non nocet ei illo
apparet in aliquo. Qualitas autem flo
mie. et accidentia eius et ex eo in cuius rectifi
ficatione oportet te cogitare. pri
mum ergo illius est de quo oportet

ut scias quod flomia non ammistra
tur nisi in conseruatione sanitatis perse
uerancia eius. et cautela ab accidenti
egritudinum ut et fiat flomia in una o
mnium uenarum que sunt in cubito. s. ce
phalica. fusca et basilica. Et ut fiat
flomia in principio ueris sup ieiu
nium in uere. et in autumpno. et in yeme cum
post comestionem quando apparent si
gnificationes repletionis. Et fiat
flomia in die primo priusquam prete
reunt de die tres hore. Flomia autem
que ammistratur in egritudinibus non
habet horam determinatam. sed quando prouocat
conuenientia et necessitas ad illud in no
cte aut in die et in omni hora et in omni tempore.
Et non oportet ut flomentur pueri do
nec ueniant sup eos .xiiii. anni. Neque
flometur mulier pregnans nisi ammisse
iiii. usque ad .vii. Neque flomententur senes
qui iam permanserunt .lx. annos. Cum
ergo aliquis uult flomari propter quemcumque
modum sit. Oportet ut mundificet in
testina sua ante flomiam cum clisteri le
ni. si uncis existens [illegible] retentum
ut non attrahant uene apud flomiam
ex intestinis superfluitates putridas
nocentes membris principalibus. Neque
i. sanguinem nutrientes
flometur paciens coitum neque crapu
latus. neque existens ab ebrietate donec
remoueatur ab eis illud. neque flome
tur infirmus ydropisim. Et caueatur
flomia inanim(?) propter colicam passionem
et uomitum et fluxum uentris. et multi
plicationem coitus et laboris. et acce
ssus(?) et uigiliarum et ieiunii. et omnis que
dissoluit uirtutem ex rebus corporeis ani
malibus. Deinde considera in subalatione
humorum ante illud. si sanguis est illo
crassus cum cibis et potibus et medicamentis
si possibile est cum illud. deinde intret
balneum. si non prohibet ipsum aliquid

aut exercitetur aliquo exercicio ut sub
tilietur sanguis. Et ponat flomiam ei
in precedente die sicut diximus. et conetur ut cu
stodiatur pectus eius die ex omnibus ac
cidentibus animalibus malis sicut angustia et ira et timor
et ex omnibus accidentibus corporeis sicut labor et
pena superfluus et coytus et eis similia. et sedi sue
faciat esse presentes res cum quarum usu cu
stodit conforto bonum ex aromaticitate et
odoramento et pudio(?) et similibus illi per quantitatem publi
cam. deinde sedeat flomator post(?) illum
quod sit altius quam pluuiar flomandi.
postea extendat brachium suum. et fri
cet eum flomator manu sua bis uel
ter. deinde stringat ligamentum cum corri
gia. et inuoluat eum bis et sit strictura
temperata. quoniam quando strictura est inequalis
aut per superfluitatem. tunc prohibet cur
sum sanguinis. deinde post stric
turam. oportet ut fricet flomandum
manus suas ad inuicem. donec in
flentur uene. et declarentur sensui. de
inde abstergat flomator flomium cum pa
nno olo antiquo preue(?). deinde ponat
digitum suum indicem manus sinistre
sup ipsam uenam sub loco cum flomiam
uult parum ut non fugiat uena. et ne
sciatur punctio quoniam ex uenis est quam
inuenis sicut corde fugientem apud
flomiam. et ex eis est. que est plena ex
uentositate et quando ponis flomiam super
eam conditur sub flomo. et decipitur floma
tor. et non aperit flomus uenam. et si ap
ertum est stricta propter illud. ergo oportet ut
flomator firmetur et sit solicitus in
his rebus omnibus. deinde ponat flomiam
si ergo aperitur uena ex uice una est
bonum est. et si non. tunc iterum illud o
uice una alia sub illo loco parum in
aut sup ipsum cum festinatione. si non aperi
tur leuis quod stapitur(?) aut ex paucis fit
infirmus. tunc dimittat eum die alia

duobus diebus. et non stringatur liga
mentum fortasse cum accidet apostema ca
lidum neque ingrediatur balneum. deinde
ueniet flomiam firmat. Quod si oportet
est plus aut currit sanguis subtilis
et times ut non egrediatur ex san
guine quantitas quam uis tunc itera
flomiam in foramine ipso secundum rectitu
dinem et attende in apertione prima. et facil
lius cum festinatione antequam apostemetur locus.
Apostematur enim locus in multis hominibus ap
positis pulsus. Si autem uides super ipsam apostema. et non
iteres super ipsum omnino. Non enim excusat a parte ad.
Et pone super ipsum aliquid ex fece olei
quoniam aliquando cursum sanguinis et est me
lior in hoc loco quam olim ipsum. et quam reliqui
olea. Et similiter cum musica fece olei in
omni flomia tua qua flomas uenas
apud prohibitionem cursus sanguinis
Et facit illud chinaca alfaroch et
saxifragia quam ponitur ex una earum
super locum. Sanguis enim subtilis est et
resoluitur qui est grossus. Quod si accidat
in loco flomie apostema magnum nam multo
tiens accidit [illegible] qui non est flo
matus nisi illa uice. aut est oportet ue
ne plus. tunc [illegible] et pone super locum spon
giam infusam in aqua et sale calefacta
parum. et stringe cum ligatura una. quoniam sol
uitur. Et oportet ut facias illud post e
xitum sanguinis ex uena tua cum comple
mento suo. aut ex uena alia. Quod si re
manet in loco post dies aliquod nigredinis
aut uiriditatis non nocet illud. et si uis
pone super ipsum aliquid ex aloe aut mirre
solutorum aut cum ex succo mentastri. aut
[illegible] illius. Et multotiens contingit acci
dunt apostema et eminentia apud flomiam ba
silice. pone ergo manum tuam super ipsam. et
si inuenis mollitiem apud compressionem
tuam super ipsum. tunc illa eminentia est ma
la. Caue ergo ut pones super eam a hac eo

quod diximus. Nam fortasse fluet ex
ea sanguis arterie. Sed fac ei emplastrum cum
eo in quo est stipticitas. ut induretur
locus deinde cura ipsum cum reliqua curati
one donec sanetur. Et oportet ut ex
trahas omnibus hominibus ex sanguine secundum quantitatem
uirtutis sue. et quod apparet ex colore ue
nientis super sanguinem. Nam si sanguis
est niger. tunc dimitte ipsum exire do
nec rubeat. et similiter si uides ipsum gros
sum. et dimitte eum donec subtilietur.
Et similiter si est acutus donec auferatur
eius acuitas. et oportet cum qui est
plenus fortis. et indiget extractione
sanguinis uice una. ut amplificetur
flomia uene. Et sit flomus latior. Et
ideo qui est debilis sit contrario illius. et opor
tet ut extrahat ipsum uicibus et ut
sit foramen strictum. et melius quam amplius
stringatur in flomia uene. Est ut sit
transuersa sectio non punctura. et iste in
modo flomie est saluus a fluxu sangui
nis et ab incisione nerui. Et est lau
dabilior et saluior quam flomia per latitu
dinem et longitudinem. Et cum contingit
sincope apud flomiam sincopis oportet
ut abreuies. Et cum flomias modico pane
infuso in aqua granatorum muci aut
seccamabin si est calefactus. et extra
has ei ex sanguine tribus uicibus aut iiii.
et si est in frigiditate complexionis. tunc ac
cipias cum flomias panem infusum in sir
rupo. aut sirupo de melle aromatizato
cum speciebus. aut sirupo aromatizato odo
rifero. Quod si accidat sincopis apud flo
miam. et est cum eo exitus sanguinis multi
oportet ut sumat in potu aquam [illegible]
et sirupum odoriferum subtilem et utatur
aromaticitate cum algalia et lauatur
pectus eius cum ea et utatur reliquis
que diximus in diuisione in capitulo
sincopis et euacuatione. Qui autem

uult euentare brachium suum et sol
uere sanguinem suum sic oportet ei cum
flobotomia est propter euacuationem multam
et uirtus eius est debilis ut soluat san
guinem paulatim per quantitatem uirtutis
in diebus continuis. Qui autem u
ult euentare sanguinem suum et sol
uere eum de brachio suo et corpus eius
est forte. tunc fac illud post vij. ho
ras aut viij. a flobotomia sua prima. Qui
autem uult abstrahere sanguinem suum ex i
corpore suo et ad summum peruenit adquam
declinat oportet ut euentetur eum
die suo. autem tertio. In cuius uero corpore est
sanguis multus iam calefactus et accensus
facit accidere febrem. oportet ut egrediatur ex eo san
guis in uice una et cerbatur ex eo quantitas
multa et amplificetur aptio uena quando accidat sin
copis. propter tu sumis conseruans omnes conditiones
flobotomie. cum ponas manum tuam super pulsum eius ap
ertionis sanguinis ut non accidat mors sinco
pis. Multociens ei accidit illud quando
ignorat flobotomator et cadit neglige
ncia. Et non oportet quando uis soluere bra
chium et soluere sanguinem suum. Nam
clausum sit orificium uene. et fiat i
difficilis exitus sanguinis ut permaneat
super ipsum cum uehementia et cumulatur ita
extendatur uelociter. Nam illud est
malum ualde. immo dimitte ipsum donec
flobotomie suo. aut reuolue concauitatem
flobotomi illud quod coagulatum est
ex sanguine in orificio uene. et pone
super ipsum aliquid salis dissoluti in aqua
et pone super ipsum aliquid ex triacha o
alfaruch aut sagogenia. et preme ipsum
compressione leui. donec egrediatur sanguis.
Si uero iam aperta est uena. tunc di
mitte ipsam. et non tangas eam do
nec sedetur apertio. quod si necessitas pro
uocat ad soluendum sanguinem suum et
non est excusatio. tunc autem flobotomia

ipsum super illum locum. aut in brachi
o alio in uena alia. De flobotomia funis brachii. De
Plurimus autem brachiis
chiis flobotomatur loco fuste et basi
lice. cum non inueniuntur. et sunt occul
te quando est occulta ex eis. Et qualitas
flobotomie eius est ut intromittat infirmus
manum suam in aqua calida donec ru
beat focale. et appareat uena manife
ste. deinde stringatur super ipsum ipsam ligamento
parum constrictione media. deinde
flobotomia secundum transuersionem paulatim non
latitudinaliter neque secundum longitudinem.
Et sit aptio ampla. Et sit flobotomia tu
a qua eam flobotomas super uncam manus
parum prope. Quod si prohibetur exitus sanguinis
tunc iterum manum in aqua calida. et di
mitte sanguinem currere in aqua donec
consequaris
necessita
tem tuam. Si
autem sumis in di
ebus estiuis et
excusatis ab
stinentem ab ita
tem manum in aqua
calida. Et plurimum quod
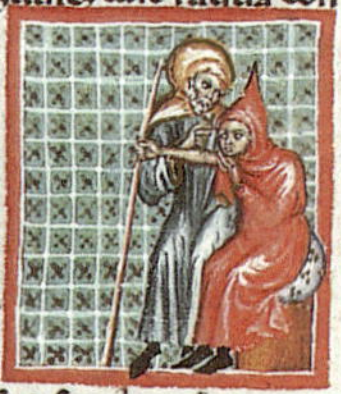
ponitur cursus sanguinis in aqua calida
in tempore yemis. Et flobotomia huius uene est sal
uior omnibus uenis. quando non est sub ea
uena pulsatilis neque neruus. De flobotomia saluatelle.
Flobotomia saluatelle
le manus dextre est conferens e
gritudinibus epatis. Et qualitas flo
botomie eius est ut stringat infirmus
cum ligamento mahason manum aut tu
stringas in eodem loco manu tua propter
tu intromittis eam in aqua calida donec
nec inflatur uena. et demum strictur se
sui ualde. deinde flobotomia eam transuersali
ter. et si incidis eam totaliter. non nocebit
ei illud maliquo. Et consuetum ne ultime

manum tuā cū flōmo. Sub ea ci
sunt iiii digitorum denudati ex eā
ne. deinde itera manū ad aquā calidā.
et dimitte currē sanguinē. ideo Nam
si tu nō iteras eā in aqua calidā coan
gulatur sanguis i orificio uene et
phibet a cursu. Cum ergo extraxeris
ex sanguine q̄titatē necessariā. et si uena
olim et sal ū n on consoltetur. Et sic
simulit op
ut facias c
oi ramo sic
to. Juuamēt
uō flōmie
eius ex manu
sinistr ēq̄n
est ofenens

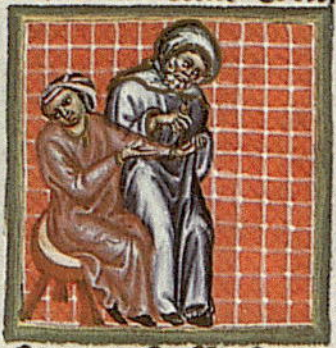

ad egritudines splenis. Et silr fac in
flōmia eius sicut fecisti in sedia equalir.

Safene autē D' flōmia safene.
flōmie iuuamētū ē ad egritudi
nes q̄ sunt inferiori pte corporis o
sicut egritudines matrici. et retencio
mestruorum. et infirmitates renū. et re
mestruorum. et ulcā coxarum et cruriū
antiqua. et eis similia ex egritudinib'
Et qualitas flōmie eius est. ut intro
mittat infirmus pedē suū in aq̄
calidā. et faciat sup ipm fricatiōē do
nec eculbent uene. et liga sup iun
turā pedis cū ecigra. Et uene qte
locus apud calcaneū est apparens
uersus pollicem. Et ramificant' ex
ea in facie pedis rami multi. flōma
ergo eam in amplioē ramo eius aut i
apd calcaneū apud egittatioē eius
q̄m ē melius et saluius. q si flōmas
eam in facie pedis. tunc caue a niuis
qui sunt sub ea sup faciem pedis. et
pōe flōmā tuā qua eā flōmas ex
transuso q̄ titull' incatē eam. Et o
sit flōmus nesil. Si aūt phibetur
cursus sanguinis. tc itiū pedē i aq̄
calidā. et di
mitte san
gnē. currē
in eā done
nacueā. Q
si erat ue
nam flōma
tor i pauice
tunc iter eā

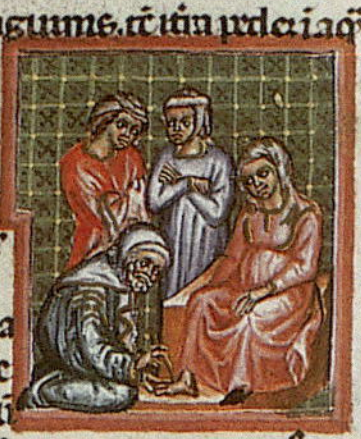

flōma ad supiora parū p. Na loc' est
saluus nō times ex eo malicia q̄ do
tu caues a niuis sicut diximus. Et
silr fac eā saphena pedis alt' eq̄lr.

Sciat aūt D' flōmia uene sciatice.
est apd calcaneū ex late siluestri.
Et iuuamētū flōmie est eā. ad do
lorem anche. qn est ppt' sanguinem
calim. Et qualitas flōmie eius est. ut
ingdiat' infirmus balneū. et festiet
et stringet crus eius a late anche us
sup' calcaneum. m' digitis eā inta
subtili longa. ñ eā apparet ñ ind
pillud. Qm ergo apparet tc flōā
eam s'm quēcūq; ingeniū ē tibi
possibile. aut tc s'm trāsfusionē. et
est melius. aut ut incidas eam in
cissione. aut seces eā sectiē. loc' eius
eius ē saluus. Et ipsa ē in plib; ho
minib; oculta ualde. Qd si ñ iue
nis eā. et nō apparet sensui oīo. tc
flōma aliquem ramū eius. et ē ille
qui apparet in dorso pedis. et uisus
anuclare; et anularē. Et caue a
neruis. et fac currē ex sanguine q̄
titatem quā uis. deinde solue s̄ctura; et
pōe sup locū flōmie cotum et stri
ge locū. uelocit' enim sanat'.

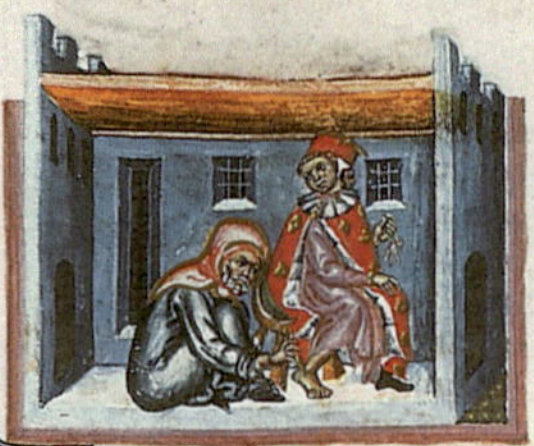

Ventose fi. De ventosatione. Qui
sunt ex cornibus. Cum usus eius.
et ex ere et vitro. Ventosatio quod fit
secundum duos modos cum scarificatione et
extractione sanguinis. Alia est vento
satio sine scarificatione. Hec vento
satio que est sine scarificatione est secundum
duos modos. aut enim est cum igne
aut sine igne. Et ventose que admi
strantur cum scarificatione et extractione
sanguinis. sunt .xiiij. loca corporis.
Quorum unus est alnocran et est po
sterius capitis. Et alchebel et est
medium colli. Et ventose alha
dain. et sunt due lateres colli a dua
bus partibus simul. Et ventosa menti et
est sub mandibulis inferiori oris.
Et ventose duarum spatularum. Et
ventose alhaosos sup fine caude.
Et ventose duorum focilium. et sunt
medium duorum brachiorum. Et vento
se duorum crurium. Et ventose du
arum cavillarum. Ventosatio quidem
non extrahit sanguinem nisi ex venis
minutis sparsis in carne. Et propter illud
non cadit virtus ex ea. sicut est casus
eius ex flobomia. Nec oportet ut administretur
ventosatio sive cum igne aut absque igne
in aliqua egritudine que sunt ex reple
tione. donec evacuetur corpus totum. Et
si necessitas provocat ad ventosationem ex e
gritudine. aut propter consuetudinem administ
stramus eam in omni hora in principio men
sis. et in fine eius. et in medio ipsius in quo

tempus fuerit. Quia est quis ex omnibus qui quando
multiplicatur in eo sanguis donec indige
extractione eius per ventosationem. invenit
in capite suo gravedinem et sodalam. et
ex eis est qui invenit repletionem et ru
bedinem in facie sua et capite suo et
collo suo. Et ex eis qui invenit in facie
sua et fronte sua. et tenebrositatem
et habitudinem in oculis suis. et ex eis
est qui scalpit locum ventosationis sue.
Et ex eis est cuius risus multiplicatur ei
cum. et ex eis est qui invenit gustum sangui
nis in ore suo. aut aperitur lingua
et espuit sanguinem. Et ex eis est cu
ius sompnus multiplicatur. et ex eis est
qui videt in sompno suo sanguinem et ru
bedinem. et interfectos et plagas. et que sunt
similia illis. Cum ergo videmus illud ad
ex eis et apparet si est media men
sis. precipimus tunc ventosationem. sed postquam
quam preterierunt de die due hore
aut tres. Iuvamentum autem ventosa
tionis nuce est. quoniam ipsa confert ad gra
vedinem capitis. et quod effundit tunc
ad oculos. Et ut oportet ut sit illud post
evacuationem totius corporis. et hoc quod
ventosa est loco flobomie cephalice. Et
non licet ut utatur ea que est frigide
complexionis. aut in quo est catarrus. quia
infert ei nocumentum magnum. Et propter il
lud non oportet ut utatur ea senex. et in
cuius capite sunt egritudines frigide. q
autem sup eam fit assiduus generatur o
sup eum oblivio. Et propter illud oportet
ut precipias ventosatori. ut deponat
manum suam cum ventosa parum ad im
feriora. timendo de generaticis oblivi
onis. Ventosatio autem alkebel est
loco flobomie fusce. et flobomie basilice.
Et propter illud confert asmati et constrictioni
anhelitus et fissure istius anhelitus et tussi et replexioni.
Et oportet ut impellatur ventosa alk

No.

hel parump. qm̄ si ponit᷑ inferi᷑ gn̄at
debilitatē: i corde ⁊ stō. Ventosatō
u᷒o alhagtam ɔfert doloribꝫ accidē
tibꝫ in capite ⁊ obtalmie et eminēnt
et p̄scrationi ⁊ dolori in radicibꝫ dē
cium. ⁊ ē loco flo᷒mie basilice. ⁊ opor
tet ut p̄cipias uentosatori ne p̄mat
manū suā cū scarificatiōe ut n̄ inci
dat artiam. ⁊ accidat flux᷒ sanguis.
Ventosatio aūt sub mento ɔfert al
colla in ore. ⁊ corruptione sanguīe
et silibꝫ eis egritudinibꝫ q̄ sūt ī
ore. Et stant loco flo᷒mie althebenib
que sūt in duobꝫ labiis. Ventosa
tio aūt spatularum ɔfert alcafachī
qui fit ex replōne et caliditate.
Vento satō u᷒o inferiorū partiū duo
rum focilui ɔfert iuuamentū flo᷒mie
uenarū triū basilice ⁊ fusce et cepha
lice. qm̄ ipā attrahit sanguinem ex oibꝫ
ill᷒ uenis minutis q̄ sūt in carne. ⁊ a
trahunt ille uene minute ex uenis ali
is grossioribꝫ eis donec puenit attr
tio ad uenas tres. Et oportet ut p̄ci
pias uētosatori ne multū ꝑcedat in
scarificatiōe qm̄ locus ē denudatus.
denudatus carne. ⁊ sub eo sūt nēui
et artie. Ventosa aūt una qua uē
tosatur sup alhausos ɔfert emoro
ydibꝫ ani ⁊ ulcibꝫ inferioribꝫ. ⁊ op
tet ut p̄cipias uentosatori ut sit uē
tosa magna. ⁊ ut sit ex ere qm̄ loc᷒ in
diget suctiōe forti ⁊ fortasse frāgūt᷒
uentose subtiles ⁊ scarifet᷒ ex scarifi
catione magna. Ventose aūt cru
rum minuūt diminutiōe manifesta
qm̄ attrahunt sanguiē: ex toto corpoē.
Et ɔferunt ex doloribꝫ antiqs ī re
nibus ⁊ matricibꝫ. ⁊ uesica et ꝓuo
cant menstrua ⁊ ɔferunt bothor. ⁊
ademenul. ⁊ stant loco flo᷒mie du
arū saphenarum ⁊ alcahorcobon.

Verum tn̄ debilitant corꝰ multū. et
faciūt accidē sincopī in plibꝫ hoibꝫ
Et uentosarum alhorcobon iuua
mentū est ꝓpinquum iuuamto uē
tosarū duorum crurum.

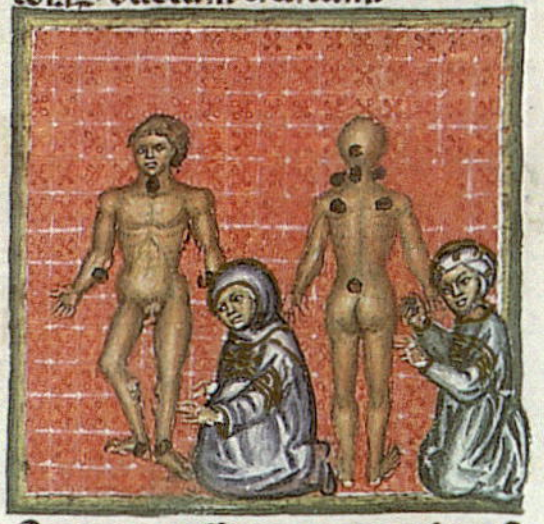

Qualitas positionis uentosarū est
ut ponas uentosam ī primis uacuā.
et sugas suctione tempata. ⁊ nō ꝓlō
get positionem uentosarū. s; poē eas
uelocit᷒. ⁊ remoue eas uelocit᷒ ut ue
niāt humores ad locū ɔuenienti eq̄li.
Et nō cesses iterare illud ⁊ ɔtinuare
donec uideas locum iam rubē ⁊ infla
ri. ⁊ appareat rubedo sanguis. Tūc
ergo scarifica ⁊ itā sectionem paula
tim. deīn ɔsidera ī dispositiōe corporea.
Nā qui ex hoibꝫ tenē ē carnis raror
pororū. oportet ut scarifices ipm̄ se
mel non plus. ut nō ulceret᷒ locus.
Et p̄cipe uentosatori ut amplificet
scarificationē ⁊ ꝓfundet parum ⁊
temperet suctiōem ī facilitate. Q; si ī
sanguine ē grossitudo. tunc oportet
ut scarifices bis. In uice quidē prima
aperitur uia subtiliatiōis sanguis ⁊
aquositati eī. Et ī sc̄a quidē pscruta
tatione exquisite extractiōis sangui
nis grossi. Si u᷒o sanguis ē feculent᷒
ualdē. tunc fiat scarificatio uice tr̄ia
ut ɔsequatur ultimū. ⁊ ad ultimum

qñ uolumus extrahẽ sanguinem pau
lañ ul' paꝝ sufficit nob' scarificatio u
na. Et si uolumus extractoẽ sanguĩs
multi. sacrificemus sacrificatioẽ p̃ma
plurima. Et si nos msurami q' sangr̃
cessas. tc̃ oz. ut scarifam' scarificatioẽ pfũ
da. ⁊ s̃mim' eq̃l' ĩ scarifatẽ pfunditate cu
tis cum. Quid sit illd̃ q̃ oz. ãmistrẽ e
ex olis apud positionem uentosarum
et q' caueat uẽtosandus. In illo qd̃
cuius cutis ẽ grossa dura. fusca ⁊ põ
rei sũt stricti. oportet ut unguant̃
loca uentosarũ cũ olis apitunis lei
tis ⁊ resolutiũ. si ẽ in tp̃e estatis sic o
lm alkeiri. aut olõ uiol' aut olm d̃
amigdal' dulcib; aut olm d̃ semie
cucurbite. Et sic ẽ in tp̃e yhemis tc̃
olm narcisinũ. aut olm de lilio. aut
olm camomillinũ aut sambucinũ
et eis silia. Si uõ superfluitates ẽ grossa
fria. tc̃ olm sit olm amaracinũ. aut
olm d̃ balsamita aut olm alben.
aut olm anetinum ⁊ eis similia
Si uõ uentosandus ẽ amploꝝ põ
roꝝ tenẽ carnis. tc̃ oportet ut phi
beat' ab olõ. Et oport' ĩ isti abluant
loca uẽtosaꝝ coꝝ p̃t uentosatioẽ.
cũ aqua ro. aut cũ aqua fria. aut cũ
solatri. aut cũ aqua cucurbite. aut
cũ aqua portulacẽ ⁊ silib; Ille aũt c̃
sanguis ẽ multe huiditatis abluat
uẽtõtis suas cũ aceto. aut cũ aq̃ mi
ti ⁊ sarach ⁊ similib; eis. cui aũt su
fluitates sũt grosse abluas uento
sas cũ uino antiquo aut cũ aqua so
latri. aut decoctioẽ aneti. aut camo
mile ⁊ eis silib;. Et oportet ut caue
atur uentosatio in balneo. aut ĩ uesti
gio balnei. imo oportet ut ãmistreẽ
p̃ exitum ex balneo p horã. aut per
horas duas. Et nõ oportet ut dormi
at aliq̃ p̃t uentosatioẽ. Quid est
quo oportet ut regatur uentosand'
aut flomat' añ uentosatioẽ ⁊ post
eam, oportet ut ɔsiderẽs impremis. tũc
si uentosatus aut flomat' ẽ colic'
et uincit sup sanguinem cui acuitas
et iflamatio. tc̃ oportet ut accipiat
infrigidãcia sic granatũ mucũ ⁊ e
endiuia cũ aceto ⁊ lactuca ⁊ secã
iabin ⁊ iuleb. ⁊ põe cibaria eius i
pullos ⁊ carnes ouiũ. sekebiget et
cibos ɔdictos cũ agresta ⁊ eis silia.
Et cui ɔplõ ẽ fria. oportet ut sumat
ĩ potu sirop̃ d̃ melle. aut sir' almuta
aut sir' alsecamabi d̃ senib; ⁊ sumat
uinũ odoriferũ mediũ qd̃ est inter
uetus ⁊ nouũ. Et pparatur ut utat'
paucitate cibi. ⁊ põe cibũ eius pul
los ⁊ cancrini et passeres. ⁊ pullos i
collumbaꝝ issita debet. Et oportet
ut sit potus ĩ die uentosationis pl'
q' cib'. ⁊ oportet ut detur in potu i q
b'dam hõib; tyriacha alfaroch. aut
medicam̃ de musco. aut alscliche.
añ uentosatioẽ ⁊ añ flomiã aut p'
ut ɔfortent' mẽbra principalia. ⁊ sb
tilient' sanguis. Et non oportet ũ su
mant cũ ea ĩ potu calefacti. Ven
tose aũt que ponũtur ⁊ sũt sine
scarificatioẽ sũt uentose q̃ ponũt'
sup epar ⁊ splenem. ⁊ podagram et
sup uentrẽ ⁊ umbilicũ. ⁊ loca renũ
et piscidem ⁊ anche qm̃ ista mẽbra
nõ sufferunt sacrificationẽ pse ⁊
nõ queritur p eas nisi attractio san
guis de mẽbro ad mẽbrũ sic ponim'
uentosas sup mamulas ĩ egritudie
fluxe sanguis narũ. ⁊ utim' eis. ut
soluamus uentositatẽ frigidã m
uiscicãtem ĩ mẽbro sic ponim' uento
sas sup uentrẽ ⁊ umbilicũ. Ipã eni ra
reficat mẽbrum ⁊ calefacit ipm ⁊ re
mouet dolorem, ppt' ea q2 resoluĩ illã

uentositatem. Et iam ponitur super
renes quando accidit in eis oppilatio aut
lapis uirtute eius attractionis sue. for
tasse aperit oppillationem aut eradicet
Lapidem — ex loco suo. Et similiter fac
quando ponitur super epar. et splenem propter
uentositatem retentam in eis. utrisque et
iste uentose amministratur uacue
cum suctione tantum. Et quandoque amministratur cum
igne. et quandoque amministrantur plene aqua
tepida in egritudinibus pleuresis. id
est illud est ut impleatur uentosa. et sit
magna aqua calida sola aut aqua in
qua decocte sunt herbe que conueni
unt ad illud. forma uentose amministra
te cum igne. sit
amplitudo
orificii eius quod
duo digiti
secundum quod foraui
mus. Et quantitas eius in profundo sit quod
medietas palmi. et sit in latere eius in
loco qui est circiter medium eius foramen
paruum secundum quantitatem quod ingrediatur in ipsum
acus. fiat ex ere similiter aut cupro
crossorum marginum leuium equali
um consortium. ut non ledat membrum
propter positionem suam super ipsum. Et fiat in
medio eius uirga transuersa ex ere
aut ferro ut ponatur candela cum i
gne. et quandoque fit hec uentosa magna ma
ior ea quam narrauimus. et parum minor
illa secundum quantitudines etatem eius qui
utitur ea. Ventose autem puerorum
et extenuatorum sunt alie quam uentose
iuuenum et crossorum corporum. Quantitas
autem ponendi hanc uentosam cum
igne super membrum. est ut attendas in
licinium cum igne cerei ex lino decenter factum.
aut candelam paruam ex cera et ponere eam
super medium uirge transuerse que est in
medio uentose. ut sit accensus igni

circiter inferiorem partem uentose. ut
non comburatur corpus infirmi. deinde
ponatur super membrum. et digitus sit super
foramen quod diximus donec quando te
nemus uentosandum indigemus au
feramus digitum et egrediatur uapor
super illud foramen et soluetur uentosa
statim. deinde igni licinium secundum modum
suum et ita eam sunt digeres illa. In uen
tosa autem que amministratur in egritudine
pleuresis cum aqua non est uirga trans
uersa neque foramen. Et non amministratur nisi
quod impletur aqua et ponitur super membrum
eius. Et hec est forma eius. Et hec uen
tosa quanto plus est
est magna ut n
capiat aquam quod
multam est me
lior. Iste sunt uen
tose superius memora
te que ponuntur sine scarificatione secundum
nostram doctrinam in toto corpore. De suctione

Sangsuge non sanguisuge.
Sanguisuge non administratur in pluribus nisi in membris
in quibus non est possibilis positio uen
tosarum propter paruitatem eorum. sicut labium
et lingua et eis similia. Et qualitas
utendi eis est. ut in uenis et sangui
sugis que sunt in aquis dulcibus mun
dis a putredinibus. deinde dimittantur
die et nocte. et aqua dulci donec sa
meliores sint et non remaneat in uentre
earum aliquid. deinde euacuetur corpus in
primis cum flobotomia. et cum uentosis. de
inde abstergatur membrum infirmi donec
rubeat. postea ponatur super ipsum. Cum
ergo implentur et cadunt. et est possibilis
suctio loci cum uentosa. tunc est magis
utilium mutuamento. et si non. tunc a
blue locum cum aceto. donec deinde cum aqua
multa et frigida. et exprimatur. Quod si prop
longatur cursus sanguinis post casum

aut in membris denudato carne sicut
digiti et nasus et similia eis.

sanguissugarum. et est illud residuando.
tunc infunde pannum lini in aqua frigida
et pone ipsum desuper: donec abscidatur
sanguis et residatio. Et si multiplica-
tur sanguis. tunc pulveriza ipsum super
ipsum gersi tritum. aut gallas et simila-
cis ex stipticis. donec abscidatur san-
guis. aut ponantur super loca medie-
tates fabarum excorticatarum. et dimitta-
tur donec adhereat fabe in loco. Nam
sanguis absciditur. Et oportet si neces-
saria est iteratio sanguissugarum. quando non pos-
sibile est mutare eas. Sicut prohibent
sanguissuge a suspensione tunc abster-
gatur locus cum sanguine recenti. aut
fige acum in locis donec egrediatur ab
eo sanguis deinde ponantur. Nam ipse
quando senciunt aliquid de sanguine adhe-
rent stati. Quando ergo vis ut cadant
pulveriza super eas aliquid ex aloes trito.
aut saltem aut cinerem et cadent sta-
tim.

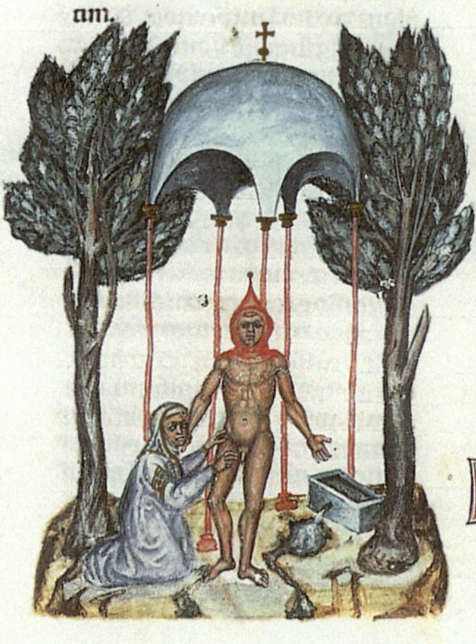

Incipit. Ca-
pitulum ter-
cium de res-
tauratione et c.

Scitote o filij
quod hoc capitu-
lum in arte o
medicine u
miltociens i
est necessarium. Et est restauratio fracture
et dislocationis accidencium in ossibus.
Et scitote quod qui iactant se de hac sciencia
seu de hoc capitulo stolidi medicorum
et vulgi. et qui non inspexerunt unquam
antiquorum librum. neque legit ex eo literam.
Et propter hanc causam fit quod iste modus ex-
celencius iterum nostra est privatus. Et ego
non obviavi in eo unquam bono omnino. et non
adeptus sum ex eo illud quod sum adeptus
nisi propter longitudinem lectionis librorum
antiquorum. et studui super intellectum
eorum. donec extraxi scientiam illius ex eis. deinde
inde adhesi experimento et studio longitu-
dine vite mee. Et iam descripsi vobis
ex illo in hoc capitulo totum quod continet
scientia mea. et super quod pervenit experimentum meum
quam adbreviavi illud vobis. et liberavi il-
lud ex occupatione elongationis et ostendi
di illud fine declarationis. et abreviavi
illud fine abreviationis. Et formavi
in eo formas multas ex formis instrumentorum
que administrantur in eo cum sit ex additione
declarationis sicut feci in duobus capitulis prioribus.

Capitulum primum in quo sunt summe in
electione fracture ossium que premissio
necessaria est antequam incipiamus rememo-
rationem membrorum fractorum et dislocatorum.

Oportet quod scilicet unusquisque.
ut dicamus in prologo libri capituli
summas sermones et exempla ad quorum in-
tellectum cogatur in primis artifex ad
restaurationem super eorum veritatem. scilicet vos

et qui sunt proni ut sciant hanc artem
nobilem aliis a nobis. Dico ergo quod quando
accidit alicui fractura aut dislocatio aut
casus, tunc oportet ut properes in primis
ad flobotomiam et ad solvendum ventrem aut
utrumque simul. Si non prohibeant aliquid sicut
debilitas virtutis aut est ille cui accidit
aliquid puer existens aut senex decrepitus
aut est tempus vehementis caloris aut ve
hementis frigoris valde. Deinde sis contemp
tus in cibo suo oleribus frigidis et carnibus
avium et eclogiis et prohibe vinum et carnes
grossas et replere ex cibis et omni cibo
qui replet venas sanguine quando securus
es ab apostemate calido et non times effusio
nem materiei ad membrum. Tunc re
deat infirmus ad regimen suum primum
cum quo erat consuetudo eius. Cum er
go incipit os fractum restaurari tunc opor
tet ut cibetur infirmus cibis nutrien
tibus nutrimento grosso gravi in quibus sit
viscositas sicut cibaria facta ex tritico
cocto cum aqua et ungule et capita et pedes et
ventres vaccarum et ova et pisces recen
tes et vinum grossum et similia illis. Cum
hoc regimine fit congelatio fracture ve
locius et melius. Et scias quod ossa frac
ta quando sunt in viris qui sunt in prima
senectute et decrepitis non est possi
bile ut continuentur et consolidentur secundum
naturam suam semper propter exsicca
tionem membrorum eorum et consolidationi
et continuantur que ex eis sunt in fine le
nitatis sicut ossa puerorum parvorum. Ve
rum natura annectit super os fractum ex omni
parte ad simile glutino in quo est similitu
do que adheret et stringit ipsum do
nec conglutinantur ad invicem. Deinde ve
nit in fine fortitudinis et firmitudi
nis sicut fuit in primis donec non
prohibet ipsum aliquid ab operationibus
suis. Et propter hanc causam est necesse ut pones

nutrimentum infirmi in quibus sit gra — cibaria
vitas et viscositas et grossitudo sicut
dixi. Et scias quod fracture species sunt di
verse secundum diversitatem membrorum. Quoniam fra
ctura cruris est divisa a fractura ossis
capitis et fractura ossis pectoris est divi
sa a fractura ossis dorsi. Et similiter reliqua mem
bra omnia diversa existunt ad invi
cem. Et ego veniam cum rememoratione
omnium specierum fracture exposite in capitulo suo
distincte. Et diversificantur species fra
cture ossis. Et in seipsa quoniam fit fractura
sua arcuata preter quod accidant in ea a
stelle. Et quoniam fit fractura eius secundum lon
gitudinem ossis et sunt fracture eius scacha
glie et incisiones pertranseuntes et non pertran
seuntes sicut fit in calamo cum aptatur cum
cultello ad scribendum. Et in fractura
cum vulnere et disruptione in capi
te. Et est fractura fissura parva et omni speciei
est ingenium et instrumentum proprium in
restauratione eius secundum quod veniet reme
moratio est distincta in suis locis. Et
ex eo quod cognoscitur fractura ossis est
tortuositas eius et eius eminentia
et apparitio eius sensui et sonitus eius quan
do comprimis ipsum manu tua. Quando
ergo non est in loco tortuositas apud tac — [illegible]
tum tuum cum tangis os cum agitatione
neque invenit infirmus magnum do
lorem, tunc non est illic fractura. Immo
possibile est ut sit tortuositas aut
fissura parva. Non ergo oportet ut moveas i
psum cum manu et compressione omnino. Immo
pone super ipsum ex medicinis quarum veniet
rememoratio post motum tuum illud quod
convenit loco. Deinde stringatur strictura
subtili. Et scias quod locus quando arcuatur
et scinditur in duo post quod accidant
in eo scachagie. Verumtamen removetur omnis
pars a comparatione sua. Tunc oportet tunc ut incip
ias absque mora tua ad restaurationem eius.

et equa totum ipsum. ante quam accidat ei
apostema calidum. Si autem acciderit ei apostema calidum.
tunc dimitte ipsum diebus aliquot
donec quiescat apostema. deinde equa ipsum
secundum quemcumque modum potes ex levitate
et ingenio. Et scias quod restauratio in
eo et ipsius equatio est facilior quam ossis in
quo accidunt sathagie. deinde stringe
ipsum. secundum quod veniet rememoratio eius.
Si vero in osse fuerit sathagie. et necessaria
est extensio huius membri fracti ex duabus par
tibus manus sit aut pes aut cum ma
nibus tuis si membrum est parvum aut cum o
duobus funibus. aut cum fune et manu
Et sit positio tua qua ponis membrum
super locum equalem secundum figuram suam
naturalem donec quando extendunt partem
membri fracti. tunc conare ut reducas in
facias illas additiones omni ingenio
et secundum quemcumque modum potes in locis
suis. Et cave secundum fortitudinem tuam
ut applices unum duorum ossium cum so
cio suo secundum meliores formas. Et oportet
illa hora ut teneas et [illegible] manu tua. si
[illegible] ad [illegible] ipsius et [illegible] illo
[illegible] extensionem ut [illegible]
compressionem fortem sicut faciunt mul
ti stolidorum. Multotiens enim facit
accidere positionem suam illud apostema calidum
aut siccitatem vel contractionem in membro
fracto sicut vidimus illud ex operationibus
eorum multotiens. deinde da [illegible] post e
quationem et decentem operationem et sit
tunc illud membrum quiescere et tranquilli
tatem in omne [illegible] super ipsum. Et ip
sum cave ut non moveat ipsum in ho
ra sua vigilans. et somnians et
apud revolutionem suam et omnes motus
suos ultima virtute sua. et caveat i
ut sit positio eius aqua fecerit do
lor quoniam est quando sentit in dispositione sua
positionis membri dolorem. aut lesio
nem. tunc oportet ut permutes ipsum
ad positionem aliam ab illa cum qua non
sentit dolorem. Cave cum illo ut sit
positio eius illa equalis recta. ut non acci
dat in membro tortuositas quando restau
ratur. Et qualitas stricture membri
fracti est secundum quod narro. Scias quod membra
fracta diversificantur in parvitate in
sua et in maiori magnitudine et in corpore for
ma. Que ergo ex eis sunt parva sicut
brachium. et digitus et focile et similia
eis. tunc oportet ut sit involutio
panni mollis subtilis. Que autem ex
eis sunt grossa. sicut coxa et crus. o
portet. ut sit in eis involutio [illegible]
dura. Quoniam ligamentum latum continet
membrum magnum. et stringit ipsum stric
tura equali ita quod non [illegible] ipsi
macula. deinde incipe post evacuationem
eius ab equalitate ponere unumquodque
[illegible] ad illud in stupa leni [illegible]
[illegible] deinde incipe involutiones [illegible]
[illegible]
[illegible]
gamento. deinde vade cum eo ad partem su
periorem a loco fracture et stringe mi
nus quam fuit strictura tua qua strin
xisti locum fractum. deinde elonga te cum
involutione a loco fracture parum per
et mollifica stricturam paulatim donec
capias ex loco sano rem magnam. de
inde accipe vittam aliam. et involve ei
eam iterum super locum fractum involuti
onibus plena vade cum involutione ad
partem inferiorem a fractura. Et secundum [illegible]
[illegible] involutionis et mollificatione [illegible]
[illegible] involutione [illegible] deinde pone inter i
nvolutiones et stupa leni aut panno cum
quo equetur. et tortuositas fracture
sic et in ea tortuositas. et sunt posita in ea
aliquid deinde involve super ipsum ipsum
vittam aliam plena equa super has invo

p fortitudinem ne accidat sibi infirmum postpo
tiem tuam dolor aut lesio et [illegible] secundum

Nota de extensione

membri

Nota de lig

iunciones astellas decenter frans statim
si non est in loco inflatio. neque apostema cali.
Si autem in ea est inflatio. aut apostema.
tunc prohibe ea que sedet in apostema et auferunt
inflationem. et dimitte eam aliquot
diebus. deinde stringe super ipsam tectas astel
las. Et sunt astelle ex medietatibus
cane late rase formate sapienter. o
aut sint ex ligno unde fiunt cribra que
fiunt ex pino aut generali palme. aut
callingi. Et sit amplitudo omnis astel
le secundum hanc formam. et habeant eandem figuram.

Verumtamen oportet ut sit astella que ponitur
super ipsam fracturam. crassior et latior pap
per quam relique astelle. Et longitu
do astelle sit secundum quod licet membro ex
magnitudine. et paruitate. deinde strin
ge super astellas cum una alia secundum strictu
ram tuam primam eandem. deinde liga de
super cum filis decenter secundum quod dixi de stric
tura. Et est ut sit strictura tua loco
fracture plus. Et quanto plus elonga
tur a fractura. est strictura minor.
Et oportet ut sint fila media inter
crossitudinem et subtilitatem. et sit ex li
no molli. Quoniam si fila sunt crossa sic
ut vidi ex operatione stolidorum ponentium
fila sua ex cordis lini tortis. est
error magnus. quoniam cadit strictura
cum eis extra equalitatem. et fila subti
lia iterum non conveniunt quoniam consequeris
per stricturam cum eis illud quod vis. Et
non oportet ut sit inter astellam et astel
lam minus quam digitus. Quod si leditur in
firmus per extremitates astellarum
post stricturam locis sanis. tunc pone
sub eis ex stupa leni. aut lana car
minata donec nil ledatur ex illo. o

c. de fractura cum vulnere.

Quando autem fractura est cum vulnere et acci
dit disruptio in cute ego venia cu

rememorationem in capitulo eius secundum sin
gularitatem. Et scias quod non omne mem
brum fractum. oportet ut stringatur
cum astellis a primo die. quod est quoniam mem
brum est magnum non oportet ut ponas
super ipsum astellas. nisi post .v. dies.
aut .vij. aut plus secundum securitatem ab
adventu apostematis cali. Et iste est mo
dus emplastrorum quibus restaurabant an
tiqui que ponuntur super fracturam
et dislocationem et torsionem. Modus
emplastri communis abreviati restau
rantis fracturam convenientis pluribus comple
xionibus precipue mulieribus et pueris
quoniam est ex eo super quem non vincit calor neque
frigus. et est ut accipias ex puluere
molendini. et est medulla farine que
pendet in parietibus molendini apud
motum molle. et conficias ipsum sicut est
pro quo cribelles ipsum cum albugine o
ui. et pone confectionem eius non spissam neque
subtilem. deinde utere eo. Modus emplastri
alius restaurantis fracturam. et dislo
cationem et torsionem. Recipe amness. et la
dani. et acacie et emulle et mugath.
et succi omnium ana .ʒ. x. mirre. et aloes .i.
amborum. ana .ʒ. v. et alechil .ʒ. xx. terantur
omnia. et cribelentur et misceantur
cum aqua alechil. aut cum albugine oui.
si complexio infirmi est calefacta. deinde utere
hoc emplastro. Nam ipsum est bone compositionis
omnis restaurat ossa fracta velociter
et confert pluribus hominibus. Modus emplastri
alius quod et confert fracturis et torsionibus.
Recipe mugath et mess. et altee albe omni
um. ana .ʒ. x. mirre et aloes amborum. o
ana .ʒ. v. acacie .ʒ. vi. boli armeni .ʒ. xx.
terantur omnia convenienter bene et multa et cri
bellentur. et conficiantur cum aqua o
aut albugine oui. et administretur.
Modus emplastri ad iuncturas et ossa se
parata a locis suis. et sedat dolorem.

accidentem eis & nisi sunt ossis fra
ctura. Sume lanam succidam & subin
gatur in aceto & oleo decocto & ponatur
super locum. Et in hoc quidem emplastro non est
virtus restaurationis ossis. sed est bonum in seda
tione apostematis calidi & expellit dolores
apertos. Modus emplastri quod restaurat
os fractum. Sume folia ficus surdi
et folia papaveris. similiter tere omnia
et fac emplastrum ex utrisque. Modus
emplastri alius abbreviati administrati
apud restaurationem fracture ossis &
quod curat resolutionem residui aposte
matis. Recipe. radices altee & camomille
et florum violarum & farine ordei
omnium ana partem unam. terantur omnia &
conficiantur cum vino si non est membrum
calefactum. Si vero est calefactum. tunc confice
illud cum aqua cum modica humiditate. aut
cum aqua & vite eo. Modus emp
plastri alius fortioris in resolutione quod est
istud post quam accidit apostema durum apud
restaurationem membri. Recipe. radices al
tee & seminis lini & bdellii. et
melliloti & fenugreci et floris viola
rum & camomille omnium ana partem unam.
terantur omnia & conficiantur cum aqua
sal aut cum aqua dulci. aut cum vino
totum illud secundum caliditatem membri.
et quietem caloris eius. Ypocras vero
non dicit in libro suo quod ponatur super
membrum fractum apud restaurati
onem eius. nisi cerotum factum ex cera & o
leo. & non aliud. Et narravit ut sit in
medio inter grossitudinem & subti
litatem. Galieno autem visum est ut
ponantur super membrum fractum apud
restaurationem eius res in quibus est exsi
ccatio cum modico caliditatis sicut mu
mia & aloes et olibanum & similia illis ex
eis que narravimus. Modus emplastri
quod confert ad lesionem & dolorem. Recipe.

mirtillorum & acacie & capillorum hominis in
cisorum aut prius arsis & galle & sal
petris equales terantur & cribellentur
et conficiantur & fiat ex eo emplastrum. Quan
titas autem secundum quam oportet ut remane
at ligatura. deinde solvatur est ut con
siderans. tunc si non accidat infirmo
dolor neque pruritus. neque moveatur
os fractum a loco suo. tunc non resol
vas ipsum diebus multis. Et si accidat
ei in loco pruritus vehemens aut do
lor inquietans. aut inflatio. tunc aperi
et solve ipsum in hora & aufer emplastrum
a loco & accipe pannum lenem aut spongi
am marinam lenem humidam & sparge
ge eam in aqua tepida & ablue cum ea
locum donec quiescat pruritus et
sedetur dolor. deinde dimitte membrum
quiescere una hora. deinde pone super ipsum
necte una donec sis securus ab apostemate
et quiescat inflatio membri & removeatur
atur dolor eius. deinde iterum ipsum ad
stricturam subtiliter & emplastrum prium
et non stringas ipsum constrictione tua
prima & subtiliter cum eo donec sanetur. Quod
si videris quod apostema & rubedo et dolor & in
flatio & omnia accidentia iam remota
sunt penitus & indiget emplastro & strictu
ra iterum illud sicut fecisti in premisso
qualiter quod si non accidit membro aliquid
ex eis que diximus. tunc non solvas
ipsum nisi post tres dies. aut iiii. aut v.
aut vii. et quidam dimittunt xx. diebus
totum illud secundum quod apparet tibi ex
solutione membri sicut diximus. Deinde
quando volueris fracturam approximare
coagulationem carnis super eam adde ei
am tunc in strictura plusquam strictu
ra prima tota. & adde quod in grossitudine
cibi infirmi secundum quod possit rememora
tio eius. Si autem videris locum fracture iam esse
cum & extenuatum plus quam oportet. tunc scias

lana succida sic in aceto & oleo. aliga super ipsum calido

q' nutrimentum prohibetur peruenire ad
membrum. Embroca ergo ipsum aqua
tepida apud omnem uicem qua soluis
ipsum. et sit illud in omnibus tribus diebus. et
alleua stricturam parumper plane ergo
operationem currit ad membrum nutrimentum
et sanatur uelociter. Illud autem quod
faciunt stolidi restauratores ex frac
tura membra uice alia quando non restaura
tur inprimis. scilicet quod oportet ut restaur
ratur secundum tortositatem: est timor ex oper
atione eorum et timor magnus. Et si
essent recti dixissent illud antiqui in li
bris suis. Et operati fuissent cum eo. Et
ego non uidi aliquem eorum uestigiorum
in illo opere. Et rectius est ut non fiat il
lud. De fractura accidente in capite.

Species fracture sunt multe. et figure
earum diuerse. et cause eius sunt dis
tincte. Nam ex fractura est que fit
a percussione cum ense. et percussio aufert
os totum usque quo peruenit ad siphac
quod est sub osse sicut facit acia in ligno
et propter illud nominatur hec species fracture
acialis. aut ensis incidit quedam ossis
et incidit faciem eius et non penetrat inci
sio usque ad ultimum eius. Et nominatur hec
species fracture acialis absolute. et utri
usque harum duarum fracturarum aut ma
gnum aut paruum. Et ex fractura est
que est contritio. et est causa eius aut
·i· cas' s' lapide percussio cum lapide aut eis similia. Et hec
fractura est etiam aut penetrans quam
appropinquat panniculo quod est sub osse
aut est in facie ossis. Et est utrumque ha
rum duarum fracturarum et aut paruum aut
magnum. Et ex fractura est que est occulta
in osse in subtilitate capilli et est fissu
ra parua et propter illud nominatur hec species in
fractura capillaris. et ex ea est fractura
mo. quasi que fit a casu. aut percussione lapidis
et eis similium que faciunt ingenii lantiae

ossium ad interiora. et fit loco concauitas
sicut accidit caldariis eneis quando accidit
eis percussio. Et ingrediuntur partes eorum ad
interiora. Et plurimum quod fit illud in
capitibus humidorum ossium sicut sunt
capita puerorum. Et sunt omnibus istis spe
ciebus fracture satellgate separate et ego
ueniam cum rememoratione illius accidentis
in loco suo. et cognoscimus omnes has
species fracture per detectionem super eas. et
inquisitionem earum cum tentis. et ablati
onem carnium corruptarum que sunt in
eis uel super eas. Species uero capillaris co
gnoscitur per hoc quod detegitur super os et
abstergatur et linitur super ipsum cum encausto
fractura eius apparet nigra. In considera
tione autem curationis fracture considera
in primis ad accidentia infirmi tunc si uideris
ex accidentibus que significent significa
tionem manifestam super timorem sicut uomi
tus colere et extensio et amissio intelle
ctus et abscisio uocis et sincopis et fe
bris acuta et egressus oculorum et rubedo
eorum. et similia eis ex accidentibus in pluri
bus dispositionibus procul dubio non sanatur.
Et si uideris accidentia non terribilia tunc et
speras salutem. tunc incipe in curatione eius
Et est quod si uenit ad te infirmus in principio
cum infirmatur et est illud in diebus hiemis.
tunc oportet ut studeas in ablatione
ossis ante quartum decimum diem. secundum omnem dis
positionem. Et si est in diebus estatis. tunc
oportet ut properes remouere os ante diem
septimum. antequam corrumpatur quod est sub osse ex
panniculo. et accidant illa accidentia
que narrauimus. Quod si fractura ossis iam
peruenit ad panniculum tegentem cerebrum
et est cum minutiis et attritione. tunc oportet
ut incidas partem comminutam attritam secundum
quod ego narrabo. Et est ut radas caput infirmi
cum in primis. et detege super os secundum quemcumque
modum possibile est tibi et secundum figuram

vulneris quod leve est super infirmum. Et
si acciderit tibi apud detectionem ossis flu-
xus sanguinis aut apostema calidum, tunc obvia
illi cum eo quod oportet. Et est ut impleas
locum cum panniis infusis in vino et oleo ro-
saceo. et facias quiescere vulnus donec
sedetur apostema et sis securus ex fluxu
sanguinis. Deinde incipe incisionem os-
sis et ablationem eius. Et illud secundum duo-
rum modorum operationis. Modus quidem
unus est ut incidas os cum incisorio o-
stricte acuitatis. Et hec est forma eius.

Deinde administra incisorium aliud post
hoc incisorium latius eo parum et hec
est forma alterius rasorii

Deinde administra incisorium aliud lati-
us quam secundum. et modus secundus est ut sit apud te
numerus incisoriorum quorum quedam sunt
latiora quibusdam et quedam eorum brevi-
ora quibusdam. et quedam eorum brevio-
ra et sunt in ultimo acuitatis extremi-
tatum suarum. et sunt ex ferro indo aut
Selec. et utere facilitate in percussione super
incisorium ut non concutiat caput et ledat
ipsum. Si autem os est forte durum, tunc oportet
ut perfores in circuitu eius antequam tu admi-
nistres incisoria cum terebris que nominan-
tur terebra non profundantia. et nomi-
nantur ita quia ipsa non pertranseunt
ultimum ossis cranei ad illud quod est
post ipsum propterea quod terebro est extremitas
rotunda super illud quod est sub capite
eius acuto similis margini. Et circulus
parvus prohibet submergi et pertransire
spissitudinem ossis. Et convenit tibi ut
accipias ex istis terebris numerum multum
quorum unumquodque conveniat spissitudi-
ni ossis donec presens sit tibi in omni cranio

terebrum cuius extremitatis quantitas
in longitudine et brevitate sit secundum
quantitatem spissitudinis illius cranei. et
hec est forma trium specierum terebrorum.

Qualitas perforandi in circuitu ossis
fracti est ut ponas terebrum super os.
et revolvas ipsum digitis tuis donec
scias quod os iam penetratum est. deinde
terebrum ad locum alium. Et pone quod
est inter omnia foramina quantitatem gros-
situdinis radii aut circiter illud. deinde
incide quod est inter omnia foramina ex os-
se cum incisoriis. Et fac illud subtili-
us quam potes super illud ex fine lenitatis
sicut diximus donec eradices os
aut manu tua aut cum alio ex quibus-
dam instrumentis que preparasti ad illud. sicut
tenalie et forcipes subtiles. Et opor-
tet ut caveas omni cautela ne tangat
terebrum aut incisorium aliquid ex siphac
Cum ergo circuiens os perforando et sep-
aratum fuerit a siphac si fuerit conti-
nuum cum eo et extrahitur ipsum. oportet
ut radas equalitates asperitatem eius que
remanet in osse cum instrumento alio simili in-
cisorio. Verum tamen oportet ut sit tenu-
ius et subtilius quam reliqua incisoria. quod
si remanet aliquid ex ossibus parvis et
fatigat. tunc accipe ea cum subtilitate
et facilitate cum eo quod est apud te in
ex instrumentis. deinde cura vulnus
post illud cum lintheis et unguentis que
diximus. Et modus alius operationis
est facilius, propius longinquus a ti-
more quem dixit Galenus et lau-
davit ipsum laude magna. Et iste

cit sermo eius. Necesse est tibi in primis
ut incipias detegere partem ossis ex lo
co in quo fractura est uehementior et
manifestior. donec cum detexeris illam
partem et posueris sub eo extremita
tem huius incisorii lenticularis. cuius hec est
forma.

Et pars lenticularis eius lenis non in
cidit aliquid. Et pars acuta eius in du
obus lateribus eius uadens in longitudi
ne sicut uides ut sit pars lenti clausa
in uersa ad siphach et sit eius ut cade
re acuta in osse. deinde percute super inciso
rium apte cum malleo paruo. donec
incidas totum os cum facilitate sicut
reuoluitur. et tu sis securus ex pa
niculo quod non accidat in eo accidens quod
timeas prius. Et si medicans esset
stultior hominum et magis ignarans eis
certe. et si esset dormiens. tunc et si rema
neret aliquid adherens ossi ex panniculo in
quibusdam locis ossis incideret ipsum ab
eo cum extremitate incisorii lentic
ularis ipsius et liberaret ipsum ab eo cum
facilitate liberatur cum ab eo. sine nocu
mento et absque timore. Et si fractura
ossis non penetret usque ad panniculum et
illud quod abscidit ex osse est fracto eius
et remanent in ipso asperitas. et sarchagie
subtiles. tunc oportet ut incidas illas
asperitates et eradices illas sarcagie
cum rasoriis subtilibus ex quibus presen
sti numerum diuersarum quantitatum. ut sit tibi
possibile administrare ex eis in omni loco
conuenientiorem eorum secundum illud ad quod per
ducit te operatio et ipsum os fractum
et figura eius. Et oportet ut admini
stres in rasione tua que in primis ra
dis os latius illorum rasoriorum. deinde
utere post ipsum subtiliore eo et necesse.

conuenientiora ipsorum

facere illud secundum ynuitate; donec perue
nias ad administrationem tenuium et subti
lius eorum omnium. In una quaque autem
aliquarum sissinarum paruarum capilla
rium et fractura subtili. oportet ut ad
ministres curam secundum illud quod perue
nit ad rectificationem eius. Et est res
que non occultatur super omnes tibi in
hac arte est quibus studium. et sicut se
cundum illud quod scripsimus et ostendimus
in fracturis magnis. Si autem panni
culus retinetur detectus cum tu e
radicas os. tunc oportet ut accipias
pannum lini secundum quantitatem uulneris
et submerge ipsum in oleo roseo et pone ipsum
super orificium uulneris. deinde accipe
pannum alium duplicatum aut triplicatum.
et submerge eum in uino et oleo
roseo. et pone ipsum super pannum primum. Et
fac illud quod facilius potes super illud
ut non grauetur siphach. deinde administra
super ipsum ligamentum latum et ne stringas
ipsum nisi per quantitatem qua teneat u
ulnus tantum. Et dimitte ipsum cum hac
cura die uno aut diebus duobus do
nec sis securus ab apostemate calido. deinde
solue ipsum. Et administra post illud o
medicinas cum quibus non est super
flua siccitas. sicut radices lilii et
farina herebi et puluis turis. et ari
stologia et similia eis. Et est ut facias
ex istis medicinis puluerem. que cum
ingeritur super uulnus. sic sunt sicce
Et uniuersaliter administra in illo omnem me
dicinam de proprietate cuius est ut ab
stergat et non mordicet. et caue secundum uir
tutem tuam ne ueniat in curatione tua
sit liuidum neque sit in eo sordes un
guenti neque sordicies neque dimittas
ut aggregetur in eo oleum. quoniam cum uirus
aggregatur super panniculum cerebri cor
rumpit eum et putrefacit ipsum. et accidit

ut non aggrauet siphac

No

sup infirmū post illud malicia mali
magna. Et iam accidit in sifach ca
ptis cum mundificatur ab eo os pa
tre qui negligitur cura eius. in gl'o
insup fiet ei. Considera ergo ut si ac
cidant infirmo accidencia q̄ diximus
scias q2 est pniciosū. procldubio. ⁊
si in glo n̄ accidit nisi a medicina
que ponitur sup ipm ⁊ est in uirtu
te illius medicine ut faciat illam
in gl'ine. tunc oportet ut accipias
ex melle ptem unā ⁊ ex oleo ro. ptes
tres. ⁊ lineas cū eis pannū. deīn pōe
ipm sup sifach postea cura eū cū o
ssibȝ curationis que conuenit do
nec sanetur. De restauratione nasi

qn̄ frangitur.

SCias qd' nō fit
gatur ex naso nisi due ptes eī
supiores simul. aut una eaꝝ. ppea
q2 ipe sunt duo ossa. qm̄ inferius eī
est cartilaginosum nō frangitur u
na duarum ⁊ nō accidat ei nisi at
tio et tortuositas ⁊ simitas. Si uero
frangitur una duaꝝ partium eī. tūc
oportet ut intromittas digitū paruū
i foramine nasi ⁊ eques illam frac
turā deinde cū digito tuo indice. ⁊
pollice deforis donec redeat nasus
sup figuram suā naturalē. ⁊ fiat i
illud ante cū facilitate. Et caue ne i
accidat pcussione tua illaꝝ super
infirmū dolor. Q2 si fracta est i supiore
pte nasi ⁊ nō puenit ad illam digi
tus tuus. tunc oportet ut equetur
cū extremitate radii i quo sit grossi
tudo parua. Si uero fractura est i duab'
ptibȝ. tunc simile illius. ⁊ oportet o
restauratione eī in die pᵒ fracture si
est possibile. ⁊ si nō post diē .vij. uel .x.
aputo quietē apostematis calidi. deīn in
tromitte in extremitate nasi licini
um ex panno lini si fractū ē in pte u
na. aut intromitte duo licinia. si
fractura ē in duabȝ ptibȝ. Et sit in
grossitudo eorū q̄ntitatis q̄
impleat foramē nasi. ⁊ dixerunt quidā
antiquoꝝ restauratoꝝ q̄ in
fundantur licinia i butiro ⁊ pmu
tentur oī die. Illud uero nō uidetur
mihi imo oportet ut infundantur lici
nium i albugine oui confecto cū pu
luere molendini. deīn dimitte lici
niū donec firmetur os. ⁊ induratur
cartilago. Et qn̄ intromittitur i na
sum loco licinii penna anseris p̄ quā in
uoluitur sup ipm ipē pānus lenis ⁊
fit q2 ipa tenet fracturā nasi uel extri
cans. ut nō phibeat infirmus ab in
spiratione. ⁊ nō est hec res necc̄ia. Si
uis fac illud ⁊ si uis fac licinia. Q2
si accidat naso intūm dum opatis
apostema calidū empla nasū cū ceroto. aut
cū coto infuso i oleo ro. aut i modi
co ex diakylon. si aūt accidit apostema
calidū. tunc oportet ut emplaustres
ipm deforis cū farina sisami ⁊ pul
ueris thuris confectis cū albugine
oui. deīn pōe sup ipm stuppam lenē
et nō leges nasum cū aliquo oīo.
Si uero frangunt ossa nasi fractura
parua. aut cū minuunt. tunc oportet
ut sindas sup ea. ⁊ extrahas ipa cū
instrumētis que conuenit eis. deīn
sue fissuram ⁊ cura ipam cū eo qd'
consolidat ⁊ incarnat ex emplis cum
ponentibȝ ad illud. Q2 si ac
cidat intra nasum uulnus. tunc op;
ut cures ipm cū liciniis. ⁊ intromitte
cannula de plumbo donec sanetur.

De restauratione mandibule inferioris qn̄ dirumpitur.

Quando dis
rumpitur mādib'
la inferior. ⁊ fractura eius
nō est cū uulnere. conspice tunc
si ē fractura eius deforis tm̄. ⁊ n̄ frangit.

in duo conuertatur ad interiora et cognitio eius est facilis. Oportet ergo si est fractura in parte dextra ut intromittas digitum indicem in os infirmi. Et si fractura est in mandibula sinistra tunc oportet ut intromittas indicem manus sinistre dextere et impelle cum eo gibbositatem fracture deinde cum facultate ad exteriora cum manu altera aberatiora parte ossis deinde cum eo equa ipsum. Et si fractura mandibule iam separata est in duo tunc oportet ut administres extensionem adiuuantibus partibus rectitudinem donec possibilis sit equatio eius. Si autem iam accidit in dentibus commotio aut disruptio tunc stringe illos de quibus speras quod remaneant cum filo auri aut argenti aut serici. deinde pone super mandibulam fractam ceroti. deinde pone super ipsum pannum duplicatum et pone super pannum astellam magnam decentem secundum aut frustrum solee equale in longitudine mandibule deinde liga ipsum desuper secundum quod separatur tibi ligatura eius et conuenit ipsius applicatio donec non destruitur. et precipe infirmo uti tranquillitate et quiete. Et pone cibum eius sorbiciones lenes. Si autem existimas quod iam alteratur a figura aliquo modorum tunc separa et solue ipsum in die tertio. deinde rectifica quod alteratum est ex eo et emplastra ipsum ex puluere molendini cum albumine oui aut cum farina sisami. postquam tu absolueris ceroti cum ab eo et pone super emplastrum lanam lenem. Dum ergo permanet conueniens illud emplastrum super ipsum et non alteratur ossis dispositio dimitte ipsum. nec dissoluas ipsum donec sanetur. Aut stringe fracturam multotiens cum stringitur fractura hec in tribus septimanis. Et si fortasse accidat apostema calidum tunc administra

illud quod dicitur in locis suis in sedatione eius donec remoueatur illud apostema. Et si fracta est cum uulnere considera. Si uero iam separatur ex osse frustrum aut sarthagie tunc subtiliare in hoc ut auferas illa sarthagie ~~tunc subtiliare in hoc ut auferas illa sarthagie~~ cum eo quod conuenit tibi ablatio eorum ex instrumentis. Si uero orificium uulneris est strictum tunc amplifica ipsum cum flobotomo secundum quantitatem necessitatis tue deinde quando abstuleris illa sarthagie et non remanserit ex eo eis aliquid tunc si est orificium uulneris sic amplum et si non pone super ipsum unum ex emplastris que conueniunt ad illud et incarnant illud donec sanetur. **De restauratione furcule quando frangitur.**

Furcula quandoque frangitur fur-cula ab interiore parte ex parte humeri. Et fractura eius sit secundum unum trium modorum. Aut enim frangitur et separatur in duo preter quod accidunt in ea sarthagie et est facilius ad restaurationem eius. Aut ita quod accidunt in osse sarthagie et est difficilius ad restaurationem. Aut ita quod est fractura cum uulnere et operatio cum ea quando est fractura sine uulnere est ut facias esse presentes duos ministros ut teneat unus eorum adiutorium quod sequitur furculam fractam et alter extendat collum uersus partem aliam a fractura deinde equa fracturam digitis tuis donec fiat forma eius secundum quod oportet et non sit in ea eminentia neque concauitas. Et si indiget extensione plus tunc oportet ut ponas sub titillico infirmi speram ex panno aut lana et sit magnitudo eius secundum quantitatem necessitatis tue. Et extende et leua furculam et comprime speram manu tua donec

nec eques fracturam s'm q' oportet.
Qz si n'o potes trahe' extremitatem fur
cule ad exteriora. ppea q' puenit ad p
fundum t'c. oportet ut resupinetur
infirmus sup ceruicem sua'. et pon'as
sub humero puluinar mediu' i'ma
gnitudine et p'mat minist' humer
eius ad inferiora donec eleuet' os fu
rcule q' e' in profundo ad sursu'. t'c ei
rectifica fracturam et equa eam digi
tis tuis. Si aut' sentis sfrchagatu'
ex furcula et moueatur. t'c oportet ut
findas sup eam. et extrahas illa' sfra
chagiatu' cu' facilitate. Si aut' e' rete'
tum i osse. tunc ingenia i incisio'e
ei' cu' uno incisorior' q' p'pas'b ad illu'
p'p' tu posueris sub furcl'a instr'm
q'd fuer' sc'a' et instrumentu' ex ligni
aut ex ferro. Et h

est forma ei'. assila
tur eadem cu' n' est concauitas. et sit
latitudo ei' s'm illud q' indiget co
ex magnitudie ossis et puitate eius
longitudo u'o eius s'm q' q' possibi
le est. tibi ad operationem. Et liceat
duas extremitates sic uides. ext'e
mitas una sit stricta et alia ampla
Si aut' disruptio uulnus q' fuisti
quando extraxisti sfrachagie ossis
est ampla. et secuta e ab apsate cib
do. tunc a'g'a duo labia uulnus et
sutura. et si disruptio e' pua aut i
tines apsa cu' eis. tu'c imple uulni'
cu' pannis et pulull' s'm q'ntitate' suf
ficit uulnus. Et si acci dat apsa cal'
tunc infunde pannu' i oleo ro. et ace
to et uino. et pone sup ip'm. Et si rectu'
u'o ossis q'n est absq' uulne'. et abs
sectio'e. est ut ponas sup os emplin
s'm ex farina molendini cu' albu
gine oui. et pone stupa' lene' super
ip'm. dei'n pone sp'cm sub titilico ei'
s'm indiges illa. dei'n accipe h'imema
ten. que sit longa ualde et sit lati
tudo ei' palmi uni'. aut circit' illd
dei'n po'e pululu' duplicatum su
per stupam et emplm. dei'n accipe a
stella' ex tabula subtili. cui' latitu
do sit triu'm digitoru'. et in longi
tudine sili'. dei'n inuolue ei' in pri
no dei'n inuolue pa'nu' illu' cu' aste
la i loco albimameti. qui cadit sup
locum fracture. de'inde pone alima
meti sup fracturam sicut reuolui
tur. et inuolue ea' sic' sup collu' eius
sub titilico sano. et sub titilico sano
eius infirmo. et reduc eam sup ce'
pte' et quo'm uides q' strictura ten'
fracturam strictura decenti. et e' illd
quod n'o eleuat' sup et fiat totu' ut
remoueatur astella de sup os frac
tum. Et p'pt' illud oportet ut aspi
cias in o'i die. Quociens g' mollifi
catur ligamtu'. et uides astella' iam
remotu'. tunc rectifica illud. et strin
ge ligaturam dei'n po'e sopnu' i'fir
mi sup dorsum suu'. Et po'e sub ti
tilico eius apud sopnu' ei'. i nocte
puluinar suu' puu'. ut cu' eo ele
uetur adiuctoriu' ei' a latere ip'i'
Eleuet' ergo fractura furcule per
eleuationem humeri' aut liga i
brachium eius ad collu' ip'ius. et
n'o soluas ligamtu' si n'o accidat
in loco accidens ex pruritu aut ap'
ate usq' ad xij. dies. dei'n renoua
emplm si uideris faciem ei' ad il
lud. et adde in strictura. et dimitte
ip'm donec restauretur et coagle'
tur et fractura quide' furcule sol
gitur et confortat' s'm plurimu' i. xx
iiij. diebz. Et q'm fit in quibz dam

hominibus minore illo. De restaura-
Raro fran- tione fracture spatule.
gitur spatula in loco lato eius
et non frangitur ex ea nisi margines
eius. Cum ergo frangitur ex eo lo
co. et frangitur in medio eius et non
cognoscitur illud nisi per tactum. tunc secundum
quod est figura eius fracture conare per
parationem eius. et reduc eam secundum suam figu
ram naturalem omni modo ingenii quod est
tibi possibile. deinde pone super locum pul
uerem molendini cum albumine oui
et stupam lenem. et pone desuper puluillum
ex panno duplicato. deinde pone super
ipsum latam astellam ex tabula subtili
secundum quantitatem spatule totius aut in
pluribus ea paruum. Si uero sub astella
est concauitas in aliquo locorum spatule
tunc equa illam concauitatem cum stupa le
ui donec descendat astella secundum quan
titatem. deinde destringe desuper cum au
mamati longa constrictione decenti.
et firmitudine astelle. donec non
remoueatur a loco suo. Et considera
ligamentum in omni die. Quotienscumque
ergo mollificatur ligamentum stringe
ipsum. et equa astellam si remouetur a
loco suo. Et iaceat infirmus super
latum suum sanum. et spatula quidem re
stauratur in .xx. diebus. aut .xxv. di
ebus. Cum ergo completur iste numerus. tunc
solue ligamentum. et tu sis in securita
te. Nam ipsa est ex ossibus quorum continu
atio non timetur neque eorum solutio.
Si autem procedit ex osse frustrum. et pun
git sub cute. tunc finde super ipsum. et au
fer ipsum. Et fac quod diximus in fractura
furcule ex sedatione apostematis calidi. si
accidat ex eo aliquid. De restaura-
Pectus quidem tione fracture pecto-
frangitur in medio suo et in ris.
eo accidit illud. Sed extremitates non eius

plurimum quidem frangunt. et com
minuuntur. Et ex accidentibus eius quando fran
gitur eius medium est quod declinat ad
inferiora. et accidit ei dolor uehemens
et difficultas in anhelitu et tussis.
et fortasse euomit sanguinem. et
declaratur concauitas in osse fracto. et non
celatur sensui. Et restauratio eius
est ut resupinetur infirmus super
dorsum suum. et pone inter spatulas eius
puluinar. deinde preme humeros eius. et
constringe costas cum manibus a duobus lateribus.
et subtiliare in equatione eius. secundum
modum quo possibile est tibi. et conue
nit donec redeat figura ossis secundum
quod oportet. deinde pone super ipsum emplastrum
et stupam. et pone desuper astellam ex ta
bula subtili ex salice. aut calamis et eis
similibus in leuitate postquam tu inuol
uis eam in panno. deinde subtiliare in
ligando eam super os fractum. ut non
remoueatur. Et uade cum ligatura secundum
rotunditatem ad dorsum aliquoci
ens. et stringe ipsum strictura decenti.
deinde considera ligaturam in omni hora. et
quotienscumque mollificatur stringe eam.
Et si infirmitas prouocat ad solutionem eius
propter corrosionem et pruritum que acci
dunt in loco aut dolorem. aut apostema
tunc propera et solue eam et eradica
emplastrum et rectifica quod accidit ex illo
cum modo curationis eius. deinde red
duc emplastrum si uides ad illud faciendum
eius. et annecta ei strictam donec sa
netur. De restauratione costarum que
Scias quod fractura costarum fra- frangitur.
ctura non cadit nisi in locis
ex costis que sequuntur dorsum. et extre
mitatibus earum ab anteriori parte et non
cadit eis attractio nisi propter ea que sunt
cartilaginose. Et cognitio illius non
celatur sensui apud inquisitionem cum digitis

Et restauratio eius fit ita ut eques
fracturam cum digitis secundum modum pos
sibilem donec equetur figura secundum quod
oportet. deinde emplastra et stringe os fr
actum cum astella si indiget illo. et
si fractura costarum est declivius ad in
teriora. tunc accidit infirmo dolor
vehemens et punctura sicut punctura
que accidit ei qui habet pleuresim. propter
ea quod os pungit vel velamen.
Et accidit ei etiam difficultas anheli
tus. et tussis. et vomitus sanguinis mul
ti et hec est difficilis curationis. Et
ingeniati sunt antiqui in eo quem
cum ingeniis multis. et eorum sunt qui di
cunt oportet ut ponas cibos infir
mi qui generant inflationem et ven
tositatem. ut infletur venter et exten
datur et impellatur fractura ad ex
teriora. Nos vero abhorremus hoc ut
non fiat cum velox ad faciendum ac
cidere apostema calidum si non accidit. Si
autem iam accidit. tunc addit in eo.
Et dixerunt quidam eorum ponatur super
locum ventosa. deinde sugget cum for
titudine et est similis rectificationi. e
Nos tamen timemus quod attrahat ventosa i
superfluitates ad locum propter dispositionem
debilitatis. Et dixerunt quidam eorum
oportet ut cooperiatur locus cum lana
que submersa est in oleo calido et po
nantur pulvilli inter costas donec i
mpleantur. ut sit ligatura equalis
quando involvis eam secundum rotundita
tem. deinde curetur infirmus cura
tione pleuresis ex cibo et medicina
Quod si contrat infirmum res vehemens
quam non tolleret. et os pungit ve
lamen. punctura ledente et timemus
super infirmum. tunc oportet ut findas
super locum et detegamus a costa
fracta. deinde ponamus sub ea et
instrumentum quod conservat siphac. cuius rememoratio
precessit et incidamus os cum facili
tate et extrahamus ipsum. deinde ag
gregamus duo labia vulneris si est ma
gnum cum sutura. et curamus ipsum cum
emplastris donec sanetur. Quod si accidit
interim apostema calidum. tunc apostema et infunde
pulvillos in oleo rosarum. et ponatur super
locum. et iaceat infirmus cum eo quod conve
nit apostemati intus. et resupinetur super
latus super quod dormit donec sanetur.

[O]ssibus que **De restauratione**
[ver]tem colli quando **fracture spondi**
accidit fractura. et **lium dorsi et colli.**
raro accidit eis fractio. et similiter spon
dilibus dorsi et. Cum ergo accidit
illud alicui et vis scire an sanetur
an non sanetur tunc considera. Nam si
vides manus eius iam mollifica
tas. et stupefactas et mortuas et non
potest movere eas. neque extrahere eas
neque constringere ipsas. Et quando stringis
eas digitis tuis. et pungis ipsas cum
acu et non sentit illud. et non sentit in
eis dolores. tunc scias quod non sanatur
et in pluribus dispositionibus est mortale.
Quod si movet eas et sentit in eas constri
ctionem cum digitis et puncturam. tunc
scias quod nucha ossis salva est et quod in
firmus sanabitur cum curatione. Quod si
evenerit spondilibus dorsi similiter illud
et vis scire an sanetur an non. tunc
considera ad pedes eius. tunc si
vides quod iam mollificati sunt et ac
cidit in eis illud quod accidit in mani
bus. deinde quando iacet super dorsum suum egre
ditur ventositas et egestio absque
voluntate. et quando resupinatur super ven
trem suum egreditur egestio absque vo
luntate. et quando resupinatur super dor
sum suum. et vult surgere non potest.
tunc scias quod est mortale. Non ergo

laborēs in curatione eius. Si uō nō
acciderit ei aliqd ex illo res ē leuior.
Et curatio eius q̄ accidit ex illo ē
ut conteris sedationē uenēm aq̄ calidis o
calī ita ut ponas sup spōn dulce: aut
tām olim. uel solum. aut cū lucell' o
ui assati pone sup ipm̄ illud aliq̄
ciens in die. donec qn̄ sedatur aq̄ ca
calīn. tunc poē sup locum unū ex
emplis ꝯfortantib; exsicantib;: ꝛ
stringe sup ipm̄ cū ligamīto. Et p̄
cipe infirmo ut utatur quiete ꝛ
tranquillitate ꝛ ne dormiat sup ptē
cū qua inueit dolorem donec sāe
tur: Q; si acciderit apud attritionē: os
sis sathaiati. aut aliqd qd̄ iā se
pati sit ex eo tunc oportet ut sec
ces sup cutē ꝛ auferas illud os. de
inde agga duo labia uulnis si est
magnum cū sutura. deīn cura ipm̄
cū aliquo incarnatiuo ꝛ unguēto do
nec sanetur. si uō frangit' postre
mū ossis albausos. ꝛ ē finis eiu
de. tunc oportet ut in domictas o
pollicem manī sinistre iannui ꝛ equēs
os fractū manu altēa ſm q possible
est ꝛ sedā equationē. deīn poē sup
ipm̄ emplim ꝛ astellam si indiget
illo. deinde stringe ipm̄. Si aut̄ sen
tis sathaiacū fractū in eo. tunc fi
de sup ipm̄ ꝛ aufer ipm̄ ꝛ cura u
ulnus cū curatiōe que pcessit do
nec sanetur. De restauratiōe ācle.

R aro franguntur ossa anchar.
Q; si franguntur. et fractura e
orum nō est nisi ꝯminutio ī extrem
itatib; ipoꝝ. ꝛ findunt' in lōgitudie
et declinant' ad interiora. ꝛ accidit in
firmo dolor in loco ꝛ punctura ꝛ stu
pefit eius q frangit' ꝛ restauratio
quidē ei' est. ut extendas manū tu
am sup ipm̄ donec stēs ſꝰ fracturā

qualis est figura eius. Q; si fractū
est in extremitatib; eius tm̄. tūc
equa illam fracturā ſm q ꝑparet' t'
ex equatiōe donec assimulet' figē
sue naturali. Si aūt fractura ē in
longitudine. aut iam declinat ad
interiora. tūc fac iacē infirmū sup uē
trem suū. donec ꝑparet' tibi resta
uratō illius fracture. Qn̄ ergo e
quauis ipām poē sup eam emplm.
deīn poē sup ipām astellā: ex ligno
aut ex cute. Et stringe stricturā i
sup quā nō timeas ꝑmutationē:
fracture. neq; remotionē astelle. ꝛ
equa ꝯcauitatē illoꝝ cū eo qd̄ im
pellat eam donec capiat cū strictā
ſm equalitatem. Et p̄cipe infirmo
ut dormiat sup dorsum suū. aut
super latus suum sanū. Si aut̄ ac
acciderit ei aq̄ calidum. tūc cessā ab
extensione eius ꝛ ipius restaurati
one donec sedetur aq̄ calīn. ꝛ poē
sup ipm̄ qd̄ sedet ipm̄ ſm q p̄cess
sit. deīn redi ad restauratiōē: ei. et
stringe ipm̄ sicut oportet. Si uero
acciderint in osse sathagie aut cō
minuit'. tunc cura ipm̄ ſm q p̄ces
sit. De restauratione fracture adiutorii.

A Dutorium ē illud qd̄ iij.
est inter cubitū usq; ad cap̄
spatule. Si ergo frangitur: tūc restau
ratio eius est. ſm unū duoꝝ modoꝝ:
quoꝝ unus ē. ut accipias lignū:
planū medie
concauitatis ſꝫ
hanc formam
et ligentur in
duab; extremi
tatib; duo liga
mina. deīn suspē
dat' ex loco eleuato ꝛ sedeat infirmꝰ
sup sedē. deīn proiciat brachiū

suui fractum sup signum donec p
ueniat ad taxillum eius i cui me
dio sit ancora curuitas ligni. Deīn
suspende sup ipm ad graue. aū ex
tēdat ipm minist' ad inferiora do
nec equat medicus fractā maib'
suis simil'. donec redeat fractura sc̄
qd oportz. Et modus alī ē ut resu
pinetur infirmus sup cuuctā suā
et suspendo manū ei ad collū ipsi'
cū ligamīto. deīn sīpe duob; minist'
ut teneat unus eorū illud qd ē sup'
fracturā cū maib; suis. ⁊ ut alt' te
neat inferius ei. ⁊ extendat unusqs
eorū ad ptē suam. ⁊ si uis ut sit exte
sio fortior. tunc stringe sub fracturā
cū ligamīto ⁊ sup' ipam cū ligamīto
alio. ⁊ extendat ea unusqsq duorū
ministrorū ad duas ptes suas. Si ergo
fractura ē ppinqua extremitati hu
meri. tc oportet ut ponatur medium li
gamītū sub titilico. ⁊ alīm sub frac
tura uisus cubitū. Et silit' si fractā
ē ppinqua cubito. tunc oportet ut
ponatur ligamītū sup illū locū. ⁊ sr
cubitū ipm. deind' equa fracturā
cū facilitate absq; labore. donec cū
qn equatur fractura sm q' oportz
et applicat applicatioē bōa. tunc
stringe eam si n̄ accidat apā calidr.
Si uō accidat apā calīn. tc dimitte
stricturā ei. usq; ad diē septimā.
Et pōe sup ipm lanā succidā i bi
bitam in aceto. ⁊ oleo. rō. donec qn
quiescat apā tunc strige eā. Et mo
dus stringendi eam est. ut ponas
emplm sr fracturā. deīn pōe iuolu
tioē; ex panno nouo sup emplm. de
inde aggret brachium suū supa ad
iutoriū ipm. ⁊ ponat manū suā
aptam sup humerū suū. ⁊ pōe pan
num ⁊ stringe sup adiutoriū ⁊ bra
chium. ut brachiū stet loco astel
lanī si nō phibet te ab illo aliq-m
alterer' ex osse fracto ad. Or si timē
q- alteret' sup te ex osse fracto ad
tunc utē astell'. Et ē ut ponas sr
fracturā ipam astellā que sit i
latior ⁊ fortior astell' reliqs. ⁊ po
nas int' eas astellā latitudinē di
giti. ⁊ sit longitudo astellarū sm
fracturā cū addicioē triū digito
rum ab oī pte deīn stringe sup
astellas strictura q' dixi. i pncipi
o capli. Et est ut sit strictā tua sup
locum fracture strictior. Et q'to i
plus elongat' fractā. sit strictior
minor. Si ergo uides situm astella
rū. ⁊ stricturā sicut diximus in
hora qua restauras mēbrum stati
tunc fac. Et si times apā calīn. tc
dimitte stricturā ⁊ astellas usq;
ad diē. vij. sic' diximus. deind'
osidera ligamentū i omib; trib'
dieb;. ut nō accidat in loco pruriē
aut inflatio. aut phibeatur cib;
puenire ad mēbrū ppt' dispositionē
supfluitatis stricture. rectifica g'
illud totum sm qd diximus. Si
uō tu es sup fiduciam. ut n̄ acci
dat ad exillo. tunc n̄ soluat liga
mītū. ū pt' tres dies aut pl'. Et
sit dormicio infirmi sup dorsum
suū. ⁊ man' eius sr stōm suū. Et
pōe sub adiutorio culcitā ple
nā lana equalir. ⁊ osidera i oī hōa
die ⁊ noctis. ut n̄ soluat' figura
mēbri fracti. aut mollificet' lig
mītum. Rectifica g' illud totū iu
tute tua. Et pone cibum infirmi
sm ordinē quē pmisim' ita ut
sit cibus subtil' ī pncipio donec
qn incipit os stringi tunc opor
tet ut meross'et' cibus ei. D9si

tudine cu adiutorii et iuuis e ut
stringantur in .xl. diebus. et oportet
ut soluant et administrant balne
um. et medicent cu unguetis q recti
ficant illud. Quod si fractura e fecda at
tricta. tunc no soluas ab ea liga
tura et castellas usque ad quinquagin
ta dies. et usque ad duos mses. De re

Brachii staurac̄oe fracte. Bra
chium est compositum ex duob' os chy.
sibus que nominant duo focilia. quorum
unum est puu et e illud qd sequit
pollicem et alterum e magnum et est
illud qd est positum sub puo ad infer
ori pte. fortasse ergo frangitur foci
le magis solum aut puum et fortasse
franguntur simul. Qn ergo fran
git focile puu supius tc restaura
tio eius e facilis. et sanatio ei e fa
cilior. Et qn frangit focile iferiu
tunc fractura ei est mala. et sanatio
est dificil'. et detior ea est qn frangu
tur duo ossa simul. Si ergo frangit
qd est focile supius puu. tc oportet
medico apud restauratioem ei ut po
nat extensioem puu cu facilitate
donec equet ipm. Si uo focile ma
gnu est illud quod fractu e. tunc i
oportet. ut ponat extesione eius o
uehementiorem. Et si duo focilia simul
sunt fracta. tunc oportet ut ponat
stricturam fortiore ualde. Et oportet
ut ponat figuram manus apud resta
uratioem ei. et apud extensioem. extesa super
pulumar. Et sit pollex manus ad
supiora altior omnibus digitis et sit
auricularis inferior reliquis digitis.
Et infirmus sedens quadratus super
se ipm. et sit pulumar coram eo in latitu
dine ut n incurrat infirmus laborem.
deinde extendat minister brachium ab
inferiori pte. aut manu sua. aut c

ligamento. et minister alius extendat
desup similiter. deinde equet medicus
os donec reducat ipm sm meliorem
rem figuram qua pot. Quod si fracta
ossis sunt scathagie. tc conare redu
cere oem frustrum i loco suo iuuitur i
tua. Si uo apparet ieo. scathagiatu
separatum et pungit cutem et n est ti
bi spes i restauratioe ei. tc finde su
p ipm. et aufer ipm modu quem di
ximus in eis q pmissa sut. Si aute
fractura e cu uulne. ego iam feci
ad illud capitulum singulare ergo accipe
curatioem illius inde. Quod si accidat
in principio tue restauratiois apos
tem. tunc line pannum cu cerotto fco
ex oleo ro. et cera alba. et sit medium
int spissitudine et subtilitate. et stri
ge pannu sup ipm strictura subtili
donec qn sedatur apa. tc remoue i
cer cerotu et pone emplm fpatum ex
pulue molendini cu albugine o
oui. deinde pone astellas. Et sit astella
que ponitur sup fracturam ipsa i
latior parum et fortior. Et scias q
numerus astellarum brachii e sex i plib
dispositionibus successit fractura in
focili uno. aut i duob focilibus simil'
deinde pone stricturam tua sup locu fra
cture fortiore et uehementiore. Et quanto
plus elongas stricturam ad supiora fracture
aut ad inferiora ei. pone stricturam ei
parum molliore. sicut qd processit reme
moratio eius i pnti capitulo. Et sint
panni qui uoluunt sup fracturam
panni lenes humidi. et non sint duri
aspi. Et sit filum quo stringitur ex li
lino pparatum. medium int subtile et gros
sum sicut narrauimus. Et consideratio
membrum et liganitur pt dies. Quod
si accidat ad cu rectificatio sit ne
cessaria. sicut pruritus qui accidit i

mēbro tunc oportet ut embrocces
membrum cū aqua calida donec
quiescat ille pruritus. et dimittas
mēbrum in strictura donec quiescat
deinde iterum stringatur. Et si strictura q
iam mollificata est. et os iam redinc
tum est. et similia illis tunc rectifica
illud totum uirtute tua et fortitudine
tua. Nam si nutrimentum prohibetur
peruenire ad membrum propter superfluita
tem stricture. tunc oportet ut molli
fices ipsum paruum per. et dimittas
ipsum aliquot diebus. donec currat
ad ipsum nutrimentum. deinde stringe ipsum.
Si autem non accidat infirmo aliquid
eorum que diximus. tunc nō oportet ut
nō soluatur nisi post .xx. dies aut
circiter illud. deinde suspendatur ma
nus infirmi ad collum eius. Et sit
collum eius equale. et custodiatur
uirtute tua a motibus agitatiuis
Et fac eum dormire super dorsum su
um. Et scias quod hec fractura restau
ratur in .xxx. diebus aut .xxv. di
ebus. et fortasse restauratur in .xxviij.
diebus. totum illud secundum dispositionem
complexionum et dispositionem uirtutis.

Scias quod — De restauratione extremi
pectinem manus — tatis manus et
et nodi digitorum raro ac — digitorum.
cidit fractura et nō accidit eis nisi
attritio multotiens. Cum ergo acci
dit plante fractura aut attritio. tunc
oportet ut sedeat infirmus quadra
tus et coram eo sit sedes secundum equali
tatem. deinde pone manum eius super eam et
tendatur. deinde extendat minister ossa q
fracta. et equet ea medicus donec
quando coniungantur coniunctione bona. tunc opor
tet ut ponat emplastrum et stuppam si nō
accidat apostema calidum. deinde pone astellam
desuper secundum quantitatem loci. et iam iam

inuoluisti eam in panno lino. Si autem
fractura est ad inferiora circiter uen
trem uel plante palme tunc fac similem
spere ex panno. et precipe infirmo. ut co
artet super eam planta sua fracta. et
deinde stringatur cum panno longo. Et sit
astella ex corio in quo sit leuitas. et
aut applicetur corium cum corpore
plante. et stringe eam secundum quod oportet.
Si autem fractura est ad exteriora. tunc
oportet ut ponas astellam desuper
et astellam aliam ab inferiori ipsius plan
te ut sit manus apta recta. deinde
post stricturam sic reuoluatur manus
et recta inter digitos cum ligamento. Et
si accidat fractura alicui nodorum
digitorum. tunc si est pollex. tunc
equetur secundum quod oportet. deinde strin
gatur cum plata. Et si uis pone astel
lam rectam paruam. ut elleuetur fra
ctura. et non moueatur. Si autem fractura
est in reliquis digitis sicut medio. et indi
ce aut auriculari et anulari. tunc equetur.
et ligetur cum digito sano qui sequitur
eum. aut ligentur omnes secundum continua
tionem. et est melius. aut pone super ipsum
astellam paruam sicut diximus in pollice
et fortitudo in restauratione tua. et post
ipsum dispositionem apostematis calidi. et op
pone cum eo quod oportet quando accidit ab
ex illo secundum quod iteratur eius narratio.

Os coxe — De restauratione frac
multotiens frangitur — ture coxe. R.
gitur. et declinatur sensu quando conuertitur
ad anteriorem et posteriorem partem. et
restauratio eius fit ita quod stringatur
ligamentum supra fracturam et ligam
mentum aliud sub fractura et infirmus
prostratur super faciem suam. deinde exten
dat omne ligamentum minister ad partem
suam equalitatem. hoc est quando in frac
tura est in medio ossis. Si autem prope

quatur radici coxe. tunc fit ligamentum ad partem pectinis ut cadat extensio ad sursum et ligamentum aliud in sub fractura. Et similiter si est fractura propinqua genu. tunc fit ligamentum propinquum genu. ut fit extensio ad inferiora. deinde equet minister [i. medicus] os utrumque manibus suis. donec reducat ipsum secundum similitudinem figure naturalis et coniungatur os coniunctione bona. Tunc ergo oportet ut ponas emplastrum et stricturam si non accidit membro apostema calidum. Et si accidat in eo apostema tunc dimitte eum diebus aliquot. donec sedetur apostema calidum. deinde redi ad curationem tuam. Sed cura autem eius est ita fit. oportet ut involvas super fracturam [albinda] inmentam duram et duplica eam bis aut ter et remaneat ex ea superfluitas. deinde involve eius donec pervenias calcaneus ad radicem natis. Et intromittatur filum in longum inter coxam et crus per partem genu ad inferiorem et conveniant extremitates a superiori parte duarum partium. deinde revolve super eius et coxam quod superfluit ex aluminea. deinde pone super coxam in loco fracture ipsius astellas. Et pone ex eis astellam unam super os cruris deinde imple vacuitates inter crus et coxam cum pannis lenibus ut equetur strictura. deinde incipe cum strictura facta a medio super locum fracture tribus involutionibus aut iiij. Et quanto plus elongaris cum ligamento a loco fracture sit strictura tua minor et levior et mollior. deinde intende ad duas extremitates fili quas tu intromisisti inter coxam et crus liga ergo cum eis totas astellas que sunt desuper. deinde vade cum omnibus extremitatibus fili ad inferiora donec pervenias ad caviculam pedis. Et istringe cum utrisque et extremitates o

astellarum a parte alia ut non removeatur ligamentum ex loco suo. deinde dimitte stricturam super illud dum permanet ita quod non accidit membro corroso. neque apostema neque inflatio et similia illis. Et si accidat aliquid ex illo propter ergo cum solutione eius. et rectifica illud quod accidit inde totum secundum quod diximus multotiens. Si vero mollis est os. seu frustrum ex osse quod pungat. tunc oportet ut equetur illud si est tibi possibile et si non finde super illud et remove illud. Et cura cum eo cuius processit rememoratio donec sanetur. Et quia stringitur hec fractura coxe propter quod addatur ei astella sicut diximus in adiutorio et brachio. Verumtamen in restauratione eius talis fit ei accidit claudicatio. Et si restauratur sola propter quod applicatur ei crus aliud tunc necesse est ut claudicet ille cui est semper. Et scias quod coxa hec stringitur in quinquaginta diebus vel additur pauci vel minuitur prout totum illud secundum diversitatem complexionum et reliquarum dispositionum. De restauratione fracture rotule genu. R[ubrica].

Scias quod rotule genu raro accidit fractura et accidit ei attritio multotiens. Si vero accidit ei fractura. tunc non est nisi fissura. aut foramen in partibus suis. Et est illud vulnus et absque vulnere et statur super illud totum cum sensu. Et restauratio eius est ita ut equetur quod disruptum est ex partibus eius cum digitis donec aggregetur et coniungatur secundum quod possibile est. ex equatione et firmitate et fabricatione. deinde pone emplastrum et pone super ipsum astellam rotundam similem digito illa. et stringe deinde stricturam convenientem ad illud. Deinde considera omnes dispositiones quas

narrauimus in reliquis fracturis. i
sicut apostema calidum et similia illi. ita non op
ponas omni accidenti cum eo quod conuenit
ei donec sanetur. De restauratione

Scias quod cum fracture eo cruris.
sunt duo ossa. quorum unum
est grossum. et nominatur nomine cruris
et alterum subtile. et nominatur focile
et accidit utrisque ex speciebus fracture
que accidit duobus ossibus brachii. Et
propter illud fit restauratio eius. sic
restauratio brachii equaliter et operatio
est una quando frangitur duo ossa simul.
conuertitur crus ad omnes partes. Et si fran
gitur os subtilius conuertitur crus
ad anteriorem partem. Et si frangitur
os grossius inuenitur illud inferius.
Et est ex eis quem non celant et. de
inde administra extensionem et equationem
et ligationem astellarum secundum illud equa
liter. Veruntamen oportet si fractura in
cruris est fractura fedanda secundum sacha
gie mensuram. ut sit extensio minor et
leuior. et alleuia uirtute tua. Et in
crure quod est ex operatione quedam sicut
brachium. Et cum tu equas o
astellas. et comples omnem operationem
tuam. tunc accipe duas fascias
ex ligno pini quod administratur in
fabricatione solariorum quod ponitur
sub tabulis. Et fiunt ex spatulis
palme. Et elige ex eis quibus est crossitudo
parua neque sit ex minutis. et
sit longitudo earum secundum longitudinem
cruris. a genu usque inferius. deinde
inuolue super unamquamque pannum
duabus inuolutionibus secundum longitu
dinem eius. Et pone unam super partem
cruris a parte una. et alteram a parte alia. Et sit
ex genu usque ad inferius pedis. et
deinde liga duas fascias in tribus
locis ex duabus extremitatibus et medio

Cum hac enim strictura prohibetur crus
declinare ad dextram et sinistram
et statione bona. Etiam quidem ad
ministratur canabulum ex ligno in
secundum longitudinem cruris. et ponatur
in eo crus. ut conuenit ipsum a motu. et
plurimum quidem oportet ut facias illud
in fractura quando cum ea est uulnus. postea
deinde considera eius omni die. et stare est eo
studio ultimo ab aspectu reliquis illius ali
Cum ergo accidit aliquid ex illis op
pone ei cum eo quod oportet usque quo sanetur.
si deus uoluerit. De fractura ossium

Calcaneo quidem pedis. et digito
non accidit fractura penitus. in
ossibus uero pedis accidit quandoque fractura.
Et digitis et parum accidit fractura. et
non accidit eis nisi attritio in pluribus
dispositionibus. Quando accidat ossis
pedis fractura. et uides illa ossa sub
limari super se adinuicem. tunc precipe
infirmus pedem suum super terram tam
quam pat... sicut ambulans. deinde sta
ti et pone pedem tuum super illud quod el
leuatur ex illis ossibus. postea calca illud
preme ea et equa ipsa donec redeant
in locis suis. deinde pone emplastrum et stu
pam desuper. et pone sub uentre ue
stis tabulam paruam cum sunt duo
capita per planam. deinde stringe stri
ctura decenti cum pede. postquam tu inuol
uisti eam cum pannis et reliquis quibus
indiget. Cum ergo preterierunt ei
tres dies aut. iiij. tunc solue ligamen
tum. Nam si tu inueneris ossa fracta
equata siue sint fracta. aut dislo
cata sint. Operatio ergo in eis est sicut
uides. Sicut franguntur aliqui di
giti. tunc restaura eos et equa ipsos
secundum quod narraui tibi in restauratione
digitorum manus deinde pone sub pede
hanc tabulam quam narraui tibi

digito fracto astellam s'm longi
tudinem digiti. et sit latior eo pa
rum. deinde pone sub pede hanc ta
bulam quam narraui tibi. et stringe
eam strictura decenti. Si uero q' fra
gitur ex ossibus est unus aut duo
aut tria. aut plus. tunc pone super
omne digitum astellam sue q'
titatis inuolutam in panno leni. et
stringe tabulam i inferiori pedis
Et sit stans sup unu capitum ta
belle extra uentrem pedis ut te
neat retentione bonam. et conuenit
tibi ut non obliuiscaris quin consideres
omnia que dixi tibi in reliquis fra
cturis ex accidentibus que diximus
et oppone omni accidenti cu eo qd
conuenit. D' fractura uulue muli
eris et ossis pectinis

Quando frangitur u et sige uulue
uulua mulieris. tc fac eam sedere
quadratam. deinde inclina ea ad p
tem dorsi parum p ipsius et tenea
tur recto. deinde impleat obstetrix
uuluam ei coto donec impleatur i
eam. et fiat in uulua ex eo sic spe
ra. deinde exsiccatur mulier et eleua
dorsum eius paulatim. Illud eo
ei cotu egreditur donec fit ante par
tam uulue sic spera et os fractum
redit. deinde pone puluillum sup i
dorsum ei. Cu ergo uult mingere
remoueat cotum cu facilitate. d
inde mingat. et reduc ipm s'm mo
dum quo intromisisti ipm. i pri
mus deinde redeat ad puluillum
suu primu. faciat illud .vij. diebus
aut circiter eos ipm enim restaura
tur. Et si uis accipe uesicam ouis
et stringe sup foramen eius canul
lam arundinis. et intromitte ue
sicam totam i uuluam eius. de

deinde sufla i canula cu uirtute do
nec inflettur uesica intra uuluam
fractura enim redit. deinde imple
atur cu cocto. Et stet aliquot i
diebus. s'm qd narrauimus donec
sanetur. Et qn frangitur os pectini
uiri aut mulieris. tunc in omni
nustra in restauratione eius et ipsi
equatione illud quod narraui
mus in osse anche. et non oclta
tur rectum in his fracturis ap
quis q' parum contingunt propter ei
eu e' excellz studij ut' usus. Et
intellige librum meum istum mlu
qm fectura ipsa significat tibi i pli
bus dispositionibus uia rectam i resta
uratione sui et strictura sui. Intel
lige g' . i uirga aut uiri qn frangi
tur accipe gutur anseris. et intro
mitte uirgam i ipso. deinde pone sup
ipm inuolutione. inuoluatur
et dimittatur tribus diebus aut cir
citer eos et sanabitur si deus uolu
erit. D' restauratione fracture ossium

Conueit ei que non e' cu uul
nere cu accidit fractura cum ne
uulne. precipue si e' magnu sic
os coxe adiutorij. aut simille
illi. ut apes et flomes ipm statim
Si attestantur tibi conditiones flo
mie sic propinquimus q' fluuium ef
fluit sanguinem. tc oportet ut apes
ad absisionem eius. ita ut pulue
riges sup ipm egritum. Si n est t'
presens aliud deinde incipe resta
urare fracturam in illo eode die. q
et n' propter potens illud sm accidit apa
Et non approquinques ei i die. Si uero
accidit apa calim. tunc dimitte
restauratione e' usque ad die nonu
deinde sedetur apa. Et non approquin
ques ei i die tercio et quarto oio. Natu

facies ei accidere accidentia ma
la. Si autem os fractum est eminens
super cutem detectum. tunc oportet
ut conteris reducere ipsum et equare
ipsum manibus tuis. cum facilitate
et extensione parva. Si autem non sep
aratur. si autem non preparatur extensio eius
et ipsius equatio manibus tuis tunc
reduc ipsum cum instrumento. et est
instrumentum quod fit ex ferro. cuius longi
tudo est quantitatis .vii. digitorum aut
viii. et eius latitudo est secundum quantita
tem vulneris. Et propter illud necesse est
medico ut accipiat ex eis tria. 0
aut iiii. secundum quantitatem qua indiget
ad illud executione in omni specie
fracture et sit rotundum et sit in eo
crossitudo parva ut non duplicetur
apud compressionem super ipsum in opa
hora operationis. et sit acute extre
mitatis cui sit margo in extremi
tatibus suis. et sit supius eius ad
crossitudinem et ex medietate eius
ad inferiora. et hec est forma eius.

Et nominatur grece laulem volentes
[marginal gloss: ... vellem] hanc balatem parvam. quare oportet
ut ponatur extremitas eius ac
cuta curvata super extremitatem
ossis eminentis et impelle impelle
ipsum cum eo vice una donec quando red
dit os et equatur quadam equatione
Donec equare extremitates frac
ture ad invicem. Quod si extremitas
eius fracta est subtilis et non accipit
eam cum instrumentum acceptione bona. tunc opor
tet ut incidas extremitatem illius
ossis. donec instrumentum potestatem habeat
eius. Si vero non potest reducere os cum eo quod
narravimus omnio. tunc incide ipsum cum eo
quod convenit ei ex incisoriis que dixi.

aut serra ipsum cum una serrarum quecumque tibi
possibile est tibi. deinde iace ipsum quod [marginal gloss: ... in osse]
remanet in osse ex asperitate et fiert
tibus minutis. Cum ergo reducitur
os et invenit infirmus post reduc
tionem eius dolorem vehementem lex
dentem. tunc scias quod os non redidit ad lo
cum suum naturalem fac ergo illud. Nam cum
confers infirmo invamitur magnum
cum complectur restauratio tua quam fa
cis ossi. tunc subtinge pannum in vino
stiptico nigro. et precipue si est in esta
te. Et non ponas super vulnus ceroto
neque aliquid in quo sit oleum. ut non
faciat accidere in ipso putredinem et
corruptionem. deinde ammnistra astel
las in hora complementi tui aut re
staurationem ossis. Et dimitte v
ulnus detectum ita ut incidas cum for
fice foramen in involutionibus secundum quan
titatem vulneris. Et cave omni caute
la ne stringas vulnus cum strictura. in lo
[interlinear gloss: ...] cis ei contrariunt illud stolidi me
dici et fecerunt accidere super infirmos
suos aut mortem aut corrodentem
[interlinear gloss: ... cancrum] aut cancrenam. et sit strictura tua levis
et mollis diversa stricture reliquarum fra
cturarum. Quod si vulnus est malum cum est v
ulnus magnum et times ipsum si ipse
quedam accidentia mala que narravimus
et invenis dolorem in loco suspensum.
tunc non oportet ut ponas super ipsum a
stellas. Et fac ei involutiones in
ex pannis duris in loco astellarum et
stringe ipsum cum eis. Cum autem est post
dies unum aut dies duos. et videro in
vulnere iam incipere in eo saniem post
tunc aufer desuper ipsum pannum quod po
suisti super ipsum cum vino. deinde a
mministra licinia et unguenta. cum
quibus est de consuetudine nostra et ut me
dicemur vulnera sicut ungitur te

ta firmatio et similia illi. et oportet
tibi ut solvas ligamentum. Et considera
ra ipsum mane et vespere donec consoli
detur et sanetur. Et oportet ut prepare
tur membrum taliter ut currat ex pus o
eo pus ad inferiora cum facilitate.
Quod si preterierunt multi dies multi et
non consolidatur neque abscidit pus ab
eo tamen scias quod illic sunt sathagi
e ossis prave. Quare oportet ut queras
illius cum tenta. quod non ex illis alia
chagie sunt separata. remove ea et
extrahe ipsa. Et que ex eis sunt non
separata et pugnat membrum et faci
unt accidere dolorem. conare incidere
ea. et auferre ipsa omnimodo quo possi
bile est tibi illud. quod si accidit illi
nisi cuchem aut hel. serilleten aut
species alia corruptionis putrefactio
nis. tunc oportet ut opponas unicu
ique ex eis cum eo quod convenit ei ex cu
ratione cuius precessit narratio in
capitulo suo et ex eo in quo oportet
ut stet sermo meus et aufacias pre
sentem mentem. quando frangitur os et emi
net super membrum sicut os coxe et adiu
torii et similia eis ex membris magis.
est ut non presumas actionem eius nisi
ipsius extractionem. multotiens enim acci
dit ex illo mors immo dimitte ipsum
donec putrefiat fortasse enim cadet per
se post .xx. dies. aut .xxx. tunc sic cura
illius sinendum est et si non dimitte o
ipsum. De cura nodationis que accidit

Multotiens in vestigio cure dat
accidit nodatio vel fracture.
stigio sanationis fracture in tempore quo
est prope iuncturas et fedatur circa figu
ram et fortasse prohibet membrum
ab operatione sua naturali. Conside
ra ergo tunc si nodatio est recens ad
ministra in ea medicinas que stiptica

ca et tamen faciunt. sicut aloes et olib. et
mirra et sarcacolla et accacia et simili
a eis ita ut accipias ex istis quadam
aut omnes eas. et confice eas cum vino o
stiptico. aut cum albugine ovi. aut
cum aceto. et pone eas super nodationem
in stupa. et stringe super eas strictura
bona. Et dimitte stricturam nec sol
vas eam diebus multis. deinde solve
eam. et itera aliam donec removea
tur nodatio. aut stringe super ipsam
laminam plumbi tenentem. plumbo enim est
proprietas removendi omne quod tume
tur ex membris. sicut nodatio iam
in lapide conversa est et stricta est. et iam
festine procedat necessitas ad aufe
rendum eam. tunc finde super eam ex sup
iore parte eius. et incide superfluitatem e
minentem. aut rade eam cum quibusdam
rasoriis donec removeatur. et cura
ipsum donec sanetur. De curati
one fracture que restauratur et rema

P...ando re nec membrum post illud
staurat fin subtile non sit fra
ctura ossis et remanet membrum permanet
membrum post aliud subtile debile.
tunc non fit illud nisi propter causas multas. et
quarum una est multitudo solutionis
ligamenti et ligationis eius non secundum quod
oportet aut propter superfluitatem stricture
ligamentorum. donec prohibetur nutrime
tum currere ad membrum. aut propter multitu
dinem embrocationis superflue aut propter
motus superfluos in non sua hora aut
propter paucitatem sanguinis in corpore
infirmi et debilitatem eius. Et cura
tio illius est cibare infirmum et tenere
facere ventrem eius. donec multiplicetur san
guis in eo. et administra balneum et introi
tum. et introducere gaudium et letici
am super eum. deinde pone picem super
membrum ut attrahat pix ad ipsum

nutmentur ut mltu. ⁊ assiduet em
brocatione ei cu aqua tepida don
cumat nutmentu ⁊ redeat ad figu
ram naturalem. **De curatione ossium**
Quando accidit **fractorum qui resta**
urantur in membro ita **quod tortuose et**
restaurato post sana **prohibet tortuosi**
tionem eius tortuo **tas operationem**
sitas ⁊ eminentia ossi **corr. ab eo quod est**
fracto. aut nodatio ⁊ sedatur per illud
forma membri uerum membrum non pro
hibetur ab operatione sua naturali. ⁊
tunc oportet ut accipias sermonem ei
qui extimat ut frigat membrum dumo.
Sed iam fuerunt multi stolidorum me
dicorum ⁊ restauratorum qui fecerunt
illud in terra nostra. Et hec quidem operatio est
uituperabilis ualde perducens ad ti
morem magnum propter cum est mortale.
uerum si claudicatio ⁊ nodatio sunt
recentes. tunc oportet ut embro
cetur cum aqua tepida in aqua decoc
tum sunt herbe mollificantes sicut folia
altee. ⁊ radix eius ⁊ mellilotum ⁊ similia illis.
Et fiat ei emplastrum cum emplastro molli
ficatiuo sicut diachilon decenter factum
aut sumatur mucilago radicis al
tee. ⁊ conficiatur cum adipe galline
aut cum oleo sisamino ⁊ emplastretur
cum eo. aut sumatur ficus pinguis
et terantur cum fimo columbino ⁊ similibus
eis ex medicinis que nominantur dimi
nuentes consolidationem. Et quando solui
tur nodatio cum fricatione assidua
antiqua leni que fit cum manibus hu
midis. Et administretur motus membri ad
omnem partem in horis omnibus. Si autem tortu
ositas iam antecessit. ⁊ fortis facta est
et conversa est in lapidem. ⁊ prouocata est
necessitas ad curationem eius cum ferro tunc
oportet ut secetur super eius ⁊ soluatur
continuatio ossis. ⁊ incidatur quod superfluum

ex nodatione aut osse cum incisoriis
subtilibus. Et administretur facultas
in illo cum sollicitudine ⁊ studio. **De**
Dislocatio **sermone in dislocatione.**
De est exitus iuncture alicuius a lo
co suo. quare prohibetur a motu suo et
sedatur figura membri ⁊ facit accidere in
infirmum dolores ⁊ lesiones uehemen
tes. Quando ergo accidit dislocatio. tunc
oportet statim ad reductionem eius. neque
tardet eam omnino. Nam si tardatur ap
atur locus ⁊ fortasse fit difficilius
cum eo reductio dislocationis propter il
lud ergo non oportet ut moueatur neque
extendatur in hora apparitionis eius. quia
quando multotiens facit accidere spasmum
et dolores ledentes. Verum quando ac
cidit illud. tunc oportet ut properes ad
flommam infirmi. deinde dimittatur
donec quiescat apa. deinde embroce
tur cum aqua calida ⁊ oleo. deinde redu
catur cum facilitate. Et curetur omne membrum
cum eo cum remoratio ueniet in loco
suo. Et ego iam ordinaui capitula
dislocationis ⁊ secundum quod precessit in fra
ctura a superiori parte corporis. usque
ad inferiorem. **De dislocatione mandi** cura.
Per dislocantur du **bule inferioris.**
Per mandibule inferioris ⁊ dislocatio
ambarum fit secundum unum duorum modorum
aut enim remouentur a locis suis re
motione parua ⁊ mollificantur partes cum
dislocantur dislocatione integra comple
ta donec mollificantur partes ad partem
pectoris donec currat saliua infirmi
et non possit tenere eam neque possit
claudere os suum ⁊ inuoluatur lingua
eius cum sermone. Quando autem dislocatio eius
est parua. tunc redit in pluribus dispositioni
bus cum paruo re. Si uero est dislocatio
integra completa. tunc oportet ut admi
nistretur reductio eius uelociter. ⁊ non tar

tetur prius. et est ut teneat minister
caput infirmi. et intromittat medicus
pollices manuum suarum unum in radicem man-
dibule intra os eius. si dislocatio est
a parte una aut intromittat duos
pollices suos simul. si dislocatio eius
est a duabus partibus et reliqui digiti
manuum eius sint extra quibus equet.
Et precipe infirmo. ut non mollificet
mandibulas suas et absoluat eas
ad ambulandum ad omnes partes. Et me-
dicus equet mandibulam. et impel-
lat eam donec redeat ad locum suum
quod difficilis fit reductio eius. precipue
si sunt ambe mandibule simul.
tunc administra irrigationem cum aqua
calida et oleo donec fiat facilis reduc-
tio ambarum neque tardes reductio am-
barum omnino sicut diximus. Cum red-
ierint et equantur. et clauditur os infir-
mi. et non mollificantur tunc pone super
eas puluillos panno cum cerotto con-
fecto cum cera et oleo ro. deinde ligentur
cum facilitate cum ligamentis mollibus.
Et sit sompnus infirmi super dorsum
suum et caput eius sit stans inter duo
puluinaria ut non moueat ipsum ad
dextram et sinistram. Neque cogetur ma- ut comme
sticare sed immo ponatur cibus eius sor-
bitio leuis donec quiescant do-
lores. et non dentur mandibula. tunc
comedat quod uult. Et administret
illud cum facilitate et non laboret in
operatione oris sui apud comestionem et po-
tum et confricationem donec noueret man-
dibula et sanetur. Quod si difficilis fiat
reductio duarum mandibularum quando
dislocantur in hora aliqua. et non conueniunt
ad loca sua. tunc multociens accidunt
inde febres. et soda assidua. et fortasse
se soluitur uenter infirmi et fortasse
uomit colleram nigram. Cum ergo uides
illud. scias quod est perditio. et fortasse
se moritur ille cui accidit illud in x.
diebus. *De reductione dislocationis fur-*
Furcula dislo- *catur. et extremitatis*
aquidem non dislocatur extra humi-
teri intrinsecus propter continuitatem suam
cum pectore. et dislocatur quando ad exteri-
ora. et declaratur illud sensui. et resti-
tutio eius est ut iaceat infirmus
super dorsum suum et extendat brac-
hia sua. deinde coartet locum cum palma
tua coartatione forti. Nam ipsa redibit.
deinde pone super ipsam emplastrum et pul-
uillos et stringe eam. extremitatis uero
eius que sequitur cubitum et continu-
atur cum eo. non dislocatur nisi raro. Quod si
dislocatur die aliquo. tunc oportet ut re-
ducatur et equetur secundum quod diximus
et preparat tibi. deinde pone super ipsum em-
plastrum et puluillos et strictoriam. Et
precipe infirmo adherere tranquillitati
et quieti donec sanetur et cum hac e-
adem curatione reducatur extremitas
humeri qui separatur a loco suo. *De*
Scias quod hec *reductione dislocati-*
humeri non dis- *onis humeri. Re-*
locatur ad partem ascelle nisi tres mo-
dos quorum unus est ut dislocetur ad partem
ascelle ad inferiora. Et secundus est ut dis-
locetur ad partem pectoris. et fortasse
dislocatur ad superiorem partem humeri. et
illud fit raro et non dislocatur ad posterio-
ra propter spatulam et non dislocatur ad
anteriora propter neruos et plurimum quod dis-
locatur et egreditur ad inferiora in as-
cellam precipue illis quorum carnes sunt
pauce. quoniam egreditur in eis uelociter
et ingreditur uelociter in illis autem quorum car-
nes sunt multe est contrario illi. scilicet quod egredi-
tur cum facilitate. Et fortasse accidit
quibusdam hominibus percussio aut casus et
apostematur humerus apostemate calido. Et i

putat' apte illud qz iã dislocatus est. Oportet g° ut experiaris illud donec stes sup certitudinẽ eius. 7 tc̃ pcedas in curatiõe eius. Et cognoscatur dislocatio qñ ẽ ad inferiora ussus titillicum. Et est ut distinguas int' humum dislocatũ 7 humerũ sanũ. Nã tu inuenis int' eos diuisitatẽ manifestã. 7 inuenis i capite humi concauitatem. 7 sub titillico ap' tactũ capud humi q'i ipm sit ouũ 7 ñ pot' ifirmus reducẽ manũ suã ad aurem suã. neqz mouẽ eã omib; motib; Et simit' si dislocat' ussus pectus. 7 aut sursũ. tc̃ inuenis manifestũ tactũ neqz celat'. Et hui' qoe dislocatiõis fit facil' reductio. qñ ẽ recẽs aut infirmus ẽ puer. Et reductõ eĩ est ut eleuet minist' manũ eiũ ad supiora. deiñ ponet tu pollices sb titillico eĩ 7 eleua iunctũ cũ fortitudĩe ad sursum. deiñ deponat eã inferi' ipe enĩ redit uelocit'. Si aũt ñ redoit p illud qd̃ dixi 7 fuit a principio q̃ accidit dislocatio dies mlti. tc̃ oportet ut balnet' infirm' in aqua calĩ 7 ãministret' embrocatõ que mollificat 7 lenit. Sic si decoq'tur radix altee et fenugrecũ 7 melilotũ i aqua 7 ãministret'. deiñ resupinet' infirm' sr dorsũ suũ. 7 põat' sub titillico eĩ spera ex lana q̃ sit eq'lis int' lenitatẽ 7 strictură. deiñ põat medicus calcaneũ suũ sr spã. 7 eleuet caput humi cũ uirtute. 7 attrahat manũ infirmi ad iferiora. minist' aũt cap' infirmi ut ñ moueat' ad iferiora. ipe nãqz redoit stati. 7 si uis reducãm fm hunc modũ. Et ẽ ut facias eẽ p̃sentẽ uirũ qui sit longior ifirmo apte lat'is. 7 intromittat humerum suum sub titillico infirmi. et eleuet titillicũ suũ ad supiora donec sit infirmus suspensus i aere. 7 minist' aũt trahat manũ ifirmi ad iferiora uentris eĩ. Si aũt infirmus ẽ leuis. tc̃ opert' ut suspendat' cũ eo aliqd aliud graue ut grauet ipm. nã redoit dislocatõ stati. 7 reducitur 7 fm modũ aliũ. Et ẽ ut stringat' int' lignũ longũ cui' cap' sit rotunde figure sicut manica mortarij qd̃ nõ sit crossum neqz subtile. 7 deiñ ponatur sub infirmo p'q' pũm int' sup caput ligni pãni lenes et infirmus sit stãs fm longitudinẽ ligni. deiñ extendat' man' eius ad inferiora a pte alĩa. 7 extendat' corpus eĩ ab alĩa pte cũ fortitudine. Nã iunctũ redit ad locũ suũ cũ uelocitate. Q' si difficil' fit eĩ reductio p oĩa q̃ diximus. tc̃ utẽ' hac cura et ẽ ut accipias lignum cui' longitudo sit q̃titas duorũ brachiorum 7 eius latitudo q̃titas. iiij. digitorũ cui sit cap' rotundũ ut alleuet' introit' eius i pfundũ titilli fm hanc formã.

Deiñ ligent' sr cap' rotundũ pãni lenes ut ñ ledat lignũ infirmũ. deiñ põatur sub titillico ifirmi 7 extendat' man' aut brachiũ sr lignũ usqz ad inferiora 7 liget' lignũ sr adiutoriũ 7 brachiũ et extremitatẽ man'. deiñ ponat' brachium sr gradũ scale p latitudinẽ 7 extẽdat' man' adiferiora 7 dimittat' reliquũ corp' suspensũ a pte alĩa. uicẽ eĩ ingreditur stati. Cum g° 9plet' introit' eius sz quẽcũqz modũ possibile ẽ. tc̃ oportet ut ponas sub titillico spera eq'lis q̃titatis ex lana. deiñ põe emplm

spatium ex puluere molendini cum oli
bano et albugine oui super humerum
totum sicut nouisti desuper. deinde stringe
sub titalico strictura decenti et reuol
uatur ligamentum super emplastrum desuper. et
anectatur manus eius ad collum ipsius.
Et dimittatur neque moueatur manus eius
ad collum ipsius. et dimittatur neque moue
atur manus eius vii. diebus. et oportet ut po
natur cibus infirmi paucus donec fortetur
membrum. quoniam est uelocius ad sanationem eius.
deinde ponatur amplius post x. dies. vii.
dies. aut v. exerceatur cum motu. Si ergo
firmatur et non mollificatur tunc iam sanatum
est. Si uero iunctura dislocatur multociens
propter humiditatem que accidit ei. aut propter cau
sam. tunc oportet ut administretur
in ea cauterium cum tribus foraminibus secundum quod
premissum est in capitulo de cauterio. Quod si
fiat hoc totum et soluatur ligamentum post
vii. dies. et non firmatur iunctura et reduci
tur emplastrum et iunctura et strictura super
ipsum aliquociens et non firmetur et scias
et non possit eleuare ipsum ad superiora tunc
scias quod nerui eius qui sunt ad caput
humeri iam incisi sunt aut extensi aut
mollificati et scias quod iunctura numquam fi
getur in loco suo. Dislocationis autem que
fit versus pectus et mamillam. aut ad po
steriora fit reductio cum impulsione et
extensione cum manibus donec redeat.
et administratur in ea reliqua strictura
et cura donec sanetur. Quod si acciderit post
sanationem grauitas in membro et tardi
tas in motu eius. tunc utatur infirmus balne
o multociens donec leniatur grauitas
et redeat ad naturam eius primam. De cu

Scias quod iunctura dislocationis cubi
ti cubiti cum difficultate et si- ti.
militer redit cum difficultate et. et ipsa
quidem dislocantur ad omnes partes. et proprie
ad anteriorem aut ad posteriorem. Et eius

dislocatio non occultatur. et quoniam est certus
sub uisu et sub tactu. secundum quamcumque fi
guram dislocetur. et quando coniungis cubitum
dislocatum cum sano declaratur illud manif
feste. Et curuatur enim iunctura et non potest du
plicare brachium neque tangere cum cubi
mento suum. et oportet ut properes et reduc
cas dislocationem statim antequam accidat
ei apostema calidum. Nam si acciderit ei apostema calidum
difficilis fit reductio eius et fortassis non
sanatur omnino. precipue quando est ad posteriora.
Est enim deterior omnibus speciebus dislocationis
et uehementioris doloris eius. et multociens
descendit ei cum ea mors. Et resti
tutio eius est quando est ex eius quod possibile
est reducere. est ut extendatur manus eius
cum duabus manibus et brachium eius sit
expansum et manus medici sit super
iuncturam uel sub cubitum et sub eo. Et
ipse impellat iuncturam cum pollicibus ma
nuum suarum simul aut cum radice palme
sue. donec redeat ad locum suum. At uero
dislocatio est ad anteriora. et redit ita
ut duplicet manum cum manu sua in
donec percutiat cum radice palme sue
cubitum qui est
quod si non obedit dislocatio ad reduc
tionem tunc administra extensionem uehe
mentem forte ualde et est ut extendant o
brachium duo ministri et teneant ipsum
duo ministri et. et ut non remoueatur
tur apud extensionem. deinde reuoluatur
brachium ad omnem partem postquam inuol
uitur super manum eius pannus duplicatus
longus. aut ligamentum latum. et quando do
tingit medicus manu sua iuncturam
inungat ipsam cum oleo aliquo ut sit ex
illud illud quod adiuuat in lubricitate o
iuncture cum facilitate. deinde impellat iuncturam impulsione
uehementi donec redeat. Et post reduc
tionem eius oportet ut ponatur super
iuncturam ipsam emplastrum in quo sit stip

natas & exsiccato cu albugine ovi
et stringat strictura decenti. & suspen
dat a collo infirmi & dimittat di
ebus aliquot. deinde solvat. Si ergo i
firmatur iunctura i loco suo. tunc solve
ligamentum ab ea & dimitte ipsam. &
si vides iuncturam non bene stringi. tunc itera
ligamentum & emplastrum. et dimitte i
psam diebus aliquot donec stringa
tur donec. dimitte solve ipsam. si at
accidat ei gravitas post reductionem
iuncture & dispositio eius fit i motu. i
tunc administra humectationem i balneo
et fricationem subtilem & compositionem do
nec leniat. aut pone super victuram illam nate
arietis pinguem. deinde ligetur & di
mitte eam super ipsam die & nocte. de
inde aufer eam & intromitte ipsum i ba
lneum. & quando sudat. tunc frica victum fri
catione temperata. deinde itera super ipsam a
leviati [illegible] & [illegible] & itera cum m
otu balnei donec leniat. Et si
vis pone super ipsam stercus vaccinum
humidum calefactum cum butiro & stringe
super ipsum fac illud aliquociens. ipsa e
nim leniatur & redit ad disposi
tionem suam. De reductione luxationis dis

Mahasset ma locationis almahasset.
nus multociens dislocatur sed
et reductio dislocationis eius est facilius
omnino reliquarum iuncturarum. Verumtamen
oportet ut velocitas sit in reducti
one dislocationis eius i hora i qua dis
locatur antequam apostetur locus. aut ac
cidat i ea apostema calidum. & reductio dislo
cationis eius est ut ponas mahassem
manus infirme super tabulam & exten
dat manum eius minister & ponat medi
cus palmam suam super eminentiam iu
nture & impellat eam donec redeat. i
Verumtamen oportet ut consideres si palma
iam recessit ad ventrem manus. tunc ponat i
firmus dorsum manus sue super tabulam
apud extensionem & reductionem. Et
dislocatio est procedens ad dorsum
manus. tunc supposita manu eius
inferiore super tabulam ut cadat ma ut minor pars manus super tabulam.
nus medici super ipsam eminentiam iu
nture. Si ergo redit statim bonum est
et si non. tunc stringe eam cum emplastro
sedante apostema. & dimitte ipsum neque i
tres illud. Nam si non tollat neque potest
super reductionem eius post pervenerit ei i
dies. Verumtamen iunctura remanet secundum
tortuositatem suam & non nocet infirmo
aliquid. nisi quod mollificatur manus
et non potest stringere aliquid. Et scias quod ni
si sunt abscisi. aut accisi. non est ingenium i
in ea. nisi ut stringatur cum cautelo
apte cautum eius & forte quod confert illud
aliquid. Cum autem non recidit almahassem
tunc pone super ipsum emplastrum quod narravimus
deinde stringatur et dimittatur & [illegible] & diebus postea solvatur. dimittatur motu
ex manus. Si autem privatur eius & acci
dat in [illegible] aliquid gravitatis. tunc leni
eam cum aqua calefacta & fricatione aliqua
[illegible] donec leniatur. De cura disloca
tionis digito

Pollicem de dislocatur
rum & omnium partium. Cum ergo di
slocatur aliquis digitus ad dorsum pl
palme aut ventrem eius. tunc extende i
digitum & impelle dislocationem
pollicibus tuis donec redeat deinde
sustenta caput digiti & suspende i
ipsum versus partem ad quam dislocatur &
dimitte ipsum duobus diebus. deinde
suspendo eum & extende ipsum donec
equetur recte illo die suo. cum ergo
fuerit nox liga ipsum secundum narrationem
primam & non cesses solvere ipsum i die &
exerce eum cum motu & liga ipsum i nocte
fac illud diebus aliquot donec stri
gatur. Et similiter fac cum eo si dislocatur ad
ventrem manus. & liga eum ad partem ipsius

et fac cū eo opationem tuā p̄mā do
nec sanetur. Et simulr̄ fac cū eo q̄ ū
dislocatur ad reliquas ptes. De cūa
Quando ac dislocationis spon
dilium dorsi. aliaii spō diliū dorsi.
diliū dorsi. aut colli dislocatō ꝯple
ta aut remouent̄ spondiles mlt̄e
a locis suis. tc̄ n̄ est ī ea curatio. o
q̄n mors ꝓpat īfirmo. Et signū illi
ē q̄· egestio īfirmi egdit̄ absq; uo
luntate neq; pōt tene ea. Et mlto
ciens mollificant̄ ex eo q̄ dex mē
bra eius. aut duo. cura eius. aut ī
duo brachia ipius aut unū eorū
aut remouetur spodilis una de lo
co suo. Multociens ei remouet̄ ex
mltociēs fit remocio eaꝝ ad inf̄
ptes. Illa ergo quo remouet̄ ad
posteriora noīat̄ gibbositas. Cura
tio uō eius est ut ꝯsideres. tc̄ sigi
bositas accidit a pueritia tc̄ n̄ est
ī ea curatio nā ex ea ē sanatō oīno.
ī illa aūt q̄ accidit a casū aū pcussi
one aū silib; ul' iam dixerūt āti
qui modos curationis ꝑmēc ꝑluc.
Cui plimū n̄ redit cū ꝓficuo. Et
ego uō iam abreuiaui ex illo cui
paꝝ excusat a mlto ei ex ꝓpinq
tate mea ad itencioēm ⁊ ex positi
oē mea qua exposui illud ⁊ forā
in instrim ei diuersoꝝ ab eo q̄ ho
stenderit illō ⁊ expo suerūt illō.
Dico g q· ī gibbositate q̄ accidit
ab anteriori pte in pectore ⁊ n̄ ē
ingenium neq; sanatio ex ea. ⁊ silr̄
ī illa q̄ fit ad duo latera ⁊. Et nō
curatur ex eis nisi illa q̄ accit in
dorso ꝑp̄e, cū eo q̄ ego narro. ⁊ ē ut
extendat̄ infirmus sup faciē suā
sr̄ podium equale ꝑpe pariete. Et
expandat̄ sub eo stramētū huiꝰ.
ut n̄ legat̄ pectus ei. deīn ponat
lignum rectū fixum ī fouea intra
ī extremitate podij circa cap ei. ⁊ lignū aliud circa pedes ei.
ī extremitate altera podij. Et minist̄
teneat lignū ⁊ sit n̄ firmatū ī fouē
a ⁊ minist̄ alt̄ teneat altm̄ sm̄ illā ī
formā deīn inuolue sr̄ cap̄ īfirmi
et sub ascellas ei ligamētū lene fi
rmū. ⁊ extēdat extremitatē liga
mīti ad lignū qd̄ ē apd̄ caput ei
Et liga ipm̄ cū eo. deinō strīge li
gamētum aliud sup anchas ei. ⁊ s̄
genua ipius. ⁊ apd̄ cauillas eiꝰ
deīn aggrega ligamēta oīa ⁊ liga ea ī
ligno altero qd̄ ē ap̄ pedes eius.
deīn extendat oīs minist̄ ad ptē
ligni ligamētū ⁊ n̄ remoueāt̄ o
duo ligna ex locis suis ī quib;
sūt fixa. Sed ꝓpti nō sunt firmata
sic̄ diximus. ⁊ medicꝰ ponat pal
mas suas sr̄ spondilē cū fortitudi
ne donec redeat aut ponat sr̄ eam
tabulā. deīn ꝯnectat sup tabulā
pedes suos donec redeat. Si aūt
nō redit p hāc curatioēz tc̄ accī
pe tabulā cuiꝰ longitudo sit circit̄
tria brachia. Et caue ī pariete de
q̄ diximus qd̄ ē ꝑpe infirmū loc
ī quē ingrediat̄ extremitas table.
deīn poē mediū table sr̄ spōdilē
et ponat pedes suos medicꝰ sup
extremitatē alterā. ⁊ stringat bn̄
donec redeat spōdil' coarctet̄. ⁊ red
at ad locū suum. Et silr̄ opare
cū īstō quod inuoluit̄ cū manu
⁊ ē ut figas ītra ap̄ caput īfirmi
ī postremo podij duo ligna q̄ꝝ lō
gitudo sit brachij unius. ⁊ apd̄
cap̄ ei ī postremo podij ⁊ duo lig̃
Et sit longitudo q̄ est int̄ oē lig
nū palmus unus ⁊ iā fiat ī in
oī ligno foramē ī quo currit tīui.
Et firmet̄ omne lignū ī tēra ml'

tum ne moueatur omnino. Et firmi
tatur lignum rotundum et est tunc
in quo revoluitur ligamentum in duobus
foraminibus duorum lignorum. et in
extremitatibus eius est foramen in quo fir
matur lignum cuius longitudo est palmus
cum eo quod revoluitur. et in duobus ligni
aliis est simile illi. deinde stringe liga
menta que strinxisti in pectore infirmi
in tumo quod est apud caput eius. Et li
gamenta que strinxisti in cruribus eius
in tumo quod est apud pedes eius. deinde
stet apud eius omne tumum minister
qui torqueat manum suam cum lignum
o cum quo revoluitur tumum. Et medi
cus equet spondiles secundum quod diximus.
Et hec est forma tumi et podii. ...
m.

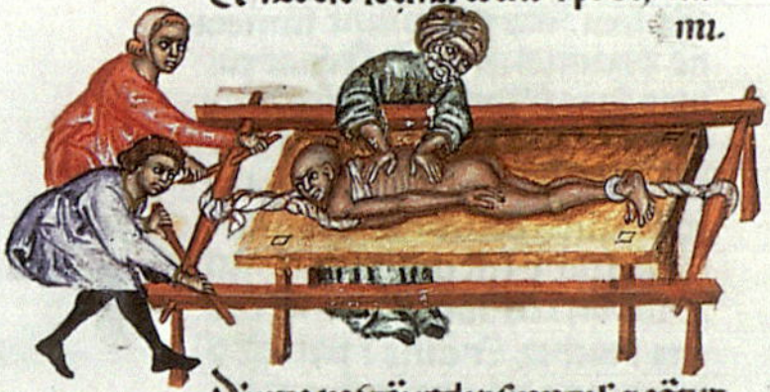

Deinde postquam redit spondilis et equatur
locus tunc oportet ut ponas emplastrum
exsiccativum cum albugine oui deinde
stupam vel petiam pone super emplastrum ad
celam tabulam cuius latitudo sit i
trium digitorum aut circiter eos et sit lon
gitudo eius quantitas que capiat locum
gibbositatis et super partem spondilis la
ne deinde ligetur cum ligamento quod dixi
et utatur infirmus nutrimento subtili
donec sanetur. Quod si remaneat quedam
eminentie in loco post sanationem: vel in
fine sanationis. tunc oportet administr
entur medicine que mollificant et le
niunt cum administratione tabule que
remaneat tempore longo. et iam administr

in loco lamina plumbi. et quandoque acci
dit eminentia in posteriori spondili
um dorsi. et putatur per eam dislocatio
et est illud os quod iam eminet. Quare
non oportet ut presumptio fiat ei in
hac medicina. forte ei accidere
faceret mortem. De cura anche dislo

Scias quod iunctura anche cate. [in red]
et iuncture humeri non accidit ni
si dislocatio tantum. non accidit eis quod
accidat in reliquis iuncturis ex remoti
one parua et concauitate. Et iunctura que
anche dislocatur secundum iiii. partes. Que
est quod dislocatur ad anteriora et exteri
ora et interiora et ad posteriora. Et plu
quam dislocatur ad interiora. et cum hoc dislocatur ad exteriora. Ad ad posteriora vero raro.
dislocationis eius ad interiora est quod
quando tu contiguas crus infirmi sanum cum
infirmo est longius et est genu eius
eminens plus quam sanum et non potest infirmus
duplicare pedem suum apud inguen et
est locus qui sequitur inguen apostematur
apostemate calido propterea quod caput coxe iam
peruenit illuc. Et signum eius cum ac
cidit dislocatio ad exteriora est quod fiunt
accidentia eius contraria istis accidentibus.
Et signum eius cum accidit dislocati
o ad anteriora est quod extendit crus suum
secundum complementum. verumtamen non duplicat
ipsum absque dolore qui est in genu. Et
si conatur ad ambulandum non potest si
militer ad anteriora et retinetur urina eius
et apostematur inguen eius apud ambula
tionem eius cum calcaneo suo calcaneum
eius. et signum eius cum accidit disloca
tio ad posteriora est ut non extendat i
genu neque possit duplicare ipsum. o
quam quod duplicet inguen. et est crus eius
breuius altero. et inguen eius est mol
lificatum et est caput coxe apud locum
ylii. Reductio vero speciei huius dislo
cationis est ut consideres. et si disloca

tio est uetusta q̄ iam antiquat᷑ cū
bīnte ipām. deīn cū ām̄īstrās redu
ctōe eius. ⁊ remanet s̄m dispositio
nem suā. tūc n̄ est ī ea curatio o
mnīo. Non ḡ oportet ut p̄sūptio
fiat ei penitus. In illo aūt cuius ī
dislocatio ē recens ⁊ ē ex una spēr
iiij. dislocationis. tūc ꝑpa ad hec
ut voluas iunctuā ⁊ extendas
ipām ad intiora ⁊ ad extiora ⁊ mo
ueas eam dext᷑ ⁊ sinistra fortasse
ei redit ⁊ n̄ indiget alia cura. Si
aūt n̄o redit hoc mō. tc̄ oportet
ut ꝑpex ministri forte ⁊ extēdat cruſ
ad inferiori pte aut cū maib: suis
aut cū ligamīto q̄ ligatur sup cru
cū. ſ. genu ⁊ minister alius extē
dat manū ei desup ita ut n̄o int᷑
mittat manus suas sb̄ cauicas
ei. deīn stringat cū ligamīto leni
sup indicem coxe. ⁊ teneat extre
mitatē ligamīti alius ītius. ⁊ si
extēsio ei aut antiori pte inguīs
ad ptem furcule aut posteriori ad
ptem dorsi ⁊ sit extensio eoꝝ oīū
uice una donec eleuet᷑ infirmus ē
corpoē suo ātra ⁊ remaneāt pēdēs
hec enī spēs extensionis ē spēs coīs
spēb: iiij. Si ḡ redit dislocatio ē eo
qd̄ diximus erit bonū. Et sīt tē
necē omī spēi illō q̄ dcā de curatione ꝑpa
In reductiōe quā eius ꝑpria qn̄ dis
locatio est ad intiora. oportet ut re
supinetur infirmus s̄r latus suū
sanū. deīn ponat ligamītū s̄r radi
cem coxe ī eo qd̄ ē int᷑ cap̄ coxe. ⁊ lo
cum qui est sub ignuē. deīn extend᷑
ligamītum ad sursū ad ptē ignīs
ad altiorē ptē corpoīs ad ptem fur
cule. deīn accipiat minist᷑ ali᷑ forti
brachia eius. ⁊ minuat locū crossū
coxe īfirmi. ⁊ extēdat ad extiora ī

extēsione uehemēti. ꝑpā enī redit
ad locū suū. Et h̄ spēs est facilio
ris reductiōis reliqs spēb: cura
tionis q̄ reducit᷑ hoc mēbrum. Si
aūt excusatur sup tc̄. ⁊ n̄ obedit
tibi admīstratiū cū hac spē curatio
nis oīo. tc̄ oportet ut ligent᷑ duo pe
des infirmi simul cū ligamīto for
tilem sup duos calcaneos ⁊ super
duo genua ⁊ sit longitudo cuiq:
a ꝑpare suo q̄titas. iiij. digitorū:
Et sit eius infirmi extēsiu: pl᷑ alto
q̄titatē duoꝝ digitorū. deīn suspē
datur infirmus sup cap̄ ligni q̄d
sit ī domo. ⁊ sit longitudo ei ātra
q̄titas duoꝝ brachiorum. deīn p̄
cipe iuuenem forti ut muniat cap̄
coxe. ⁊ suspendat᷑ cū īfirmo iuue
nis alius. Et impellat uiuētis ali
mimiēs cū fortitudiē. Nā iunctā
redit ad locum suū cū uelocitate
In reductiōe aūt eius ꝑpria qn̄ ē
dislocatio ad extiora. Oportet ut ia
ceat infirmus s̄r pectū s̄m q̄ nar
rauimꝰ ī bīnte gibbositatē ⁊ stringa
tur ligamītū s̄r eius ei infirmū ꝑpē
et s̄r pectus ei. deīn ponant᷑ duo li
gna unū ap̄ pedes eius ⁊ altēꝝ ap̄
caput ipī. deīn ponat᷑ lignū adeū
tum ī medio pedū fixū bn̄ q̄ ī uo
luta sit pāni bn̄di ut n̄ ledat in
firmū ut sit lignum int᷑ coxas
ei. ut n̄ attrahatur ad īferiora ap̄ extē
sionem. deīn extēdat oīs minist᷑ ad
ptē suā. ⁊ medicus equet reduc
tiōem manu sua. Si ḡ obedit ad
reīsiōē: erit bonū. ⁊ si n̄ tc̄ poē s̄r ipī
tabulā ⁊ p̄me ipām sic dixi ī gib
bositate equalit᷑. deīn oportet ut
iaceat infirmus sup latus suū sa
num. ⁊ qn̄ dislocatio est ad antio
ra tunc oportet ut extendat᷑ eius

infirmi uelocit'. ⁊ ē ſm eandē mōē3
narratiōem ſ' poduū ⁊ ponat me
dicus palmā manus ſue dextre
ſ' inguē infirmū. deīn coartet ip
ſu3 manu altā. ⁊ cū illa coartati
oē poē ipm extenſum ad īferiora ⁊
ad ptem genu. Et ſi diſlocatō eſt
ad poſtiora. tunc n̄ oportet ut ex
tendatur infirmus ad inferiora ⁊
eſt eluat' ſ' tiam imo oportet ū ſit
poitus ſ' duram. ſic oportet ut ſit
⁊ ſi diſlocat' ancha eī ad extiora ſ3
illud qd' diximus d' accubitu cuī
ſ' duas anchas. ⁊ ē ſup faciem ſuā
et ligamīta extēſa ſm q' dixi nup.
Et oportet q' aministretur ꝯpſſio
cū tabula. ⁊ ſup locū ad quē ꝯgdi
tur uincta. Cum g' ꝯpletur reductō
ſm q' oportet. ⁊ ſignū reductionis
eius nō celatur tibi. ⁊ ē ut exten
das duo crura infirmi ⁊ qn̄ uides
ea eq̄lia ⁊ infirmus ſtringat crus i
ſuū. ⁊ expandit ipm abſq3 excuſa
tiōē tc ſcias quiam redijt mēbrū ſ3
q' oportet. tc ꝯiunge duas coxas
et poē emplīn ⁊ ſtrige cū mēmati
ita ut n̄ moueat' ancha ad aliquā
ptē. Et adhereat īfirmus qeti c
b3 dieb3 aut .iiij. deīn ſolue ligamī
tum ⁊ emplīn ꝯpa crus cū alīo. tc
ſi uides ea eq̄lia in ſtatu. tc ſcias q'
diſlocatio iam firmata ē abſolue
g' infirmū ad ambulanō. Et ſi un
des aliqd mollificatiōis. tc redi
et empla illud ⁊ ſtringe illō ſ' ſtc
aūi tuā primā illō ⁊ trib3 diebuſ
deīn ſolue illō ⁊ fac ipm tardare
i ambulatiōē ſ' utriūq3 aliq̄t die
b3 donec ꝯfortetur. bn̄. De curatiōē
Genu diſloca diſlocatiōis ge
tur ſm tres modos. ſ. diſ iiij.
ſ. ad extiora. locat' ad extiora. ⁊ ad intiora ⁊ īferi
ora. ⁊ n̄ diſlocatur antiora. ⁊ ſignū
diſlocationis eī ē. ut pcipias īfirmo
ut applicet crus ſuū ad coxā ſuā
Si aūt n̄ adheret cū coxa tc ſcias
q' genū ē diſlocatū. ⁊ reſtauratio
omniū modo diſlocatiōis eī eſt
ū facias ſedē infirmū rectū ita ū
iā extendat crus ſuū ſi pōt ſ' illō
Et adhere dorſum ſuū ad faciē
eius. ⁊ poē pedē eius int' pedes
tuos. deīn adherē. fac genu cū pal
mis tuis ⁊ ieta eas int' digitos i
tuos ſup genu eī. deīn applica pal
cū palma tua duo latra eī cū forti
tudie. ⁊ miſt' alius extēdat pedē
eius donec redeat genu ad locū
ſuū. Et ſignū reductiōis eī ē. ut ad
hereat crus cū coxa cū leuitate n̄
laborioſe. deīn emplā ipm ⁊ adhe
rē fac crus cū coxa. deīn liga ea ſi
mul cū uita trib3 dieb3 aut .iiij.
deīn ſolue ea. Et n̄ utat' infirmus
ambulatiōē aliquot dieb3 donec
confortet'. ſi aūt excuſat' ē reduc
tio eī. tc aministra extenſiōē3 fortē
cū ligamītis quo pceſſit narratio
i curatiōē anche donec redeat. De ca
Calcaneus q' ciōē diſlocatiōis
modoq3 remouet' remoci calcanei.
one pua ⁊ qn̄ diſlocatur ſm ꝯple
mitu. Et diſlocatio eī fit aut ad
intiora aut ad extiora Et ſignu3
diſlocatiōis eius eſt q' uides calca
neū inflatū pcedente3 ad ptē aliq'
diſlocat'. Curatio aūt remocionis
eī eſt ſicut reductiōis. ⁊ eſt ut extē
dat' cū facilitate cū manib3 ⁊ cq̄t'
donec redeat. i curatiōē aūt eī q'do
diſlocat' ſm ꝯplementum. oportet ut
facias ſedē infirmū rectū ⁊ tenet
ipm miſt' fortis ualidē a poſtiori pte
eī dorſi eī i medio ipius. deīn tene

cū manu tua dextra pedē eī a sup
iore pte eī. ꝛ cū manu sinistra ab in
feriori pte pedis eī ī loco cauille ꝺ
inde. Tūc cū manu tua dext. pedem
ꝺ̄orte. deīn extende cū sinistra. ꝛ ipelle
pect' pedis cū dextra ūsus crus ab
sq; labore. facit ꝺ bis sicͨ narrauim'
deīn impelle pect' pedis ad crus in
uice tcīa. ꝛ tu trahis cauillā: Si ḡ
redit infirmus ī uice una aut in
duab; ſm hunc modū. ꝛ uides p
dē equatū est bonū. Et sī ñ tc itra
opatiōe sup ipm qm ipē redit. Si
aut̄ phibetur tibi reductio eī cū
eo q̄ narrauim'. tc fac iacē infirmū
s' dorsum suū sup t'ram. ꝛ paxillū
intrā firmatū ualꝺ. ut cadat int'
coxas eius ꝛ tu īuoluisti pānū s'
ipm ut ñ ledat infirmū. deīn ac
cipiat minist'. coxā eī. pēa extēdat
minist' alt' pedem. aut manib; su
is aū cū ligamēto qꝺ liget sup col
lū pedis. deīn extendat oīs minist
ꝫ extensiōēm opans sui. Et paxill'
sit stans int' coxas infirmi retinēs
ipm ut ñ attrahatur corpus eī ad infe
riora apud extēsiōēm. deīn equet o
medicus dislocatiōēm manib; su
is ꝛ minist' alt' teneat crus sanum
ad īferiora. nā dislocatio redit cū
uelocitate. Cū ḡ redit dislocatio
et declaꝛ tibi sanitas reductiōis eī
tunc pōe emplm ꝛ stupā. ꝛ strīge
ipm cū ligamītis firmit'. ꝛ liga pedē
cū ligamīto ad crus. Et oportet ut ca
ueas ꝺ neruo qui sūt sup' calcaneū
posteri. ut ñ sit ligamītū s' eos ue
hemites. deīn dimitte ipm duob;
dieb; aut trib;. Qꝫ si inꝺ uificat' li
gamitam stringe ipm. deīn solue ip
sum ī die tcio aut q̄to. ꝛ phibe in
firmū ab ambulatiōe. xl. dieb;

Si uꝺ conatur ambulare añ illꝺ
spaciū nō fit securitas qm dissi
atur sup illꝺ dislocatio ꝛ corrūpa
tur ꝛ ñ recipiat post illud curatio
nē. Qꝫ si accidat ei apā calm. tc oꝫ
ut āministres ī sedatiōe eius illꝺ
ī qua pcessit narratio mīa ī alio lo
co ex curatiōe ꝛ embrocatione do
nec sanet'. uł donec remoueat'. De curatione dislocationis digitorum pedis.

Oportet ut equet' qꝺ dis locat ex eis cū extēsiōe pauca absq; labore. Et illꝺ q̄dē ñ est diffi
cile. īmo ē facile. Si aūt dislocatꝺ
ē ī quib;dam nodis dorsi pedis. a
tc oportet ut faciat sedē infirmū
pede; suū sup tabulā. aut sup loc
equalē t're. ꝛ ē stans sic ambulās.
deīn tu sta ꝛ pōe pedem tuū s' illꝺ
q' eminet ex ill' iuncturis. deīn calca
illꝺ cū pede tuo cū ūtute donec re
deat. ꝛ uideas iā equatū. ꝛ ñ appare
at ī loco eminētia. deīn pōe sub uē
tre pedis eī tabulam q̄ capiat pedē
totū. cui sit duo capita deīn stri
ge ipm strictura decēti firma tc̄ib;
dieb;. deīn solue ipm. ꝛ fac q̄ esceē
cū ab ambulatiōe dieb; mltis. do
nec stringat' ꝛ securetur a redictōe.
De spēb; dislocatiōis que fit aut cum uul

Quando acc nē aut cū fractura.
accidit aliqd ex illo ꝛ conaris
curatiōē; eius ꝛ ipsius restaurati
oē; mltociēs succedit mors. ꝛ ꝓpt'
illꝺ ñ oportet ut ꝓsumat s' cura
tiōē; eī qꝺ ē h'moī nisi q ē peritꝰ
ī arte longi usus. misericors. pius
tardus. ñ audax. nec ꝓsumptuosus
et ut utat' ī inceptione medicinis
que sedant apā tā calā tm̄. ꝛ di
mittat infirmū diuino iudicio.
nisi credens cui spat' salute; a per
uulnere aut cum fractura simul.

dictione cū leuitate egritudinis
et in quo apparet q̄d dr̄ spei. Cōā
re ergo reductiōe eius statim ī
pricipio rei. añ q̄ accidat calidū
apā. Si ergo redit membrū sc̄
qd̄ uolumus. tunc amministra
regim̄ q̄ sedeat apāta calā. ⁊ cura
uulnus cū eo qd̄ cōuenit ei ex ung
guētis desiccatiuis. Qd̄ si dislocati
o est in fractura. ⁊ accidunt ī osse
secha ge separe tunc conare ablati
onem eorum. Et fac in illo qd̄ di
ximus ī egritudinibꝫ simplicibꝫ ex
eo qd̄ p̄cessit in locis eaꝝ. Et caue
sm̄ tuam uirtutē. ⁊ custodi te ip̄m
ab introitu ī uias timoris sm̄ q̄ p̄
cessit p̄dicatio mea tibi. Nam id
est melius t̄ apd̄ creatorē tuū et
magis p̄manens ad gl̄iam tuā ⁊
mag̈ saluum tuo corpori apd̄ illos
in tuo tp̄r. Deo gratias referamus.

III

Kommentar

I. EINFÜHRUNG

1. DER AUTOR: ABU'L QĀSIM ḪALAF IBN 'ABBĀS AL-ZAHRĀUĪ

Über das Leben des Abu'l Qāsim Ḫalaf Ibn 'Abbās al-Zahrāuī sind wenige zuverlässige Angaben aus dem Mittelalter auf uns gekommen. Als latinisierte Formen seines Namens treten am häufigsten Abulcasis, Abulcasim, Albucasis, Albucasim, Bulcasi(m) als Teil der Vornamen oder Alsaharavius, Alzaragius, Altaragius (wie im Titel von Cod. Ser. n. 2641, fol. 3r) als identifizierender oder eigentlicher Name auf, der sich von al-Zahrā, seit 936 die Residenz des Kalifen Abd ar-Rahman III. bei Cordoba, wo al-Zahrāuī auf Grund seines Beinamens vermutlich in den dreißiger oder vierziger Jahren des 10. Jahrhunderts geboren wurde, ableitet. Der arabische Gelehrte entstammte also dem westlichen Kalifat, das in Cordoba vom Omajjaden Abd ar-Rahman I. (756–788) gegründet und von Abd ar-Rahman III. (912–961) zu seiner kulturellen Blüte geführt worden war. Der Überlieferung folgend soll al-Zahrāuī auch Leibarzt des Kalifen al-Ḫakam II. (961–976) gewesen sein; dieser Nachricht könnte insofern Glauben geschenkt werden, als der Mediziner, aus der Residenzstadt stammend, seine Ausbildung im Umkreis des Hofes genossen haben dürfte, wo ihm auch die meisten Möglichkeiten für seine umfassende Bildung und sein Studium offenstanden. Sein Tod wird allgemein mit zirka 1013 angegeben.

Trotz des Mangels an biographischen Daten offenbart sich das Leben des Autors im groß angelegten und umfassenden Werk „Kitab al-Taṣrīf liman 'ajiza 'an-al-ta'ālīf" *(Concessio ei data qui componere haud valet)*, in dem die Rezeption des griechischen medizinischen Wissens auf der einen Seite und die eigenen Erfahrungen einer jahrzehntelangen ärztlichen Praxis auf der anderen Seite ihren schriftlichen Niederschlag gefunden haben. Das Werk, das in enzyklopädischer Form die medizinischen Teilgebiete beschreibt und vermutlich vom Autor im Laufe seines Lebens zum Gesamtwerk al-Taṣrīf *(Vademecum)* jeweils erweitert und zusammengestellt worden ist, umfasst 30 Abschnitte, die in arabischen Handschriften auch fallweise geschlossen überliefert sind. War das gesamte Werk al-Taṣrīf in seiner arabischen Originalfassung sowohl dem Orient als auch dem westlichen Kalifat im maurischen Spanien seit seiner Entstehung in der zweiten Hälfte des 10. Jahrhunderts zugänglich, so blieb es dem lateinischen Abendland insofern verschlossen, als nur vier Abschnitte davon später ins Lateinische übersetzt worden sind. Die Abhandlungen 1 und 2 wurden unter dem Titel *Liber theoricae necnon practicae Alsaharavii in prisco Arabum medicorum conventu facile principis* ... ins Lateinische übertragen und erschienen bei Sigismund Grimm und Marcus Virsung in Augsburg 1519. Mehr Bedeutung kam offenbar dem Abschnitt 28 über die Pharmazie zu, der bereits im ausgehenden 13. Jahrhundert mit Hilfe von Abraham Judaeus Tortuosiensis aus dem Arabischen von Simon a Cordo ins Lateinische übertragen und unter dem Titel *Liber servitoris de praeparatione medicinarum simplicium* 1471 von Nicolaus Jenson in Venedig gedruckt wurde (GW 130; Wien, Österreichische Nationalbibliothek, Ink. 4. H. 5).

Das größte Interesse fand jedoch der Abschnitt 30, zugleich der Schlussteil des Gesamtwerkes al-Taṣrīf, der unter dem Titel *Chirurgia* als die bedeutendste Schrift auf diesem Gebiet in die Geschichte der Medizin des Früh- und Hochmittelalters einging. Der Abschnitt, der sich in drei Bücher gliedert und von der Glüheisentherapie (Buch I), von Schnitten, der Gynäkologie, Wundbehandlung und vom Aderlass (Buch II) sowie von der Einrichtung und Behandlung von Frakturen und Luxationen (Buch III) handelt, eröffnete der abendländischen Medizin neue Einsichten und Behandlungsmethoden, die in die bisher fast ausschließlich in den Klöstern gepflegte Mönchsmedizin noch keinen Eingang gefunden hatten. Eine der Ursachen dafür mag in der christlichen Auffassung zu suchen sein, wonach am Menschen als dem Ebenbild Gottes durch chirurgische Eingriffe keine Veränderungen vorzunehmen seien. Ähnliche Vorstellungen im Islam hinderten lange Zeit hindurch auch die Ausbreitung und fundierte Anwendung der Chirurgie in der orientalischen Welt.

Im Prolog begründet al-Zahrāuī die Notwendigkeit einer zusammenfassenden Darstellung der *Chirurgia* mit dem Umstand, dass dieses Spezialgebiet der Medizin von den Ärzten wenig beherrscht würde und daher zu Misserfolgen führe, was dem Ansehen der gesamten Heilkunde schade. Der Autor weist darauf hin, dass die Chirurgie schlechthin überhaupt nur von jenen Ärzten ausgeübt werden könne, die über ein fundiertes anatomisches Wissen verfügten, daher ein langes Studium der Anatomie des menschlichen Körpers, der Lage der Nerven, Muskeln und Blutgefäße die Voraussetzung für ihre Anwendung darstelle, da chirurgische Eingriffe dem Patienten sonst mehr Schaden als Nutzen zufügten und letztlich letale Folgen unvermeidlich wären.

In diesem Zusammenhang verweist al-Zahrāuī besonders auf das Studium der Schriften des Hippokrates und Galen, die im Frühmittelalter als ausschließliche Gewährsmänner und Autoritäten in der Überlieferung medizinischer Texte angeführt wurden; er verschweigt dabei seinen eigentlichen Gewährsmann Paulus von Ägina, einen der letzten Vertreter der alexandrinischen Schule, der in Alexandria noch als griechischer Arzt wirkte und lehrte, als die Araber bereits 643 die dortige hohe Schule der Naturwissenschaften und Medizin besetzt hatten und so in den Besitz des antiken griechischen Wissens gelangten. Buch 7 seiner medizinischen „Pragmatie" handelt von der Chirurgie und stellt Exzerpte aus älteren griechischen Texten dar, die somit über Paulus von Ägina Eingang in die arabische Medizin gefunden haben und über diesen vermittelnden Umweg in späteren lateinischen Übersetzungen aus dem Arabischen nach Südeuropa gelangt sind. Aus griechischem Wissensgut schöpft unter anderem auch die Glüheisentherapie, die auf chirurgischem Wege eine Gewebsdurchtrennung oder Gewebszerstörung bzw. Gewebsverödung mittels eines Kauters oder eines Ätzmittels vorsieht. Der Autor widmet dieser Methode ein ganzes Buch und beschreibt darin die hiefür notwendigen Kautere und Instrumente sowie die Anwendungsbereiche am menschlichen Körper. Die Behandlung diente einerseits der Schmerzlinderung, andererseits der Heilung; die medizinhistorische Forschung steht ihrer erfolgreichen Anwendung mit Skepsis gegenüber.

Eine eigenständige Leistung des Arabers stellt unter anderen die operative Augenheilkunde sowie die Beschreibung von über 200 Instrumenten dar, die der Autor zum großen Teil selbst entworfen, aus verschiedenen, genau beschriebenen Materialien geformt und mit ihren bildlichen Wiedergaben seinen Text illustriert hatte. Unter diesen Instrumenten in verschiedenen Größen finden sich Messer, Skalpelle, Scheren, Sägen, Feilen, Glüheisen, Klammern, Zangen, Pinzetten, Haken, Hebel, Stilette, Spatel, Sonden, Kanülen, Spritzen, Perforatoren, Nasal- und Vaginalspiegel, Geburtszangen, Klistiere, die Streckbank für die Einrenkung dislozierter Wirbel, eine Art von Gips zur Ruhestellung von gebrochenen Gliedmaßen und andere. Bereits die arabische Originalfassung war mit diesen Instrumenten als wesentlichem Bestandteil des Buches illustriert, die somit auch in den späteren arabischen Abschriften, wenn auch in unterschiedlicher Anzahl, immer mitkopiert wurden. Da es sich in erster Linie um ein Handbuch für den praktizierenden Arzt und Chirurgen handelte, darf mit ziemlicher Sicherheit angenommen werden, dass die Fassung des Autors keine Illustrierung mit figürlichen Darstellungen vorsah, zumal aus der Frühzeit keine arabischen Handschriften dieses Textes mit Miniaturen überliefert sind oder jüngere arabische Handschriften solche Vorlagen vermuten ließen. Die mit Miniaturen ausgestattete türkische Textfassung des Charaf ed-Din aus dem Jahre 1465 deutet vielmehr auf Vorlagen, die unter persischem Einfluss erst im 13. Jahrhundert entstanden waren. Die Instrumente sowohl in den arabischen als auch in den späteren lateinischen Handschriften sind trotz ihrer dekorativen Gestaltung in ihren wesentlichen Merkmalen erkennbar und sprechen zusammen mit dem Text für die angestrebte Wissenschaftlichkeit des Sachbuches.

Hingegen stellt der Bilderzyklus eine spätere europäische Ergänzung dar, die Behandlungsmethoden auch über das Bild verständlich machen sollte. Gerade Schriften zur Medizin waren seit der Antike als Schau- und Sachbücher illustriert.

Die *Chirurgia* des al-Zahrāuī stellt das älteste und wichtigste Bindeglied zwischen der griechischen Medizin der Antike und der europäischen Medizin des Hochmittelalters dar, die in der Schule von Salerno und an den Universitäten von Neapel, Padua und Montpellier seit dem 13. Jahrhundert ihre bedeutendsten Zentren in Italien und Frankreich hatte. Sie vermittelt nicht nur die griechische klassische Medizin, sondern hält auch erstmals in umfassender Weise Praktiken der arabischen Medizin fest, unter denen auch solche sind, die al-Zahrāuī selbst erfunden haben kann. Die Erkenntnis, dass die herkömmliche abendländische Mönchsmedizin einer Reformierung mit neuem Wissensgut unterzogen werden müsse, findet ihren Ausdruck in den lateinischen Übersetzungen aus dem Arabischen, die für die europäische Medizin große Wirkung hatten und Fortschritte bedeuteten.

2. DER ÜBERSETZER: GERHARD VON CREMONA (GERARDUS CREMONENSIS)

Als Übersetzer der *Chirurgia* aus dem Arabischen wird allgemein Gerhard von Cremona überliefert; sein Name scheint auch in der rubrizierten Titelzeile auf fol. 3r der hier vorgestellten Handschrift auf. Er stammte aus der Lombardei und lebte von 1114 bis 1187. In den Vierzigerjahren ging er nach Toledo, wo er griechische und arabische philosophische, medizinische, physikalische, alchemistische, mathematische, astronomische und astrologische Schriften wie arabische Kommentare zur antiken Literatur der lateinischen Gelehrtenwelt zugänglich machte. Toledo, wo jüdische wie arabisch-mozarabische Intellektuelle wirkten, galt als Zentrum einer weitgespannen Übersetzertätigkeit im 12. Jahrhundert. Die bei GEORGE SARTON, Introduction to the History of Science, Band 2, Baltimore 1931, 339–344 angeführte Liste seiner Übersetzungen umfasst insgesamt 87 Nummern. Unter den Übertragungen, ob sie nun echt sind oder nicht, finden sich außer jener der *Chirurgia* des al-Zahrāuī folgende zehn arabische Schriften der Medizin: Al-Kindī (9. Jahrhundert): *De gradibus medicinarum*, – Ibn Māsawaih (9. Jahrhundert): *Aphorismi*, – Yaḥya Ibn Sarafyūn (9. Jahrhundert): *Breviarium*, – ar-Razzī (9. Jahrhundert): *Liber Albubatri Rasis qui dicitur Almansorius*, – ar-Razzī: *Liber divisionum continens CLIII capitula cum quibusdam confectionibus eiusdem*, – ar-Razzī: *Liber introductorius in medicina parvus*, – ar-Razzī: *De iuncturarum aegritudinibus*, – Ibn Sīnā (11. Jahrhundert): *Canon Avicennae libri quinque*, – Ibn al-Wāfid (11. Jahrhundert): *De medicinis et cibis simplicibus*, – 'Ali Ibn Ridwān (11. Jahrhundert): *Commentarius in artem parvam Galeni*.

Nach E. MEYER (G. v. Cremona, in: Lexikon des Mittelalters, Band IV, 1989, 1317–1318) war Gerhard von Cremona „nicht Haupt- oder Mitarbeiter einer „Übersetzerschule". Er überarbeitete häufig vorhandene arabisch-lateinische Übersetzungen, rekurrierte dabei auf die arabischen Originale, behielt adäquate lateinische Formulierungen bei und standardisierte die Terminologie. Auslassungen seiner lateinischen Vorlagen ergänzte er durch Neuübersetzungen aus dem Arabischen. Er blieb nahe am Original, behielt womöglich dessen Konstruktionen bei und bemühte sich um exakte Wiedergabe."

Unter Zuhilfenahme der englischen Übersetzung von SPINK und LEWIS (1973) konnte festgestellt werden, dass die lateinische Fassung in Cod. Ser. n. 2641 dem arabischen Original folgt und dieses vollständig wiedergibt. Bei der Schaffung des lateinischen Archetyps wurden bereits die im arabischen Original enthaltenen Instrumente berücksichtigt; sie haben in die späteren Abschriften Eingang gefunden. Arabische Ausdrücke für Krankheitsbezeichnungen, für die es im Lateinischen kein adäquates Wort gibt, sind in latinisierter Form arabisch aufgenommen. Die Übersetzung bemüht sich in Umschreibungen und Wortableitungen um deutliche Darstellung der Instrumente und ihres Aussehens (z. B. *cauterium olivare* für das Glüheisen in der Art eines Olivenmessers). Das Mittellatein weist geringfügige romanisierende Tendenzen auf.

Der Übersetzung kommt das Verdienst zu, dem lateinischen Europa einen Text erschlossen zu haben, der auf dem Gebiet der Chirurgie antike griechische und neuere arabische Erkenntnisse vermittelte, die der europäischen Medizin noch fehlten. Al-Zahrāuī's *Chirurgia* wurde daneben auch ins Hebräische und Provenzalische übersetzt, wobei noch nicht geklärt ist, inwiefern diese beiden Übersetzungen die lateinische beeinflusst haben, und blieb bis ins 13. und 14. Jahrhundert das ausschließliche lateinische Handbuch für die Chirurgie, bis es durch die Schriften des Guilelmus de Saliceto († 1276 oder 1280) und des Guido de Cauliaco (Guy de Chauliac) († um 1368) abgelöst wurde. Beide Mediziner gründeten ihre Lehre auf die Chirurgie al-Zahrāuī's. Noch Fabricius ab Aquapendente (1533–1619) fügte zu den Namen der griechischen und römischen Ärzte Paulus Aigineta und Celsus jenen des Arabers aus al-Zahrā bei Cordoba hinzu. Dass sein chirurgisches Handbuch noch in Humanismus und Renaissance gefragt war, belegen die zahlreichen lateinischen Druckausgaben Venedig 1497 (?), 1499, 1500 (1501), 1520 und die Ausgaben Straßburg 1532 und Basel 1541 (vgl. hiezu den Abschnitt III/1 und 2).

Die meisten lateinischen Handschriften stammen aus dem ausgehenden 13. oder 14. Jahrhundert. Die bei FARID SAMI HADDAD (Abulcasis, in: Abbottempo 3 (1968) 25) angegebenen 27 lateinischen Handschriften konnten für diesen Kommentar weder verifiziert noch herangezogen werden. THORNDIKE und KIBRE verzeichneten 1963 nur sechs Handschriften (Anm. 59). Die Österreichische Nationalbibliothek in Wien verwahrt drei, die Universitätsbibliothek Budapest stellte eine fest. Erst nach dem Erscheinen der Faksimile-Ausgabe 1979 ermittelte die Verfasserin in den Bibliotheken von Oxford fünf, London eine, Mailand zwei,

Montpellier zwei und München zwei lateinische Überlieferungen, die kodikologischen Vergleichen mit arabischen Handschriften unterzogen wurden[1]. Die bisher ermittelten 16 und davon zehn eingesehenen Codices entstanden in südfranzösischen, oberitalienischen und englischen Skriptorien, die hier vorgestellte in Süditalien oder in zwei Phasen in Südfrankreich und Ober- bis südliches Mittelitalien.

Das mittelalterliche Europa erfuhr aus arabischen und jüdischen Wissenschaften zahlreiche Impulse, bevor es durch direkte Übersetzungen der antiken Schriften aus dem Griechischen ins Lateinische mit dem antiken Wissensgut seit dem 13. Jahrhundert und später im italienischen Humanismus des 15. Jahrhunderts in vermehrtem Maße bekannt wurde. Der eine Weg führte über Sizilien und Süditalien, wo unter der Herrschaft der Sarazenen von 827 bis 1061 arabische Gelehrsamkeit das geistige Leben prägte und unter der staufischen Herrschaft von 1194 bis 1268, besonders jedoch unter Kaiser Friedrich II. (1220–1250) im 13. Jahrhundert arabische Naturwissenschaftslehren und Medizin das Leben mitbestimmten. Der andere Weg führte über die Iberische Halbinsel, die seit der Eroberung durch die Araber – 711 bis 713 – unter maurischer Herrschaft stand, die sich 756 im Emirat von Cordoba und 929 im Kalifat von Cordoba unter Abd ar-Rahman III. festigte und bis zum ausgehenden 10. Jahrhundert bestand. Die arabische Kultur manifestierte sich zusehends neben römisch-antiker und westgotischer Kultur in Spanien, das die Anregungen aus Dichtung, Philosophie und Naturwissenschaften in lateinischen Übersetzungen aufnahm und an das benachbarte Frankreich und Oberitalien weitergab. Der Übersetzerschule von Toledo wie den anderen in Spanien aus dem Arabischen besorgten Übertragungen kommt jene bedeutende Vermittlerrolle zu, ohne die scholastisches Denken auf dem Gebiet der Theologie oder der Fortschritt in Naturkunde und Medizin im Frankreich und Italien des 13. und 14. Jahrhunderts schwer denkbar wären.

1 EVA IRBLICH, Einfluß von Vorlage und Text im Hinblick auf kodikologische Erscheinungsformen am Beispiel der Überlieferung der „Chirurgie" des Abu'l Qāsim Ḫalaf Ibn ʿAbbās al-Zahrāuī vom 13. Jahrhundert bis 1500, in: Paläographie 1981, hrsg. von GABRIEL SILAGI (Münchener Beiträge zur Mediävistik und Renaissance-Forschung, 32), München 1982, 209–231, 8 Abbildungen auf Tafel XXXI–XXXVI.

II. KODIKOLOGISCHE BESCHREIBUNG DER HANDSCHRIFT

1. DER BESCHREIBSTOFF

Die Handschrift besteht aus insgesamt 82 Pergamentblättern, die von moderner Hand im rechten oberen Eck der Rectoseiten in Bleistift die Bezeichnung I, II, 1–78, III, IV tragen. Die Blattkollation ist auf dem Pergamentspiegel des Hinterdeckels oben in Bleistift von Albert Ilg, Kunsthistorisches Museum Wien, festgehalten: *78 Bl. coll. Ilg.* Von Johann Freundlinger, Handschriftensammlung der Österreichischen Nationalbibliothek bis 1971, stammt die Eintragung in Bleistift auf fol. Ir: Cod. Ser. nov. 2641 enthält: *Bl. I–II, 1–78, III–IV.* Die Foliierung ist in Bezug auf die Abfolge des Textes richtig.

Das Doppelblatt mit der Bezeichnung I–II besteht aus grobem, steifem Pergament, das Knitterstellen und am unteren Rand mehrfach Löcher aufweist. Die Seite Ir ist außerdem stark abgerieben, wodurch ältere Eintragungen des 15. Jahrhunderts bis zur Unlesbarkeit getilgt wurden. Die Abfolge für den grob beschnittenen Unio (Ir–IIv) mit den ungefähren Maßen 402 x 280 mm lautet FHHF; in den Seiten Iv und IIr sind die Haarseiten einander zugekehrt. Das Doppelblatt wurde bei der Neubindung der Handschrift im späten 15. Jahrhundert wahrscheinlich als Ersatz für das ursprüngliche Deckblatt, das bis auf einen Falz vor fol. 1 zurückgeschnitten wurde, sowie zum Schutz der ersten Textseite (1r) vorgebunden. Die Seite IIv, die der ersten Textseite (1r) gegenübersteht, wurde wesentlich sorgfältiger als ihre Gegenseite Ir behandelt, um sie dem Pergamentton des folgenden ursprünglichen Buchblockes anzugleichen. Damit wurde einer von alters her ästhetischen Forderung für die Behandlung des Beschreibstoffes Rechnung getragen, wonach zumindest gegenüberstehende Pergamentseiten einen ähnlichen Farbton aufweisen sollten. Im oberen Drittel von fol. IIv ist in karminroter Tinte in unausgewogener Capitalis von Humanistenhand des 16. Jahrhunderts in epigraphischer Manier der Titel *.CHIRVRGIA ALBVCASIS.* eingetragen; die Lettern messen 12 mm; die Tinte ist auf dem rauen Pergament zerflossen.

Der ursprüngliche Buchblock, der aus Pergamentblättern aus Ziegenhaut besteht und auf das 14. Jahrhundert zurückgeht, umfasst die Blätter 1–78 und III–IV und misst ungefähr 400/403 x 280/282 mm, wobei Varianten durch den unregelmäßigen Beschnitt auftreten. Ovale Einbuchtungen von unterschiedlicher Größe sind am Unterschnitt (fol. 3, 63), am Längsschnitt (fol. 4, 6, 8, 14, 48, 52, 55, 58, 62, 63, 65, 68, 76) und an den oberen oder unteren Ecken der Blätter (fol. 3, 11, 12, 13,14, 17, 35, 47, 63, 66, 68, 70, 71, 75) festzustellen. Ein einziges Blatt, nämlich fol. III, entspricht nicht dem Buchblock, es misst 403 x 219/221 mm und wurde zu einem späteren Zeitpunkt in seiner Breite geschmälert. Die Pergamentblätter aus Ziegenhaut weisen im Farbton den für den mediterranen Bereich südlich der Alpen typischen Grad der Helligkeit auf, wobei Haar- und Fleischseiten im selben Maß als weiß bezeichnet werden dürfen. Wenn die Abfolge FHHF trotzdem ins Auge springt, so liegt dies im Material der Ziegenhaut begründet, wo die eng nebeneinanderliegenden Austrittsstellen der dunklen Fellhaare auf der blank geriebenen Haut ein feines Gewebe von dunklen Punkten hinterlassen und dieses in vielen südlichen Handschriften erkennbar bleibt. Hingegen wurden in den Skriptorien nördlich der Alpen die Haar- und Fleischseiten der Tierhaut zusätzlich aufgeraut, um den Unterschied in der Struktur zum Verschwinden zu bringen. Die Fleischseite der hier wiedergegebenen Handschrift ist glatt, die Haarseite mit der erkennbaren Haarpunktstruktur etwas rauer. Die Bearbeitung des Pergaments darf als sorgfältig bezeichnet werden, kleinere Dehnlöcher scheinen lediglich auf den Folien 12, 43, 56, 58–60 und 65 in der Hauptsache am unteren breiten Pergamentrand auf. Einrisse bzw. Einschnitte in der Mitte des 83/85 mm breiten Längsrandes sind teilweise geblieben (fol. 9), großenteils jedoch mit einem schmalen, unregelmäßigen Pergamentstreifen fast bis zur Schriftspalte, in den meisten Fällen auf der Versoseite, überklebt (fol. 24, 28, 36, 38, 43, 46, 47, 49, 51, 61, 65, 72, 73, 77, 78). Wurmlöcher reichen, vom Vorderdeckel ausgehend, von fol. I–6, vom Hinterdeckel ausgehend, von fol. IV–56. Spuren der Abnützung sind entlang der Pergamentränder, besonders an den unteren Ecken, und in Tinten- und Farbflecken festzustellen.

Es hat den Anschein, dass die Handschrift bei ihrer Neubindung im späten 15. Jahrhundert nicht beschnitten wurde, da einerseits auf fol. 3r die Zierranke am oberen Rand intakt ist und andererseits die Planung der Handschrift und die Gestaltung des Schriftspiegels gewisse Proportionen erkennen lassen, wonach der Pergamentrand oben ca. 41/43 mm, unten hingegen 129/130 mm, also ungefähr das Dreifache, misst. Ein ähnliches proportionales Verhältnis ergibt sich aus dem breiten Außenrand und dem schmalen Innenrand gegen den Falz der Handschrift.

Der Codex ist aus dem Unio (= Doppelblatt) des 15. Jahrhunderts (fol. I–II) und aus acht regelmäßigen Quinternionen (= Lage zu 10 Blättern) des ursprünglichen Blattbestandes aus dem 14. Jahrhundert (Aufbau nach der Chroust'schen Lagenformel: I^{II}+ $8.V^{IV}$) zusammengesetzt[2]. Dabei tragen die ersten fünf Blätter bis zur Lagenmitte, die am Heftfaden auf Grund der lockeren Bindung gut erkennbar ist, im jeweils rechten unteren Eck der Rectoseiten die Blattbezeichnungen *a, b, c, d, e*; die zugehörigen Gegenblätter enthalten keine solche Kennzeichnung. Die Minuskelbuchstaben *a–e* haben mitunter den Charakter der Notula des 14. Jahrhunderts.

In der ersten Lage (fol. 1–10) sind zusätzlich über die kleinen Buchstaben ebenso in roter Tinte waagrechte Striche gesetzt, so über *b* zwei, über *c* drei und über *e*, schwach im Original erkennbar, fünf. Der ersten Lage war überdies zum Schutz der ersten Textseite ein Einzelblatt als erstes bzw. sechstes Blatt der ersten Lagenhälfte vorgebunden, das möglicherweise einen Titel trug, den Quinternio umfasste und als ca. 13/14 mm breiter Pergamentstreifen nach fol. 10 endete. Der Falz wurde später auf fol. 10v aufgeklebt, da das obere Zeichen *3* unter den nun leicht losgelösten Falz reicht. Die vom Schutzblatt vor fol. 1 verbliebene Pergamentkante misst ungefähr 60/150 mm. Das originale Deckblatt wurde bei der Neubindung entfernt und durch den derben Unio ersetzt. Dass die erste Lage nicht aus einem Sexternio (= Lage aus 12 Blättern), sondern aus einem Quinternio plus einem Einzelblatt bestand, beweist die Tatsache, dass auf fol. 11r der Text direkt anschließt, somit kein Textverlust vorliegt oder ein eingeschobenes Blatt an dieser Stelle der Handschrift zu erwarten wäre.

Die zweite Lage (fol. 11–20) enthält wieder in roter Tinte in den rechten unteren Ecken der Rectoseiten auf den Blättern der ersten Lagenhälfte als Blattbezeichnungen die Minuskelbuchstaben *a–e* in roter Tinte.

2 Beschreibung der Handschrift: OTTO MAZAL und FRANZ UNTERKIRCHER, Katalog der abendländischen Handschriften der Österreichischen Nationalbibliothek, „Series nova" (Neuerwerbungen), Teil 2/1: Cod. Ser. n. 1601–3200, Wien 1963 (Museion, N. F. 4, 2, 2, 1) 306f.

In der dritten Lage (fol. 21–30) sind die Blattbezeichnungen *a–e* in brauner Tinte zweifach festgehalten, und außerdem das erste Gegenblatt (fol. 26) nach dem Heftfaden mit einem Kreuz markiert.

Dieses Schema mit der Markierung mittels einfacher Minuskelbuchstaben *a–e* in brauner Tinte ist in den Lagen IV–VIII angewendet, wobei die Buchstaben *a* in Lage VI (31r) nicht und *d* in Lage V (44r) schwer erkennbar sind. Als zusätzliche Besonderheit weist die Lage VIII unter den Buchstaben *a–e* einen bis fünf Schrägstriche in brauner Tinte auf. Wie die Lage III auf fol. 26r enthalten die Lagen IV–VIII fallweise auf ihrem ersten Gegenblatt in der Lagenmitte das Kreuz in Tintenfarbe: Lage IV (36r), Lage V (46r), Lage VIII (76r).

Alle Lagen bieten am Lagenende von der Hand des Schreibers am unteren Blattrand Reklamanten, die das erste Wort der folgenden Lage wiedergeben. (10v): *(q)uando*; (20v): *et intro*; (30v): *forma*; (40v): *inferius*; (50v): *membrum*; (60v): *-hel parumper*; (70v): *-quatur*; (IVv): –.

Im Spätmittelalter wurden die drei Bücher der *Chirurgia* im rechten oberen Eck der Rectoseiten in arabischen Zahlen in brauner Tinte mit *1* (4r–16r), *2* (17r–62r) und *3* (lediglich 63r zu Beginn von Buch III) bezeichnet, wobei nicht beurteilt werden kann, ob diese Bezeichnung mit der Neubindung zusammenhängt oder eine Art „Kolumnentitel" als Hilfsmittel für eine raschere Auffindung der einzelnen Hauptabschnitte darstellt.

LAGENSCHEMA DES COD. SER. N. 2641

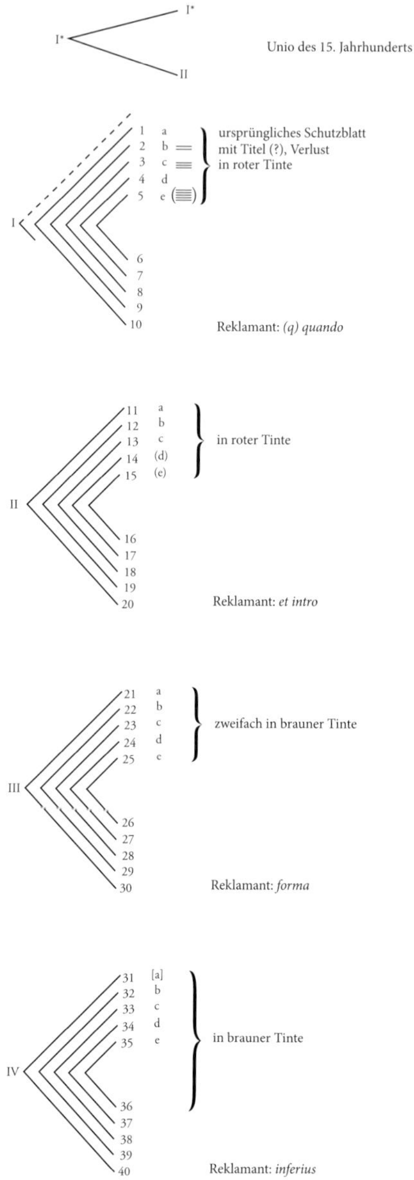

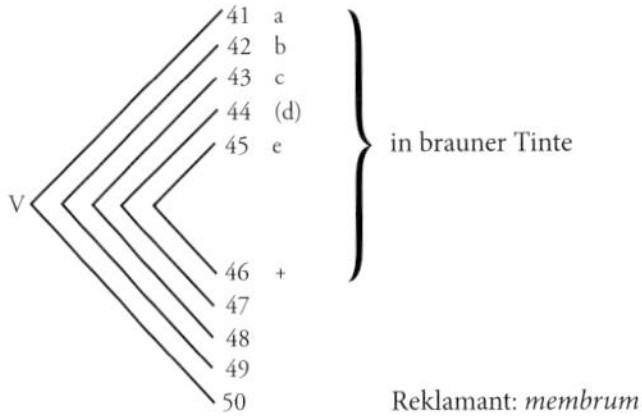
V
41 a
42 b
43 c
44 (d)
45 e
46 +
47
48
49
50
in brauner Tinte
Reklamant: *membrum*

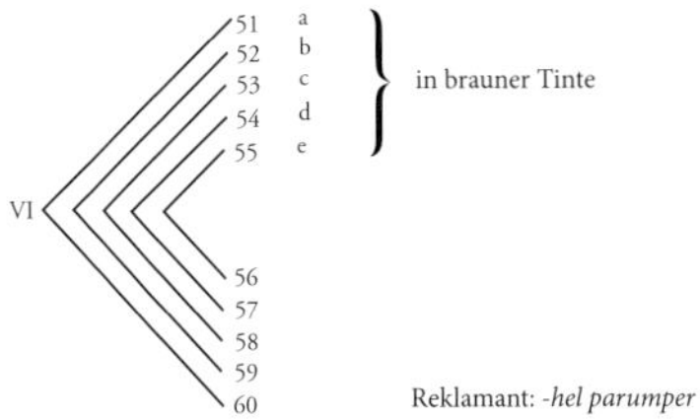
VI
51 a
52 b
53 c
54 d
55 e
56
57
58
59
60
in brauner Tinte
Reklamant: *-hel parumper*

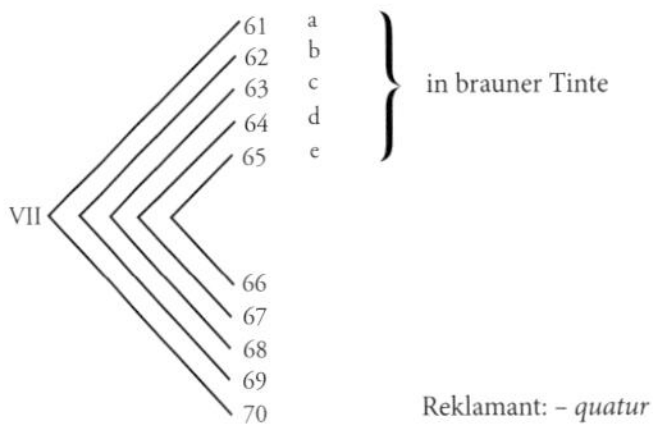
VII
61 a
62 b
63 c
64 d
65 e
66
67
68
69
70
in brauner Tinte
Reklamant: – *quatur*

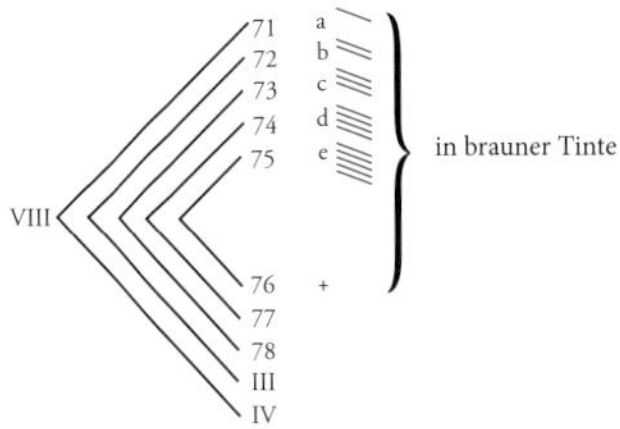
VIII
71 a
72 b
73 c
74 d
75 e
76 +
77
78
III
IV
in brauner Tinte

2. DIE SCHRIFT

a. Das Linienschema

Sowohl der Text der Kapitelübersicht als auch des ganzen Inhalts ist auf den Folien 1ra–78va in zwei Spalten regelmäßig zu je 42 Zeilen angelegt. Jede Kolumne misst unter Berücksichtigung der Begrenzungslinien 232 x 67 mm, der ganze Schriftspiegel 232 x 149 mm, wobei der Abstand zwischen den beiden Textspalten 15 mm beträgt. Der Abstand von der Oberkante bis zur oberen Begrenzungslinie beträgt ca. 42/43 mm, jener von der Unterkante bis zur unteren Begrenzungslinie des Schriftspiegels 130 mm, also zirka das Dreifache des oberen Pergamentrandes. Der innere Rand bis zum Falz misst 47 mm, der äußere bis zur Längskante ca. 84/85 mm, also um ca. 10 mm weniger als das Doppelte des Innenrandes. Die Schriftseiten des aufgeschlagenen Buches erwecken einen äußerst harmonischen Eindruck in ihrem Verhältnis von der beschriebenen zur blanken Fläche. Dabei lässt das Verhältnis von 1 : 3 des oberen zum unteren Pergamentrand sowie jenes von ca. 1 : 2 des inneren zum äußeren Rand erkennen, dass die Summe der beiden inneren Pergamentränder, nämlich ca. 93–94 mm, etwas mehr als die 85 mm der Außenränder ergibt, wobei rein optisch die größere Breite der Innenränder im Vergleich zum Außenrand durch den Falz verringert wird. Dass rechnerische Überlegungen zur Erzielung einer harmonischen Ästhetik, der die Zahlen 2 und 3 zugrunde liegen, bei der Einteilung der Pergamentblätter durch den Schreiber oder den Leiter des Skriptoriums angestellt worden sein können, darf vermutet werden.

Das Linienschema ist jeweils auf den Haarseiten leicht blind eingegraben, auf den Fleischseiten mit graubraunem Stift nachgezogen. Die äußeren vier Längsbegrenzungslinien der beiden Textspalten laufen unregelmäßig im oberen und unteren Pergamentrand aus. Hingegen enden die obere Begrenzungslinie über den ersten Zeilen und die untere unter den letzten Zeilen der beiden Textspalten exakt an den beiden äußeren Begrenzungslinien. Der Abstand von einer Zeilenlinie zur anderen beträgt 5,5 mm. Zirkeleinstiche als Hilfsmittel für das Ziehen der Linien sind an den Längskanten nicht erkennbar. Hingegen sind in einem geringen Abstand von der Ober- und Unterkante fast auf jedem Blatt in der Mitte zwei Einstiche im Abstand von 15 mm zu erkennen, die zum Ziehen der inneren Längsbegrenzungslinien zwischen den beiden Textspalten notwendig waren. Die Inhaltsübersicht (1r–2v) weist als Variante im Linienschema jeweils am linken Rand der Spalte drei Linien auf, die dem Einsetzen der Lombard-Majuskeln D durch den Rubrikator und dem exakten Beginn der Kapitelübersicht dienten.

Für den Kommentar zu Buch II, Kapitel 105 (50vb–51rb) über die Amputation von Gliedmaßen und das Sägen von Knochen wurde ein eigenes Linienschema auf den Fleischseiten eingezeichnet. Die Zeilenabstände betragen 4 mm. Die Breite des Kommentars variiert und ist dem vorgegebenen Pergamentrand angepasst.

b. Die Haupthand

Der Text ist von einer regelmäßigen Hand in Textualis formata mit starker Neigung zur Rotunda im 14. Jahrhundert in schwarzer Tinte geschrieben, die stellenweise verblasst ist. Die Handschrift bietet kein Kolophon, keine Datierung, auch keinen versteckten Datierungshinweis. Ihr Schreiber und das Skriptorium bleiben unbekannt. Die Höhe der Minuskeln beträgt ca. 2 mm, Buchstaben mit Ober- oder Unterlängen 3,5 mm. Die einzelnen Charaktere sind stark in der karolingischen Minuskel verhaftet, aus der sich die gotische Buchschrift in den mediterranen Bereichen von Italien, Südfrankreich und Spanien unter Beibehaltung der Rundungen zur Rotunda entwickelt und es im 14. Jahrhundert zur Blüte ihrer kalligraphischen Ausformung gebracht hat. Die Buchstaben weisen kleine Ansatzstriche auf, ihre Längshasten stehen auf kleinen Füßchen, wodurch der gotische Schriftcharakter der einfachen Brechung zum Ausdruck kommt.

Das Minuskel-a ist steil aufgerichtet, sein oberer Rundbogen offen, jedoch fallweise weit heruntergezogen und fast geschlossen. Das d kommt sowohl in der steilen Minuskelform mit gespaltenem Längsschaft als auch in der unzialen Form mit dem fast waagrecht nach links gezogenen Ausläufer vor. Bei Doppel-d kommt als erstes das steile Minuskel-d, als zweites das unziale d zurAnwendung. Das g variiert die ältere Minuskelform, indem der Kopf groß und im Abstrich zur g-Schlaufe rechts eingeknickt ist; die Schlaufe ist kurz und zur Zeilenlinie zurückgeführt. Das h hat einen großen gerundeten Abstrich und fügt sich eng an den folgenden Buchstaben. Doppeltes und einfaches i weisen einen schrägen Haarstrich, den Vorläufer des späteren Punktes, auf. Bei

Doppel-i im Auslaut ist der Abstrich des zweiten i unter die Zeile gezogen. Das m und n weisen kleine Ansatzstriche auf und stehen auf winzigen Füßchen. Das r kommt in seiner steilen Minuskelform und in seiner runden gotischen Form vor, wobei die jeweilige Form von der Buchstabenumgebung abhängt. Das s ist nur im Auslaut rund, am Wortanfang und in der Wortmitte hingegen lang und ligiert noch mit t. Bei t reicht der Längsbalken über den Querbalken hinaus. Das runde c und das t sind hier großenteils gut unterscheidbar. Rundes u steht in der Hauptsache für u und v. Beim x reicht der von rechts oben gezogene Schrägbalken in einem Haarstrich unter die Zeile. Auffallend ist das ç für z in *cauterizatio*, das seit dem 11. Jahrhundert in Handschriften aus südlichen Skriptorien für das sonorisierte Binnen-s zur Anwendung kam.

Die Majuskeln zu Satzbeginn oder nach den zweizeiligen goldenen Initialen sind schwungvoll ausgeführt und vielfach mit feinen Zierstrichen oder Schnörkeln in hellerer Tintenfarbe gefüllt.

Das Abbreviaturensystem weist die gotischen Kürzungszeichen auf und ist je nach Bedarf konsequent angewendet. Ausfall von m, n, Vokalen, Endsilben, von s in ipsum ist durch einen übergesetzten kleinen Haken angedeutet. Ebenso sind die antiken oder insularen Abbreviaturen für et, per, pro, prae, prope und est vorhanden. Der Ausfall von r ist durch den übergesetzten Nachbarvokal angegeben, jener von -os oder -us durch einen hochgestellten runden Apostroph. Ausfall von -us oder -um im Auslaut ist mit der signifikanten gotischen 3, von -ur durch Kontamination der beiden Buchstaben und Hochstellung, die Kürzung von -rum mit dem gotischen r mit schrägem Durchstrich gekennzeichnet. Qui und quae (que) sind mit einem kurzen dicken Schrägstrich abgekürzt, wobei die beiden grammatikalisch zu unterscheidenden Pronomina nicht exakt differenziert werden. Das in den meisten Fällen angewandte que lässt romanisierende Vereinfachungen erkennen. Haec ist mit h und hochgestelltem Apostroph, sed mit langem s und schrägem Abstrich mit rundem Bogenansatz am Schaft des s, secundum aus demselben Zeichen plus m abbreviiert.

Die Schrift besticht durch ihre Eben- und Regelmäßigkeit. Buchstaben mit starken Rundungen wie b, h, o, p sind eng an die nachfolgenden geschoben, andere haben wieder kurze Ober- und Unterlängen, wodurch die Textspalten den Eindruck eines Gewebes hervorrufen. Zur Einhaltung des Kolumnenspiegels sind am Zeilenende gleichsam als Zeilenfüllung in der Hauptsache i-förmige, durchgestrichene Zeichen angefügt (z. B. fol. 24ra: Zeile

2, 25, 29, 32; 24rb: Zeile 16, 35). Die Hand wird ungefähr ab Buch III (62v) etwas gröber und in den einzelnen Charakteren um eine Spur größer. Ein Handwechsel kann jedoch nicht festgestellt werden, da die einzelnen Buchstaben gleich geformt sind. Ebenso sind Neuschreibungen des Textes auf Rasur wie z. B. auf fol. 63v, die auf Grund von Auslassungen notwendig waren, von der Haupthand, wobei mehr Abbreviaturen eingeführt und die Buchstaben enger geschrieben sind.

Von der Haupthand stammt das Inhaltsverzeichnis, der ganze Text, der Kommentar auf fol. 49v–51r sowie marginale Ergänzungen in der normalen Schriftgröße auf den Folien 12v, 13v, 16r–18v, 23r, 28r–29v, 44r, 45r, 52r, 55r, 62r–66r, 70v, 75r–77r. Eine zufriedenstellende Einordnung der Schrift lässt sich schwer vornehmen, weil die meisten der in Littera textualis rotunda geschriebenen Handschriften des 14. Jahrhunderts undatiert sind und die Kataloge der datierten Handschriften wenige Beispiele zur Rotunda bieten. Folgende Beispiele haben Eigenheiten der Schrift in Cod. Ser. n. 2641: Avignon, Bibliothèque municipale, Ms. 133: Missale romanum (temporale), aus dem Zeitraum 1362–1370 (?)[3]; Firenze, Biblioteca Riccardiana, Ms. Ricc. 229, f. 83r: Liber censualis Romanae curiae, u. a., Roma 1388[4]; Milano, Biblioteca Nazionale Braidense, Ms. AE. X. 10, f. 30r: Galvanus Flamma, Chronica Galvagnana, geschrieben von Petrus de Guioldis 1396[5]; Firenze, Biblioteca Medicea Laurenziana, Fondo Tempi, Ms. Tempi 1, f. 36r: Dante Alighieri, Commedia, 1398[6]. Große Ähnlichkeit mit den Majuskeln und ihren filigranen Füllungen zeigt das Rationa-

3 CHARLES SAMARAN et ROBERT MARICHAL, Catalogue des manuscrits en écriture latine ..., T. VI: Bourgogne, Centre, Sud-est et Sud-ouest de la France par M. GARAND, M. MABILLE et J. METMAN, Paris 1968, 71, Pl. LIX.

4 TERESA DE ROBERTIS e ROSANNA MIRIELLO, I manoscritti datati della Biblioteca Riccardiana di Firenze, I: Mss. 1–1000, Firenze 1997 (Manoscritti datati d'Italia, 2), 17, Nr. 6, Tav. VIII.

5 MARIA LUISA GROSSI TURCHETTI, I manoscritti datati della Biblioteca Nazionale Braidense di Milano, Firenze 2004 (Manoscritti datati d'Italia, 10), 23, Nr. 23, Tav. 7.

6 LISA FRATINI e STEFANO ZAMPONI, I manoscritti datati del fondo Acquisti e Doni e dei fondi minori della Biblioteca Medicea Laurenziana di Firenze, Firenze 2004 (Manoscritti datati d'Italia, 12), 85–86, Nr. 106, Tav. 9.

le, das im ausgehenden 14. Jahrhundert in der Benediktinerabtei Farfa (Latium, Diözese von Rieti) im südlichen Mittelitalien nordöstlich von Rom (Kirchenstaat) geschrieben worden ist: Roma, Biblioteca Nazionale Centrale, Ms. Farf. 30 (277)[7].

Aus den angeführten Beispielen, denen ein Risikofaktor für die zeitliche Einordnung gotischer Schriften anhaftet[8], ergibt sich das letzte Drittel bis ins späte 14. Jahrhundert. Ebenso offen bleibt die Zuordnung zu einem bestimmten Skriptorium bzw. zu einer Schriftregion. Die Textualis formata rotunda kam in Italien, Südfrankreich und in Spanien zur Anwendung. Hochmittelalterliche Schriftarten sind auch in Verbindung mit dem Text zu sehen. Liturgische Handschriften weisen wenige Abbreviaturen auf, die einzelnen Buchstaben sind kaum ligiert. Die Textualis rotunda erschien für die geplante bibliophile Gestaltung der *Chirurgia* als angemessen. Hinsichtlich der Entstehung der Handschrift tendierte man bisher zu Südfrankreich, wo es im 14. Jahrhundert bedeutende Skriptorien in Avignon, Aix-en-Provence, Toulouse und Montpellier gab, dessen medizinische Schule bekanntlich hohes Ansehen genoss[9].

Aus Oberitalien, wo die Universität Padua medizinische Studien betrieb, stammen Cod. 2301 und 2381 der Österreichischen Nationalbibliothek und Cod. 15 der Universitätsbibliothek Budapest[10]. Sie sind in gotischer Minuskel des ausgehenden 13. oder frühen 14. Jahrhunderts geschrieben und mit den Instrumen-

7 Catalogo dei manoscritti in scrittura latina datati o databili ... T. I: Biblioteca Nazionale Centrale di Roma a cura di VIVIANA JEMOLO, Torino 1971, 42, Nr. 15, Tav. LVI.

8 FRANZ UNTERKIRCHER datiert die Handschrift im Inventar der illuminierten Handschriften, Inkunabeln und Frühdrucke der Österreichischen Nationalbibliothek, Teil 1: Die abendländischen Handschriften (Museion, N. F. 2, 2, 1), Wien 1957, 176 auf den Anfang des 14. Jahrhunderts. DERS. führt in: Ambraser Handschriften, Ein Tausch zwischen dem Kunsthistorischen Museum und der Nationalbibliothek im Jahre 1936, Jahrbuch der Kunsthistorischen Sammlungen in Wien, Bd. 59, Wien 1963, 246 für die Entstehung die erste Hälfte des 14. Jahrhunderts an, und schließlich wird im Series-nova-Katalog (Anm. 2) die zweite Hälfte des 14. Jahrhunderts festgehalten.

9 So auch EVA IRBLICH in: Wissenschaft im Mittelalter, Ausstellung von Handschriften und Inkunabeln der Österreichischen Nationalbibliothek, Wien 1975, 274f., Kat.-Nr. 255 (Nachdruck: Akademische Druck- u. Verlagsanstalt, Graz 1980).

10 Alle drei Handschriften wurden im Original eingesehen.

ten illustriert. Schrift und Schreibgewohnheiten der *Chirurgia* sind in Ober-, Mittel- und in Süditalien mit den traditionsreichen medizinischen Zentren in Padua, Salerno und später in Neapel anzutreffen, auch wenn die Initialen und die Zierseite zum Prolog (fol. 3r) im französischen Stil ausgeführt sind.

c. Spätere Benützerhände

Auf den Folien 4r–6v sind in winziger sepiabrauner Minuskel von einem gleichzeitigen Korrektor oder Benützer des medizinischen Textes erklärende Ergänzungen mit Verweisungszeichen, die auch im Haupttext aufscheinen, marginal eingetragen, die jedoch keine echten Ergänzungen darstellen, weil der Haupttext an diesen Stellen vollständig ist.

Weitere marginale Notizen in Minuskel des 14. Jahrhunderts in schwarzer Tinte, die Ergänzungen oder Wiederholungen am Rand zur Hervorhebung von Begriffen des Haupttextes darstellen, finden sich gleichsam als zweite Stufe einer Benützung der Handschrift auf den Folien 13r, 15v, 21r, 22r, 29v, 36r–38r, 45v, 46r, 57r, 63r–66r, 74r, 75v, 77v.

Eine dritte Stufe eines Zwischenbesitzes ist in den marginalen Eintragungen und in der Tabelle zu Buch II, Kapitel 77–86 über die Geburtshilfe (Edition in der Beschreibung des Inhalts, III/5) feststellbar, die in brauner Textualis cursiva des 14. Jahrhunderts auf fol. 41r geschrieben sind. Eine wiederholende Ergänzung aus dem frühen 15. Jahrhundert findet sich auf fol. 11r unten. Marginale Eintragungen von einer deutschen Hand des 15. oder frühen 16. Jahrhunderts in Humanistica cursiva currens enthalten die Folien 4r, 31v, 49r, 49v. Hände als Hinweiszeichen, andere Zeichen und Rubrikzeichen in schwarzbrauner Tinte zur Hervorhebung bedeutender Textstellen wurden von einer nicht näher datierbaren Humanistenhand auf fol. 16v, 26r–27r, 30r, 33r, 33v, 39r, 46r, 53r, 53v, 60v und 65r eingetragen.

Der Titel *CHIRVRGIA ALBVCASIS* in roter Capitalis auf fol. IIv stammt von einer Humanistenhand des 15./16. Jahrhunderts. In dieser Zeit enden auch die Spuren der Benützung oder des anonymen Zwischenbesitzes.

3. DIE AUSSTATTUNG

a. Die Rubrizierung

Die Kapitelüberschriften zu den einzelnen Kapiteln sind in roter Tinte vom Schreiber selbst und nicht von einem Rubrikator geschrieben. Im Text sind 227 Titel zum Prolog, zu den Einleitungskapiteln zu den drei Büchern und zu den Textkapiteln selbst von der Haupthand geschrieben, wobei lediglich auf fol. 31va der Titel vergessen und marginal, wahrscheinlich erst im 15. Jahrhundert, nachgetragen wurde. Die Inhaltsübersicht enthält drei Titel zu den drei Büchern. Für die Kapitelüberschriften wurden je nach Umfang eine ganze Zeile oder ein oder mehrere kurze Zeilenstücke ausgespart, wodurch sie vielfach in abgetreppter Form eingetragen sind. Auf fol. 78rb z. B. ist die Überschrift aus Platzmangel entlang der Textspalte zu Ende geschrieben. Die Titel weisen dieselben Abbreviaturen wie der Text auf. Zur Zeilenfüllung sind fallweise rote Majuskel-R, deren Abstrich von einem langen geschwungenen Abbreviaturstrich durchkreuzt ist, eingesetzt (vgl. fol. 9va, 15vb, 57ra). Dieses R dürfte wohl mit *Rubrica* für Rubrik/Abschnitt aufzulösen sein. Auffallend in den Überschriften sind die latinisierten Formen arabischer Krankheitsbezeichnungen, für die das Lateinische keine adäquaten Begriffe bot. Trotz der Verschmelzung des arabischen Artikels mit dem Wort selbst ist der arabische Begriff erkennbar geblieben (vgl. die Inhaltsaufschließung). In Buch I, Kapitel 58 auf fol. 16rb wurde allerdings aus dem im Text aufscheinenden *albather* (arab. al-Baṯar für Pusteln) *albachi*, wofür entweder die Hanschriftenvorlage, in der c und t nicht zu unterschciden waren, oder die in den romanischen Sprachen mögliche Vertauschung von c und t anzunehmen ist; auch die Aussprache der arabischen Fachwörter durch einen Romanen mag eine solche Veränderung verursacht haben.

Zur Rubrizierung zählen auch die 184 einzeiligen, rot und blau alternierenden Lombardmajuskeln D in der Inhaltsübersicht, für die ein dreifaches Begrenzungsliniensystem vorgezeichnet war. Für diese Lombarden wurden lediglich in der ersten Kolumne auf fol. 1ra in brauer Tinte hauchdünn Minuskel-d in Notula vorgeschrieben. Ein einziges Mal scheint auf fol. 2ra die Majuskel A, auf fol. 1vb ein blaues Rubrikzeichen für einen über die Spalte gesetzten Titel auf, der an der betreffenden Stelle in der Spalte fehlt und dort durch ein Verweiszeichen markiert ist. Ein blaues Kreuz begleitet das Explicit der Kapitelübersicht auf fol. 2va ein. Auf fol. 1va fehlt einmal die Lombarde D, an ihre Stelle wurde später ein braunes unziales d deutlich hineingesetzt; auf fol. 2va fehlt die Majuskel D zum Titel des letzten Kapitels.

b. Die Initialen

Zu Beginn der einzelnen Kapitel sind im Text 221 und in der Inhaltsübersicht drei zweizeilige Lombardinitialen aus Blattgold von unterschiedlicher Größe auf hiefür ausgesparten, annähernd quadratischen Flächen aufgesetzt, deren Goldfolie schwarz konturiert ist. In alternierender Weise ist die Initiale mit einem blauen oder rosa Binnengrund gefüllt und von einem rosa oder blauen, schwarz konturierten Außengrund umgeben. Zur Unterstreichung der Konturen oder des Buchstabenkörpers sind Binnen- und Außengrund mit filigranen Zierlinien oder Spiralranken in Deckweiß dekoriert. In den meisten Fällen wurden für den Illuminator in kleinen braunen Notula-Buchstaben jeweils links die zu malenden Initialen vorgeschrieben. In zwei Fällen wurden falsche Initialen eingesetzt, und zwar auf fol. 6va unten Q statt N(*on*) bei falscher Vorschreibung und auf fol. 56vb oben Q statt I(*uvamentum*) bei fehlender Vorschreibung. Die Initialen begleiten den Text und nicht die Kapitalüberschriften ein, wobei der nachfolgende Buchstabe gleichsam als Übergang zur folgenden Minuskel aus einer Majuskel, vielfach mit Filigrandekor, gebildet ist. In der Kapitelübersicht gehören die Initialen D auf fol. 1r jeweils zur ersten Kapitelüberschrift von Buch I und II, wobei aus Platzmangel die rote Majuskel I(*ncipiunt*) zur Buchüberschrift nicht mehr eingetragen wurde. Die Initiale I(*n*) auf fol. 2rb hingegen steht wahrscheinlich für die Buchüberschrift I(*ncipiunt*) und für die erste Kapitelüberschrift I(*n*) *quo*. Auffallend ist, dass auf fol. 1r für die erste Initiale D die in Lombardform umgesetzte Capitalisform, für die zweite Initiale D hingegen das unziale D gewählt wurde. Ebenso ist das am häufigsten vorkommende Q alternierend dahingehend variiert, dass einmal die einfache Cauda rechts in einem kurzen Ausläufer in den Zwischenraum zwischen zwei Zeilen, das andere Mal links in einem längeren Ausläufer entlang der Textspalte geführt ist (vgl. z. B. fol. 6v–7r). Die vier Ecken des annähernd quadratischen Außengrundes sind spitz verlängert oder enden in geschwungenen und gezackten oder abgerundeten Zierflächen, wodurch die zahlreichen Spielformen des Initialendekors das ebenmäßige Schriftbild auflockern. Die Initialen sind je zur Hälfte in den Schriftspiegel und auf den blanken Pergamentrand gesetzt und repräsentieren den französischen Typus des 14. Jahrhunderts.

* * *

Zusätzlich zu den 224 goldenen Lombardinitialen im Text ist der Beginn der drei Bücher mit großen Initialen hervorgehoben, von denen die Initiale I(*am*) zu Beginn von Buch II (16va) und die Initiale S(*Citote*) zu Beginn von Buch III (62vb) einen Typ, die Initiale P(*ostquam*) zu Beginn des Prologs vor Buch I (3ra) einen anderen Typ verkörpert.

Die [neunzeilige] Initiale I(*am*) misst in ihrem Buchstabenkörper 51 x 12 mm, mit dem Außengrund ca. 90 x 45 mm. Der Buchstabe selbst ist aus einem Band, das von schmalen blauen, schwarz konturierten Streifen mit einer Binnenlinie in Deckweiß eingefasst ist, gebildet. Die über die Breite des Schaftes verlängerte Querleiste endet in zwei Blättern mit weißer Deckweißzeichnung. Das Band des I-Schaftes ist mit einer krapproten Blattranke mit roten, blauen und grünen Blättern gefüllt, die nach oben aus dem Schaft austritt und in einem Tierkopf mit offenem Maul endet. Der Zierbuchstabe ist mit einer Blattgoldfolie unterlegt, die alternierend mit blauen und krapproten schmalen Leisten mit Punktdekor in Deckweiß eingefasst ist, und reicht mit mehr als der Hälfte seiner Höhe unter den Schriftspiegel.

In ähnlichen Zierelementen und im selben Kolorit ist die neunzeilige Initiale S(*Citote*) gemalt. Der Buchstabenkörper misst 51 x 48 mm, der goldene Außengrund 92 x 57 mm. Die Initiale ist kompakt in blauer Farbe gemalt und mit kleinen Ringen in Deckweiß dekoriert. Der obere und untere Bogen des S endet in je zwei Blättern, deren Farben Rot und Krapprot alternieren. Die obere und untere Binnenfläche des Buchstabens ist mit einer jeweils in einen Menschenkopf endenden Blattranke gefüllt. Der gezackte Blattgoldgrund ist auch hier mit einer krapprot und blau alternierenden schmalen Leiste mit Punktdekor in Deckweiß eingefasst.

Durch die Gestaltung des Außengrundes in der Art des französischen Tapetenmusters und die Verwendung von Blattgold für den Binnengrund und als Einfassung des Außengrundes stellt die neunzeilige Initiale P(*ostquam*) zu Beginn des Textes auf fol. 3ra mit den Maßen 46 x 32 mm (Buchstabenkörper) und 51 x 52 mm (Außengrund) eine Variante dar. Der Längsschaft des krapproten P ist aus mittels Deckweißzeichnung abgestuften Einzelelementen zusammengesetzt, der Rundbogen aus einem gelappten Blatt gebildet; der Binnengrund aus Blattgold ist mit einer blauen Ranke mit roten und grünen Blättern sowie einem Hundekopf, der in den Längsschaft des P beißt, gefüllt. Der aus einer blauen Tapete mit roten Ringen in kleinen Rautenfeldern gebildete Außengrund ist von einer schmalen Blattgoldleiste eingefasst.

Von der Initiale geht nach oben eine nach links geschwungene kurze Ranke mit dreilappigen Blättern, nach unten in der Länge der Textspalte eine abwechselnd krapprot und blau kompartimentierte Leiste aus, die nach unten in einen kurzen Stiel mit Blättern und nach rechts, quer über beide Textspalten, in einer Ranke mit Droleriebesatz endet. Die Drolerien bestehen aus paarweise einander zugekehrten Fabelwesen, wobei das linke Paar einen Hunde- und einen Katzenkopf, das mittlere einen Hunde- und einen Vogelkopf trägt und zwischen Schnauze und Schnabel einen goldenen Ball „balanciert" und das rechte Paar einen Menschen- und Wolfskopf hat, wobei der Mensch seinen Finger dem offenen Maul des Tieres entgegenstreckt. Auf einer parallel dazu gezeichneten Wellenlinie stehen links aufrecht zwei Hasen, der eine mit Schild und Lanze, der andere mit Pfeil und Bogen; am rechten Ende stürzt ein von einem Pfeil durchbohrter Hund, die eigene Lanze noch in den Vorderpfoten, nieder; hinter ihm, aufrecht stehend, ein zweiter Hund mit geschulterter Lanze. Am oberen Rand schlängelt sich über die Breite der beiden Textspalten ebenso eine Wellenlinie mit Blatt- und Droleriebesatz und endet in einem Rankenausläufer mit Blättern, der die obere Hälfte der rechten Schriftkolumne umfasst. Die Drolerien bestehen aus Vögeln auf Baumkronen, einem Hasen, einem schnuppernden Hund, einem Pelikan, der in einem Nest auf einem Baum, dessen Stamm zwischen den beiden Textspalten emporragt, seine Jungen mit seinem Blut nährt, einer Eule in einem Baumloch und einem Fabelwesen mit Flügeln und Ziegenbeinen, aus dessen Maul ein Baum mit einem Vogel wächst.

Der gesamte Initialenschmuck ist einem französischen oder einem im französischen Stil des 14. Jahrhunderts geschulten Buchdekorkünstler zuzuschreiben. Besonders die zweizeiligen zahlreichen Goldinitialen auf blauem und krapprotem Grund mit der filigranen Binnenzeichnung in Deckweiß veranschaulichen einen Typus, der in der gesamten französischen Buchausstattungskunst zur Anwendung kam. Das Fehlen von Dornblattrankenausläufern, die in Spitzen und Zacken endenden Hintergründe der Initialen, die zoomorphen und grotesken Ausläufer in den drei großen Initialen und die Punktierung der Leisteneinfassung des Blattgoldaußengrundes der Initialen I und S (16va und 62vb), die archaisierende Tendenzen aufweisen, lassen die Vermutung zu, dass der Schmuck in einem Atelier der französischen Randgebiete in Südfrankreich oder in Süditalien ausgeführt wurde, als das Königreich Neapel unter angiovinischer Herrschaft stand.

Die Zierseite (3r) veranschaulicht ebenso den französischen Typus der Prachtinitiale mit Zierstab und Rankenausläufern mit Droleriebesatz in Gestalt von Tieren und Grotesken. Die Vergröberung der dreilappigen, spitz auslaufenden Blätter sowie die unorganisch freistehende obere Ranke mit der fabulösen und natürlichen Darstellung von Tieren unterstreichen diesen Eindruck. Dass die Drolerieranken keine spätere Ergänzung zur Initiale darstellen, lässt sich aus den Farben von hellem Krapprot, Grün, Orangerot und Blau ablesen, die das dominierende Kolorit sowohl der Initiale als auch der Ranke bilden.

c. Die Federzeichnungen

Für die Wiedergabe der medizinischen Instrumente und Geräte, darunter zahlreicher Formen des Glüheisens, sowie von Schnitten oder chirurgischen Eingriffen wurden an den entsprechenden Stellen bei der Planung des Textes 204 Plätze ausgespart; die Instrumente fehlen jedoch. Lediglich das olivenmesserartige Glüheisen auf fol. 4va (Buch I, Kap. 2) gelangte in zarter Vorzeichnung zur Andeutung. Ob der kreuzförmige Schnitt für die Behandlung des Wasserkopfes bei Kindern auf fol. 17ra (Buch II, Kap. 1) zur ursprünglichen Ausstattung gehört oder von einem späteren Benützer oder Zwischenbesitzer der Handschrift eingezeichnet wurde, ist nicht ohne weiteres zu beurteilen; die Federstriche sind jedenfalls gröber gezogen. Die medizinischen Instrumente bilden einen wesentlichen inhaltlichen Bestandteil der *Chirurgia*, wo sie samt ihrer fachgerechten Anwendung beschrieben sind, und sind daher in der arabischen Originalfassung wie in der lateinischen Übersetzung und den späteren Druckausgaben enthalten. Die arabischen

Handschriften weisen durchschnittlich 200 Darstellungen auf[11], die edierten Codices Ms. Huntington 2° 156 und Ms. Marsh. 4° 54 der Bodleian Library in Oxford ca. 196, die vergleichsweise herangezogene Wiener Handschrift N. F. 476 a, deren ursprünglicher Hauptteil auf den Blättern 9r–110r im ausgehenden 17. Jahrhundert in Marokko, der fehlende Anfang (1r–8v) und das fehlende Ende (110v–114v) zu Beginn des 19. Jahrhunderts in Nordafrika geschrieben wurden, enthält 158 Illustrationen in schwarzer und roter Tinte[12]. Die lateinische Fassung der *Chirurgia* ist neben Cod. Ser. n. 2641 auch in Cod. 2301 und 2381 der Österreichischen Nationalbibliothek, zwei oberitalienischen Handschriften aus dem frühen 14. Jahrhundert, erhalten[13]. Dabei ist Cod. 2301 mit 184, in leuchtenden Farben gemalten und geometrisch verzierten Instrumenten ausgestattet, Cod. 2381 hingegen mit 213 Illustrationen, deren Kolorit in Braun und hellem Gelb gehalten ist. Cod. 15 der Universitätsbibliothek Budapest[14] bietet wiederum 215 kolorierte Darstellungen, die venezianische Inkunabelausgabe von 1500[15] 213 Illustrationen. Damit ist eine Anzahl von 210 bis 215

11 Vgl. dazu auch hier Abschnitt III/3 „Die Instrumente".

12 Beschrieben von GUSTAV FLÜGEL, Die arabischen, persischen und türkischen Handschriften der K. k. Hofbibliothek in Wien, Band 2, Wien 1865, 525, Nr. 1458 (hier jedoch keine Datierung). – FRANZ UNTERKIRCHER, Inventar der illuminierten Handschriften, Inkunabeln und Frühdrucke der Österreichischen Nationalbibliothek, Teil 2, Wien 1959 (Museion, N. F. 2, 2, 2) 61, wo allerdings die Formalangaben wie Bandzahl und Umfang der Handschrift auf Cod. N. F. 476 b zutreffen. – Für die kodikologische Beurteilung danke ich Herrn Tarif Al-Samman. Als Folge auf die Faksimile-Ausgabe (1979) war Cod. N. F. 476 a im Abschnitt „Medizin" in der Ausstellung „Kultur des Islam" (Katalog von TARIF AL SAMMAN und DOROTHEA DUDA) im Prunksaal der Österreichischen Nationalbibliothek 1980 zu sehen: Beschreibung von TARIF AL SAMMAN, S. 152f., Nr. 100.

13 Beschrieben von HERMANN JULIUS HERMANN, Die italienischen Handschriften des Dugento und Trecento, 1. Bis zur Mitte des 14. Jahrhunderts, Leipzig 1928 (Beschreibendes Verzeichnis der illuminierten Handschriften in Österreich, N. F. 5, 1) 25–27, Taf. XI nach 32.

14 Beschrieben von LADISLAUS MEZEY, Codices latini medii aevi Bibliothecae Universitatis Budapestinensis, Budapest 1961 (Bibliotheca Universitatis Budapestinensis, Catalogus manuscriptorum, 1) 34.

15 GUIDO DE CAULIACO: Chirurgia parva. Daran: ABULKASIM: Chirurgia cum cauteriis et aliis instrumentis, lat. von Gerardus Cremonensis.– JESUS BEN HALI:

Instrumenten für die lateinische Fassung der *Chirurgia* ziemlich gesichert. Die unterschiedlichen Anzahlen ergeben sich daraus, dass Instrumente oder medizinische Eingriffe in ihre einzelnen Teile aufgelöst sein können. Die einzige vorhandene Vorzeichnung des olivenmesserartigen Glüheisens vermittelt nur einen schwachen Eindruck von dem, was die bibliophile Handschrift an Fachinformation hätte zusätzlich bieten können[16]. Zum Vergleich findet sich das olivenmesserartige Glüheisen in Cod. N. F. 476 a, fol. 6v[17], Cod. 2301, fol. 87v, Cod. 2381, fol. 2r[18] und im Druck von 1500, fol. 6v. Da al-Zahrāuī's Schrift im Hochmittelalter das erste Handbuch der Chirurgie war, kommt den Instrumenten und ihren Formen besondere Bedeutung zu, weil sie der Arzt für seine Praxis selbst herzustellen hatte.

Bleibt die Frage an die Handschrift, weshalb die Instrumente im Gegensatz zu den Miniaturen nicht zur Ausführung kamen. Die reiche Illuminierung lässt den Schluss zu, dass es sich hier um eine ursprünglich bibliophile und um keine wissenschaftliche Gebrauchshandschrift für eine medizinische Schule oder ei-

De oculis. – CANAMUSALI DE BALDACH: De oculis. Venedig: Octavianus Scotus für Bonetus Locatellus, VI Kal. Febr. [27. Januar] 1500 [1501] (Ink. 8. E. 32 der Österreichischen Nationalbibliothek).

16 Die arabische Edition mit der lateinischen Übertragung von JOHANNES CHANNING, Albucasis de Chirurgia, arabice et latine, Oxonii 1778 sowie die arabische Ausgabe mit der englischen Übersetzung von M. S. SPINK and G. L. LEWIS, Albucasis, On Surgery and Instruments, A Definitive Edition of the Arabic Text with English Translation and Commentary, Berkeley and Los Angeles 1973, geben jeweils zur Gänze die Instrumente der beiden Handschriften, Oxford, Ms. Huntington 156 und Ms. Marsh. 54, wieder. – Einige Specimina aus verschiedenen Handschriften bieten MARTIN S. SPINK, Arabian Gynaecological, Obstetrical and Genito-Urinary Practice illustrated from Albucasis, Proceedings of the Royal Society of Medicine 30 (1937) Nr. 1, April, 653–670; MARIO TABANELLI, Albucasi, Un chirurgo arabo dell'alto medio evo, La sua epoca, la sua vita, la sua opera, Firenze 1961 (Biblioteca della "Rivista di Storia delle Scienze mediche e naturali", 9) Abb. III–XXXII; SAMI HAMARNEH, Drawings and Pharmacy in al-Zahrāwī's 10th Century Surgical Treatise, Contributions from the Museum of History and Technology, Paper 22, Washington 1961 (United States National Museum Bulletin, 228) 81–94.

17 Abb. 1 in HAMARNEH (Anm. 16).

18 Die beiden Wiener Handschriften 2301 und 2381 sind bis auf die Tafel XI bei HERMANN (Anm. 13) und die Abb. 2, 3, 6, 7 im Kommentar zur Faksimile-Ausgabe (1979) kaum veröffentlicht.

nen praktizierenden Arzt handelt. Die reiche Ausstattung mit den 68 Bildern mag eine weitere Illuminierung mit 204 gemalten Instrumenten aus ästhetischen Gründen nicht mehr zugelassen haben. Nur eine monochrome Wiedergabe oder Federzeichnungen hätten mit den Malereien harmonieren können. Gerade in ihrer wesentlichen Aussage blieb die Handschrift fragmentarisch. Ihre Ausstattung mit Miniaturen stand aber von Anfang an fest, wie aus der Planung der Textkapitel und der Leerräume für die Bilder hervorgeht. Trotz ihres Fehlens sind die Bezeichnungen der Instrumente bei der Aufschließung des Inhalts der Handschrift aufgenommen.

d. Die Miniaturen

Den Hauptschmuck der bibliophilen Handschrift bilden die 68 Miniaturen, deren Bildinhalte aus dem Text zu gewinnen sind. Sie sind im Abschnitt III/6 detailliert beschrieben. Buch I, das von der Glüheisentherapie handelt, ist mit 40 Miniaturen (4v–16r) illustriert, die die Kauterisationen an den verschiedenen Körperstellen vor Augen führen. Buch II über den Schnitt, die Geburtshilfe, den Aderlass und die Wundbehandlung ist mit 27 Miniaturen, davon einer für die Behandlung des Wasserkopfes bei Kindern (17r), neun zur Geburtshilfe (40v–43r), einer zum Kapitel über die Extraktion von Pfeilen (54r) und 16 zu den Kapiteln über den Aderlass (56v–62v) ausgestattet. Buch III über die Einrichtung von Frakturen oder verrenkter bzw. dislozierter Glieder enthält als einzige die bekannte und vielfach reproduzierte Miniatur mit der Streckbank[19]. Marginale Anweisungen oder Vorschreibungen für

19 Die Miniaturen wurden seit dem Transfer der Handschrift vom Kunsthistorischen Museum in die Nationalbibliothek in Wien im Jahre 1936 vermehrt bekannt und auch reproduziert: RALPH H. MAJOR, Medizin keine Geheimwissenschaft, Berlin-Wien-Leipzig 1938, 2 Abbildungen nach S. 368. – Erwähnung der Miniaturen bei UNTERKIRCHER 1963 (Anm. 8), 246 und Abb. 238 auf S. 249.– Anführung der Blätter mit Miniaturen bei MAZAL und UNTERKIRCHER (Anm. 2) 306f. – Vgl. auch Ambraser Kunst- und Wunderkammer, Die Bibliothek, Katalogtext von FRANZ UNTERKIRCHER, Ausstellung der Österreichischen Nationalbibliothek, Wien 1965, 31, Kat.-Nr. 37, Abb. 2. – FRANZ UNTERKIRCHER, Medizinische Gebrauchsgraphik in mittel-

den Miniator fehlen. Informationen für die Gestaltung des Bildinhaltes sind einerseits den rubrizierten Titelzeilen, andererseits in Fällen, wo die Darstellung weiterführende Details schildert, dem Text selbst entnommen.

Die 59 Kapitel des ersten Buches über die Glüheisentherapie sind mit 40 Miniaturen illustriert, die den Kapiteln in den meisten Fällen nachgestellt und identifizierbar sind, da sie den Text in seinem wesentlichen Inhalt ins Bildhafte umsetzen. Lediglich sechs Miniaturen entsprechen in ihrer ikonographischen Aussage nicht bzw. sind dem Kapitel vorangestellt. Es sind dies: Die Miniatur zu Buch I, Kap. 5 (5vb oben), die für die Kauterisation bei chronischer Migräne keine konkrete Aussage trifft, sondern eher dem folgenden Kapitel über die Kauterisation bei Ohrenschmerzen entspricht, wobei die auf die Miniatur folgende rubrizierte Titelzeile den Miniator bei der Bildgestaltung beeinflusst haben mag. Diese Vorwegnahme ist auch als Ursache dafür anzusehen, dass die tatsächlich zu Buch I, Kap. 6 (5vb unten) gemalte Miniatur zur Kauterisation bei Ohrenschmerzen nicht deutlich genug der Schilderung im Text folgt. Einen Einblick in die Herstellung einer mittelalterlichen Handschrift vermittelt auch die unter die Textspalte auf fol. 9vb gemalte Miniatur über die Kauterisation bei Lungenkrankheit und Husten (Buch I, Kap. 26), die von dem auf fol. 9vb darüberstehenden Titel zu Buch I, Kap. 27 über die Kauterisation der Achselhöhle mitinspiriert und mitten in die Textfolge dieses Kapitels gemalt ist. Diese Unstimmigkeit erklärt sich damit, dass kein Platz für eine Miniatur frei war und der Buchmaler nur dieses Doppelblatt vor sich hatte und die Fortsetzung der künstlerischen

alterlichen Handschriften, Wien 1973, 11–18, besonders 15f. mit Abb. 2. – HARRY KÜHNEL, Mittelalterliche Heilkunde in Wien, Graz-Köln 1965, Abb. 13–17. – LOREN MacKINNEY, Medical Illustrations in Medieval Manuscripts, Part I and II, London 1965, 92f., 183, Nr. 165.18 und Abb. 91 C mit der Wiedergabe der Streckbank; ein Abbildungsverzeichnis fehlt, die Bildlegenden bieten keine exakten Angaben zu den Miniaturen. – ROBERT HERRLINGER, Geschichte der medizinischen Abbildung, Band 1: Von der Antike bis um 1600, München 1967, 52 mit Abb. 55. – Kurzbeschreibungen der Miniaturen bei IRBLICH (Anm. 9) 274 und Abb. 31. – HEINRICH SCHIPPERGES, Arabische Medizin im lateinischen Mittelalter, Sitzungsberichte der Heidelberger Akademie der Wissenschaften, Mathematisch-naturwissenschaftliche Klasse, 2. Abhandlung, Berlin-Heidelberg-New York 1976, 120–130 (38–48), Abb. 25 und 28.

Ausstattung auf fol. 10r, dem letzten Blatt der ersten Lage, nicht kannte. Die Miniatur auf fol. 10va kann Buch I, Kap. 29 über die Kauterisation der Leber und Buch I, Kap. 30 über die Öffnung eines Abszesses an der Leber zugeordnet werden, zumal kein typischer Bezug zu den beiden Texten besteht und der Titel zu Buch I, Kap. 30 dem Bild näherliegt. Aus Gründen der Einteilung und Planung der Handschrift ist auch die Miniatur zu Buch I, Kap. 31 (10vb) über die Kauterisation des Brustfelles bzw. Rippenfelles dem Kapitel vorangestellt; die erste Lage schließt mit dem Ende des Textes von Buch I, Kap. 31 ab; Platz für eine Miniatur hätte lediglich der breite untere Pergamentrand geboten. Ebenso dem Text vorangestellt ist das Bild zu Buch I, Kap. 37 (12ra) über die Kauterisation nach der operativen Entfernung von Warzen am Gesäß, wo wieder der folgende Titel den Bildinhalt beeinflusst haben mag, zumal das vorausgehende Buch I, Kap. 36 (11vb) über die Behandlung der Hämorrhoiden mit einer nachgestellten Miniatur illustriert war.

Die 40 Miniaturen haben unterschiedliche Maße, wobei sich ihre Breite mit 68 bis 72 mm mit geringfügigen Überschreitungen der Bilderrahmen in die Breite der Textspalten einfügt und lediglich ihre Höhe von 57 bis 75 mm variiert, wodurch der Eindruck von annähernd quadratischen Bildern entsteht. In den meisten Fällen sind die Miniaturen mit einem schmalen, in gegensätzlicher Farbe und mit Deckweißuntermischung plastisch schattierten Rahmen eingefasst. Stellenweise werden die geraden Begrenzungslinien durch Architekturteile, sich bauschende Vorhänge oder Bäume des Bildhintergrundes gesprengt oder wie in der Miniatur auf fol. 9va oben in die Rundung einer Kuppel mit plastischem Schmuck umgesetzt. Das zentrale Bildgeschehen besteht in allen Miniaturen aus der medizinischen Szene mit dem aktiv handelnden Arzt, der an einer bestimmten Körperstelle das Glüheisen aufsetzt, und dem passiv ergebenen, auf einem Bett liegenden oder auf einer Bank, einem Schemel oder auf einem Polster am Boden sitzenden Patienten, wobei die Figurengruppe durch einen Assistenten, einen wartenden Patienten oder eine Begleitperson zusätzlich bereichert sein kann (vgl. 5ra, 6va oben, 7va oben, 14va, 15ra). Die Figuren sind in ihrer Körperhaltung realistisch und bewegt dargestellt, wobei die feine Zeichnung ihrer Physiognomien und die gewandte malerische Schilderung des plastisch Körperhaften sowohl bei den bekleideten Personen als auch bei den nackten Patienten besticht. Die Gestalt des Arztes im langen wallenden Kleid mit weiten Ärmeln und mit einem Turban auf dem Kopf, dessen Ansehen, medizinische Kunst und Würde im Bart des Weisen und in der edlen Gewandung mit Goldborten an den Ärmeln und Goldstickerei auf dem Turban zum Ausdruck kommen, bildet das optisch reizvolle und attrahierende Zentrum der Miniaturen. Die in den verschiedensten Körperstellungen hockenden, kauernden, knienden, auf dem Rücken oder Bauch liegenden, bekleideten, nackten oder halbnackten Figuren der Patienten sind auf vielfältige Weise variiert, wobei zwischen weiblichen Figuren (12va unten, 14vb), Knaben (6va oben und 6vb, 8vb, 12vb), die jeweils eine rote spitze Kapuze tragen, Männern mit Tüchern, Krankenhauben (z. B. 7va oben, 8ra, 11va) und Turbanen (z. B. 10va) und würdigen Greisen mit einem äußeren Aussehen gleich jenem des Arztes (9va oben) unterschieden wird, wie es die Beschreibung der Krankheit und ihres häufigen Auftretens bei Männern, Frauen, Kindern oder älteren Menschen erfordert. Der nackte Körper, seine anatomischen Erscheinungsformen bei der Veränderung der Körperhaltung oder der Stellung einzelner Gliedmaßen, die Muskulatur, der Thorax und die runde Form des kahlgeschorenen Kopfes sind verblüffend natürlich dargestellt, ebenso die psychischen Zustände der Angst, des Schmerzes oder des Schreckens vor der zu erwartenden Behandlung mit dem erhitzten Glüheisen, die sich in gespreizten Fingern, in der Haltung der Hand oder im Gesichtsausdruck der Patienten widerspiegeln.

Als Realien des alltäglichen Lebens fallen die bunten und goldbestickten Kissen als Sitzgelegenheiten für den Patienten, Faltstühle, Truhen, Bänke, Stühle und Schemel aus Holz und große Betten mit goldbestickten Bettlaken und Decken auf, als jene des medizinischen Lebens die runden Feuergefäße, in denen die Glüheisen stecken.

Die Glüheisentherapie, die die Zerstörung, Durchtrennung oder Verödung des Gewebes durch Brenn- oder Ätzmittel vorsieht, einen bedeutenden Bestandteil der mittelalterlichen arabischen Medizin bildete und von al-Zahrāuī im 10. Jahrhundert ausführlich in Buch I seiner *Chirurgia* beschrieben worden ist, wurde dem Abendland durch die lateinische Übersetzung im 12. Jahrhundert erstmals in diesem Ausmaß bekannt gemacht, weshalb ihrer Illustrierung auch breiter Raum gewidmet wurde.

Die 131 Kapitel des zweiten Buches sind mit 27 Miniaturen illustriert, wovon eine Miniatur den Schnitt für die Behandlung des Wasserkopfes bei Kindern, neun den Abschnitt über die

Geburtshilfe, eine die Extraktion von Pfeilen und 16 die verschiedenen Arten des Aderlasses illustrieren. Die Miniaturen unterscheiden sich von jenen zu Buch I in den Maßen; lediglich die erste auf fol. 17ra setzt den Typus der Miniaturen zur Glüheisentherapie fort und ist in den Maßen 60 x 69 mm mitten in den Text unter die linke Kolumne in deren Breite gemalt. An dieser Stelle war keine Miniatur eingeplant, wie für die Kapitel 1–76 des zweiten Buches über den Schnitt und die Perforation keine Illustrationen vorgesehen waren. Die Haltung der agierenden Figuren, des Arztes, der Mutter und besonders des Kleinkindes mit dem ovalen, haarlosen Kopf und den flachen aufgestellten Füßen sowie der den Spielzeugvogel umklammernden Faust verdienen wegen ihrer auffallenden Natürlichkeit hervorgehoben zu werden.

Die Ausstattung setzt bei den zehn Kapiteln über die Geburtshilfe (Buch II, Kap. 77–86 auf fol. 40vb–41va), in die das 75. Kapitel der arabischen Vorlage aufgegliedert wurde, wieder ein. Für die Bilder wurde lediglich die rechte Hälfte der Textspalte ausgespart, wobei ihre rechte Hälfte auf den Pergamentrand (40v) oder auf den schmalen Pergamentstreifen zwischen den beiden Textspalten (41r–41v) gemalt ist; ihre daher unterschiedlichen Maße sind 38/39 x 43/55 mm. Die Miniaturen schildern realistisch den Geburtsakt mit den Austrittsvarianten des Kindes. Die Gebärende liegt jeweils schräg auf einem steil aufgerichteten, nierenförmigen Bett, das über die byzantinische Malerei bis ins Hochmittelalter in der Ikonographie der Geburt Christi weiterlebte, und wird von hinten von einer Hebammenhilfe gestützt; vor ihr kniet die Hebamme am Boden und zieht den Embryo heraus oder gibt lebhaft Anweisungen. Arme und Hände der Gebärenden sind gestikulierend erhoben, wobei Entsetzen (41ra unten), Erschöpfung und Ergebenheit (41rb unten) und Schmerz (41va) zum Ausdruck kommen.

Die Geburtshilfe lag von alters her in den Händen von Hebammen, für die sie auch ausdrücklich im Rahmen der *Chirurgia* des al-Zahrāuī niedergeschrieben wurde (vgl. Buch II, Kap. 77 auf fol. 40rb). Auch in der Darstellung dieses wesentlichen Punktes erweist sich der Buchmaler als treuer Illustrator seines Textes. Die Maße und die auffallend andersartige Einfügung der Miniaturen in den Text drängen die Überlegung auf, ob der lateinische Text oder die Handschriftenvorlage nicht einfache Skizzen mit einer schematischen Darstellung der verschiedenen Lagen des Embryos im Mutterleib vor dem Geburtsakt aufgewiesen hat, die einen rein informativen Charakter wie die Darstellungen der medizinischen Instrumente hatten und hier für diese bibliophile Redaktion szenenhaft gestaltet wurden. Anlass zu diesen Überlegungen bot Cod. 15 der Universitätsbibliothek Budapest, wo auf fol. 44v nach dem Ende des Textes der *Chirurgia* des al-Zahrāuī auf fol. 44rb in 16 alternierend blau und rotbraun gezeichneten Kreisen, eigentlich auf den Kopf gestellten runden Gefäßen mit einer Öffnung nach unten, 16 verschiedene Lagen des Embryos in vier Reihen zu je vier Kreisen schematisch gezeichnet und mit einem Text in Textualis cursiva versehen sind. Diese Skizzen stellen einen etwas jüngeren Nachtrag des 14. Jahrhunderts dar und dürften einer zeitgenössischen Überlieferung zur Gynäkologie entstammen.

Eine starke Benützung und Abnützung dieses Abschnittes unserer Handschrift wird einerseits im marginalen Nachtrag auf fol. 41r, andererseits im Verlust der Tinte im Text und der Farben in den Miniaturen deutlich.

Eine weitere, nicht in den Text eingeplante Miniatur findet sich unter der linken Textspalte in deren Breite auf dem Pergamentrand mitten im Text zu Buch II, Kap. 89 (43ra) über die Nachgeburt; sie misst 56 x 67 mm. Die Miniatur entspricht stilistisch und im Kolorit jenen zu Buch I über die Kauterisationen.

Szenen der Geburtshilfe sind in Einzelminiaturen der griechisch und römisch antiken sowie der orientalischen und indischen Buchmalerei dargestellt und in zahlreichen Beispielen überliefert, veranschaulichen sie doch das elementarste und alltäglichste medizinische Ereignis im Leben des Menschen. Cod. 15 der Universitätsbibliothek Budapest enthält neben den 215 Instrumenten auf fol. 1r eine historisierte Initiale mit der Darstellung der Kauterisation am Kopf sowie insgesamt zwei Miniaturen, von denen die eine auf fol. 43r das Strecken der Wirbelsäule auf der Streckbank, die andere auf fol. 26r die Entfernung des toten Embryos schildert, wobei in der oberen Bildhälfte die hiefür notwendigen Instrumente dekorativ festgehalten sind. Das Bild macht die Entwicklung der ursprünglich schematischen Skizze zur Miniatur mit erzählerischem Inhalt, also den Schritt von der Information zur Szene im Leben der Frau deutlich.

Von den bisher trotz Varianten einheitlich gestalteten, mit einem Hintergrund versehenen und mit Rahmen eingefassten Miniaturen unterscheidet sich die folgende zu Buch II, Kap. 112 (54r) über die Extraktion der Pfeile dadurch, dass sie frei erzählerisch auf den breiten, blanken unteren Pergamentrand ohne Rahmung und Hintergrund über die Breite der beiden Textspalten gemalt ist. Die Szene schildert in einer kargen Landschaft die Verletzung einer Frau durch einen ihr nacheilenden Mann mit einem Pfeil, der sie mitten auf der Stirn trifft; in der linken Bildhälfte wartet, an einen Baum angebunden, das Pferd des Verfolgers. Der Künstler verrät hier seine Meisterschaft in der Gestaltung der menschlichen Figuren, ihrer Gefühle sowie von Tieren mit malerischen Mitteln, die in der Vergrößerung noch deutlicher zum Ausdruck kommt.

Wie der Abschnitt über die Geburtshilfe ist auch das Kapitel 95 des arabischen Originals über den Aderlass in der Handschrift in 17 Einzelkapitel aufgegliedert (Buch II, Kap. 113–129 auf fol. 56ra–60va) und mit 14 Miniaturen illustriert. Davon sind zwölf als Kleinbildchen in ungefähr der Hälfte der Breite der Textspalten eingefügt und messen ca. 45/51 x 46/48 mm, die jedoch hier über die Begrenzung der Textspalte nicht hinausreichen. Zwei Miniaturen nehmen die Breite der Textspalte ein und messen 44 x 68 bzw. 56 x 70 mm (57ra oben und 60va). Die gerahmten Kleinbildchen schildern den Aderlass, der an Männern, Knaben, Frauen, Greisen und Angehörigen aller Stände, darunter des geistlichen (56va unten) und des adeligen Standes (60va) in der bereits geschilderten lebendigen Form vom Arzt vorgenommen wird. Die Miniaturen entsprechen jenen zur Kauterisation und zur Geburtshilfe.

Das Kapitel über die Schröpfung und die Wirkung ihrer Anwendung (Buch II, Kap. 130 auf fol. 61r) ist mit einer Miniatur in den Maßen 65 x 70 mm illustriert, die die Könnerschaft des Buchmalers für die Darstellung des nackten menschlichen Körpers und für die malerisch weiche Modellierung seiner anatomischen Eigenheiten vor Augen führt.

Die Miniatur zum Kapitel über das Ansetzen der Blutegel (Buch II, Kap. 131 auf fol. 62va) ist in den Maßen 112 x 90 mm am Ende von Buch II auf die untere Hälfte der freigebliebenen Textspalte in deren Breite vor dem Beginn des dritten Buches frei und ohne Rahmung auf den blanken Pergamentgrund gemalt. Die Bildauffassung, wonach sich das Geschehen in einer freien Landschaft an einer Quelle, in der Blutegel schwimmen und ausgehungert werden sollen, mit Bäumen und einer Kuppel auf dünnen

Stangen, die der Szene ein sakrales Aussehen verleiht, abspielt, ist jener der Miniatur auf fol. 54r vergleichbar[20].

Für das dritte Buch über die Einrichtung von Frakturen oder verrenkter Gliedmaßen war keine Illustration vorgesehen. Hier wurde allerdings das Instrument zur Behandlung dislozierter Rückenwirbel (Buch III, Kap. 30), das bereits auf die antike griechische Medizin zurückgeht[21], auf fol. 76va zu einer anschaulichen medizinischen Szene erweitert, die ungerahmt gemalt ist und 50 x 104 mm misst[22]. Aus Platzmangel im schmalen Streifen zwischen den beiden Textspalten musste die Darstellung der beiden Figuren, die die Winde am Fußende der Streckbank bedienen sollten, unterbleiben. Auch hier überraschen die realistische Darstellung des Patienten mit der gekrümmten Wirbelsäule, die bewegten Figuren der Arzthilfen, der Faltenreichtum der Kleider und die dem Text treu folgende Umsetzung in das Bild, das zum Typus der Miniaturen auf fol. 54r und 62v gehört.

Cod. Ser. n. 2641 ist nicht die einzige lateinische Handschrift der *Chirurgia* aus dem 14. Jahrhundert, die das Instrument der Streckbank in Form einer Miniatur enthält. Eine ältere Handschrift aus der Zeit um 1300 oder aus dem frühen 14. Jahrhundert, die auf Grund ihrer künstlerischen Ausstattung in Oberitalien entstanden sein dürfte, nämlich Cod. 15 der Universitätsbibliothek Budapest[23], bietet auf fol. 43ra eine Miniatur mit den Maßen 97 x 98 mm, die einen Patienten auf der Streckbank und dahinter drei stehende Figuren zeigt, von denen die mittlere, nämlich der Arzt, die beiden Handflächen wie in der vorliegenden Darstellung auf den Rücken des Patienten drückt. Das Kolorit ist in kräftigem Grün, Orange und Blau gehalten.

****

20 Bei MacKINNEY (Anm. 19) 183, Nr. 165.18 fehlerhafte Beschreibung der Miniatur. Es handelt sich nicht um die Prüfung des Oberschenkelknochens durch eine Frau, sondern um das Ansetzen von Blutegeln. Dieser Fehler wurde von IRBLICH (Anm. 9) 274 noch 1975 übernommen.

21 Vgl. MacKINNEY (Anm. 19) 92 und Fig. 91 B auf S. 250.

22 Zur häufigen Veröffentlichung dieser Miniatur vgl. die Literatur in Anm. 19.

23 Beschreibung von MEZEY (Anm. 14), außerdem im Original eingesehen.

Drei verschiedene Bildauffassungen treten in den Miniaturen, die von unbekannten Künstlern und Gehilfen stammen, entgegen. Es sind dies die Miniaturen vor flachem, gerahmtem oder eingefasstem Tapetenhintergrund; die Miniaturen mit einem Architektur- und Landschaftshintergrund; die drei großen ungerahmten Miniaturen auf dem blanken Pergamentgrund.

Der Gruppe mit dem flachen Tapetenhintergrund sind 43 Miniaturen in der Breite der Textspalte sowie die Kleinbildchen (6va oben, 9vb–17ra, 40vb–41va, 56va–58rb, 59vb–60rb, 61rb) zuzuzählen, wobei fallweise auch Architekturteile als Dekor hinzugefügt sein können. Die Tapete ist monochrom, in den meisten Fällen jedoch farbig mit einem geometrischen Dekor geziert, das durch Farbschattierungen mittels Deckweiß gebildet ist und in kleinen quadratischen oder rautenförmigen Feldern Kreuze, Sterne, stilisierte Blüten und Lilien zeigt. Daneben tritt auch eine leuchtende Blattgoldfolie entgegen (z. B. 6ra–7r, 8r–9r), die den Eindruck der Preziosität der Handschrift steigert. In der Miniatur auf fol. 9r hinterfängt sie feierlich das unkolorierte vornehme, mit einem Wappenfries dekorierte Zelt. Einen Übergang vom flachen Bildabschluss zum Architekturhintergrund stellt die Hintergrundgestaltung mit einem gespannten, nur in kleinen Falten fallenden Vorhang dar (z. B. 5va, 6va unten).

Mannigfach präsentieren sich jene 22 Miniaturen, deren medizinisches Bildgeschehen von Architektur oder Architekturteilen mit einem Ansatz von Landschaftsmalerei seitlich eingefasst oder umrahmt ist (4va–9va, 14va, 43ra, 57ra oben, 60va). Unterscheiden lassen sich Mauern mit gotischen Fensteröffnungen, pfeilerartige Gebäude mit Fensterschlitzen, Baulichkeiten mit Turmbekrönungen oder Stadtmauern mit Zinnen, die gleich architektonischen Versatzstücken ein Hintergrunddekor bilden und den Eindruck erwecken, als würde sich die medizinische Szene im Freien abspielen. Elemente der Architektur scheinen auch in Schränken, Bänken oder einer gotischen Kathedra auf. Plastisch gegliederte, kassettierte Mauern (8ra) mit einer runden Kuppel oder Kuppeln auf Säulen (5ra, 9va oben), Kuppeln auf Stangen (14va, 62va), die auf ihren Trägern nicht flach, sondern gewölbt aufruhen, bzw. Rundsäulen, Pfeiler mit Figuren als Träger von Flachkuppeln, Baldachinen oder sich kuppelartig bauschenden Vorhängen sowie das Zelt muten originell an. Die Fremdartigkeit scheint im orientalisierenden, noch stärker im antikisierenden Charakter dieser Scheinarchitektur zu liegen. Als Elemente einer in der spätantiken Malerei überlieferten Architektur treten dabei die flachen Kuppeln, die Skulpturen in Form von Adlern, Affen und Putten und besonders die ihrer Stofflichkeit beraubten und architektonisch erstarrten Vorhänge auf. Verschiedene Motive aus verschiedenen Kulturen, die in Südfrankreich und Italien augenscheinlich erhalten geblieben waren, werden hier am deutlichsten spürbar. Im Gegensatz dazu steht die gotische Raumauffassung der Zeit des Künstlers, dem Raumgefühl und Perspektive der Trecentomalerei vertraut sind. Interieurszenen, die in der Raum- und Bildauffassung fortgeschrittene Tendenzen erkennen lassen, finden sich auf fol. 5ra, 6vb, 7rb, 9va oben und besonders in den Miniaturen auf fol. 4v, 43ra, 57ra oben und 60va, wo Tiefe sowohl des Innenraumes als auch der Stadtarchitektur des Hintergrundes durch dunklere Farbschattierungen erzielt wird. Letztgenannte vier Miniaturen bilden eine Einheit sowohl in der Gestaltung der Figuren und des Hintergrundes als auch in der Farbgebung, sodass man geneigt ist, in diesen Miniaturen ausschließlich den Hauptkünstler zu sehen, während der Hintergrund der anderen Miniaturen von einer anderen Hand desselben Ateliers ausgeführt worden sein dürfte. Alle Figuren, die drei freistehenden und die vier genannten Bilder weisen ein hohes Maß an Homogenität auf, das die anderen Miniaturen vermissen lassen.

Vage ist Landschaft in Gestalt von Bäumchen mit hohen schlanken und kahlen Stämmen, die aus steinigem Boden und vielfach über die Bildeinfassung wachsen, zur Belebung der Architektur hinzugefügt (5v–8v, 14v). Auch sie deuten stilistisch eher auf italienische Trecentomalerei.

Von den gerahmten Miniaturen, die den Textspalten eingefügt oder selten unter diese gesetzt sind, unterscheiden sich drei größere Bilder dadurch, dass sie ungerahmt und ohne Hintergrund gemalt sind. Ihr Stil, die Gestaltung der Figuren, deren Haltungen, die Kleidung, das Inkarnat, die Landschaften, wiederkehrende Farbtöne im Kolorit lassen sie einem Künstler zuschreiben, dessen Kunst nicht die Buchmalerei allein war. Darf für die Miniatur auf fol. 76v mit Sicherheit angenommen werden, dass die Streckbank bereits in Handschriften der Zeit um 1300 zur Szene erweitert war (vgl. Cod. 15 der Universitätsbibliothek Budapest u. a.), so treten in den beiden anderen Miniaturen mit der Verletzung der Frau durch den Pfeil (54r) und mit der Ansetzung der Blutegel (62v) Bilder entgegen, die einen erzählerischen Charakter haben, den wir auch aus anderen medizinischen arabischen Handschriften kennen. In einem in Mosul (?) um 1220 bis 1240 (?) ausgeführten Theriakbuch (Cod. A. F. 10 der Österreichischen Nationalbibliothek) zeigt zu Beginn eine Miniatur (fol. 4b) Andromachos den Älteren, wie er einen von einer Schlange gebissenen Knaben beobachtet[24]. Die folgende Miniatur (fol. 9a) schildert dann die Theriakbereitung durch den Arzt Philagrios und seinen Gehilfen. Ebenso wird in unserer Miniatur die Vorgeschichte der Verletzung mit dem Pfeil dargestellt, die eine Extraktion des Pfeiles zur Folge haben soll, auch wenn einer solchen nicht immer Erfolg beschieden sein kann.

***

Die künstlerische Ausstattung der Handschrift lässt sich keinem bekannten Buchmaler, Stil oder Atelier zuordnen, da Handschriften mit der lateinischen *Chirurgia*, die ebenso umfassend und qualitätvoll illustriert sein konnten, verloren oder noch unbekannt sind. Die arabischen wie auch die älteren lateinischen Handschriften enthalten Text und Instrumente, diese Überlieferung hingegen wahrscheinlich selbstständig geschaffene Bilderserien und einzelne Bilder. Handschriften des 13. und 14. Jahrhunderts weisen sonst keine Bilderfolgen auf[25].

In der islamischen Überlieferung ist die älteste erhaltene und mit Miniaturen ausgestattete „Chirurgie" türkisch. Das auf Charaf ed-Din zurückgehende Werk fußt auf al-Zahrāuī's *Chirurgia* und war 1465 Sultan Mehmed II. gewidmet worden[26]. Für

24 DOROTHEA DUDA, Islamische Handschriften II, Teil 1: Die Handschriften in arabischer Sprache (Veröffentlichungen der Kommission für Schrift- und Buchwesen des Mittelalters, hrsg. von H. HUNGER, Reihe I: Die illuminierten Handschriften und Inkunabeln der Österreichischen Nationalbibliothek, hrsg. von G. SCHMIDT, Band 5, Teil 1, hrsg. von K. HOLTER, Österreichische Akademie der Wissenschaften, phil.-hist. Klasse, Denkschriften, 229), Wien 1992, Textband, 46–69, bes. 51, Tafelband, Abb. 32; Textband 52, Tafelband, Farbtafel II.

25 TABANELLI (Anm. 16) Abb. III–XXXII. – LYNN THORNDIKE and PEARL KIBRE, A Catalogue of Incipits of Mediaeval Scientific Writings in Latin, London 1963, 1068.

26 PIERRE HUARD et MIRKO DRAZEN GRMEK, Le premier manuscrit chirurgical turc, rédigé par Charaf ed-Din (1465), Paris 1960, 45–53, 57f.

die Zeit vom 10. bis zum 13. Jahrhundert fehlen allerdings noch Bilderzyklen, die über die Darstellung von Pflanzen, Instrumenten oder schematisierten medizinischen Vorgängen hinausgehen würden. Erst die arabisch-iranische Malerei im Bagdad des 13. Jahrhunderts zeigt Ansätze zu einem Wandel der islamischen Bildauffassung, die die Scheu vor der Darstellung des menschlichen Körpers abzulegen begann[27], indem sie einzelne Szenen, aber noch keine Bilderfolgen zuließ.

Die „naiven" türkischen Miniaturen der Chirurgie des Charaf ed-Din in Ms. suppl. turc 693 der Bibliothèque nationale de France in Paris[28] veranschaulichen die Einfachheit der bildlichen Umsetzung des medizinischen Textes, wo die Figuren des Arztes und des Patienten frontal nebeneinander gesetzt und nicht miteinander agierend gemalt sind. Die Unterschiede zwischen einer flach gestalteten morgenländischen Miniatur und einer plastisch geformten abendländischen Szene vor variantenreichem Hintergrund treten hier deutlich hervor.

Die Miniaturen des Cod. Ser. n. 2641 sind in ihrer Aussage so komplex, dass die Frage ihrer Abhängigkeit von Vorbildern bzw. ihrer autonomen Schöpfung durch einen einzigartigen Künstler oder als Werk eines Ateliers noch nicht beantwortet werden kann. Die hier vorliegende Reproduktion und der Kommentar verstehen sich als Aufbereitung für weitere kunsthistorische Forschungen. Was sich dem Betrachter darbietet, ist eine ungewohnte Könnerschaft in der Formung der Figuren in allen nur möglichen Körperstellungen und Haltungen einzelner Gliedmaßen, sei sie am bekleideten oder am unbekleideten Menschen als dem zentralen Effekt des Bildes.

Eine reiche Palette von leuchtenden Farben, unter denen Rot in allen Schattierungen von Rosa bis Dunkelrot, ein leuchtendes helles und dunkles Blau, Grün und Gelb dominieren, sowie von gedämpften Farben, darunter Graublau, dunkles Grün, Braun, Rosa, helles Violett, bestimmt den lebhaften Charakter der Miniaturen, der durch Höhungen in Pinselgold auf dem Turban

27 So ROBERT HERRLINGER, Geschichte der medizinischen Abbildung, 1: Von der Antike bis um 1600, München 1967, 52.

28 Beschreibung von HUARD et GRMEK (Anm. 26).

und Kleid des Arztes oder auf der Bettdecke und durch Blattgoldauflagen im Hintergrund kostbar gesteigert wird. Großflächig aufgesetzte Farben stehen in ruhigem Gegensatz zu den plastischen Modellierungen und Schattierungen von Draperien und Falten an Vorhängen und Gewändern, die durch Untermischung der Farben und Aufsetzen von Deckweiß erzielt werden. Die Mode der Zeit, nämlich die Zweifarbigkeit der Kleider der Patienten, ist als dekoratives Element in Form abgestufter oder changierender Farben festgehalten. Das dunkle Inkarnat der Gesichter und nackten Figuren in den Farbtönen Braun mit einer Untermischung von Grün, ihre weiche dunkle Konturierung und die feine deutliche Zeichnung der Gesichter hinterlassen in ihrem gedämpften Kolorit den nachhaltigsten Eindruck.

Das dunkle Inkarnat der Figuren, einzelne Elemente der Architektur wie das Zelt, die kassettierte Mauer oder die runden Kuppeln sowie die Gestalt des Arztes mit dem Turban haben zur Ansicht geführt[29], dass die Miniaturen arabische Einflüsse verarbeiten. Andere Dekorationen jedoch wie Vorhänge, flache Kuppeln, Skulpturen auf Säulen als Träger von Kuppeln oder Vorhängen lassen wieder Elemente der antiken Malerei erkennen. Aus anderen Bildelementen wie jenen der Figuren, der gotischen Architektur, der Ansätze zur Landschaftsmalerei oder des dekorativen flächenhaften Bildhintergrundes spricht eine Malweise, die in Mittelitalien und der süditalienischen Kunstlandschaft vorstellbar ist; der weiche malerische Duktus weist auf späte Trecentomalerei. Die aufgezeigten Stilkomponenten antikisierender und auch orientalisierender Einzelelemente scheinen in einem süditalienischen Atelier geschaffen zu sein, das aus Bildvorlagen und der Kenntnis der eigenen multikulturellen Kunstlandschaft im späten 14. Jahrhundert schöpfen konnte, als auch die Kulturen der griechischen und römischen Antike und der arabischen Welt noch deutlicher vor den Augen italienischer und französischer Künstler standen, die im 14. und 15. Jahrhundert im Königreich Neapel während der Herrschaft der Anjou ihre Arbeiten schufen. Davor stand bereits während der staufischen Herrschaft und mit der Aufnahme von

29 Vgl. dazu UNTERKIRCHER 1963 (Anm. 8), 246. – MAZAL und UNTERKIRCHER (Anm. 2) 306. – IRBLICH (Anm. 9) 274f.

arabischen Gelehrten am Hofe Kaiser Friedrichs II. (1220–1250) die arabische Medizin in Süditalien in hohem Ansehen, da sie antike griechische und eigene Kenntnisse vermittelte. Diese Traditionen lebten unter der folgenden Herrschaft der Anjou im 14. Jahrhundert weiter.

Schrift und gesamte künstlerische Ausstattung, darunter auch die im französischen Stil gemalten Initialen und die Zierseite stehen insofern in keinem Widerspruch zu süditalienischer Entstehung, als französische Künstler nicht nur am angiovinischen Hof in Neapel sondern im ganzen Königreich tätig waren. Dort kann schließlich auch ein italienisch geschulter Buchmaler den Hauptschmuck der Bilder ausgeführt haben, an denen mehrere Hände beteiligt waren. Mit dieser Erwägung soll die andere mögliche Annahme der Redaktion des Textes samt Initialendekor im Umkreis von Montpellier in Südfrankreich nicht gänzlich ausgeklammert werden[30]. In Bezug auf die zeitliche Entstehung der Handschrift weisen die Bildkompositionen und ihre Ausführung in das ausgehende 14. Jahrhundert und lassen die bisherige Beurteilung, dass die Handschrift in der ersten oder zweiten Hälfte des Jahrhunderts entstanden sei, als unwahrscheinlich erscheinen[31].

30 Die ältere Literatur, darunter jene unter Anm. 29 zitierte, gibt unter dem Eindruck der Schrift, des Initialenschmucks und der Zierseite Südfrankreich für die Entstehung der Handschrift an, obwohl bereits im Katalog zur Ausstellung 1936 (Anm. 49) und 1938 von RALPH H. MAJOR, Medizin keine Geheimwissenschaft, Berlin-Wien Leipzig 1938, im Bilderverzeichnis auf Neapel als möglichen Entstehungsort und auf zirka 1400 als Entstehungszeit hingewiesen wurde. ANDREAS FINGERNAGEL, Das maurische Spanien, in: ANDREAS FINGERNAGEL (Hg.), Juden, Christen und Muslime, Interkultureller Dialog in alten Schriften, Wien 2010, 91–100, lokalisiert Cod. Ser. n. 2641 wieder nach Südfrankreich. Die Faksimile-Ausgabe der ADEVA (Codices selecti, 66) von 1979, aus deren Kommentar der Beitrag schöpfte und einen Teil der Ausstellung im Prunksaal der Österreichischen Nationalbibliothek gestaltete, ist samt Kommentar (69 Seiten, 11 Abbildungen) zusammen mit einer weiteren einschlägigen Veröffentlichung der Verfasserin (siehe Anm. 1) in der Literatur (S. 254) nicht angeführt.

31 So bereits im anonymen Inventar der Sammlung Kunstindustrieller Gegenstände des Allerhöchsten Kaiserhauses. Nach dem Stande vom 31. December 1896, 295, Nr. 5002, unbezeichnetes Inventar des Kunsthistorischen Museums in Wien, Sammlung für Plastik und Kunstgewerbe.

Auftraggeber und Vorbesitzer der reich illuminierten Handschrift, die diesen umfangreichen und für das damalige Europa neuen Text zur Chirurgie überliefert, bleiben in der Anonymität verborgen. Der Codex bietet heute weder ein Besitzerwappen noch identifizierbare Personennamen, die möglicherweise vorne auf den ersetzten Blättern (nun Bl. I–II) enthalten waren.

4. DER EINBAND

Die Handschrift ist in einen einfachen spätgotischen Einband mit den Maßen 417 x 287 mm gebunden, der aus Holzdeckeln besteht und mit braunem, stark defektem, stellenweise bis auf das Holz abgeriebenem Leder überzogen ist. Vorder- und Hinterdeckel sind mit einfachem Blinddruck geschmückt, wobei durch je dreifache Streicheisenlinien ein äußerer Rahmen gebildet ist, dessen Mittelfeld mit einem doppelten Andreaskreuz aus zweifachen Streicheisenlinien geziert ist. Vorder- und Hinterdeckel sind in gleicher Weise mit vier gotischen, deltoidförmigen, ziselierten, durchbrochenen und gebuckelten Eckbeschlägen aus Messing, einem rhomboidförmigen Mittelbeschlag und zwei Messingschließen in derselben Ausführung geziert. Die Schließenbeschläge und die deltoidförmigen Beschläge tragen die Prägung *hilf uns* [oder] *mir m*[aria], zwischen den einzelnen Wörtern und dem Buchstaben steht eine Lilie. Auf dem Hinterdeckel fehlt an der rechten unteren Ecke ein deltoidförmiger Beschlag. Die Schließen, die vom Hinter- auf den Vorderdeckel übergreifen, sind in Leder und Messing erneuert. Einband und Beschläge stammen vermutlich aus dem 15./16. Jahrhundert und dürften auf einen oberitalienischen Buchbinder zurückgehen, weil die Spiegel des Vorder- und Hinterdeckels aus italienischen Handschriften stammen. Die Messingbeschläge waren hingegen Handelsware[32].

Die Handschrift ist auf sieben Bünde geheftet, das Kapital mit weichem rotem Schafleder umstochen. Auf dem Rücken finden sich oben ein helles Papierschild mit den alten Signaturen *82* und *F. 2* sowie unten ein lila Zettel mit der gedruckten schwar-

32 MAZAL und UNTERKIRCHER (Anm. 2) 306.

zen Zahl *115*, alle drei alte Signaturen der Kunsthistorischen Sammlungen in Wien; die Schildchen sind defekt, die Zahlen nur noch eindeutig über alte Inventare erschließbar. (Siehe dazu den Abschnitt II/5 „Die Geschichte").

Als Spiegel ist auf der Innenseite des Vorderdeckels ein Pergamentblatt aus Ziegenpergament mit Tagesrechnungsnotizen in Notula des 14. Jahrhunderts über das Bezugsleder aufgeklebt; im linken oberen Eck ist das Etikett mit der Zahl 5002 des Kunsthistorischen Museums in Wien erhalten. Das ebenso über den Lederbezug auf der Innenseite des Hinterdeckels geklebte Spiegelblatt besteht aus einem Pergamentdoppelblatt, das Lesungen und Responsorien zur Nokturn der Feste der Cathedra Petri und der hl. Agatha in einer runden karolingischen Minuskel des 12. Jahrhunderts sowie Neumen auf einer roten Linie enthält[33]. Auf dem Spiegelblatt oben befindet sich der moderne Blattkollationsvermerk über den Umfang der Handschrift mit 78 Blättern in Bleistift. Beide Spiegelblätter sind Makulaturen aus italienischen Handschriften.

Bei der Neubindung des Codex wurde als Ersatz für das entfernte ursprüngliche Deckblatt vor dem Beginn des Inhaltsverzeichnisses der Unio (I–II) aus grobem Pergament vorgebunden; Seite Ir ist zur Gänze abgerieben. Von der Beschriftung ist lediglich eine Zeile am oberen Rand unter ultraviolettem Licht annähernd zu rekonstruieren, die in einer Kursive der ersten Hälfte des 15. Jahrhunderts geschrieben ist: *Nichil enim pl(u)res ... rer ... sine remedio constituit. Ysidorus in libro Ethimologiarum capitulo de serpentibus.* Das Doppelblatt bietet keine Hinweise auf die Entstehung des Einbandes oder auf den Verbleib der Handschrift im 15. Jahrhundert.

33 Ausführliche Identifikation und Beschreibung bereits bei UNTERKIRCHER 1963 (Anm. 8), 246.

5. DIE GESCHICHTE

Die Handschrift scheint im 15. Jahrhundert in mehrfachem anonymem Besitz gewesen zu sein, worauf die verschiedenen marginalen Eintragungen hinweisen. Laut einer Eintragung am unteren Rand von fol. 1r: *D(ominus) Augustinus conduxit in padovam 26 setembris 1408 m(anu)s(criptum)* wurde der Codex am 26. September 1408 von einem Herrn Augustinus nach Padua gebracht. LUCIANO GARGAN erläuterte in seiner Studie: L'enigmatico conduxit, Libri e dogana a Padova fra Tre e Quattrocento (Quaderni per la storia dell' Università di Padova, 16 (1983) 1–41), dass für Handschriften und später Bücher, die von Studierenden und Gelehrten nach Padua gebracht wurden, kein Zoll für die Einfuhr zu entrichten war. Die Eintragung im Codex diente dem Eigentümer zugleich als Bestätigung für die Wiederausfuhr[34]. Auf der letzten Seite der Handschrift (IVv) findet sich oben in einer Kursive des frühen 15. Jahrhunderts eine Preisangabe von 24 Dukaten: *duc(atis)* oder *duc(atibus) 24*, von der nicht gesagt werden kann, ob sie mit dem Auftauchen der Handschrift in Padua 1408 in Zusammenhang steht oder nicht.

Die *Chirurgia* ist noch nicht in der „Büchersammlung Kaiser Maximilians" nachweisbar. (Dazu: THEODOR GOTTLIEB, Die Ambraser Handschriften, Beitrag zur Geschichte der Wiener Hofbibliothek, Leipzig 1900). Der im Index, S. 157 angeführte Autor Abu'l Kasem bezieht sich auf das Tacuinum sanitatis, dessen Autor im Titel als „Albochasis de baldach" angeführt ist (Wien, Österreichische Nationalbibliothek, Cod. Ser. n. 2644, fol. 2r). Das vor 1536 angelegte Inventar zu den Büchern in einem Gewölbe der Innsbrucker Burg (Cod. 909 der Universitätsbibliothek Innsbruck) verzeichnet auf fol. 12r–14r vierzig Positionen zu „Nigromantia vnd Arzney" (GOTTLIEB, 99–101, Nr. 164–203), unter denen die *Chirurgia* nicht figuriert. Das zwischen 1563 und 1576 angelegte Wiener Inventar (Wien, Österreichische Nationalbibliothek, Cod. 7999*, fol. 3r–14v) endet mit GOTTLIEB, Nr.

34 Freundliche Erklärung von Herrn Dr. Franz Lackner, Österreichische Akademie der Wissenschaften, Wien.

163 und verzeichnet die Handschriften und Inkunabeln zur Medizin nicht.

Greifbar wird die Handschrift erstmals in der Ambraser Sammlung Erzherzog Ferdinands II. (1529–1595), die am 30. Mai 1596 inventarisiert war. Damals befand sich der Codex auf dem achten Regal des achten Kastens der Kunstkammer, der kostbare, seltene und kuriose Bücher beherbergte. Die 569 Handschriften der Bibliothek von Schloss Ambras bei Innsbruck waren bereits im Jahre 1665 nach dem Aussterben der Tiroler Linie der Habsburger in die kaiserliche Bibliothek nach Wien überführt worden. Auf diesem Transport befanden sich auch schon 14 Codices aus der Kunstkammer[35]. Das Inventar zur Verlassenschaft Erzherzog Ferdinands II. ist in zwei Exemplaren erhalten, von denen das eine als Cod. 8228[36] in der Handschriftensammlung der Österreichischen Nationalbibliothek und das andere unter der Inventar-Nr. 6652 in der Kunstkammer des Kunsthistorischen Museums in Wien verwahrt wird. In beiden Inventaren lautet die Eintragung, mit der Cod. Ser. n. 2641 mit ziemlicher Sicherheit identifiziert werden kann, folgendermaßen, wobei die Textabschrift nach der nicht edierten Inventar-Nr. 6652, fol. 468r unter Berücksichtigung der dortigen Orthographie erfolgt: *Ain Puech in Rot Leder eingebunden an den orten, vnd in der mite, mit Messingen bschlächten, darynn*

35 EVA IRBLICH, Die Ambraser Handschriften in Wien, Wege in den Jahren 1665, 1806 und 1936, in: ALFRED AUER – EVA IRBLICH, Natur und Kunst, Handschriften und Alben aus der Ambraser Sammlung Erzherzog Ferdinands II. (1529–1595), Exponatbeschreibungen von A. FINGERNAGEL, E. GAMILLSCHEG, B. MERSICH, M. STAUDINGER, Ausstellung des Kunsthistorischen Museums und der Österreichischen Nationalbibliothek, Schloß Ambras, Innsbruck, 23. Juni–24. September 1995, Wien, Kunsthistorisches Museum, 1995, 20–31.

36 Beschreibung der Handschrift bei JOSEPH CHMEL, Die Handschriften der k. k. Hofbibliothek in Wien im Interesse der Geschichte, besonders der österreichischen, Bd. 2, Wien 1841, 88–91. – Edition von WENDELIN BOEHEIM, Urkunden und Regesten aus der K. K. Hofbibliothek, Jahrbuch der Kunsthistorischen Sammlungen des Allerhöchsten Kaiserhauses, Bd. 7, Wien 1888, besonders CCXXVI–CCCXIII, Nr. 5556 und in Bd. 10, Wien 1889, I–X, Nr. 5556 (Fortsetzung). – FRANZ UNTERKIRCHER unter Mitarbeit von HEIDELINDE HORNINGER und FRANZ LACKNER, Die datierten Handschriften der Österreichischen Nationalbibliothek von 1501 bis 1600, 1. Teil: Text, Wien 1976 (Katalog der datierten Handschriften in lateinischer Schrift in Österreich, Bd. 4) 71 (hier auch Literatur).

auf Pergament gemalt vnnd geschriben, wie allerley Khrankhaiten, Prechen vnnd schädn, zu heilen sey. In Cod. 8228 findet sich derselbe Wortlaut in anderer Orthographie auf fol. 398r unten[37]. Dass der Lederbezug des Einbandes mit Rot angegeben wird, stellt insofern keinen Widerspruch zur Handschrift dar, als bei den Farben der Einbände nur zwischen Rot, Weiß und Schwarz unterschieden wird und mit Rot auch die braunen Ledereinbände bezeichnet sind. Unter den Büchern der Kunstkammer ist noch eine zweite medizinische Handschrift vermerkt, deren Beschreibung jedoch auf Cod. Ser. n. 2641 nicht zutrifft. Im Inventar zur Ambraser Sammlung aus dem Jahre 1613[38] ist die Handschrift als auf dem achten Regal des achten Kastens auf Seite 117–118 mit demselben Wortlaut festgehalten. Für die Geschichte der Ambraser Kunstkammer mag es nicht uninteressant sein, dass in ihrer Aufstellung in späterer Zeit Änderungen vorgenommen worden sind. So befand sich die Handschrift laut Inventar aus dem Jahre 1621[39] im achten Kasten auf dem fünften Regal. Diese Eintragungen in den Inventaren und besonders das Nachlassverzeichnis aus dem Jahre 1596 sichern jedenfalls die Überlieferung, dass die Handschrift bereits unter Erzherzog Ferdinand II. im letzten Viertel des 16. Jahrhunderts in Schloss Ambras bei Innsbruck war. Die Ambraser Sammlung wurde später auch in den Jahren 1663, 1680, 1696, 1704, 1730 und 1788 inventarisiert, solange sie noch an Ort und Stelle war[40].

Als die Bestände der Kunstkammer im Jahre 1806 nach Wien transferiert wurden und Eingang in die Kunsthistorischen Sammlungen des Kaiserhauses gefunden haben, wurde im Jahre 1811 nochmals ein Inventar angelegt[41]. Erstmals wurde die Handschrift im Jahre 1819 in einem gedruckten Katalog[42] unter ihrem

---

37 Edition in Jahrbuch ... Bd. 7, CCXCII.

38 Wien, Kunsthistorisches Museum, Kunstkammer, Inventar-Nr. 6653.

39 Wien, Kunsthistorisches Museum, Kunstkammer, Inventar-Nr. 6654, fol. 193v.

40 Wertvolle Zusammenstellung der Inventare, allerdings nicht ganz vollständig, in: Die Kunstkammer, Innsbruck 1977 (Führer durch das Kunsthistorische Museum, Nr. 24), 11.

41 Wien, Kunsthistorisches Museum, Kunstkammer, Inventar-Nr. 6665.

42 ALOIS PRIMISSER, Die kaiserlich-königliche Ambraser Sammlung, Wien 1819,

Titel bekanntgemacht und dabei ins frühe 15. Jahrhundert datiert. Als Alois Primisser neuerdings den Codex in ein handgeschriebenes Inventar im Jahre 1821[43] aufnahm, versah er ihn mit der Signatur *82* und vermerkte als alte Signatur *F. 2*, die auf dem defekten Papierschildchen auf dem Rücken der Handschrift noch erhalten ist. Eine weitere Beschreibung der Handschrift legte EDUARD Freiherr von SACKEN[44] im Jahre 1855 vor, wobei er die Handschrift ins ausgehende 14. Jahrhundert datierte und feststellte, dass der Arzt in „arabischer Tracht“ gekleidet sei. Der lila Zettel mit der Zahl *115* auf dem Rücken der Handschrift unten geht auf die Generalinventur der Kunsthistorischen Sammlungen im Jahre 1875 zurück[45]. Aus Anlass der Eröffnung des für die Kunsthistorischen Sammlungen neuerrichteten Museums am Ring in Wien wurde 1896[46] ein gedrucktes Inventar angelegt, wo die Handschrift unter Nr. 5002 wie bei SACKEN beschrieben ist (siehe das Etikett auf der Innenseite des Vorderdeckels).

Im Tauschwege gelangte der Codex im Jahre 1936 in die Nationalbibliothek in Wien[47], wo er die Signatur Codex Series nova 2641[48] erhielt. Gleich im Jahr der Erwerbung wurde er in einer Ausstellung der Nationalbibliothek[49] der Öffentlichkeit gezeigt

290, Nr. 50.

43 Wien, Kunsthistorisches Museum, Kunstkammer, Inventar-Nr. 6675, 628.

44 Die K. K. Ambraser-Sammlung, 2. Theil, Wien 1855, 251f., Nr. 76 (82).

45 Wien, Kunsthistorisches Museum, Sammlung für Plastik und Kunstgewerbe, Beilage Nr. ... zur General-Inventur vom 19. October 1875, Z. 923, Theil-Inventar über die zum beweglichen Fideicomiss-Vermögen des a. d. Erzhauses gehörige von dem k. k. Oberstkämmererstabe verwahrte K. K. Ambraser Sammlung (1877), 419.

46 Wien, Kunsthistorisches Museum, Sammlung für Plastik und Kunstgewerbe, Inventar der Sammlung Kunstindustrieller Gegenstände des Allerhöchsten Kaiserhauses. Nach dem Stande vom 31. December 1896, 295.

47 FRANZ UNTERKIRCHER, Ambraser Handschriften, Ein Tausch zwischen dem Kunsthistorischen Museum und der Nationalbibliothek im Jahre 1936, Jahrbuch der Kunsthistorischen Sammlungen in Wien, Bd. 59, Wien 1963, 246 und Abb. 237 und 238.

48 OTTO MAZAL und FRANZ UNTERKIRCHER, Katalog der abendländischen Handschriften der Österreichischen Nationalbibliothek, „Series nova“, Teil 2/1: Cod. Ser. n. 1601–3200, Wien 1963 (Museion, N. F. 4, 2, 2, 1), 306f. (hier Literatur).

49 Katalog der Ausstellung von Neuerwerbungen aus den Jahren 1930 bis 1935,

und in der Katalogbeschreibung in die Zeit um 1400 datiert und nach Neapel lokalisiert. 1965 wurde der Codex in der Ausstellung „Ambraser Kunst- und Wunderkammer, Die Bibliothek“[50] präsentiert und 1975 in der Ausstellung „Wissenschaft im Mittelalter“[51] im Abschnitt „Medizin“ neuerdings gezeigt, wo das Exponat die Faksimilierung anregte.

Seit ihrer Übertragung in die Handschriftensammlung der Österreichischen Nationalbibliothek interessierte sich die Medizingeschichte vermehrt für den Codex, wobei das Interesse der bekannten Miniatur mit der Streckbank auf fol. 76v galt. Die 1979 vorgelegte Faksimile-Ausgabe und ihr Kommentar sollten weiteren Untersuchungen der Textredaktion und der Miniaturen dienen. Im Jahre 1988 war Cod. Ser. n. 2641 in der Ausstellung „Die arabische Welt und Europa“ (Handbuch und Katalog von TARIF AL SAMMAN und OTTO MAZAL, Graz: ADEVA, 1988) im Abschnitt „Die Rezeption griechischer und arabischer Medizin in Europa“ (S. 339–358) wieder zu sehen. Hier schloss sich OTTO MAZAL (S. 347f., Nr. 232) der Entstehung in Süditalien im ausgehenden 14. Jahrhundert an und sah die Miniaturen als nach arabischen Vorlagen ausgeführt, wofür aber kein älteres Beispiel vor 1400 namhaft gemacht wurde. Schließlich waren alle vier Handschriften der *Chirurgia* – eine arabische und drei lateinische – im Sommer 2010 in der Ausstellung „Juden, Christen und Muslime“ im Prunksaal der Österreichischen Nationalbibliothek zu sehen (siehe dazu Anm. 30).

Wien 1936, 20, Nr. 22.

50 Katalog der Österreichischen Nationalbibliothek, Wien 1965, 31, Nr. 37, Abb. 2.

51 Katalogbeschreibung von EVA IRBLICH, Wien 1975, 274f. und Abb. 31.

III. INHALTLICHE BESCHREIBUNG DER HANDSCHRIFT

1. DIE EDITIONEN

Es kann vorweggenommen werden, dass es keine neuere Edition der *Chirurgia* des Abu'l Qāsim Ḫalaf Ibn 'Abbās al-Zahrāuī in der lateinischen Fassung des Gerardus Cremonensis gibt. Für die Identifizierung des Textes wurde die lateinische Übersetzung des JOHANNES CHANNING aus dem Jahre 1778[52] wohl herangezogen, ihr jedoch dann sekundäre Bedeutung beigemessen, weil sie laut Vorwort des Herausgebers[53] eine eigenständige Übersetzung von CHANNING ins Lateinische auf der Basis der beiden arabischen Handschriften der Bodleian Library in Oxford, Ms. Huntington 2° 156 und Ms. Marsh. 4° 54, darstellt, die die Grundlage für die Ausgabe des arabischen Textes bildeten: *Ambos qua potui industria contuli, textum, ex Ms. Nr. 156, summa fide descripsi: variationes in codice Marshiano, in columna minori, semper notavi: et ex utroque Ms., textum Arabicum in plurimis locis emendavi: et ut confido, interpretationem totius Libri Latinam, intellectu facilem exhibui.* Unklar bleibt, weshalb CHANNING die im Brief des Michael Casiri, Madrid 1766[54], der zur Einführung in der Ausgabe abgedruckt ist, die darin erwähnte Ausgabe von 1532: *Utrumque opus Latine jam redditum est. Chirurgicum, anno 1532*[55], nicht einfach übernommen hat. Trotzdem wird bei der kapitelweise inhaltlichen Aufschließung die lateinische Fassung CHANNING's zum Vergleich zitiert, weil sie im Nachdruck von Olms/Hildesheim neuerdings wieder zugänglich ist.

52 ALBUCASIS de Chirurgia, Arabice et Latine, hrsg. v. JOHANNES CHANNING, Oxonii 1778 (Wien, Österreichische Nationalbibliothek, 11. D. 17).

53 Ibid., V. – Richtig dargestellt von LESLIE T. MORTON, A Medical Bibliography (GARRISON and MORTON), An annotated Check-list of Texts illustrating the History of Medicine, 3rd Edition, London – Edinburgh 1970. – Undeutlich hingegen u. a. bei SAMI KHALAF HAMARNEH and GLENN SONNEDECKER, A Pharmaceutical View of Abulcasis al-Zahrāwī in Moorish Spain, Leiden 1963, 28.

54 CHANNING, a. O., VII–VIII.

55 Ibid., VIII oben.

Zur bibliographischen Ermittlung[56] seien hier die Drucke des 15. und 16. Jahrhunderts chronologisch aufgeführt. Die immer wieder zitierte Erstausgabe, die im Druck des GUIDO DE CAULIACO (Guy de Chauliac): Chirurgia parva, in Venedig bei Bonetus Locatellus mit Datum [22. Februar] 1497 verlegt wurde, ist lediglich bei HAIN 4810 ausgewiesen. Die bei HAMARNEH und SONNEDECKER, S. 27 angeführte zweite Ausgabe von 1499 konnte in keiner der zahlreichen Inkunabelbibliographien ermittelt werden. Hingegen ist der Inkunabeldruck GUIDO DE CAULIACO: Chirurgia parva. Daran: ABULKASIM: Chirurgia cum cauteriis et aliis instrumentis, lat. von Gerardus Cremonensis. – JESUS BEN HALI: De oculis. – CANAMUSALI DE BALDACH: De oculis. Venedig: Octavianus Scotus für Bonetus Locatellus, VI Kal. Febr. [27. Januar] 1500 [1501], mehrfach belegt[57]. Die Inkunabel, die in der Österreichischen Nationalbibliothek unter der Signatur Ink. 8. E. 32 vorhanden ist, enthält den Text mit den Darstellungen der Instrumente auf den Folien 6r–42v.

Die bei HAMARNEH und SONNEDECKER, S. 27 angeführten, leicht variierten Frühdruckausgaben der genannten Inkunabel aus den Jahren 1506, 1530 und 1531 konnten zumindest an der Österreichischen Nationalbibliothek nicht nachgewiesen werden, wohl die folgende Druckausgabe aus dem Jahre 1520, die in Anlehnung an die Ausgabe von 1500 hergestellt wurde: (ARGELATA). Chirurgia Argelate cum Albucasi. Eximii artium et medicine doctoris magistri Petri de LARGELATA Bononiensis chirurgie libri sex ... Adiuncta etiam Chirurgia doctissimi ALBUCASIS cum cauteriis et instrumentis suis figuraliter appositisque in aliis hactenus impressis minime reperies. Venetiis: Lucas Antonius de Giunta Florentinus, 1. März 1520, 125r–155v [recte 159v] (Wien, Österr. Nationalbibliothek, *70. A. 21)[58].

56 HAMARNEH und SONNEDECKER, a. O., 27–28, referieren ältere Sekundärliteratur. – Bereits Anführung in: Biographisches Lexikon der hervorragenden Ärzte aller Zeiten und Völker, hrsg. v. AUGUST HIRSCH, 2. Aufl., Band I, Berlin – Wien 1929, 13.

57 U. a. HAIN 4813. – BMC V 453. – IGI 4561. – GOFF G-564. – PELLECHET 3532. – Im GW vor Nummer 130 nicht angeführt. – Die Datierung ist nach dem venezianischen Kalender (Jahresbeginn 1. März) mit 1501 aufzulösen.

58 Die Darstellung der Instrumente folgt jener der Druckausgabe von 1500 bis in

Es folgten zwei weitere Ausgaben im 16. Jahrhundert, die bis heute die einzigen bleiben sollten: [PRISCIANUS, THEODORUS]. Octavii Horatiani rerum Medicarum Lib. quatuor. Per Heremannum Comitem a Neuenar. ALBUCASIS Chirurgicorum omnium Primarii, Lib. tres. Argentorati: Johannes Schott, 26. Februar 1532, S. 117–319 (Wien, Österr. Nationalbibliothek, *69. B. 40), ohne Angabe der Quelle für die Ausgabe, mit Darstellung der Instrumente.

(ALBUCASIS). Methodus medendi certa, clara et brevis, pleraque quae ad medicinae partes omnes, praecipue quae ad chirurgiam requiruntur, Libris III exponens. Cum instrumentis, ad omnes fere morbos, utiliter, et graphikos depictis. Autore ALBUCASE praestanti, ob excellentia artis opera, medico. Ex pervetustis exemplaribus emendata, et iam primum typis impressa ... Basileae: Heinrich Peter, August 1541, Bl. c3–[c6], S. 1–232 (Wien, Österr. Nationalbibliothek, 70. 0. 18).

In der Widmung an Georgius ab Andelou, Komtur des Deutschen Ritterordens in Freiburg im Breisgau, hält der Herausgeber Hieronymus Gemusaeus auf S. [a4] fest, dass die Zeichnungen der Instrumente aus einer alten Handschrift stammen, die Sebastian Sinckeler, Ordinarius der Akademie zu Basel, für diese Ausgabe kopiert hatte: *Instrumentorum notae ac formulae, quas cuique capiti insertas videt lector, non arbitrio nostrorum confictae, sed ex antiquissimo codice, per quam diligenter scripto, et formulis hisce pulcherrime ornato desumptae et huc appositae fuerunt. Codicis illius copiam fecerat, D. Sebastianus Sinckeler, tum artis usu, tum aliis dotibus vir insignis, Academie Basilaeensis ordinarius. Haec inquam ad hunc modum sunt facta.*

Ein erster Vergleich der Ausgaben von Venedig aus den Jahren 1500 und 1520, der Straßburger Ausgabe von 1532 und der Basler Ausgabe von 1541 mit der Handschrift hat ergeben, dass alle vier Drucke im Wortlaut ziemlich übereinstimmen und die Inkunabelausgabe von 1497 (?) und 1500 als hauptsächliche Druckvorlage für die Ausgaben von 1532 (und 1541) gedient hat. Am engsten an Cod. Ser. n. 2641 schließt sich die Inkunabel von

---

einzelne Details. Die optisch augenfälligste Variante besteht in der Schraffur auf den Griffen der Instrumente.

1500 an, da sie mit dieser Handschrift in den Initien der Kapitel fast lückenlos übereinstimmt und auch die immer wiederkehrende Initiale Q(*uando*) zu Beginn eines Kapitels wiedergibt, während besonders die Basler Ausgabe von 1541 hier Wortumstellungen vornimmt.

Entgegen der wissenschaftlichen Gepflogenheit, als Textbeleg die jüngste Edition zu zitieren, wird bei der Aufschließung des Textes der Handschrift der zur Verfügung stehende Inkunabeldruck von 1500 angeführt, zumal Octavianus Scotus in Venedig in einer gotischen Type gedruckt hat, die auch das gotische Abbreviaturensystem der Handschrift in etwa wiedergibt. Da seit 1541 keine Edition der lateinischen *Chirurgia* mehr vorgelegt wurde, steht auch eine umfassendere Zusammenstellung der lateinischen Handschriften aus, von denen THORNDIKE und KIBRE sechs anführen[59]. Die Handschriften der Österreichischen Nationalbibliothek, Cod. Ser. n. 2641 sowie Cod. 2301, der den vollständigen Text auf den Folien 87r bis 130r samt kolorierten Darstellungen der Instrumente enthält und eine oberitalienische Arbeit (Padua oder Verona?) der ersten Hälfte des 14. Jahrhunderts darstellt[60], und Cod. 2381, ebenso eine oberitalienische Handschrift aus dem frühen 14. Jahrhundert (Padua)[61] mit dem vollständigen Text und mit der Darstellung der Instrumente, sind hier noch nicht angeführt, ebenso nicht Cod. 15 der Universitätsbibliothek Budapest aus dem 13.–14. Jahrhundert[62].

---

59 A Catalogue of Incipits of Mediaeval Scientific Writings in Latin, by LYNN THORNDIKE and PEARL KIBRE, London 1963, 1068. – Nicht vorhanden z. B. in der Wellcome Historical Medical Library. Vgl. S. A. J. MOORAT, Catalogue of Western Manuscripts on Medicine and Science in the Wellcome Historical Medical Library, Band 1: Mss. written before 1650 A. D., London 1962.

60 HERMANN J. HERMANN, Die italienischen Handschriften des Dugento und Trecento, 1. Bis zur Mitte des 14. Jahrhunderts, Leipzig 1928 (Beschreibendes Verzeichnis der illuminierten Handschriften in Österreich, N. F. 5/1), 25f.

61 Ibid., 27.

62 LADISLAUS MEZEY, Codices latini medii aevi Bibliothecae Universitatis Budapestinensis, Budapest 1961 (Bibliotheca Universitatis Budapestinensis, Catalogus Manuscriptorum, 1), 34.

Nach der originalen arabischen Fassung haben LUCIEN LECLERC[63] eine Übersetzung ins Französische und SPINK und LEWIS[64] eine Übersetzung ins Englische veröffentlicht, die neben der lateinischen Übertragung von CHANNING als neuerer, international verständlicher Zugang zum Text angeführt wird.

2. DIE HANDSCHRIFT UND DER DRUCK VON 1500

Die Kollation der Handschrift mit dem Druck von 1500 ergab, dass der Text der Handschrift vollständig ist und mit der Abfolge der Kapitel übereinstimmt. Dadurch, dass keine Blätter falsch gefaltet oder verbunden sind, ist der Text von der ersten bis zur letzten Zeile lesbar. Die Zählung der Kapitel in der nachstehenden Inhaltsaufschließung wurde hier im Kommentar eingeführt; sie ergibt sich aus der Einteilung in die drei Bücher sowie aus der Unterteilung in die einzelnen Kapitel mittels rubrizierter Kapitelüberschriften und zweizeiliger Initialen in Blattgold.

Der Handschrift vorausgestellt ist die Kapitelübersicht, die zu Buch I 57 Kapitel (Druck: 58), zu Buch II 99 Kapitel (Druck: 99) und zu Buch III 35 Kapitel (Druck: 36) verzeichnet. Der Fehler in der Kapitelübersicht der Handschrift zu Buch I lässt sich damit erklären, dass der Titel des 18. Kapitels des Druckes: *De modo cauterizandi cum medicina comburente in eodem casu* nicht aufscheint. Das Kapitelverzeichnis zu Buch II ist korrekt, außer dass Kapitel 40 des Druckes von 1500 mittels blauem Paragraphenzeichen auf fol. 1v über der Spalte b oben mit Verweiszeichen auf die zutreffende Stelle eingefügt wurde. Die Anführung von 35 Kapiteln zu Buch III ist darauf zurückzuführen, dass der Titel zu Kapitel 22 des Druckes: *De curatione quando restauratur et remanet membrum post illud subtile non secundum naturam suam* in der Handschrift fehlt.

Die Inhaltsübersicht entspricht nicht der tatsächlichen Gliederung der Handschrift, sondern gibt die „Standardeintei-

---

63 La chirurgie d'Abulcasis, Paris 1861.

64 ALBUCASIS on Surgery and Instruments, A Definitive Edition of the Arabic Text with English Translation and Commentary by M. S. SPINK and G. L. LEWIS, Berkeley and Los Angeles 1973.

lung“ der lateinischen *Chirurgia* nach dem arabischen Original wieder. Die Tabula war also festgelegt und wurde – wie der Text - nach einer Vorlage kopiert.

Auf den Prolog folgt Buch I mit der Einleitung und 59 Kapiteln. Das 2. und 43. Kapitel der Druckausgabe gliedert sich in die Kapitel 1 und 2 sowie 43 und 44 der Handschrift; das im Druck mit Nr. 1 bezeichnete Kapitel wird bei der Darstellung des Codex sinngemäß als ungezählte Einleitung zu Buch I festgehalten.

Buch II bietet in der Handschrift eine differenziertere Gliederung, die gegenüber der Druckausgabe von 1500 mit 99 Kapiteln, die die Einleitung als 1. Kapitel mitzählt, eine Einteilung in die Einleitung und 131 Kapitel aufweist. Die Divergenzen ergeben sich einerseits aus einer unkorrekten Zählung im Druck, andererseits daraus, dass Kapitel 12 und 38 der Handschrift im Druck ungezählt sind, Kapitel 75 des Druckes über die Geburtshilfe in 10 Einzelkapitel (Nr. 77–86 der Handschrift) sowie das Kapitel 77 des Druckes in zwei Abschnitte (Nr. 101–102 des Codex) und Kapitel 97 des Druckes über den Aderlass in der Handschrift in 17 Einzelkapitel (Nr. 113–129 der Handschrift) unterteilt sind.

Für Buch III entsprechen die ungezählte Einleitung und die 35 Kapitel den 36 Kapiteln des Druckes, wo wieder die Einleitung als 1. Kapitel aufscheint.

3. DIE INSTRUMENTE

Mit zu berücksichtigen beim Inhalt sind die Zeichnungen der Glüheisen, anderer medizinischer Instrumente und Geräte sowie der Schnitte oder Eingriffe, die im Text beschrieben und zusätzlich graphisch dargestellt sind. Sie stellen die eigentliche Leistung des arabischen Autors dar, sind dem arabischen Text integriert und daher in die lateinische Übersetzung übernommen, weshalb auch die lateinischen Handschriften die Illustrationen als zum Text gehörig aufweisen. Die arabischen Handschriften enthalten über 200 Darstellungen[65], der Druck von 1500 213 Illustrationen. In der Handschrift waren zum 1. Buch 33, zum 2. Buch 99 und zum 3.

65 So HAMARNEH und SONNEDECKER, a. O., 53–54.

Buch 12 Illustrationen vorgesehen, also insgesamt 204. Zur Vorzeichnung gelangten lediglich das olivenmesserartige Glüheisen auf fol. 4va (Buch I, Kapitel 2) und der kreuzförmige Schnitt für die Behandlung des Wasserkopfes bei Kindern auf fol. 17ra (Buch II, Kapitel 1).

4. DER KOMMENTAR ZU BUCH II, KAPITEL 105

Ein einziges Kapitel ist mit einem Kommentar versehen, der von der Haupthand in kleiner Littera textualis rotunda geschrieben ist. Der Kommentar bezieht sich auf Buch II, Kapitel 105 (fol. 50vb–51rb) *De incisione extremitatum et serratura ossium* und verwertet die medizinische Schrift *Ad Almansorem libri X* von ar-Razzī (865 bis nach 925)[66].
Incipit: *Rasis in almansore pedum digiti prius manibus sunt fricandi vehementer absque ullo liquore deinceps vero ex oleo veteri inunguendo (?) friccacio est facienda postquam pannis cooperiendi inter ipsos ac sub ipsis et super ipsos interponendo pannos ...*
Explicit: ... *Sermo autem de hoc est egrediens ab intentione huius nostri tractatus quoniam est pertransiens illud quod ille facere potest que non est huius artis indigens medicante sciente pio. etc.*

5. DIE MARGINALEINTRAGUNGEN ZU BUCH II, KAPITEL 77–86

Außerhalb des Textes enthält die Handschrift auf fol. 41r Eintragungen in Textualis cursiva des 14. Jahrhunderts, die auf einen Besitzer oder Benützer der Handschrift zurückgehen und Ergänzungen zur Geburtshilfe (Buch II, Kapitel 77–86) darstellen, die auf *Hippokrates* und Galen zurückgeführt wurden.
Y(ppokrates) *in quinta particula. Fetus mares quidem in dextris, femine vero in sinistris magis.*
G(alenus) *in commento, in libro de spermate, ostendit quia fetus masculus complexio sua calidissima fuerit quem etiam adiuvat si locus* (?)

66 Eine Identifikation des Textes unterbleibt im Rahmen dieser Darstellung.

ubi concurvatur (?) *sit calidus dextrum autem latus matrix constat esse calidius cum epati vicinetur.*
Y(ppokrates) *in quinta particula, Mulieri in utero habenti si venter multum fluat, periculum est abortiendi.*
G(alenus) *in commento in hoc loco idem intendit quod de flebotomia, alibi de inanitione cibi, minuitur eius sanguis, debilitatur mulier, moritur fetus, comprimitur matrix.*
Y(ppokrates) *in quinta particula. Mulieris, si vis scire si conceperit mellicratum quando dormitura est da ei bibere, et si quidem tortiones habuerit circa ventrem concepit. Si vero non, non concepit.*

Auf dem breiten Pergamentrand unten ist in tabellarischer Form die Anzahl der Tage für die Bildung und Vollendung eines männlichen und weiblichen Embryos angegeben, der im siebenten, neunten oder zehnten Monat geboren wird.

Mulier parit Gemellos	Masculum	In septimo mense	Eius informatio (!) in XXX diebus Eius motus LXX* diebus	Eius perfectio in CCX diebus
		In nono mense	Eius formatio in XLV* diebus Eius motus in LXXXX diebus	Eius perfectio in CCLXX diebus
		In decimo mense	Eius formatio in XLVdiebus Eius motus in LXXXX diebus	Eius perfectio in CCC diebus
	Femina(!)	In septimo mense	Eius formatio in XL diebus Eius motus in LXX diebus	Eius perfectio in CCX diebus
		In nono mense	Eius formatio in XLVdiebus Eius motus in XC diebus	Eius perfectio in CCLXX diebus
		In decimo mense	Eius formatio in L diebus Eius motus in C diebus	Eius perfectio in CCC diebus

*Ergänzung für die Rasur am Rand rechts außen.

6. DER TEXT, DIE ILLUSTRATIONEN UND DIE MINIATUREN

ABU'L QĀSIM ḪALAF IBN 'ABBĀS AL-ZAHRĀUĪ
Chirurgia (lat.)[67].

KAPITELÜBERSICHT (1ra–2va): *Incipiunt capitula prime particule* (Beginn der Kapitel des ersten Buches).
(Druck 1500, 42ra–42vb. Vgl. Channing X–XXIX; Spink – Lewis –).

PROLOG (3ra–3va): *Incipit cirurgia* (!) *albucasim quam magister Gerardus cremonensis transtulit in toleto de arabico in latinum et est tricessima particula libri al taragui* (Beginn der „Chirurgie" des Abu'l Qāsim, die Magister Gerhard von Cremona in Toledo vom Arabischen ins Lateinische übersetzt hat und welche den 30. Abschnitt des Buches von al-Zahrāuī bildet).
(Druck 1500, 6ra–6rb. Vgl. Channing 2–7; Spink – Lewis 2–7).

Nach Beendigung dieses Buches ist es notwendig, einen Abschnitt über chirurgische Operationen hinzuzufügen, da hierüber zur Zeit in unserem Lande geringe Kenntnis herrscht und auch die ältere medizinische Literatur darüber wenig enthält. Wichtig sind in erster Linie die Kenntnis der Anatomie, wie sie *Galen* beschrieben hat, sowie ein umfassendes Wissen über die Glieder, Knochen, Sehnen, Muskeln, Arterien und Blutgefäße, denn nach *Hippokrates* sind viele nur dem Namen nach, nicht jedoch wirklich gute Ärzte, besonders, was das Fach der Chirurgie anlangt. Die operative Chirurgie kann einerseits zum Nutzen und zur Gesundheit des Patienten, andererseits zu seinem Schaden angewendet werden. Daher richten sich die Behandlungsmethoden nach dem zu erwartenden positiven Ausgang des Eingriffes. Erfolge erhöhen den Ruf und das Glück des Arztes. Der Abschnitt über die Chirurgie gliedert sich in drei Bücher:

67 Die Aufschließung des Inhalts bietet die Wiedergabe der Kapitelüberschriften in der Orthographie der Handschrift und mit aufgelösten Abbreviaturen, ihre Übersetzung ins Deutsche sowie Belege der Edition von 1500 und der Ausgaben in arabischer, lateinischer und englischer Sprache zum Vergleich. Weiters sind die nicht ausgeführten Instrumente festgehalten und die Miniaturen mit dem Text überprüft und beschrieben.

Buch I handelt von den Kauterisationen mit dem Glüheisen und mit kaustischen Mitteln, von Instrumenten und Glüheisen und folgt in der kapitelweisen Anordnung dem menschlichen Körper vom Kopf bis zum Fuß.

Buch II handelt vom Schnitt, von der Öffnung bzw. Perforation, vom Aderlass und von der Extraktion von Pfeilen.

Buch III handelt vom Einrichten der Knochen nach Frakturen, verrenkter Glieder und von Luxationen.

ERSTES BUCH (3vb–16va)

EINLEITUNG (3vb–4va): *Capitulum primum de cauterio* (Erster Abschnitt über das Glüheisen).
Vor der eigentlichen Darstellung der Behandlung mit dem Glüheisen sind seine Vor- und Nachteile festzuhalten, nachdem es unterschiedliche Meinungen über die Anwendung bei organischer trockener Erkrankung gab, wonach die Gegner behaupteten, dass eine heiße trockene Krankheit nicht mit einem heißen Heilmittel behandelt werden könne. Wichtig bei der Verwendung des Glüheisens ist lange Übung sowie Beschäftigung mit der unterschiedlichen Beschaffenheit des menschlichen Körpers und den Ursachen, Symptomen und der Dauer der Krankheiten. Hingegen sind sich alle über den Nutzen der Glüheisentherapie bei kalten und feuchten Erkrankungen einig. Das Feuer ist anderen medizinischen Brennmitteln überlegen, da es das Umfeld des Krankheitsherdes nicht angreift, dadurch keine anderen schwerwiegenden Erkrankungen verursacht und in seiner Wirkung auf den begrenzten Krankheitsherd beschränkt bleibt. Die Kauterisation ist zu jeder Zeit anwendbar und nicht an bestimmte Jahreszeiten gebunden, sie erzielt eher selten die definitive Heilung einer Krankheit, und sie soll erst nach anderen, erfolglos gebliebenen Behandlungsmethoden zur Anwendung gelangen. Unterschiedliche Meinungen liegen ebenso über das Material des Glüheisens vor, wobei die Mehrzahl der Ärzte Gold gegenüber dem Eisen den Vorzug gibt. Gold wäre an und für sich besser, allerdings ist am Rot des erhitzten Goldstabes die gewünschte Temperatur schlecht erkennbar; Gold kühlt rasch ab und schmilzt außerdem, daher ist Eisen als Material eher zu empfehlen.

Das erste Buch gliedert sich in Kapitel über die Kauterisation, die zur leichteren Auffindung durch den Arzt in der Abfolge vom Kopf bis zum Fuß des menschlichen Körpers angeordnet sind. (Druck 1500, 6rb –6va. Vgl. Channing 8–13; Spink – Lewis 8–15).

1. KAPITEL (4va): *Capitulum primum de cauterio capitis scilicet cauterio uno* (Erstes Kapitel über die einmalige Anwendung des Glüheisens am Kopf).
(Druck 1500, 6va–6vb, Z. 2. Vgl. Channing 14–15; Spink – Lewis 16–17).

2. KAPITEL (4va–4vb): *De forma cauterizationis* (Art der Kauterisation).
(Druck 1500, 6vb, Z. 3f. Vgl. Channing 14–17; Spink – Lewis 16–19).
4va *Illustration*: Federzeichnung des olivenmesserförmigen Glüheisens.
4vb *Miniatur*: In einem gotischen Interieur mit flacher Holzbalkendecke und Zinnenbekrönung sowie durchbrochenen Seitenwänden sitzt links der Arzt in einem langen Kleid mit Turban auf einem Faltstuhl und drückt dem vor ihm am Boden auf einem Polster sitzenden Patienten das Glüheisen auf die Schädeldecke. Kahlrasur sowie Kreuzung der Arme und Beine des Patienten entsprechen der Schilderung im Text.

3. KAPITEL (5ra): *Capitulum secundum de cauterio capitis* (Zweites Kapitel über die Kauterisation am Kopf).
(Druck 1500, 6vb–7ra. Vgl. Channing 16–19; Spink – Lewis 20–21).
5ra *Miniatur*: Der auf einer bepolsterten Truhe sitzende Arzt drückt dem vor ihm am Boden sitzenden, kahlgeschorenen Patienten das Instrument auf den Kopf. Rechts steht ein Mann in weißem langen Kleid mit roten Borten und beobachtet mit verschränkten Armen das medizinische Geschehen; vor ihm am Boden ein Feuergefäß, in dem zwei Glüheisen stecken. Die Szene ist im Hintergrund von einer Mauer mit Bifora-Öffnung und seitlich von zwei schlanken Säulen begrenzt, auf deren Kapitellen eine Kuppel ruht.

4. KAPITEL (5ra–5va): *Capitulum tercium de cauterio emigranee non antique* (Drittes Kapitel über die Kauterisation bei nicht chronischer Migräne).
(Druck 1500, 7ra. Vgl. Channing 18–21; Spink – Lewis 22–25).
5rb *Illustration*: Platz für die Federzeichnung des schlüsselförmigen Glüheisens leer.

Miniatur: Geschildert wird nicht die eingangs genannte Ätzmethode mit Knoblauch, der an der schmerzenden Stelle am Kopf mittels Skalpellschnitt unter die Haut geschoben und dort 15 Stunden belassen wird, sondern die Kauterisation, wobei der auf einer bepolsterten Truhe sitzende Arzt das Glüheisen dem vor ihm am Boden sitzenden Patienten auf dem kahlrasierten Kopf ansetzt. Die Szene spielt sich vor einer Ziegelwand mit geöffneter Tür ab, vor die ein zweiteiliger Vorhang gespannt und gerafft ist. 5vb

5. KAPITEL (5va–5vb): *De cauterizatione emicranee* (!) *antique* (Kauterisation bei chronischer Migräne).
(Druck 1500, 7ra–7rb. Vgl. Channing 22–23; Spink – Lewis 26–27).
Miniatur: Vor der Längsseite eines Gebäudes mit einer Toröffnung sitzt der Arzt auf einem großen Holzstuhl und drückt dem vor ihm kauernden Patienten das Instrument auf den Kopf in der Nähe der Schläfe. Er hält dabei die linke Hand des Patienten, der den Kopf zur Seite neigt. Die bildliche Darstellung wurde von der nachstehenden Kapitelüberschrift zur Kauterisation bei Ohrenschmerzen inspiriert und weist keinen typischen Bezug zum Text über die Kauterisation bei chronischer Migräne auf, wonach die am Kopf vorher bezeichnete Stelle mit der Hand eingedrückt und durch den Schnitt über der Arterie der Knochen berührt wird, wobei eine Blutung und Durchtrennung der Muskeln vermieden werden sollen. 5vb oben

6. KAPITEL (5vb): *De cauterizatione dolorum aurium* (Kauterisation bei Ohrenschmerzen).
(Druck 1500, 7rb. Vgl. Channing 24–25; Spink – Lewis 28–29).
Illustration: Platz für die Federzeichnung des punktförmigen Glüheisens leer. 5vb
Miniatur: Vor einem Gebäude mit drei hohen schmalen Fensteröffnungen sitzt auf einer Truhe mit einem Polster der Arzt und drückt dem vor ihm auf einer dicken Matte halb knienden, kahlgeschorenen Patienten das Glüheisen weit über dem Ohr auf den Kopf. Rechts vom medizinischen Geschehen wächst ein schlanker Baum aus steinigem Boden über die Bildeinfassung hinaus. 5vb unten
Nach dem Text soll das Glüheisen an zehn vorgezeichneten Stellen um das kranke Ohr angesetzt werden.

7. KAPITEL (6ra): *De cauterizatione torture* (Kauterisation bei Mundverzerrung).
(Druck 1500, 7rb. Vgl. Channing 24–27; Spink – Lewis 30–31).

6ra *Illustration:* Platz für das klingenförmige Glüheisen leer.

6ra *Miniatur:* Vor einer Stadtarchitektur im Hintergrund und einer Interieur-Wand mit einer Fensteröffnung sitzt auf einer langen Bank der Arzt, ihm zu Füßen am Boden auf einem Polster der Patient, dem der Arzt das Glüheisen in der Nähe des Mundwinkels aufdrückt und dabei das Kinn hält. Links wächst ein Baum vor Goldhintergrund über den Rahmen der Miniatur hinaus.

8. KAPITEL (6ra–6rb): *De cauterizatione apoplexie antique* (Kauterisation bei chronischer Apoplexie).
(Druck 1500, 7rb. Vgl. Channing 26–27; Spink – Lewis 32–33).

6rb *Miniatur:* Der Patient sitzt, bekleidet mit einem über der Brust geöffneten Rock, die rechte Hand auf den Kopfteil des Bettes aufgestützt, die linke erhoben und mit einer Decke zur Hälfte zugedeckt, auf einem Bett. Der hinter dem Bett am Boden kniende Arzt setzt, der Schilderung im Text entsprechend, das Instrument über dem Magen auf. Die Szene ist seitlich mit halbhohen Wänden begrenzt, auf denen zwei steinerne Skulpturen einen Vorhang halten, der den Raum nach oben und hinten abschließt.

9. KAPITEL (6rb): *De cauterizatione oblivionis que fit ex fl(egm)ate* (Kauterisation der durch Phlegma verursachten Lethargie).
(Druck 1500, 7va. Vgl. Channing 28–29; Spink – Lewis 34–35).

6va oben *Miniatur:* Der auf einem bepolsterten Hocker sitzende Arzt berührt den kahlgeschorenen Hinterkopf des Patienten, den dieser, am Boden kniend, in den Schoß des Arztes gelegt hat, mit dem Glüheisen, das laut Text vom Kopf bis zum Hals drei Mal aufgesetzt werden soll. Im Hintergrund steht ein Schrank mit einem turmartigen Aufbau; eine offene Türe gibt den Blick auf Gefäße frei, dahinter ein Knabe mit Kapuze.

10. KAPITEL (6va): *De cauterizatione paralipsis et malificatione tocius corporis* (Kauterisation bei Lähmung und Schlaffheit des ganzen Körpers).
(Druck 1500, 7va. Vgl. Channing 28–29; Spink – Lewis 36–37).

6va unten *Miniatur:* Auf einem großen Bett liegt der Patient mit nacktem Oberkörper auf dem Bauch, die weiße Krankenhaube am Kopf, unter der im Gegensatz zur Schilderung im Text Haare hervorschauen. Über ihm kniet auf der Bettdecke der Arzt und berührt, wie im Text vorgeschrieben, die Haut über der Rückenwirbelsäule mit dem olivenmesserartigen Glüheisen. Vor dem Bett am Boden ein Feuergefäß. Das Geschehen ist seitlich von architektonischen Wänden eingefasst, zwischen denen auf einer Stange ein Vorhang gespannt ist, der die Szene flach abschließt.

11. KAPITEL (6va–6vb): *De cauterizatione epilepsie* (!) (Kauterisation bei Epilepsie).
(Druck 1500, 7vb. Vgl. Channing 30–31; Spink – Lewis 38–39).
Miniatur: In einem offenen, mit Holz überdachten Raum, an den 6vb
links ein gotisches Gebäude mit einer Vorhalle auf Säulen und mit einer Turmbekrönung anschließt, steht der junge Patient und stützt sich mit dem Ellenbogen auf einen Schemel, wobei er den mit der Krankenhaube bedeckten Kopf hält. Der Arzt drückt das olivenmesserartige Glüheisen mit der feineren Klinge durch das bodenlange Kleid auf die Wirbelsäule; dahinter am Boden ein Feuergefäß.

12. KAPITEL (6vb–7ra): *De cauterizatione melancolie* (Kauterisation bei Melancholie).
(Druck 1500, 7va–7vb. Vgl. Channing 30–33; Spink – Lewis 40–41).
Miniatur: Vor einem Architektur- und Landschaftshintergrund 7ra
kauert der Patient mit gekreuzten Armen und Beinen auf dem Boden. Vor ihm kniet der Arzt und leert, wie im Text geschildert, aus einem Gefäß die erwärmte Schafbutter auf die von einem Tuch kreisförmig eingefasste kahle Stelle mitten am Kopf, wo sie bis zum Auskühlen belassen werden soll.

13. KAPITEL (7ra–7rb): *De cauterio aque descendentis ad oculum* (Kauterisation bei grauem Star).
(Druck 1500, 7vb. Vgl. Channing 32–33; Spink – Lewis 42–43).
Miniatur: In einem Interieur mit flacher Holzdecke und durchbro- 7rb
chenen Seitenwänden sitzt auf einem bepolsterten Stuhl der Arzt und drückt dem vor ihm sitzenden Patienten das Glüheisen auf die Schläfe des kahlrasierten Kopfes und hält die Hand auf die bereits behandelte Schläfe, an der Spuren von Blut kleben, da bei den Kauterisationen laut Text die subkutanen Adern zu durchtrennen sind.

14. KAPITEL (7rb): *De cauterio lacrimarum antiquarum* (Kauterisation bei chronisch tränendem Auge).
(Druck 1500, 7vb. Vgl. Channing 34–35; Spink – Lewis 44–45).

15. KAPITEL (7rb–7va): *De cauterio fetoris nasi* (Kauterisation bei Sekretbildung in der Nase, Schnupfen?).
(Druck 1500, 7vb. Vgl. Channing 34–35; Spink – Lewis 46–47).

7va *Illustration:* Platz für die Federzeichnung des schlüsselförmigen Glüheisens leer.

7va oben *Miniatur:* Auf der Stufe einer gotischen Kathedra mit der Bekrönung eines Kanzelschalldeckels sitzt der Arzt und berührt einen Patienten, der von einer zweiten sitzenden Figur hinten gehalten wird, mit dem Glüheisen auf der Stirn über der Augenbraue. Rechts im Bild ein gotisches Gebäude.

16. KAPITEL (7va): *De cauterio mollificationis palpebrarum* (Kauterisation bei Erkrankung des Augenlides).
(Druck 1500, 7vb. Vgl. Channing 34–37; Spink – Lewis 48–49).

7va *Illustration:* Platz für das Glüheisen leer.

7va *Miniatur:* Vor einem Gebäude im Hintergrund sitzt auf einem bepolsterten Stuhl der Arzt und legt das Instrument auf die rechte Augenbraue des vor ihm am Boden knienden Patienten; neben dem Arzt am Boden ein Feuergefäß.

17. KAPITEL (7vb–8ra): *De cauterio palpebre oculi quando convertuntur pilli ad interiora et pungunt oculum* (Kauterisation des Augenlides, wenn die Wimpern nach innen wachsen und das Auge verletzen).
(Druck 1500, 8ra. Vgl. Channing 36–39; Spink – Lewis 50–53 oben).

7vb *Illustration:* Platz für die Federzeichnung des Glüheisens leer.

8ra *Miniatur:* Der auf einem Polster sitzende Arzt drückt dem vor ihm kauernden Patienten, der eine Krankenhaube trägt, das Glüheisen auf das Augenlid; rechts im Bild ein Feuergefäß. Laut Darstellung im Text kontrahiert sich das Augenlid nach zahlreichen Kauterisationen, die nach der Vorzeichnung in Form eines Myrtenblattes vorgenommen werden, sodass die Wimpern nicht mehr auf dem Augapfel aufliegen und diesen irritieren. Die Szene wird im Hintergrund von einer Mauer mit Kassettenvertiefungen und einer Kuppelbekrönung, seitlich von einem Baum begrenzt.

18. KAPITEL (8ra–8rb): *Cauterium autem con medicina combu-*

rente (Ätzmethode).
(Druck 1500, 8ra–8rb. Vgl. Channing 38 unten–41; Spink – Lewis 52 oben–55).
Illustration: Platz in der Textspalte für die Federzeichnung der Myrtenblattform leer. 8rb

19. KAPITEL (8rb–8va): *De cauterizatione fistule que est in lacrimali oculo* [*i* in Tintenfarbe zu *o* korrigiert] (Kauterisation der Tränenfistel).
(Druck 1500, 8rb. Vgl. Channing 42–45; Spink – Lewis 56–59).
Illustrationen: Platz für die Federzeichnungen des hohlen Glüheisens in Form einer Vogelfeder sowie der operativen Ritze leer. 8rb–8va
Miniatur: Der auf einem Bett liegende und mit einer Decke zugedeckte Patient hält die rechte Hand erhoben. Von hinten beugt sich der Arzt über ihn und drückt mit der Rechten das Glüheisen in den Augenwinkel, wobei er den Zeigefinger der linken Hand an die Nasenwurzel legt, um, wie im Text vorgeschrieben, ein Abgleiten mit dem Instrument und eine Verletzung des Augapfels zu vermeiden. 8va

20. KAPITEL (8va–8vb): *De cauterio fissurarum labii* (Kauterisation von Lippenspalten).
(Druck 1500, 8rb-8va. Vgl. Channing 44–47; Spink – Lewis 60–61).
Illustration: Platz für die Federzeichnung des scharfen, messerförmigen Glüheisens leer. 8vb
Miniatur: Auf einer Truhe sitzt der Arzt und drückt dem am Boden knienden Knaben das Instrument auf die Unterlippe, bis diese in ihrer Tiefe ausgebrannt ist. Die Szene ist von zwei schlanken Säulen eingefasst, auf deren Kapitellen zwei Affen sitzen und einen drapierten Vorhang über die Breite der Szene halten. 8vb
Sowohl aus dem Text als auch aus der Miniatur geht nicht hervor, ob mit der Lippenspalte die Hasenscharte (labium fissum) gemeint ist. Dem physiologischen Begriff ist wahrscheinlich hier gegenüber dem pathologischen der Vorzug zu geben.

21. KAPITEL (8vb): *De cauterio fistule accidente in ore* (Kauterisation einer Mundfistel).
(Druck 1500, 8va. Vgl. Channing 46–47; Spink – Lewis 62–63).

22. KAPITEL (8vb–9ra): *De cauterio gingivarum* (Kauterisation von Zahnfleisch).
(Druck 1500, 8va. Vgl. Channing 46–47; Spink – Lewis 64–65).

23. KAPITEL (9ra–9rb): *De cauterio doloris dentium* (Kauterisation bei Zahnschmerzen).
(Druck 1500, 8va. Vgl. Channing 48–49; Spink – Lewis 66–69).

9rb *Illustrationen:* Plätze für die Federzeichnungen des Glüheisens und der Kanüle leer.

9rb *Miniatur:* Der auf einem Holzschemel sitzende Arzt drückt dem vor ihm knienden Patienten mit der rechten Hand das Glüheisen auf den Zahn und hält in der Linken ein weiteres Glüheisen oder die Kanüle. Die Szene spielt sich vor Goldgrund und einem weißen Zelt ab, das auf dem Zeltdach mit einem stilisierten unkolorierten Wappenfries dekoriert ist.

24. KAPITEL (9rb–9va): *De cautericatione* (!) *scrophularum* (Kauterisation der Halsgeschwulst).
(Druck 1500, 8vb. Vgl. Channing 50–51; Spink – Lewis 70–71).

9rb *Illustrationen:* Plätze für die Federzeichnungen des Glüheisens und der Kanüle leer.

9va *Miniatur:* Auf einer bepolsterten Bank sitzt der Arzt und setzt einem älteren Patienten, der ihm den Rücken zukehrt und ebenso einen Turban trägt, das Glüheisen auf den Hals unter dem rechten Ohr an. Zwei schlanke Säulen, die eine runde, baldachinartige Kuppel mit plastischem Schmuck von goldgehöhten Skulpturen zweier liegender Figuren und eines Adlers tragen, umrahmen die Szene.

25. KAPITEL (9va): *De cauterizatione raucedinis vocis et constrictione anelicus. R(ubrica ?)* (Kauterisation bei Heiserkeit der Stimme und Atemnot).
(Druck 1500, 8vb. Vgl. Channing 52–53; Spink – Lewis 72–73).

9va *Miniatur:* Dem am Boden sitzenden Patienten legt der Arzt das schlüsselförmige Glüheisen am Kehlkopf an. Rechts davon ein gotisches Gebäude mit einer großen Fensteröffnung.

26. KAPITEL (9va–9vb): *De cautericatione* (!) *egritudinis pulmonis et tussis* (Kauterisation bei Lungenkrankheit und Husten).
(Druck 1500, 8vb. Vgl. Channing 52–53; Spink – Lewis 74–75).

9vb *Illustration:* Platz für die Federzeichnung des dreizahnigen Glüheisens leer.

9vb unten *Miniatur:* Dem mit erhobenen Armen im Bett sitzenden Patienten drückt der Arzt das Glüheisen an der Stelle des Schlüsselbeines auf. Die Miniatur, die mitten in den Text des folgenden Kapitels unter der rechten Textspalte eingefügt ist, entspricht dem Text über die

Kauterisation bei Lungenerkrankung und Husten, obwohl Ähnlichkeiten in der bildlichen Darstellung zum nachfolgenden Kapitel über die Kauterisation der Achselhöhe bestehen, das jedoch mit einer eigenen Miniatur illustriert ist.

27. KAPITEL (9vb–10ra): *De cauterizatione titillici* (Kauterisation der Achselhöhle).
(Druck 1500, 8vb–9ra. Vgl. Channing 54–57; Spink – Lewis 76–79).
Illustration: Platz für die Federzeichnung des zweizinkigen Glüh- 9vb
eisens leer.
Miniatur: In einem Bett liegt der Patient, den nackten Oberkörper 10ra
zur Seite gedreht, und stützt sich auf den rechten Ellenbogen. Der auf der Bettdecke sitzende Arzt setzt das Glüheisen in der Achselhöhle auf, nachdem der dislozierte Oberarmgelenkkopf vorher eingerenkt worden ist.

28. KAPITEL (10ra–10rb): *De cauterication*e (!) *stomachi* (Kauterisation des Magens).
(Druck 1500, 9ra. Vgl. Channing 56–59; Spink – Lewis 80–83).
Illustrationen: Plätze für die Darstellungen der dreieckförmigen 10ra–10rb
Kauterisation sowie des kreisförmigen Glüheisens leer.

29. KAPITEL (10rb–10va): *De cauteriis ep(at)is frigidi* (Kauterisation der Leber).
(Druck 1500, 9ra–9rb. Vgl. Channing 58–59; Spink – Lewis 84–87).
Illustrationen: Plätze für die Federzeichnungen der Vorzeichnungen 10rb
der drei Kauterisationsstellen sowie für die beiden Glüheisen leer.
Miniatur: Der hinter dem Bett am Boden kniende Arzt setzt dem 10vb
im Bett bekleidet halb liegenden Patienten das Instrument in der Mitte des Oberkörpers auf.
Die Darstellung weist keinen spezifischen Bezug zur Kauterisation der Leber auf, wonach auf der Höhe des anliegenden Ellenbogens drei Kauterisationsstellen vorzuzeichnen sind.

30. KAPITEL (10va): *De perforatione apusatis* (!) *ep(at)is cum cauterio* (Öffnung eines Abszesses an der Leber mit dem Glüheisen).
(Druck 1500, 9rb. Vgl. Channing 60–61; Spink – Lewis 88–89).
Illustration: Platz für die Federzeichnung des stäbchenförmigen 10va
Glüheisens leer.

31. KAPITEL (10vb): *De cauterizatione pleuresis* (Kauterisation des Brustfells bzw. Rippenfells).
(Druck 1500, 9rb–9va. Vgl. Channing 60–63; Spink – Lewis 90–91).
10vb *Miniatur:* Auf einem Bett ruht der Patient, den Kopf in die linke Hand gestützt, die rechte Hand erhoben. Der davor stehende Arzt drückt das Glüheisen zwischen die Rippen des Patienten. Vor dem Bett ein Feuergefäß, in dem ein zweites Glüheisen steckt und ein speziell für diese Behandlung erzeugtes Feuer lodert, das aus einer langen, in Öl getauchten und angezündeten Wurzel der Osterluzei (Aristolochia) gespeist wird.
Die Miniatur ist dem Text voran- und nicht, wie in den meisten Fällen, nachgestellt.

32. KAPITEL (11ra): *De cauterizatione splenis* (Kauterisation der Milz).
(Druck 1500, 9va. Vgl. Channing 62–65; Spink – Lewis 92–93).
11ra *Miniatur:* Auf einem Bett liegt mit nacktem Oberkörper der Kranke, auf dessen Bauch der Arzt das zweizinkige Glüheisen aufsetzt und durch die Abhebung und Durchstoßung der Haut vier Kauterisationspunkte entstehen; vor dem Bett ein Feuergefäß.

33. KAPITEL (11rb): *De cauterizatione ydropisis* (Kauterisation bei Wassersucht).
(Druck 1500, 9va. Vgl. Channing 64–65; Spink – Lewis 94–95).
11rb *Miniatur:* Der Arzt drückt dem Patienten, der nackt im Bett sitzt und sich die Hände vor das Gesicht hält, das olivenmesserartige Glüheisen im Umkreis des Nabels auf den geblähten Bauch.

34. KAPITEL (11rb–11va): *De cauterizatione pedum et crurum* (Kauterisation der Füße und Unterschenkel).
(Druck 1500, 9va–9vb. Vgl. Channing 66–67; Spink – Lewis 96–97).
11rb *Illustration:* Platz für die Federzeichnung des Glüheisens leer.
11va *Miniatur:* Auf einer bepolsterten Bank sitzt der Patient und hält das rechte nackte Bein ausgestreckt; Schuh und roter Strumpf liegen am Boden. Der davor kniende Arzt drückt steil das Glüheisen auf den geschwollenen Rist des Fußes, damit die Flüssigkeit abfließen kann.

35. KAPITEL (11va–11vb): *De cautericatione* (!) *solutione ventris* (Kauterisation zur Lockerung des Bauches).
(Druck 1500, 9vb. Vgl. Channing 66–69; Spink – Lewis 98–99).
Miniatur: Einem mit nacktem Oberkörper auf einem steil aufgerichteten Bett sitzenden Patienten setzt der Arzt das Glüheisen auf dem geblähten Bauch über dem Nabel auf. 11vb oben

36. KAPITEL (11vb): *De cura emoroidarum anni* (!) (Kauterisation von Hämorrhoiden).
(Druck 1500, 9vb. Vgl. Channing 68–69; Spink – Lewis 100–101).
Miniatur: Von den mehrfach anzuwendenden Kauterisationen bei dieser Erkrankung schildert die Miniatur jene, wonach der Arzt dem nackt auf dem Bauch liegenden Patienten das Glüheisen auf dem Gesäßansatz aufzudrücken hat. 11vb unten

37. KAPITEL (12ra): D*e cauterizatione altelil post incisionem eorum* (Kauterisation nach operativer Entfernung von Warzen [arab. al-Ṯa'ālīl]).
(Druck 1500, 9vb. Vgl. Channing 70–71; Spink – Lewis 102–103).
Miniatur: Dem Patienten, der sich nackt auf Knie und Ellenbogen aufstützt, drückt der dahinter stehende Arzt das Instrument auf die rechte Gesäßbacke. 12ra
Die Miniatur ist dem Text vorangestellt.

38. KAPITEL (12ra–12rb): *De cauterizatione fistule que fit in anno* (!) *et partibus eius* (Kauterisation einer analen Fistel bzw. einer Fistel am Gesäß).
(Druck 1500, 9vb. Vgl. Channing 70–73; Spink – Lewis 104–105).

39. KAPITEL (12rb): *De cautericatione* (!) *renum. R(ubrica ?)* (Kauterisation der Nieren).
(Druck 1500, 9vb–10ra. Vgl. Channing 72–73; Spink – Lewis 106–107).
Miniatur: Dem nackt auf dem Bauch liegenden Patienten wird vom Arzt das schlüsselförmige Glüheisen auf die Stelle der rechten Niere gedrückt. 12rb

40. KAPITEL (12rb–12va): *De cauterizatione vesice* (Kauterisation der Harnblase).
(Druck 1500, 10ra. Vgl. Channing 72–73; Spink – Lewis 108–109).

12va oben *Miniatur:* Auf einer bepolsterten Truhe sitzt ein vorne entblößter Patient und schaut auf den Arzt, der ihm das Glüheisen auf der Haut über der Harnblase ansetzt.

41. KAPITEL (12va): *De cauterizatione matricis* (Kauterisation der Gebärmutter).
(Druck 1500, 10ra. Vgl. Channing 74–75; Spink – Lewis 110–111).
12va unten *Miniatur:* Auf einer Bank mit Rückenwand und Seitenwänden sitzt eine Frau, die die Strümpfe bis zu den Knien heruntergelassen, die Schuhe abgelegt hat und vorne entblößt ist. Der ihr auf der Bank gegenübersitzende Arzt setzt das schlüsselförmige Glüheisen auf der Haut über der Gebärmutter auf.

42. KAPITEL (12va–12vb): *De cauterizatione dislocationis anche* (Kauterisation bei Hüftverrenkung).
(Druck 1500, 10ra. Vgl. Channing 74–75; Spink – Lewis 112–113).
12vb *Miniatur:* Einem nackt mit roter Kapuze auf einem Bett liegenden Patienten, der das Bein mit der luxierten Hüfte eingezogen hält, drückt der am Bettrand stehende Arzt das Glüheisen auf das Hüftgelenk.

43. KAPITEL (12vb–13rb): *De cauterio venesuatice* (!) (Kauterisation bei Hüftschmerzen, Ischiasschmerzen).
(Druck 1500, 10ra–10rb, Z. 44. Vgl. Channing 74–81, 1. Absatz; Spink – Lewis 114–119).
12vb–13rb *Illustrationen:* Plätze für die Federzeichnungen der dreifachen Kauterisation in Dreiecksform sowie des aus drei Bechern zusammengeschweißten Glüheisens leer.
13rb *Miniatur:* Dem auf einem Bett mit angezogenem Bein nackt liegenden Patienten drückt der am Bettrand stehende Arzt das Glüheisen auf die linke Hüfte, wobei die Darstellung des Instrumentes auch hier wie in allen anderen Miniaturen keine Differenzierung aufweist.

44. KAPITEL (13rb–14ra): *Medicamen ad idem cum m(edicin)a comburente* (Brenn- oder Ätzmethode bei derselben Erkrankung).
(Druck 1500, 10rb, Z. 44–10va. Vgl. Channing 82–85; Spink – Lewis 122–125).
13va *Illustration:* Platz für die Federzeichnung des Instrumentes aus den beiden Ringen zum Gießen der kaustischen Flüssigkeit auf die Hüfte leer.

45. KAPITEL (14ra): *De cauterizatione doloris dorsi* (Kauterisation bei Rückenschmerzen).
(Druck 1500, 10va. Vgl. Channing 84–85; Spink – Lewis 126–127).
Miniatur: Dem nackt auf dem Bauch liegenden Patienten setzt der Arzt das Glüheisen mitten am Rücken über der Wirbelsäule auf. Laut Text können entweder fünffache Punkturen in drei Reihen auf dem flachen Rücken oder drei- bis vierfache Kauterisationen mit dem schlüsselförmigen Glüheisen vorgenommen werden. Vor dem Bett am Boden ein Feuergefäß. 14ra
Illustration: Platz für die Federzeichnung des mittleren schlüsselförmigen Glüheisens leer. 14ra

46. KAPITEL (14ra–14rb): *De cauterizatione inceptionis gibbositatis* (Kauterisation von beginnender Buckelbildung).
(Druck 1500, 10vb. Vgl. Channing 86–87; Spink – Lewis 128–129).
Illustration: Platz für die Federzeichnung des kreisförmigen Glüheisens leer. 14rb
Miniatur: Dem auf einem Bett kauernden, auf Unterarme und Knie aufgestützten Patienten setzt der Arzt das Glüheisen auf der buckeligen Erhöhung über der Wirbelsäule an. Zur Behandlung kommen Punkturen in zwei bis drei Reihen um den Buckel oder eine Kauterisation mit dem kreisförmigen Glüheisen, das den Buckel ganz erfasst, in Frage. 14rb

47. KAPITEL (14rb–14va): *De cauterizatione podagre aut dolorum iuncturarum* (Kauterisation bei Gicht und Gelenkschmerzen).
(Druck 1500, 10vb. Vgl. Channing 86–89; Spink – Lewis 130–133).
Illustration: Platz für die Federzeichnung des olivenmesserartigen Glüheisens mittlerer Größe leer. 14rb
Miniatur: Vor einem Architekturhintergrund sitzt eine Patientin auf einem Holzschemel und wird von einer dahinter stehenden Figur gehalten. Der vor ihr am Boden unter einer von vier dünnen Stangen getragenen Kuppel kniende Arzt drückt das Glüheisen senkrecht auf den Rist des linken Fußes. 14va

48. KAPITEL (14va–15ra): *De cauterizatione rupture* (Kauterisation bei einem Bruch bzw. einer Hernie).
(Druck 1500, 11ra. Vgl. Channing 88–93; Spink – Lewis 134–139).
Illustrationen: Plätze für die Federzeichnungen des halbkreisförmigen Glüheisens sowie des dreiarmigen Glüheisens in Kreuzform leer. 14vb–15ra
Miniatur: Wie im Text beschrieben, liegt auf einer Bahre auf einem 15ra

Operationstisch mit Schnüren festgebunden der Patient, der von einem dahinter stehenden Assistenten festgehalten und betreut wird. Das halbkreisförmige Glüheisen, in der Miniatur als solches nicht differenziert, wird vom Arzt auf den durch die Hernie vergrößerten Hodensack aufgesetzt, nachdem der Darm vorher in seine richtige Lage zurückgedrückt worden ist. Dabei soll das Gewebe bis zum Schambein durchgebrannt werden.

49. KAPITEL (15ra): *De cauterizatione stuporis* (Kauterisation von Verletzungen, Quetschungen).
(Druck 1500, 11ra–11vb. Vgl. Channing 92–93; Spink – Lewis 140–141).

50. KAPITEL (15ra–15va): *De cauterizatione leprosi* (Kauterisation von Lepra).
(Druck 1500, 11rb. Vgl. Channing 94–95; Spink – Lewis 142–145).
Beide arabischen Editionen überschreiben das Kapitel mit „Kauterisation der Elephantiasis"; gemeint ist jene lepraartige Erkrankung, die im Arabischen mit al-Ǧuḏām bezeichnet wird.

51. KAPITEL (15va): *De cauterizatione stuporis* (Kauterisation von Gefühllosigkeit).
(Druck 1500, 11rb. Vgl. Channing 96–97; Spink – Lewis 146–147).

52. KAPITEL (15va): *De cauterizatione albaras* (Kauterisation von Lepra).
(Druck 1500, 11rb–11va. Vgl. Channing 96–97; Spink – Lewis 148–149).
In der lateinischen Übersetzung ist die arabische Bezeichnung al-Baras für Knotenlepra zur Unterscheidung von der anderen Lepra (al-Ǧuḏām) beibehalten. Die arabische Bezeichnung leitet sich vom Symptom der weißen Flecken her.

53. KAPITEL (15va): *De cauterizatione cancri* (Kauterisation von Karzinom).
(Druck 1500, 11va. Vgl. Channing 96–97; Spink – Lewis 150–151).

54. KAPITEL (15va–15vb): *De cauterizatione adhubelati* (Kauterisation des Furunkels [arab. al-Dubailah]).
(Druck 1500, 11va. Vgl. Channing 98–99; Spink – Lewis 152–153).

Illustration: Platz für die Federzeichnung des knopfförmigen Glüheisens leer. 15vb

55. KAPITEL (15vb): *De cauterizatione corrodentis* (Kauterisation von Gangrän bzw. Fraß oder Fäulnis).
(Druck 1500, 11va. Vgl. Channing 98–101; Spink – Lewis 154–155).

56. KAPITEL (15vb–16ra): *De cauterizatione clavorum converso-rum et aliorum. R(ubrica ?)* (Kauterisation von nach innen und außen gewachsenen Hühneraugen bzw. Hornhaut).
(Druck 1500, 11va–11vb. Vgl. Channing 100–101; Spink – Lewis 156–157).

57. KAPITEL (16ra–16rb): *De cauterizatione tremoris* (Kauterisation bei Zittern).
(Druck 1500, 11vb. Vgl. Channing 102–103; Spink – Lewis 158–159).
Miniatur: Dem nackt auf dem Bauch liegenden Patienten drückt 16rb
der Arzt das Glüheisen auf der Wirbelsäule auf, die neben anderen als Kauterisationsstelle für die Behandlung von Zittern in Frage kommt, das durch Nervenerkältung oder Fiebe̱r verursacht wird.

58. KAPITEL (16rb): *De cauterizatione albachi* (!) *accidentium in corpore* (Kauterisation von Pusteln [arab. al-Baṯar] am Körper).
(Druck 1500, 11vb. Vgl. Channing 102–103; Spink – Lewis 160–161).

59. KAPITEL (16rb–16va): *De cauterizatione defluxus* [*s* in brauner Tinte ergänzt] *sanguinis accidentis ab incisione artarie* (Kauterisation einer Blutung, die durch einen Schnitt an einer Arterie verursacht wird).
(Druck 1500, 11vb–12ra. Vgl. Channing 102–105; Spink – Lewis 162–165).

EINLEITUNG (16va–17ra): *Incipit capitulum secundum de incisione et perforatione et fl(ebot)omia et vulneribus eis similibus. Verba Albucasim* (Beginn des zweiten Abschnittes über den Schnitt, die Perforation bzw. Öffnung, den Aderlass und ähnliche Wunden. So Abu'l Qāsim).
Die Kapitel des zweiten Buches sind wie jene des ersten über die Glüheisenmethode, die weniger riskant ist als die Methoden der folgenden Darstellungen, für eine raschere Auffindbarkeit durch den Arzt in der Abfolge vom Kopf bis zum Fuß des menschlichen Körpers angeordnet. Erfahrung, großes Wissen und Sicherheit sind Voraussetzungen für die Anwendung dieser Methoden.
(Druck 1500, 12ra. Vgl. Channing 108–111; Spink – Lewis 166–169).

1. KAPITEL (17ra–17rb): *De cura aque aggregate in capitibus puerorum* (Behandlung des Wasserkopfes bei Kindern).
(Druck 1500, 12ra–12rb. Vgl. Channing 110–115; Spink – Lewis 170–173).
17ra–17rb *Illustrationen:* Platz für die Federzeichnung der spatelförmigen Sonde sowie des dreiarmigen Schnittes leer. Im Text Federzeichnung des kreuzförmigen Schnittes.
17ra *Miniatur:* Auf einem Polster am Boden sitzt eine Frau und hält ihr Kleinkind auf dem Schoß, das mit seiner rechten Hand einen Vogel an sich drückt. Der auf einer bepolsterten Bank davor sitzende Arzt setzt das Skalpell mitten am Kopf des Kindes an.
Die in den Text nicht eingeplante Miniatur ist unter die linke Textspalte gemalt.

2. KAPITEL (17rb–17va): *De incisione arteriarum que sunt post aures nominate bilhasscisse* (Schnitt der Arterien hinter den Ohrmuscheln [arab. bil-Hasīsīn]).
(Druck 1500, 12rb. Vgl. Channing 114–117; Spink – Lewis 174–177).

3. KAPITEL (17va–18ra): *De extractione arteriarum que sunt in timporibus* (!) (Extraktion der Schläfenadern).
(Druck 1500, 12rb–12va. Vgl. Channing 116–121; Spink – Lewis 178–183).
17va–17vb *Illustrationen:* Platz für die Federzeichnung der spatelförmigen Sonde sowie für das zweizinkige Glüheisen leer.

4. KAPITEL (18ra–18rb): *De curatione* [auf Rasur] *cursus lacrimarum assiduarum ab oculis* (Behandlung von chronischem Tränenfluss aus den Augen).
(Druck 1500, 12va–12vb. Vgl. Channing 120–125; Spink – Lewis 184–187).
Illustrationen: Plätze für die Federzeichnungen der spatelförmigen 18rb
Sonde und des messerartigen Instrumentes mit einer scharfen und einer stumpfen Kante leer.

5. KAPITEL (18rb–18va): *De cura catarrorum et lacrimarum ad oculos ex timporibus* (!) (Behandlung von Wasser und Tränenfluss in den Augen, die von den Schläfen verursacht werden).
(Druck 1500, 12vb–13ra. Vgl. Channing 124–127; Spink – Lewis 188–189).

6. KAPITEL (18va–19va): *De cura eius quod accidit in aure* (Behandlung von Fremdkörpern im Ohr).
(Druck 1500, 13ra–13va. Vgl. Channing 126–135; Spink – Lewis 190–199).
Illustrationen: Plätze für die Federzeichnungen der Pinzette, des 18va–19rb
feinen Skalpells, der unten schmalen und oben breiteren Kanüle und des Infusionsinstrumentes zum Einflößen der Heilmittel leer.

7. KAPITEL (19va–19vb): *De cura oppillationis accidentis auri* (Behandlung bei Ohrenverstopfung).
(Druck 1500, 13va. Vgl. Channing 134–137; Spink – Lewis 200–203).
Illustration: Platz für die Federzeichnung des feinen Skalpells zum 19va
Öffnen des Gehörganges leer.

8. KAPITEL (19vb): *De cura thelil qui accidunt in palpebris* (Behandlung von Warzen [arab. al-Ṯaʾālīl] am Augenlid).
(Druck 1500, 13va. Vgl. Channing 136–137; Spink – Lewis 204–205).

9. KAPITEL (19vb–20ra): *De cura grandinum que accidunt in palpebris oculi* (Behandlung von Hagelkörnern am Augenlid).
(Druck 1500, 13va–13vb. Vgl. Channing 138–139; Spink – Lewis 206–207).

10. KAPITEL (20ra–20rb): *De cura axirnach que accidunt in palpebra* (Behandlung von Eiterung [arab. al-Širnāq] am Augenlid). (Druck 1500, 13vb. Vgl. Channing 138–141; Spink – Lewis 208–211).

11. KAPITEL (20rb–20vb): *De mo(d)is atharxmir oculi* (Arten von Augenreinigung [arab. Tašmir al-'Ayn]).
(Druck 1500, 13vb–14ra. Vgl. Channing 142–147, 3. Absatz; Spink – Lewis 212–217).
20va *Illustrationen:* Plätze für die Federzeichnungen des dreizinkigen Instrumentes zum Abheben des Lides sowie der kleinen Schere leer.

12. KAPITEL (20vb): *De curatione ex exatarti cum cannis* (Behandlung von Eiterung [arab. al-Šatrah] mit Hilfe von Röhrchen). (Druck 1500, 14ra–14rb. Vgl. Channing 146–147, 4. Absatz; Spink – Lewis 218–219).
20vb *Illustration:* Platz für die Federzeichnung der beiden Röhrchen leer.

13. KAPITEL (20vb–21ra): *De el(e)vatio(oe !) (pillorum)* [in winziger brauner Kursive später darüber gesetzt] *pungentium in oculo cum acu quando est pilus unus aut II* [duo] (Abheben von das Auge irritierenden Wimpern, wenn es eine oder zwei sind).
(Druck 1500, 14rb. Vgl. Channing 148–149; Spink – Lewis 220–221).

14. KAPITEL (21ra–21rb): *De cura exatarti que accidit in palpebra superiore* (Behandlung von Eiterung [arab. al-Šatrah] bzw. des „Hasenauges" am Oberlid).
(Druck 1500, 14rb. Vgl. Channing 148–151; Spink – Lewis 222–223).

15. KAPITEL (21rb–21va): *De cura axatarti que accidit in palpebra inferiori* (Behandlung von Eiterung [arab. al-Šatrah] bzw. des „Hasenauges" am Unterlid).
(Druck 1500, 14rb–14va. Vgl. Channing 150–153; Spink – Lewis 224–227).
21rb *Illustration:* Platz für die Federzeichnung der spitzwinkelig zusammenlaufenden beiden Schnitte leer.

16. KAPITEL (21va): *De adherentia palpebris oculi cum coniunctiva aut cornea* (Augenlider, die auf der Bindehaut oder Hornhaut haften).

(Druck 1500, 14va. Vgl. Channing 152 [148!]–155; Spink – Lewis 228–229).

17. KAPITEL (21vb–22ra): *De incisione ungule et eminentie carnis lacrimarum* (Schnitt des Pterygiums [Augenfehler] sowie von wucherndem Gewebe am Auge).
(Druck 1500, 14va–14vb. Vgl. Channing 154–157; Spink – Lewis 230–233).
Illustrationen: Plätze für die Federzeichnungen der beiden feinen Skalpelle leer. 21vb–22ra

18. KAPITEL (22ra–22rb): *De incisione alguardenici et eius quod nascitur de carne addita in oculo* (Schnitt von überflüssigem Fleisch [arab. al-Wardainağ] und wucherndem Gewebe am Auge).
(Druck 1500, 14vb. Vgl. Channing 158–159; Spink – Lewis 234–235).

19. KAPITEL (22rb–22va): *De collectione sebel in oculo* (Behandlung der feinen roten Adern [arab. al-Sibl] im Auge).
(Druck 1500, 14vb–15ra. Vgl. Channing 160–161; Spink – Lewis 236–239).
Illustrationen: Plätze für die Federzeichnungen des einfachen und doppelten Widerhakens sowie für die Schere leer. 22rb–22va

20. KAPITEL (22va–22vb): *De reductione arisati ad nasum* (Entfernung einer Fistel [arab. al-Riša] in der Nase).
(Druck 1500, 15ra–15rb. Vgl. Channing 162–165; Spink – Lewis 242–245).
Illustrationen: Plätze für die Federzeichnungen des rauköpfigen Instrumentes aus indischem Eisen sowie des Instrumentes mit der dreieckigen Spitze leer. 22va–22vb

21. KAPITEL (22vb–23ra): *De reductione eminentie* (Rückbildung des Hervortretens [des Auges]).
(Druck 1500, 15rb. Vgl. Channing 164–165; Spink – Lewis 246–247).

22. KAPITEL (23ra): *De incisione uve* (Schnitt am Gaumenzäpfchen).
(Druck 1500, 15rb. Vgl. Channing 166–167; Spink – Lewis 248–249).

23. KAPITEL (23ra–23rb): *De curacione* (!) *alconati* (Heilung von Sehschwäche bzw. Verschleierung durch Wasser in den Augen [arab. al-Kumna]).
(Druck 1500, 15rb. Vgl. Channing 166–169; Spink – Lewis 250–251).

24. KAPITEL (23rb–23vb): *De cura aque descendentis in oculum* (Behandlung bzw. Stechen des grauen Stars).
(Druck 1500, 15va–15vb. Vgl. Channing 168–173; Spink – Lewis 252–257).
23va–23vb *Illustrationen:* Plätze für die Federzeichnungen des Skalpells mit der Bezeichnung al-Barīd sowie von fünf feinen und spitzen dreieckigen Nadeln leer.

25. KAPITEL (23vb–24rb): *De cura carnis nate in naso* (Behandlung von Polypen in der Nase).
(Druck 1500, 15vb–16ra. Vgl. Channing 172–177; Spink – Lewis 258–263).
24rb *Illustration:* Platz für die Federzeichnung des Infusionsinstrumentes leer.

26. KAPITEL (24rb): *De telil natis in extremitate nasi* (Warzen [arab. al-Ṯa'ālīl] an den Nasenflügeln).
(Druck 1500, 16ra. Vgl. Channing 176–177; Spink – Lewis 264–265).

27. KAPITEL (24rb–24va): *De sutura nasi et labii et auris quando solvitur continuacio a vulnere aut similibus* (Naht an Nase, Lippe und Ohr, wenn durch Wunden oder Ähnliches der Zusammenhang des Gewebes unterbrochen ist).
(Druck 1500, 16ra. Vgl. Channing 178–179; Spink – Lewis 266–267).

28. KAPITEL (24va): *De extractione nodorum qui accidunt in duobus labiis* (Entfernung von verhärteten Schwellungen an den beiden Lippen).
(Druck 1500, 16ra. Vgl. Channing 178–179; Spink – Lewis 268–269).

29. KAPITEL (24va–24vb): *De incisione carnis addite in gingiva* (Schnitt von wucherndem Zahnfleisch).

(Druck 1500, 16ra. Vgl. Channing 180–181; Spink – Lewis 270–271).

30. KAPITEL (24vb): *De rasione dentium con* (!) *ferro* (Abschaben der Zähne mit einem Schabeisen).
(Druck 1500, 16ra–16rb. Vgl. Channing 180–183; Spink – Lewis 272–275).
Illustrationen: Platz für die Federzeichnungen verschiedener Schabeisen leer. 24vb

31. KAPITEL (25ra–25rb): *De eradicatione dentium* (Extraktion von Zähnen).
(Druck 1500, 16rb–16va. Vgl. Channing 184–187; Spink – Lewis 276–279).
Illustrationen: Plätze für die Federzeichnungen der feinen und groben Zange leer. 25rb

32. KAPITEL (25rb–25vb): *De erradicatione* (!) *dentium et extractione ossium mandibularum fracturarum* (Extraktion von Zahnwurzeln und von gebrochenen Kieferknochen).
(Druck 1500, 16va–16vb. Vgl. Channing 186–193; Spink – Lewis 280–287).
Illustrationen: Plätze für die Federzeichnungen von 7 Instrumenten, darunter Zangen, Instrumente mit dreieckigen und zweizinkigen Spitzen sowie Widerhaken, leer. 25va–25vb

33. KAPITEL (25vb–26ra): *De seratura dentium eminentium super alios* (Sägen und Feilen von Zähnen, die übereinander wachsen).
(Druck 1500, 16vb. Vgl. Channing 192–195; Spink – Lewis 288–291).
Illustrationen: Plätze für die Federzeichnungen der Schneide- und Sägeinstrumente aus indischem Eisen leer. 25vb

34. KAPITEL (26ra–26rb): *De rectatione dentium motorum cum filis auri vel argenti* (Festigung bzw. Umschlingung lockerer Zähne mit einem Faden aus Gold oder Silber).
(Druck 1500, 16vb–17ra. Vgl. Channing 194–197; Spink – Lewis 292–295).
Illustration: Platz für die Federzeichnung der Verbindung lockerer Zähne mit den festen Zähnen leer. 26rb

35. KAPITEL (26rb): *De incisione ligamenti quod accidit sub lingua et prohibet loquelam* (Schnitt am Ligament der Zunge, wenn das Sprechen behindert wird).
(Druck 1500, 17ra. Vgl. Channing 196–197; Spink – Lewis 296–297).

36. KAPITEL (26rb–26va): *De extractione ranulle* (!) *generate sub lingua* (Entfernung einer Schwellung unter der Zunge).
(Druck 1500, 17ra. Vgl. Channing 196–199; Spink – Lewis 298–299).

37. KAPITEL (26va–27ra): *De curatione ap(ostem)atum duarum amigdelarum et eius quod nascitur in guture* (!) *ex reliquis ap(ostem)atibus* (Behandlung von vereiterten Mandeln und anderen Halserkrankungen, die durch Geschwüre entstehen).
(Druck 1500, 16vb–17va. Vgl. Channing 198–203; Spink – Lewis 300–305).
26vb *Illustrationen:* Plätze für die Federzeichnungen des Instrumentes zum Niederhalten der Zunge sowie des zangenförmigen Instrumentes und eines Skalpells leer.

38. KAPITEL (27ra–27va): *De incisione uvule que nominatur uva* (Schneiden des Geschwürs am Zäpfchen, das „uva" heißt).
(Druck 1500, 17va–17vb. Vgl. Channing 202–207, 2. Absatz; Spink – Lewis 306–309).
27rb *Illustration:* Platz für die Federzeichnung des Hohlinstrumentes in der Art einer Ampulle leer.

39. KAPITEL (27va): *De extractione spinarum eius quod adheret in guture* (!) *ex aliis* (Entfernung von Gräten oder anderer Dinge, die im Rachen stecken).
Während die Kapitelüberschrift zum folgenden 40. Kapitel gehört, entspricht der Inhalt den Editionen wie folgt:
(Druck 1500, 17vb [ungezählt]. Vgl. Channing 206, 4. Absatz–209; Spink – Lewis 310–311).
27va *Illustration:* Platz für die Federzeichnung des Instrumentes leer.

40. KAPITEL (27va–27vb): *Et quando curatur uvulam* (!) *cum eo quod est subtilius quam cauterium et incisio scilicet cum suffringatione* (!) *secundum hunc modum* (Behandlung des Zäpfchens mit einer feineren Methode als mit dem Glüheisen oder durch Schnitt,

nämlich mit „Verödung“ [mit Dampf]).
Dieser Zwischentitel gehört zum vorhergehenden 39. Kapitel, wobei der Inhalt in der richtigen Abfolge des Textes den Editionen wie folgt entspricht:
(Druck 1500, 17vb. Vgl. Channing 208–211; Spink – Lewis 312–315).
Illustration: Platz für die Federzeichnung des Instrumentes aus Blei 27vb
leer.

41. KAPITEL (27vb–28ra): *De extractione sanguisugae annexe in gutture* (Entfernung eines im Rachen steckengebliebenen Blutegels).
(Druck 1500, 17vb–18ra. Vgl. Channing 210–213; Spink – Lewis 316–319).
Illustration: Platz für die Federzeichnung des zangenförmigen In- 28ra
strumentes leer.

42. KAPITEL (28ra–28vb): *In quo est summa sermonis in operatione ap(ostem)atum et sectione eorum* (Zusammenfassung über die Operation und das Schneiden von Geschwüren bzw. Abszessen).
(Druck 1500, 18ra–18rb. Vgl. Channing 212–219; Spink – Lewis 320–327).

43. KAPITEL (28vb-29rb): *De sectione ap(ostem)atum que accidunt in cute capitis* (Schnitt eines Tumors in der Kopfhaut).
(Druck 1500, 18rb–18va. Vgl. Channing 218–223; Spink – Lewis 328–331).
Illustrationen: Plätze für die Federzeichnungen des einfachen 29ra
Längsschnittes und des kreuzförmigen Schnittes leer.

44. KAPITEL (29rb–29vb): *De sectione scrophularum que accidunt in collo* (Schnitt von Halsgeschwüren).
(Druck 1500, 18va–18vb. Vgl. Channing 222–225; Spink – Lewis 332–335).
Illustration: Platz für die Federzeichnung des einfachen Längs- 29rb
schnittes von oben nach unten leer.

45. KAPITEL (29vb–30ra): *De sectione epiglotis ab ap(ostem)ate accidente inter gutur* (!) (Schnitt des Kehlkopfes bei einem Rachengeschwür).
(Druck 1500, 18vb–19ra. Vgl. Channing 226–229; Spink – Lewis 336–339).

46. KAPITEL (30ra–30rb): *De sectione super ap(ostem)a quod accidit in gutture exterius et nominatus hernia gutturis* (Schnitt eines Geschwürs außen am Rachen, das Rachenhernie heißt).
(Druck 1500, 19rb. Vgl. Channing 228–229; Spink – Lewis 340–341).

47. KAPITEL (30rb–30va): *De sectione super species nodorum* (Schnitt verschiedener Zysten).
(Druck 1500, 19ra–19rb. Vgl. Channing 230–233; Spink – Lewis 342–345).
30va *Illustration:* Platz für die Federzeichnung des kreuzförmigen Schnittes leer.

48. KAPITEL (30va–31va): *De formis instrumentorum que necessaria sunt in sectione et perforatione* (Formen von Instrumenten, die für den Schnitt und die Perforation beziehungsweise die Öffnung notwendig sind).
(Druck 1500, 19rb–20ra. Vgl. Channing 232–247; Spink – Lewis 346–361).
30va–31va *Illustrationen:* Plätze für die Federzeichnungen von 35 Instrumenten in jeweils großer, mittlerer und kleiner Ausführung leer.

49. KAPITEL (31va–31vb): *De cura mamillarum virorum que si(mi)llantur* (!) *mamillis mulierum* (Behandlung der Brust des Mannes, wenn sie jener der Frau ähnelt). Marginaler Nachtrag des Titels in roter Tinte des späten 14. Jahrhunderts.
(Druck 1500, 20ra. Vgl. Channing 248–251; Spink – Lewis 362–365).
31va *Illustrationen:* Plätze für die Federzeichnungen der mondförmigen Schnitte leer.

50. KAPITEL (31vb): *De (sectione* durchgestrichen) *perforatione ap(ostem)atum que accidunt sub titillico* (Öffnung von Geschwüren in der Achselhöhle).
(Druck 1500, 20ra. Vgl. Channing 250–253; Spink – Lewis 366–367).
31vb *Illustration:* Platz für die Federzeichnung des mondförmigen Schnittes leer.

51. KAPITEL (31vb–32ra): *De sectione ap(ostem)atis que accidit*

propter arteriam aut venam (Schnitt eines Geschwürs, das durch eine Arterie oder Vene ausgelöst wird).
(Druck 1500, 20ra–20rb. Vgl. Channing 252–255; Spink – Lewis 368–371).

52. KAPITEL (32ra–32rb): *De apostemate que* (!) *accidit ex corrusione nervorum* (Geschwüre, die durch Nervendrehung entstehen).
(Druck 1500, 20rb. Vgl. Channing 254–255; Spink – Lewis 372–373).

53. KAPITEL (32rb–32va): *De sectione ap(ostem)atis quod accidit ex telil quod accidit in ventre* (Schnitt eines Geschwürs, das durch Warzen [arab. al-Ṯaʾālīl] am Bauch entsteht).
(Druck 1500, 20rb–20va. Vgl. Channing 256–257; Spink – Lewis 374–375).

54. KAPITEL (32va–33ra): *De cura eminentie umbilici* (Behandlung von hervortretendem Nabel).
(Druck 1500, 20va–20vb. Vgl. Channing 258–261; Spink – Lewis 376–379).

55. KAPITEL (33ra): *De cura cancri* (Behandlung von Karzinom).
(Druck 1500, 20vb. Vgl. Channing 260–263; Spink – Lewis 380–381).

56. KAPITEL (33ra–33vb): *De cura ydropisis* (Behandlung von Wassersucht).
(Druck 1500, 20vb–21ra. Vgl. Channing 262–267; Spink – Lewis 382–387).
Illustrationen: Plätze für die Federzeichnungen des grätenförmigen 33rb–33va
Instrumentes, der Kanüle und des schreibfederartigen Instrumentes leer.

57. KAPITEL (33vb–34ra): *De cura infancium qui nascuntur locis urine eorum non perforatis aut foramen est strictum aut non suo loco* (Behandlung von Kindern, die mit verschlossener, zu enger oder nicht an ihrer Stelle gelegener äußerer Harnröhrenmündung auf die Welt kommen).
(Druck 1500, 21ra–21rb. Vgl. Channing 266–269; Spink – Lewis 388–391).
Illustration: Platz für die Federzeichnung des feinen Skalpells leer. 33vb

58. KAPITEL (34ra–34rb): *De albathee que accidunt in praeputio et capite virge et corruptione et nigridine et adherentia in capite virge* (Pusteln, die an der Vorhaut und an der Eichel entstehen, sowie pathologische Veränderungen, Schwärzung und Verwachsen der Eichel). (Druck 1500, 21rb. Vgl. Channing 268–273; Spink – Lewis 392–395).

34ra *Illustration:* Platz für die Federzeichnung des mondförmigen Glüheisens leer.

59. KAPITEL (34rb–34vb): *De mundificatione infancium et curatione eius quod accidit ex errore. R(ubrica ?).* (Beschneidung von Knaben und Korrektur von mangelhafter Behandlung. Abschnitt ?). (Druck 1500, 21rb–21va. Vgl. Channing 272–277; Spink – Lewis 396–471).

34vb *Illustration:* Platz für die Federzeichnung der Schere leer.

60. KAPITEL (34vb–35rb): *De cura urine retente in vesica* (Behandlung bei verhaltenem Harn in der Harnblase).
(Druck 1500, 21va–21vb. Vgl. Channing 276–279; Spink – Lewis 402–405).

35ra *Illustration:* Platz für die Federzeichnung des Katheters leer.

61. KAPITEL (35rb–35va): *De qualitate clisterizationis vesice cum clasedra et forma instrumentorum que conveniunt ad illud* (Methode der Spülung der Harnblase mit dem Katheter und Form der hiefür geeigneten Instrumente).
(Druck 1500, 21va–22ra. Vgl. Channing 278–281; Spink – Lewis 406–409).

35rb *Illustrationen:* Plätze für die Federzeichnungen des Katheters und der Klistierspritze leer.

62. KAPITEL (35va–36rb): *De extractione lapidis virorum* (Entfernung eines Steines bei Männern).
(Druck 1500, 22va–22vb. Vgl. Channing 282–289; Spink – Lewis 410–419).

35vb–36rb *Illustrationen:* Plätze für die Federzeichnungen des lanzettförmigen Skalpells und des Instrumentes mit einer dreieckigen Spitze leer.

63. KAPITEL (36rb–36vb): *De extractione lapidis mulierum* (Entfernung eines Steines bei Frauen).

(Druck 1500, 22rb–22va. Vgl. Channing 288–293; Spink – Lewis 420–423).

64. KAPITEL (36vb–37vb): *De sectione super herniam aquosam* (Schnitt einer mit Wasser gefüllten Hernie).
(Druck 1500, 22va–23ra. Vgl. Channing 292–301; Spink – Lewis 424–433).
Illustrationen: Plätze für die Federzeichnungen des Verbandes und des Glüheisens leer. 37rb–37va

65. KAPITEL (37vb–38ra): *De sectione super ramicem carnosam et de curatione eius* (Schnitt eines fleischigen Bruches und seine Behandlung).
(Druck 1500, 23ra. Vgl. Channing 300–303; Spink – Lewis 434–437).

66. KAPITEL (38ra): *De cura ramicis que est cum vite* (!) (Behandlung eines Bruches in Verbindung mit Krampfadern).
(Druck 1500, 23ra–23rb. Vgl. Channing 302–305; Spink – Lewis 438–439).

67. KAPITEL (38ra–38vb): *De cura ramicis intestinalis. R(ubrica ?)* (Behandlung eines Bruches in den Gedärmen. Abschnitt ?).
(Druck 1500, 23rb–23va. Vgl. Channing 304–309; Spink – Lewis 440–445).

68. KAPITEL (38vb): *De ramice ventosa. R(ubrica ?)* (Geblähter Bruch. Abschnitt ?).
(Druck 1500, 23va. Vgl. Channing 308–309; Spink – Lewis 446–447).

69. KAPITEL (38vb–39ra): *De disruptione que fit in inguinibus* (Leistenbruch).
(Druck 1500, 23va. Vgl. Channing 308–311; Spink – Lewis 448–449).

70. KAPITEL (39ra): *De mollificatione cutis testiculorum* (Erschlaffung der Hodensackhaut).
(Druck 1500, 23va. Vgl. Channing 310–313; Spink – Lewis 450–451).

71. KAPITEL (39ra–39rb): *De castratione* (Kastration).
(Druck 1500, 23va–23vb. Vgl. Channing 312–313; Spink – Lewis 452–453).

72. KAPITEL (39rb): *De (cura)* [in winziger brauner Kursive später darüber gesetzt] *hernia frondico. R(ubrica ?).* (Behandlung des Hermaphroditen).
(Druck 1500, 23vb. Vgl. Channing 314–315; Spink – Lewis 454–455).

73. KAPITEL (39rb–39va): *De incisione tetiginis et carnis eminentie ex vulvis mulierum* (Schnitt an der Klitoris und an Fleischwucherungen der weiblichen Geschlechtsorgane).
(Druck 1500, 23vb. Vgl. Channing 314–317; Spink – Lewis 456–457).

74. KAPITEL (39va–39vb): *De curatione alratica* (*id est conclusa*) [ergänzt in kleiner gleichzeitiger Minuskel] (Behandlung verschlossener weiblicher Geschlechtsorgane [arab. al-Ratqā]).
(Druck 1500, 23vb–24ra. Vgl. Channing 316–319; Spink – Lewis 458–461).

75. KAPITEL (39vb–40ra): *De cura emoroydarum et thelil et bothor rubee que accidunt in vulvis mulirum* (!) (Behandlung von Hämorrhoiden, Warzen [arab. al-Ṯa'ālīl] und roten Pusteln [arab. al-Buṯūr] an weiblichen Geschlechtsorganen).
(Druck 1500, 24ra. Vgl. Channing 318–321; Spink – Lewis 462–463).

76. KAPITEL (40ra–40rb): *De perforatione exiture que accidit in matrice* (Öffnung des Gebärmutterausganges).
(Druck 1500, 24ra–24rb. Vgl. Channing 320–323; Spink – Lewis 464–467).
Im Folgenden ist in der Handschrift das 75. Kapitel der Druckausgabe von 1500 (24rb–24vb) und der arabischen Editionen (Channing 324–333; Spink – Lewis 468–475) in zehn Einzelkapitel (Kap. 77–86) aufgeteilt, wobei Zwischenzeilen in der arabischen Vorlage in der lateinischen Fassung zur Gliederung als Kapitelüberschriften eingeführt wurden. Im Gegensatz zur Handschrift sind die Kapitel im Druck von 1500 ungezählt sowie die Kapitel 77–79 der Handschrift im Druck in einem einzigen Kapitel darge-

stellt. Bereits bei der Planung des Codex und seiner Textredaktion wurden in acht Kapiteln die Plätze für acht illustrierende Kleinminiaturen ausgespart.

77. KAPITEL (40rb–40va): *De docendo obstetrices qualiter medicentur embriones vivi quando egrediuntur secundum figuram non naturalem* (Lehre für die Hebammen, wie lebende Embryos zu behandeln sind, wenn sie nicht auf natürliche Weise heraustreten).

78. KAPITEL (40va–40vb): *Exitus embrionis super caput suum* (Austritt des Kindes mit dem Kopf voran).
Miniatur: Auf einem steilen Bett liegt schräg die Gebärende und 40vb oben
wird von hinten von einer Hebammenhilfe gehalten, während die Hebamme das Kind am Kopf herauszieht. (Defekt.)

79. KAPITEL (40vb): *Exitus embrionis super duas manus suas* (Austritt des Kindes mit seinen beiden Händen voran).
Miniatur: Die Hebamme zieht das Kind an seinen beiden Händen 40vb
aus dem Leib der Gebärenden, die von hinten von einer Frau gehalten wird. (Stark beschädigt.)

80. KAPITEL (40vb–41ra): *Exitus embrionis super pedes suos. R(ubrica ?)* (Austritt des Kindes mit den Füßen voran. Abschnitt ?).
Miniatur: Das Kind wird von der Hebamme an seinen Füßen aus 41ra oben
dem Mutterleib gezogen. (Abdruckspuren der Schrift von fol. 40va).

81. KAPITEL (41ra): *Exitus fetus super genua sua pedes suos* (Austritt des Kindes mit den Knien und Füßen voran).
Miniatur: Während die Hebammenhilfe auf den Bauch der Gebären- 41ra unten
den drückt und sie dabei hält, zieht die Hebamme das Kind heraus. (Defekt; Lage des Kindes durch Farbabsplitterung nicht erkennbar.)

82. KAPITEL (41ra–41rb): *Exitus fetus latudinaliter pendente una ex manibus suis eius* (Austritt des Kindes bei seitlicher Lage mit einer Hand voran).
Miniatur: Die vor der Gebärenden kniende Hebamme zieht das 41rb oben
Kind an einer Hand aus dem Mutterleib.

83. KAPITEL (41rb): *Exitus fetus super collum suum expansis manibus suis et facies eius sit ad dorsum matris sue* (Austritt des Kindes mit dem Hals und ausgestreckten Händen voran, wobei das Ge-

sicht zum Rücken der Mutter gekehrt ist).

41rb Mitte *Miniatur:* Die vor der Gebärenden am Bettrand schräg sitzende Hebamme zieht das Kind an beiden ausgestreckten Händen aus dem Mutterleib, wobei der Kopf bereits zu sehen ist und, wie im Text geschildert, nach unten gerichtet ist. (Defekt.)

84. KAPITEL (41rb): *Exitus fetus praeparati super latus* (Austritt des zur Seite gedrehten Kindes).

41rb unten *Miniatur:* Die vor der Gebärenden sitzende Hebamme öffnet, wie im Text angegeben, mit dem Fingernagel die vortretende Fruchtblase.

85. KAPITEL (41rb–41va): *Exitus geminorum aut fetuum multorum* (Austritt von Zwillingen oder mehrerer Kinder).

41va *Miniatur:* Die vor der Gebärenden am Boden kniende Hebamme streckt ihre Hände zwei aus dem Mutterleib zugleich austretenden Köpfchen von Zwillingen entgegen.

86. KAPITEL (41va): *Rememoratio eius quod nascitur in matrice ex embrionibus et aborciuntur* (Wiederholung des Verhaltens bei Abortus).

87. KAPITEL (41va–42va): *De extractione fetus mortui* (Entfernung eines toten Embryos).
(Druck 1500, 24vb–25ra. Vgl. Channing 332–339; Spink – Lewis 476–483).

88. KAPITEL (42va–43ra): *De formis instrumentorum que necessaria sunt in extractione fetus* (Arten von Instrumenten, die zum Herausziehen des Embryos notwendig sind).
(Druck 1500, 25rb–25vb. Vgl. Channing 338–347; Spink – Lewis 484–495).

42va–43rb *Illustrationen:* Plätze für die Federzeichnungen von 11 Instrumenten, darunter ein drehendes Instrument zum Öffnen der Gebärmutter in drei verschiedenen Ausführungen, zangen- und scherenähnliche Instrumente, Skalpelle und Sonden mit Widerhaken, leer.

89. KAPITEL (43ra–43rb): *De extractione fecundine. R(ubrica ?)* (Entfernung der Fruchtblase bzw. Nachgeburt. Abschnitt ?).
(Druck 1500, 25vb. Vgl. Channing 346–351; Spink – Lewis 496–499).

Illustration: Platz für die Federzeichnung des Räucherinstrumentes zur Entfernung der Nachgeburt leer. 43rb

Miniatur: In einem gotischen Interieur mit flacher Holzbalkendecke, vergittertem Fenster in der Rückwand und mit durchbrochenen Seitenwänden steht eine Frau mit gespreizten Beinen, die Hände auf die Oberschenkel aufgestützt und von hinten von einer Hebammenhilfe gehalten, über einem Gefäß, in das die Nachgeburt fließt. Links daneben kniet die Hebamme am Boden und gibt mit ihren Händen Anweisungen. 43ra

Die nicht eingeplante Miniatur ist unter die linke Textspalte gesetzt.

90. KAPITEL (43rb–43va): *De curatione anni* (!) *non perforati* (Behandlung von verschlossenem After).
(Druck 1500, 25vb–26ra. Vgl. Channing 350–351; Spink – Lewis 500–501).

91. KAPITEL (43va–44va): *De cura fistularum que accidunt in inferiori* (Behandlung von Fisteln im unteren Bereich).
(Druck 1500, 26ra–26rb. Vgl. Channing 352–359; Spink – Lewis 502–511).
Illustrationen: Plätze für die Federzeichnungen des Instrumentes in der Art einer Ahle und des scharfspitzigen Skalpells leer. 44rb–44va

92. KAPITEL (44va–44vb): *De sutura emor(o)ydarum* [*o* in schwarzer Tinte vom Korrektor darüber gesetzt] *ex quibus currit sanguinis et incisione earum et curacione (!) fistularum* (Naht bei blutenden Hämorrhoiden, Ausschneiden derselben und Behandlung von Fisteln).
(Druck 1500, 26va. Vgl. Channing 358–363, 1. Absatz; Spink – Lewis 512–515, 1. Absatz).

93. KAPITEL (44vb): *De cura fissurarum. R(ubrica ?)* (Behandlung von Spalten [am After]. Abschnitt ?).
(Druck 1500, 26va. Vgl. Channing 362–363, 2.–3. Absatz; Spink – Lewis 514–515, 2. Absatz).

94. KAPITEL (44vb–45ra): *De curatione almesmir inversorum et non inversorum et thelil seccorum et formice* (Behandlung von nach innen und außen gekehrten „Nägeln“ bzw. Hühneraugen [arab. al-Masāmīr], trockenenWarzen [arab. al-Ṯa'ālīl] und „Ameisen“).

(Druck 1500, 26va–26vb. Vgl. Channing 362–365, 1. Absatz; Spink – Lewis 516–517, 1. Absatz).

95. KAPITEL (45ra): *De cura formice* (Behandlung von „Ameisen“). (Druck 1500, 26vb. Vgl. Channing 364–365, 2. Absatz; Spink – Lewis 516, 2. Absatz–519).

45ra *Illustration:* Platz für die Federzeichnung der bronzenen oder eisernen Kanüle leer.

96. KAPITEL (45ra–45va): *De formis instrumento(rum)* [Ergänzung in schwarzer Tinte vom Korrektor darüber gesetzt] *que aministrantur* (!) *ad clisteria in egritudinibus ani et solutionis* (Arten von Instrumenten, die für Klistierungen bei analen Erkrankungen oder Koliken verwendet werden).
(Druck 1500, 26va–27ra. Vgl. Channing 364–369; Spink – Lewis 520–525).

45rb *Illustrationen:* Plätze für die Federzeichnungen, darunter von zwei Klistierspritzen, leer.

97. KAPITEL (45va–46ra): *De curatione vulnerum* (Behandlung von Wunden).
(Druck 1500, 27ra–27rb. Vgl. Channing 368–373, 3. Absatz; Spink – Lewis 526–529, 4. Zeile von unten).

98. KAPITEL (46ra): *Modus pulveris* (Art des Pulvers).
(Druck 1500, 27rb. Vgl. Channing 372, 4. Absatz–375; Spink – Lewis 528, 4. Zeile von unten–531, 1. Absatz).

99. KAPITEL (46ra–46va): *De vulneribus colli* (Halswunden).
(Druck 1500, 27rb–27va. Vgl. Channing 374–377, 3. Absatz; Spink – Lewis 530, 2. Absatz–533, 1. Absatz).

100. KAPITEL (46va–46vb): *De vulneribus* [*in* durchgestrichen] *eius que (?) est inter spatulas* (Wunden im Bereich zwischen den Schultern).
(Druck 1500, 27va. Vgl. Channing 376, 4. Absatz–379; Spink – Lewis 532, 2. Absatz–535).

101. KAPITEL (46vb–47vb): *De vulneribus ventris et exitu intestini et cura eorum vel exitura* (Wunden am Bauch, Austritt der Gedärme, ihre Behandlung und Naht).

(Druck 1500, 27va–28ra, Z. 34. Vgl. Channing 378–389, 1. Absatz; Spink – Lewis 536–545, 1. Absatz).
Illustration: Platz für die Federzeichnung des gekrümmten Instrumentes leer. 47ra

102. KAPITEL (47vb–48rb): *Secunda species suture quam dixit Galienus* (Zweite Methode für eine Naht nach Galen).
(Druck 1500, 28ra, Z. 34–28rb. Vgl. Channing 389, 2. Absatz–393, 2. Absatz; Spink – Lewis 544, 2. Absatz–549, 1. Absatz).

103. KAPITEL (48va–48vb): *Rememoratio vulneris quod accidit in intestino* (Wiederholung für Wunden an den Gedärmen).
(Druck 1500, 28rb. Vgl. Channing 392, 3. Absatz–395; Spink – Lewis 548, 2. Absatz–551).

104. KAPITEL (48vb–50vb): *De cura azucheri et fistularum* (Behandlung von Geschwüren [arab. al-Zukām] und Fisteln).
(Druck 1500, 28rb–29va. Vgl. Channing 397–417; Spink – Lewis 552–575).
Illustrationen: Plätze für die Federzeichnungen von 14 Instrumenten, darunter Sägen, Schaber und Instrumente mit nagelförmigen Köpfen in verschiedenen Ausführungen und Größen, leer. 50v

105. KAPITEL (50vb–51rb): D*e incisione extremitatum et serratura ossium* (Amputation von Gliedmaßen und Sägen von Knochen).
(Druck 1500, 29va–29vb. Vgl. Channing 418–423; Spink – Lewis 576–581).
Marginaler Kommentar um den Haupttext des Kapitels in gleichzeitiger Minuskel. 50vb–51rb

106. KAPITEL (51rb–52rb): *De cura sinuum et qualitate clisterizandi eos cum medicinis* (Behandlung von Hohlstellen im Gewebe und ihre Spülung mit Heilmitteln).
(Druck 1500, 29vb–30ra. Vgl. Channing 422–429; Spink – Lewis 582–589).

107. KAPITEL (52rb–52vb): *De cura* [in schwarzer Tinte vom Korrektor darüber gesetzt] *panaricii et unguis attrite, et incisione digiti additi, et sectione consolidationis digitorum* (Behandlung von eitrigen und gequetschten Fingernägeln, Amputation eines überflüssigen Fingers und Trennung von zusammengewachsenen Fingern).

(Druck 1500, 30ra–30rb. Vgl. Channing 428–433; Spink – Lewis 590–593).

108. KAPITEL (52vb–53rb): *De sectione vitum* (Operation von Krampfadern).
(Druck 1500, 30rb–30va. Vgl. Channing 432–439; Spink – Lewis 594–599).
53rb *Illustrationen:* Plätze für die Federzeichnungen der Lanzette und des stumpfen Hakens leer.

109. KAPITEL (53rb–53vb): *De extractione vene civilis* (Extraktion der „zivilen Vene", einer eher im städtischen als im ländlichen Bereich vorkommenden Erkrankung an den Venen).
(Druck 1500, 30va–30vb. Vgl. Channing 438–441; Spink – Lewis 600–603).

110. KAPITEL (53vb–54ra): *De sectione super vermes generatos sub cute et nominatur egritudo bovina* (Schnitt bei einem Wurm unter der Haut, der Rinderkrankheit heißt).
(Druck 1500, 30vb. Vgl. Channing 440–443; Spink – Lewis 604–605).

111. KAPITEL (54ra–54rb): *De sectione super egritudinem* [*quorundam* durchgestrichen] *que dicitur nakir. R(ubrica ?)* (Schnitt bei der „wandernden Krankheit" [arab. al-Nāfir]. Abschnitt ?).
(Druck 1500, 30vb–31ra. Vgl. Channing 442–445; Spink – Lewis 606–607).

112. KAPITEL (54rb–56rb): *De extractione sagittarum* (Herausziehen von Pfeilen).
(Druck 1500, 31ra–32ra. Vgl. Channing 444–461; Spink – Lewis 608–623).
Das Herausziehen der Pfeile richtet sich nach den Körperstellen, in denen sie stecken. Die Entfernung der Pfeile aus dem Kopf, der Lunge, dem Herzen, dem Bauch, den Gedärmen u. a. ist in den meisten Fällen tödlich. Hingegen können sie aus den festen Körperteilen oder Knochen extrahiert werden, wenn sie nur oberflächlich stecken, wobei einfaches Herausziehen aus der Wunde oder Durchstoßen und Herausziehen an der entgegengesetzten Körperseite in Frage kommen. Die Extraktionsmethode richtet sich nach der Art der Pfeilspitze und ihrer eventuellen Vergiftung. Auch soll

fallweise mit der Extraktion einige Zeit nach der Verletzung zugewartet werden, bis sich die Lage der Pfeilspitze konsolidiert und ihre Wanderung im Gewebe geendet hat. Bei jeder Extraktion, die im Herausziehen oder Herausdrehen besteht, ist darauf zu achten, dass kein Blutgefäß oder Nerv dabei verletzt wird. Zum Extrahieren kommen die Schere sowie hohle bzw. kompakte Stoßinstrumente zur Anwendung, wenn der Pfeil abgebrochen ist. Dabei ist das hohle Instrument über die kompakte Pfeilspitze, das kompakte Instrument hingegen in die hohle Pfeilspitze zu schieben, wodurch das der jeweiligen Art der Pfeile angepasste Werkzeug wie ein Griff funktioniert.

Illustrationen: Plätze für die Federzeichnungen der Schere sowie des hohlen und kompakten Instrumentes leer. 56ra

Miniatur: In einer auf den breiten und blanken Pergamentrand unter den beiden Textspalten ohne Hintergrund und Rahmung gemalten Szene wird die Geschichte und nicht die Behandlung der Pfeilverletzung erzählt. Auf einer felsigen, spärlich mit Pflanzen bewachsenen Anhöhe zieht eine männliche Figur mit umgehängtem Köcher mit Pfeilen und spitzem Hut mit drei Federn einen Pfeil ab, der in der Stirn einer erschreckt in die Knie gehenden Frau steckenbleibt. Das Opfer steht mit dem Rücken zum Verfolger, wendet ihm jedoch das Gesicht zu und kreuzt ängstlich die Hände über der Brust. In der linken Bildhälfte ist etwas tiefer das gesattelte Pferd des Pfeilschützen an einen Baum gebunden und hält das rechte Vorderbein in die Höhe. 54r

Im Folgenden ist in der Handschrift das 97. Kapitel der Druckausgabe von 1500 (32ra–34ra) und das 95. Kapitel der arabischen Editionen (Channing 460–489; Spink – Lewis 624–655) in 17 Einzelkapitel aufgeteilt (Kap. 113–129), wobei die Anfangsworte der einzelnen Abschnitte der arabischen Vorlage in der lateinischen Fassung zur Gliederung in der Handschrift und im Druck von 1500 als Kapitelüberschriften eingeführt wurden. Bereits bei der Planung des Codex und seiner Textredaktion wurden in 14 Kapiteln die Plätze für 14 illustrierende Kleinbildminiaturen ausgespart.

113. KAPITEL (56ra–56rb): *De fl(ebot)omia venarum* (Aderlass).

114. KAPITEL (56rb–56va): *De fl(ebot)omia duarum venarum que sunt post aures* (Aderlass an den beiden Venen hinter den Ohren).

Miniatur: Dem auf einem Hocker sitzenden Patienten setzt ein junger Arzt das Skalpell hinter dem Ohr an, wobei er seine linke Hand auf die Schulter des Patienten legt. Wie im Text beschrieben, 56va oben ist der Kopf des Patienten kahlgeschoren, der außerdem seinen Turban um den Hals gelegt hat und fest zusammengedreht hält, damit die Venen hinter den Ohren sichtbar hervortreten.

115. KAPITEL (56va–56vb): *De fl(ebot)omia duarum arteriarum que sunt in timporibus* (!) (Aderlass an den beiden Schläfenadern).

56va unten *Miniatur:* Dem auf einem bepolsterten Hocker sitzenden Patienten, der ein Gefäß zum Auffangen des Blutes in Händen hält, setzt der ebenso auf einem Hocker sitzende Arzt das Skalpell über dem linken Auge am Stirnbein an.

116. KAPITEL (56vb): *De fl(ebot)omia vene que est in medio frontis* (Aderlass an der Stirnvene).

56vb *Illustration:* Platz für die Federzeichnung des Instrumentes in der Art einer Hacke oder Picke leer.

56vb *Miniatur:* Dem auf einem Polster am Boden sitzenden Patienten, der ein Gefäß in der Hand hält, setzt der vor ihm kniende Arzt das Skalpell über der Nase auf der Stirn an.

117. KAPITEL (56vb–57ra): *De duarum venarum que sunt in duobus lacrimalibus duorum oculorum* ([Aderlass] an den beiden Augenvenen).

57ra oben *Miniatur:* Dem auf einem Hocker sitzenden und eine Schale für das Blut in Händen haltenden Patienten setzt der auf einem Hocker davor sitzende Arzt das Skalpell an der Nasenwurzel an. Die medizinische Szene ist seitlich und im Hintergrund von gotischer Architektur mit Zinnenbekrönung eingefasst. Links ruht eine baldachinartige Kuppel auf vier dünnen Stangen.

118. KAPITEL (57ra): *De iuvamento fl(ebot)omia vene nasi. R(ubrica ?)* (Wirkung des Aderlasses an der Nasenvene. Abschnitt ?).

57ra unten *Miniatur:* Dem auf einer Bank sitzenden und ein Gefäß haltenden Patienten führt der Arzt das lange Skalpell in die Nase ein.

119. KAPITEL (57ra–57rb): *De iuvamento fl(ebot)omie duarum venarum guidei (?)* (Wirkung des Aderlasses an den beiden Drosseladern).

57rb *Miniatur:* Wie im Text beschrieben, sitzt die Patientin mit einem Gefäß in der rechten Hand, und der Arzt setzt, vor ihr stehend, das Skalpell am Hals an.

120. KAPITEL (57rb–57va): *De iuvamento fl(ebot)omie venarum algeherich* (Wirkung des Aderlasses an den vier Lippenvenen [nach der arabischen Vorlage al-Ğiharik]).
Miniatur: Wie im Text beschrieben, sitzt der Patient mit Krankenhaube auf einem Hocker und hält ein Gefäß für das Blut; der vor ihm stehende Arzt hält das Kinn des jungen Patienten und setzt das Skalpell im Mundwinkel an. 57va oben

121. KAPITEL (57va): *De fl(ebot)omia duarum venarum que sunt sub lingua* (Aderlass an den beiden Venen unter der Zunge).
Miniatur: Dem auf einer Truhe sitzenden alten Patienten führt der Arzt das Skalpell in den offenen Mund ein. Entgegen der Beschreibung im Text dreht der Patient die Enden eines um den Hals geschlungenen Tuches zusammen, damit die Venen hervortreten. 57va unten

122. KAPITEL (57va–57vb): *De fl(ebot)omia venarum que sunt in cubito* (Aderlass an den Venen am Ellenbogen).
Illustrationen: Plätze für die drei Federzeichnungen des Aderlassskalpells, des myrtenblatt- und des olivenmesserartigen Instrumentes leer. 57va–57vb

123. KAPITEL (57vb–58ra): *De fl(ebot)omia vene basilice* (Aderlass an der „basilikalen“ Vene [Vene an der ulnaren Seite des Armes]).
Miniatur: Auf einer Holzbank sitzt der Patient und umfasst mit dem nackten ausgestreckten Arm einen Stock, wodurch die Vene deutlich hervortritt, an der der Arzt das Skalpell ansetzt. 58ra

124. KAPITEL (58ra–58rb): *De fl(ebot)omia vene fusce* (Aderlass an der dunklen [Arm]Vene).
Miniatur: Dem auf einer Truhe sitzenden und den linken nackten Arm vorstreckenden Patienten wird vom Arzt das Skalpell auf der Unterseite des Unterarmes angesetzt. 58rb

125. KAPITEL (58rb–59vb): *De flobotomia* (!) *vene cephelice. R(ubrica ?)* (Aderlass an der „kephalen“ Vene [Hauptvene an der radialen Seite des Armes]. Abschnitt ?).

126. KAPITEL (59vb): *De fl(ebot)omia fune brachii. R(ubrica ?)* (Aderlass am Venenstrang des Armes. Abschnitt ?).
Miniatur: Auf einer bepolsterten Holztruhe sitzt der Patient und umklammert mit dem nackten ausgestreckten Arm einen Stock, 59vb

worauf der Arzt das Skalpell auf die hervortretende Vene in der Armbeuge innen ansetzt.

127. KAPITEL (59vb–60ra): *De fl(ebot)omia salvatelle* (Aderlass an der Vene am Handrücken [verdorbene latinisierte Form aus dem arab. al-Aslamy]).

60ra *Miniatur:* Der auf einem Hocker sitzenden Patientin setzt der Arzt das Skalpell an der Handwurzel und nicht am Handrücken an.

128. KAPITEL (60ra–60rb): *De fl(ebot)omia safene* (Aderlass an der Hautvene [an der medialen Seite] des Beines).

60rb *Miniatur:* Einer auf einem Holzblock sitzenden Frau setzt der vor ihr am Boden kniende Arzt das Skalpell auf dem Rist des nackten rechten Fußes an. Dahinter stehen zwei Frauengestalten mit über der Brust verschränkten Armen.

129. KAPITEL (60rb–60va): *De fl(ebot)omia vene sciatice* (Aderlass an der „Ischias"-Vene [bei der Ferse]).

60va *Miniatur:* In einem gotischen Interieur mit Tür- und Fensteröffnungen an der Rückwand und an den beiden Seitenwänden sowie einer Holzflachdecke sitzt der mit einem modischen Hut und goldbestickten Mantel bekleidete Patient auf einem bepolsterten Holzstuhl, wobei der am Boden sitzende Arzt das Skalpell am nackten rechten Fuß über der Ferse ansetzt.

130. KAPITEL (60va–62rb): *De ventosatione* (!) *et qualitate usus eius* (Schröpfung und die Wirkung ihrer Anwendung).
(Druck 1500, 34ra–34vb. Vgl. Channing 490–505; Spink – Lewis 656–673).

61rb *Miniatur:* Auf zwei nackten stehenden männlichen Gestalten, von denen jeweils die Vorder- bzw. Hinteransicht zu sehen ist, sind an 14 Körperstellen, wie im Text festgehalten, Schröpfköpfe in mittlerweilen oxydierter Silbermalerei aufgesetzt, und zwar auf der linken Figur in Vorderansicht 1 am Hals, 2 an den Unterarmen, 2 an den Waden (Malerei defekt), 2 an den Knöcheln sowie auf der rechten Figur in Rückenansicht 1 am Hinterkopf, 3 am Hals, 2 auf den Schultern, 1 am Gesäßansatz. Zu Füßen der beiden Figuren kniet je eine weibliche Gestalt, die offensichtlich die Schröpfköpfe aufsetzt, da die rechte Figur einen solchen in der Hand hält.

62ra–62rb *Illustrationen:* Plätze für die Federzeichnungen der beiden Schröpfgefäße mit Feuer und Wasser leer.

131. KAPITEL (62rb–62va): *De suspensione sanguisuge* (Ansetzen von Blutegeln).
(Druck 1500, 35vb. Vgl. Channing 504–507; Spink – Lewis 674–675).
Miniatur: Auf den blanken Pergamentgrund ist zur Füllung der linken Textspalte und zum Abschluss des zweiten Buches ungerahmt eine Szene gemalt, die auf steinigem Boden einen nackten, lediglich mit einer roten Kapuze bekleideten Knaben zeigt, auf dessen Beuge zwischen Hüfte und rechtem Bein eine seitlich am Boden kniende Frau mit zwei Fingern die Haut spannt, um einen Blutegel aufzusetzen. Der Darstellung im Text entsprechend sprudelt aus dem Brunnen Wasser, in dem Blutegel frisch gehalten werden, bevor sie ausgehungert auf jene Körperteile angesetzt werden, an denen Aderlass oder Schröpfung nicht zur Anwendung gelangen können, da das Gewebe zu dünn ist. Die Szene ist seitlich von zwei großen Bäumen, im Hintergrund von einer baldachinartigen Kuppel mit Kreuz auf fünf dünnen Stangen umrahmt. 62va

EINLEITUNG (62vb): *Incipit capitulum tercium de restauratione etc.* (Beginn des dritten Abschnittes über die Einrichtung [von Frakturen]).
Das dritte Buch behandelt Frakturen, Verrenkungen und Dislokationen der Knochen, wofür ältere Literatur exzerpiert und eigene lange Erfahrungen verwertet wurden. Der Text ist wie in den ersten beiden Abschnitten mit den Darstellungen zahlreicher Instrumente illustriert.
(Druck 1500, 34vb–35ra. Vgl. Channing 510–511; Spink – Lewis 676–677).

1. KAPITEL (62vb–65ra): *Capitulum primum in quo sunt summe et intelectiones* (!) *fracture ossium quarum praemissio necessaria est antequam incipiamus rememoratione membrorum fractorum et diversorum scilicet uniuscuiusque* (Erstes Kapitel, in dem Summe und Erkenntnisse über die Knochenbrüche beinhaltet sind, die vorauszuschicken sind, bevor wir mit der Aufzählung der gebrochenen Glieder und zwar der verschiedenen, d. h. jedes einzelnen beginnen).
(Druck 1500, 35ra–35vb. Vgl. Channing 512–529; Spink – Lewis 678–697).
64ra *Illustration:* Platz für die Federzeichnung der Schiene leer.

2. KAPITEL (65ra–66va): *De fractura accidente in capite* (Schädelbruch).
(Druck 1500, 35vb–36va. Vgl. Channing 528–541; Spink – Lewis 698–711).
65va–66ra *Illustrationen:* Plätze für die Federzeichnungen von zwei Knochenschneideinstrumenten, von Drillbohrern in drei Größen und eines „Meißels“ mit einer linsenförmigen Spitze leer.

3. KAPITEL (66va–66vb): *De restauratione nasi quando fragitur* (!) (Einrichtung einer gebrochenen Nase).
(Druck 1500, 36va–36vb. Vgl. Channing 540–545; Spink – Lewis 712–715).

4. KAPITEL (66vb–67rb): *De restauratione mandibule inferioris quando disrumpitur* (Einrichtung des gebrochenen Unterkieferknochens).

(Druck 1500, 36vb. Vgl. Channing 544–547; Spink – Lewis 716–719).

5. KAPITEL (67rb–68ra): *De restauratione furcule quando frangitur* (Einrichtung des gebrochenen Schlüsselbeines).
(Druck 1500, 36vb–37ra. Vgl. Channing 546–553; Spink – Lewis 720–725).
Illustration: Platz für die Federzeichnung des löffelartigen Instru- 67va
mentes ohne Höhlung aus Holz oder Eisen leer.

6. KAPITEL (68ra): *De restauratione fracture spatule* (Einrichtung bei Schulterfraktur).
(Druck 1500, 37ra–37rb. Vgl. Channing 552–553; Spink – Lewis 726–727).

7. KAPITEL (68ra–68rb): *De restauratione fracture pectoris* (Einrichtung bei Fraktur der Brust).
(Druck 1500, 37rb. Vgl. Channing 554–555; Spink – Lewis 728–729).

8. KAPITEL (68rb–68vb): *De restauratione costarum que franguntur* (Einrichtung bei Rippenbrüchen).
(Druck 1500, 37rb–37vb. Vgl. Channing 554–559; Spink – Lewis 730–733).

9. KAPITEL (68vb–69ra): *De restauratione fracture spondilium dorsi et colli* (Einrichtung bei Fraktur der Rücken- und Halswirbel).
(Druck 1500, 37va. Vgl. Channing 558–561; Spink – Lewis 734–737).

10. KAPITEL (69ra–69rb): *De restauratione anche* (Einrichtung der Hüfte).
(Druck 1500, 37va–37vb. Vgl. Channing 560–563; Spink – Lewis 738–739).

11. KAPITEL (69rb–70ra): *De restauratione fracture adiutorii* (Einrichtung bei Fraktur des Oberarmknochens).
(Druck 1500, 37vb–38ra. Vgl. Channing 562–567; Spink – Lewis 740–745).
Illustration: Platz für die Federzeichnung eines gebogenen Holz- 69rb
stückes mittlerer Stärke leer.

12. KAPITEL (70rb–70va): *De restauratione fracture brachii* (Einrichtung bei Fraktur des Unterarmes).
(Druck 1500, 38ra–38rb. Vgl. Channing 568–573; Spink – Lewis 746–751).

13. KAPITEL (70va–70vb): *De restauratione extremi*[*ta* durchgestrichen] *tatis manus et digitorum* (Einrichtung der Hand und der Finger).
(Druck 1500, 38rb–38va. Vgl. Channing 572–575; Spink – Lewis 752–755).

14. KAPITEL (70vb–71rb): *De restauratione fracture coxe. R(ubrica ?)*
(Einrichtung bei Fraktur des Oberschenkelknochens. Abschnitt ?).
(Druck 1500, 38va. Vgl. Channing 574–579; Spink – Lewis 756–759).

15. KAPITEL (71rb–71va): *De restauratione fracture rotule genu. R(ubrica ?)* (Einrichtung bei Fraktur der Kniescheibe. Abschnitt ?).
(Druck 1500, 38va–38vb. Vgl. Channing 578–579; Spink – Lewis 760–761).

16. KAPITEL (71va–71vb): *De restauratione fracture* [*co* durchgestrichen] *cruris* (Einrichtung bei Fraktur des Unterschenkelknochens).
(Druck 1500, 38vb. Vgl. Channing 578–581; Spink – Lewis 762–765).

17. KAPITEL (71va–72rb): *De fractura ossium pedis et digitorum* (Fraktur der Fuß- und Zehenknochen).
(Druck 1500, 38vb–41ra [recte 39]. Vgl. Channing 582–585; Spink – Lewis 766–769).

18. KAPITEL (72ra–72rb): *De fractura vulve mulieris et ossis pectinis et virge viri. R(ubrica?)* (Fraktur des weiblichen Geschlechtsorgans, des Schambeines und des Penis. Abschnitt ?).
(Druck 1500, 41ra [recte 39]. Vgl. Channing 584–587; Spink – Lewis 770–771).

19. KAPITEL (72rb–73ra): *De restauratione fracture ossium que non* (!) *est cum vulnere* (Einrichtung von Knochenbrüchen mit Wunden [offenen Knochenbrüchen]).

(Druck 1500, 41ra–41va [recte 39]. Vgl. Channing 586–593; Spink – Lewis 772–779).
Die Negation *non* steht hier irrtümlich in der Titelzeile, sie fehlt folgerichtig im Text selbst.
Illustration: Platz für die Federzeichnung des an der Spitze gekrümmten und konisch zulaufenden Instrumentes aus Eisen für die Wundbehandlung leer. 72va

20. KAPITEL (73ra–73rb): *De cura nodationis que accidit in vestigio cuiusdam fracture* (Behandlung des Kallus, der als Folge jeder Fraktur auftritt).
(Druck 1500, 41va [recte 39]. Vgl. Channing 592–595; Spink – Lewis 780–783).

21. KAPITEL (73rb–73va): *De curatione fracture quando restauratur et remanet membrum post illud subtile non secundum suam naturam primam* (Behandlung der Fraktur, nach deren Einrichtung das Glied unnatürlich dünn bleibt).
(Druck 1500, 41va [recte 39]. Vgl. Channing 594–595; Spink – Lewis 782–783).

22. KAPITEL (73va–73vb): *De curatione ossium fractorum quando restaratur* (!) *tortuose et prohibet tortuositas operationem eorum ab eo quod o(portet)* (Behandlung von gebrochenen Knochen, wenn sie schlecht eingerichtet wurden und eine Krümmung ihre spezifische Funktionsfähigkeit verhindert).
(Druck 1500, 41va–41vb [recte 39]. Vgl. Channing 594–597; Spink – Lewis 784–785).

23. KAPITEL (73vb): *De sermone in dislocatione* (Ausführung über Verrenkungen).
(Druck 1500, 41va [recte 39]. Vgl. Channing 596–599; Spink – Lewis 786–787).

24. KAPITEL (73vb–74rb): *De cura* [vom Korrektor marginal in schwarzer Tinte ergänzt] *dislocationis mandibule inferioris* (Behandlung der Verrenkung des Unterkiefers).
(Druck 1500, 41va [recte 39]–40ra. Vgl. Channing 598–601; Spink – Lewis 788–791).

25. KAPITEL (74rb): *De reductione dislocationis furcule et extre-*

mitatis humeri (Einrenkung des dislozierten Schlüsselbeines und Oberarmgelenkkopfes).
(Druck 1500, 40ra. Vgl. Channing 600–603; Spink – Lewis 792–793).

26. KAPITEL (74rb–75ra): *De reductione dislocationis humeri. R(ubrica ?)* (Einrenkung des dislozierten Oberarmknochens. Abschnitt ?).
(Druck 1500, 40ra–40va. Vgl. Channing 602–609; Spink–Lewis 794–803).
74vb *Illustration:* Platz für die Federzeichnung des runden Holzstabes mit dem kugelförmigen Ende für die Einrenkung leer.

27. KAPITEL (75ra–75va): *De cura dislocationis cubiti* (Behandlung bei Verrenkung des Ellenbogens).
(Druck 1500, 40 va. Vgl. Channing 610–613; Spink – Lewis 804–807).

28. KAPITEL (75va–75vb): *De reductione vel de cura dislocationis almahassem* (Einrenkung des dislozierten Handgelenkes [arab. al-Muʿṣam]).
(Druck 1500, 40va–40vb. Vgl. Channing 612–615; Spink – Lewis 808–809).

29. KAPITEL (75vb–76ra): *De cura dislocationis digitorum* (Behandlung von Verrenkung der Finger).
(Druck 1500, 40vb. Vgl. Channing 614–617; Spink – Lewis 810–811).

30. KAPITEL (76ra–76vb): *De cura dislocationis spondilium dorsi* (Behandlung von Verrenkung der Rückenwirbel).
(Druck 1500, 40vb–41rb. Vgl. Channing 616–625; Spink – Lewis 812–819).
76va *Miniatur:* Mitten in die linke Textspalte ist auf den blanken Pergamentgrund ungerahmt die Streckbank für die Einrenkung dislozierter Wirbel gemalt, die die Gestalt eines Tisches hat. In einem bestimmten Abstand ist um den Tisch ein Rahmen aus vier Pfosten auf vier Füßen fest verankert, in deren Pfosten an den Schmalseiten der Bank, der Schilderung im Text entsprechend, je zwei Löcher für die durchzusteckenden Hölzer der Winde gebohrt sind. Auf der Streckbank liegt der nackte Patient auf dem Bauch und hat

die Arme eng an den Körper gelegt. Um seine Schulterblätter ist ein Tuch geschlungen, dessen Enden unter den Achseln durchgeführt, vorne über der Brust zu einem Strang fest zusammengedreht und am Holzbalken des Rahmens verknotet sind. In derselben Weise sind die beiden Knöchel mit einem Tuch umwunden und das verschlungene Ende am Querpfosten des Rahmens verknotet. Am Kopfende drehen zwei Assistenten die Hölzer der Winde zur Streckung des krummen Rückens des Patienten; dieselben Figuren, die im Text beschrieben sind, fehlen am Fußende der Streckbank aus Platzmangel im schmalen Streifen zwischen den beiden Textspalten. Hinter der Streckbank steht der Arzt und drückt, wie im Text beschrieben, seine beiden Handflächen auf den Rücken des Patienten.

Der Miniator gestaltete die sachliche Darstellung der Streckbank, die in den arabischen und meisten lateinischen Handschriften als Illustration des Gerätes wiedergegeben ist, zur Szene der Behandlung aus, die damit die Entwicklung von der schematischen Skizze zum Bild veranschaulicht. Ein älteres, im Bildinhalt ähnliches Beispiel bietet Cod. 15 der Universitätsbibliothek Budapest auf fol. 43r.

31. KAPITEL (76vb–77va): *De cura anche dislocate* (Behandlung einer verrenkten Hüfte).
(Druck 1500, 41rb–41va. Vgl. Channing 626–633; Spink – Lewis 820–827).

32. KAPITEL (77va–77vb): *De curatione dislocationis genu* (Behandlung einer Knieverrenkung).
(Druck 1500, 41va–41vb. Vgl. Channing 632–635; Spink – Lewis 828–829).

33. KAPITEL (77vb–78rb): *De curatione dislocationis calcanei* (Behandlung bei Verrenkung des Knöchels).
(Druck 1500, 41vb–42ra. Vgl. Channing 634–637; Spink – Lewis 830–833).

34. KAPITEL (78rb): *De curatione dislocationis digitorum pedis* (Behandlung der Zehenverrenkung).
(Druck 1500, 42ra. Vgl. Channing 638 –639; Spink – Lewis 834–835).

35. KAPITEL (78rb–78va): *De speciebus dislocationis que fit cum vulnere aut cum fractura aut cum utrisque simul* (Arten einer Verrenkung, die mit einer Wunde oder mit einer Fraktur oder mit beiden auftritt).
(Druck 1500, 42ra. Vgl. Channing 638–641; Spink – Lewis 836–837).

IV. BIBLIOGRAPHIE

Innerhalb der Bibliographie sind die Editionen (Nr. 2) und Übersetzungen der *Chirurgia* (Nr. 3) sowie die Inventare und Literatur zur Handschrift (Nr. 4) chronologisch angeordnet, um die Bearbeitung des arabischen originalen Textes und seiner lateinischen Übersetzung sowie die Würdigung der Handschrift im Laufe der Zeit aufzuzeigen. Die Literatur zum Thema (Nr. 5) sowie die sonstige herangezogene und zitierte Literatur (Nr. 6) sind in alphabetischer Reihenfolge aufgeführt. Nachträge seit 1980 (in alphabetischer Reihenfolge) (Nr. 8).

1. ZITIERTE HANDSCHRIFTEN DER *CHIRURGIA*

Budapest, Egyetemi Könyvtár (Universitätsbibliothek), Cod. 15 (lateinisch).

Wien, Österreichische Nationalbibliothek, Cod. 2301 und 2381 (lateinisch); Cod. N. F. 476 a (arabisch).

2. EDITIONEN DER *CHIRURGIA*

a. Arabische Editionen

1778 ALBUCASIS: De Chirurgia. Arabice et latine ed. JOHANNES CHANNING. Oxonii 1778.

1973 ALBUCASIS: On Surgery and Instruments. A Definitive Edition of the Arabic Text with English Translation and Commentary by M. S. SPINK and G. L. LEWIS. Berkeley and Los Angeles 1973.

b. Lateinische Editionen

1497 GUIDO DE CAULIACO: Chirurgia parva. – Chirurgia ALBUCASIS cum cauteriis et aliis instrumentis ... Venedig: Bonetus Locatellus, VIII Kal. Martias [22. Februar] 1497 (HAIN 4810).

1499 Inkunabeldruck ungesichert. Text nicht enthalten in HAIN 4812 (Wien, Österreichische Nationalbibliothek, Ink. 9. D. 26).

1500 GUIDO DE CAULIACO: Chirurgia parva. Daran: ABULKASIM: Chirurgia cum cauteriis et aliis instrumentis, lat. von Gerardus Cremonensis. – JESUS BEN HALI. De oculis. – CANAMUSALI DE BALDACH: De oculis. Venedig: Octavianus Scotus für Bonetus Locatellus, VI Kal. Febr. [27. Januar] 1500 [1501], fol. 6r–42v (Wien, Österreichische Nationalbibliothek, Ink. 8. E. 32).

1506 Frühdruck bibliographisch nicht ermittelt.

1520 ARGELATA. Chirurgia Argelate cum Albucasi. Eximii artium et medicine doctoris magistri Petri de LARGELATA Bononiensis chirurgie libri sex ... Adiuncta etiam Chirurgia doctissimi ALBUCASIS cum cauteriis et instrumentis suis figuraliter appositisque in aliis hactenus impressis minime reperies. Venetiis: Lucas Antonius de Giunta Florentinus, 1. März 1520, fol. 125r–155v [recte 159v] (Wien, Österreichische Nationalbibliothek, *70. A. 21).

1530, 1531 Frühdrucke bibliographisch nicht ermittelt.

1532 [PRISCIANUS, THEODORUS]. Octavii Horatiani rerum Medicarum Lib. quatuor. Per Heremannum Comitem a Neuenar. ALBUCASIS Chirurgicorum omnium Primarii, Lib. tres. Argentorati: Johannes Schott, 26. Februar 1532, S. 117–319 (Wien, Österreichische Nationalbibliothek, *69. B. 40).

1541 (ALBUCASIS). Methodus medendi certa, clara et brevis, pleraque quae ad medicinae partes omnes, praecipue quae ad chirurgiam requiruntur, Libris III exponens. Cum instrumentis, ad omnes fere morbos, utiliter, et graphikos depictis. Autore ALBUCASE praestanti, ob excellentia artis opera, medico. Ex pervetustis exemplaribus emendata, et iam primum typis impressa ... Basileae: Heinrich Peter, August 1541, Bl. c3-[c6], S. 1–232 (Wien, Österreichische Nationalbibliothek, 70. 0. 18).

3. ÜBERSETZUNGEN DER *CHIRURGIA*

1778 ALBUCASIS: De Chirurgia. Arabice et latine ed. JOHANNES CHANNING. Oxonii 1778 (lateinisch).

1861 LECLERC, LUCIEN: La chirurgie d'ABULCASIS. Paris 1861 (französisch).

1973 ALBUCASIS: On Surgery and Instruments. A Definitive

Edition of the Arabic Text with English Translation and Commentary by M. S. SPINK and G. L. LEWIS. Berkeley and Los Angeles 1973 (englisch).

4. INVENTARE UND LITERATUR ZUR HANDSCHRIFT

1596 Inventar zum Nachlaß Erzherzog Ferdinands von Tirol vom 30. Mai 1596. 1. Wien, Österreichische Nationalbibliothek, Cod. 8228, fol. 398r. 2. Wien, Kunsthistorisches Museum, Inventar-Nr. 6652, fol. 468r.

1613 Wien, Kunsthistorisches Museum, Sammlung für Plastik und Kunstgewerbe, Inventar-Nr. 6653, S.117–118.

1621 Wien, Kunsthistorisches Museum, Sammlung für Plastik und Kunstgewerbe, Inventar-Nr. 6654, fol. 193v.

1811 Wien, Kunsthistorisches Museum, Sammlung für Plastik und Kunstgewerbe, Inventar-Nr. 6665.

1819 PRIMISSER, ALOIS: Die kaiserlich-königliche Ambraser Sammlung. Wien 1819, 290, Nr. 50. Nachdruck: Graz 1972; mit neuen Registern.

1821 Wien, Kunsthistorisches Museum, Sammlung für Plastik und Kunstgewerbe, Inventar-Nr. 6675, 628.

1855 SACKEN, EDUARD von: Die K. k. Ambraser Sammlung. 2. Theil. Wien 1855, 251f., Nr. 76 (82).

1875/1877 Wien, Kunsthistorisches Museum, Sammlung für Plastik und Kunstgewerbe, Beilage Nr. .... Zur General-Inventur vom 19. October 1875, Z. 293, Theil-Inventar über die zu beweglichen Fideicomiss-Vermögen des a. d. Erzhauses gehörige von dem k. k. Oberstkämmererstabe verwahrte K. k. Ambraser Sammlung (1877), 419.

1888/1889 BOEHEIM, WENDELIN (Hrsg.): Urkunden und Regesten aus der K. k. Hofbibliothek. Jahrbuch der Kunsthistorischen Sammlungen des Allerhöchsten Kaiserhauses, Band 7. Wien 1888, CCXXVI–CCCXIII, Nr. 5556. – Band 10. Wien 1889, I–X, Nr. 5556 (Fortsetzung). Nachdruck: Graz 1966.

1896 Wien, Kunsthistorisches Museum, Sammlung für Plastik und Kunstgewerbe, Inventar der Sammlung Kunstindustrieller Gegenstände des Allerhöchsten Kaiserhauses. Nach dem Stande vom 31. December 1896, 295.

1936 Nationalbibliothek in Wien. Katalog der Ausstellung von Neuerwerbungen aus den Jahren 1930 bis 1935. Wien 1936, 20, Nr. 22.
1938 MAJOR, RALPH H.: Medizin keine Geheimwissenschaft (The Doctor explains, deutsch). Berlin-Wien-Leipzig 1938, 8, 2 Abbildungen nach S. 368.
1957 UNTERKIRCHER, FRANZ: Inventar der illuminierten Handschriften, Inkunabeln und Frühdrucke der Österreichischen Nationalbibliothek. Teil 1: Die abendländischen Handschriften. Wien 1957 (Museion, N. F. 2, 2, 1), 176.
1963 MAZAL, OTTO und FRANZ UNTERKIRCHER: Katalog der abendländischen Handschriften der Österreichischen Nationalbibliothek. „Series nova" (Neuerwerbungen). Teil 2/1: Cod. Ser. n. 1601 bis 3200. Wien 1963 (Museion, N. F. 4, 2, 2, 1), 306–307.
1963 UNTERKIRCHER, FRANZ: Ambraser Handschriften. Ein Tausch zwischen dem Kunsthistorischen Museum und der Nationalbibliothek im Jahre 1936. Jahrbuch der Kunsthistorischen Sammlungen in Wien, Band 59. Wien 1963, 225–264, besonders 246 und Abb. 237 und 238.
1965 Ambraser Kunst- und Wunderkammer. Die Bibliothek. Katalog von FRANZ UNTERKIRCHER. Ausstellung der Österreichischen Nationalbibliothek. Wien 1965, 31, Kat. -Nr. 37, Abb. 2.
1965 KÜHNEL, HARRY: Mittelalterliche Heilkunde in Wien. Graz-Köln 1965 (Studien zur Geschichte der Universität Wien, Band V), Abb. 13–17.
1965 MacKINNEY, LOREN: Medical Illustrations in Medieval Manuscripts. Part I and II. London 1965, 92f., 183, Nr. 165.18 und Abb. 91 C.
1973 UNTERKIRCHER, FRANZ: Medizinische Gebrauchsgraphik in mittelalterlichen Handschriften, in: Österreichisches Jahrbuch fur Exlibris und Gebrauchsgraphik, Band 49. Wien 1973, 11–18, besonders 15f. mit Abb. 2.
1975 IRBLICH, EVA in: Wissenschaft im Mittelalter. Ausstellung von Handschriften und Inkunabeln der Österreichischen Nationalbibliothek. Bearb. von OTTO MAZAL, EVA IRBLICH, ISTVÁN NÉMETH. Wien 1975, 274–275, Kat.-Nr. 255, Abb. 31. 2. verb. Auflage Graz: ADEVA, 1980; mit Register.

5. LITERATUR ZUM THEMA

BLOOM, ASHER: L'ostéologie d'Abul Qāsim et d'Avicenne. Son origine talmudique. Paris 1935.

BONCOMPAGNI, BALDASSARE: Della vita e delle opere di Gherardo Cremonese traduttore del secolo duodecimo e di Gherardo da Sabbionetta astronomo del secolo decimoterzo. Roma 1851.

CHANNING, JOHANNES (Hrsg.): Albucasis de chirurgia. Arabice et latine. Oxonii 1778.

GURLT, ERNST-JULIUS: Geschichte der Chirurgie und ihrer Ausübung. Band 1. Berlin 1898.

HADDAD, FARID SAMI: Abulcasis, in: Abbottempo, 3 (1968) 22–25.

HAMARNEH, SAMI: Drawings and Pharmacy in al-Zahrāwī's 10th Century Surgical Treatise, in: Contributions from the Museum of History and Technology, Paper 22 (United States National Museum Bulletin, 228). Washington 1961, 81–94.

HAMARNEH, SAMI KHALAF and GLENN SONNEDECKER: A Pharmaceutical View of Abulcasis al-Zahrāwī in Moorish Spain. With Special Reference to the „Adhān". Leiden 1963 (Janus. Suppléments, 5).

HAMARNEH, SAMI KHALAF: The First Known Independent Treatise on Cosmetology in Spain, in: Bulletin of the History of Medecine, 39. Baltimore 1965, 309–325.

HERRLINGER, ROBERT: Geschichte der medizinischen Abbildung. Band 1: Von der Antike bis um 1600. 2. Aufl. München 1967, 52 mit Abb. 55.

HUARD, PIERRE: Mille ans de chirurgie en occident: 5e-15e siècles. Paris 1960.

HUARD, PIERRE et MIRKO DRAZEN GRMEK: Le premier manuscrit chirurgical turc, rédigé par Charaf ed-Din (1465) et illustré de 140 miniatures. Présentation française. Paris 1960.

LECLERC, LUCIEN: La chirurgie d'Abulcasis. Paris 1861.

LECLERC, LUCIEN: Histoire de la médecine arabe. Exposé complet des traductions du Grec. Les sciences en orient. Leur transmission à l'occident par les traductions latines. Tome 1. Paris 1876, 437–457.

LEXIKON. – Biographisches Lexikon der hervorragenden Ärzte aller Zeiten und Völker. Hrsg. von AUGUST HIRSCH. 2. Aufl. Band 1. Berlin-Wien 1929, 13 und 172–173.

NIEL, CH.: La chirurgie dentaire d'Aboulcasis comparée à celle des Maures du Trarza, in: Revue de stomatologie, 18 (1911) 169–181, 222–229.

SARTON, GEORGE: Introduction to the History of Science. Vol. 1: From Homer to Omar Khayyan. Baltimore 1927. Abu'l Qāsim: 681–682. Vol. 2: From Rabbi Ben Ezra to Roger Bacon. Baltimore 1931. Gerhard von Cremona: 338–344.

SAVAGE-SMITH, EMILIE: Some Sources and Procedures for Editing a Medieval Arabic Surgical Tract, in: History of Science, 14 (1976) 245–256.

SCHIPPERGES, HEINRICH: Die Anatomie im arabischen Kulturkreis. Frühe Anatomie. Eine Anthologie. Hrsg. von ROBERT HERRLINGER und FRIDOLF KUDLIEN. Stuttgart 1967, 33–52.

SCHIPPERGES, HEINRICH: Arabische Medizin im lateinischen Mittelalter. Berlin-Heidelberg-New York 1976 (Sitzungsberichte der Heidelberger Akademie der Wissenschaften. Mathemat.-naturwiss. Klasse, 1976, 2. Abhandlung). Darin Abschnitt „*Chirurgia*": 120–130 (= 38–48), Abb. 25 und 28.

SPINK, MARTIN S.: Arabian Gynaecological, Obstetrical and Genito-Urinary Practice illustrated from Albucasis, in: Proceedings of the Royal Society of Medicine, 30, Nr. 1, April 1937, 653–670.

SPINK, MARTIN S. and G. L. LEWIS (Ed.): Albucasis. On Surgery and Instruments. A Definitive Edition of the Arabic Text with English Translation and Commentary. Berkeley and Los Angeles 1973.

TABANELLI, MARIO: Albucasi. Un chirurgo arabo dell'alto medio evo. La sua epoca, la sua vita, la sua opera. Firenze 1961 (Biblioteca della „Rivista di Storia delle Scienze mediche e naturali", 9).

VALENSI, ROBERT: Un chirurgien arabe, Albucasis. Phil. Diss. Montpellier 1908.

WÜSTENFELD, FERDINAND: Geschichte der arabischen Ärzte und Naturforscher. Göttingen 1840.

WÜSTENFELD, FERDINAND: Übersetzungen arabischer Werke. Göttingen 1877, 55–81.

6. SONSTIGE HERANGEZOGENE UND ZITIERTE LITERATUR

CHMEL, JOSEPH: Die Handschriften der k. k. Hofbibliothek in Wien im Interesse der Geschichte, besonders der österreichischen. Band 2. Wien 1841.

FLÜGEL, GUSTAV: Die arabischen, persischen und türkischen Handschriften der K. k. Hofbibliothek in Wien. Band 2. Wien 1865.

HERMANN, HERMANN JULIUS: Die italienischen Handschriften des Dugento und Trecento. 1. Bis zur Mitte des XIV. Jahrhunderts. Leipzig 1928 (Beschreibendes Verzeichnis der illuminierten Handschriften in Österreich. Neue Folge, hrsg. von JULIUS SCHLOSSER und HERMANN JULIUS HERMANN, 5, 1). (Zu Cod. 2301 und Cod. 2381).

JEMOLO, VIVIANA: Biblioteca Nazionale Centrale di Roma. Torino 1971 (Catalogo dei manoscritti in scrittura latina datati o databili, 1).

Kunstkammer. – Kunsthistorisches Museum, Sammlungen Schloss Ambras. Die Kunstkammer. Innsbruck 1977 (Kunsthistorisches Museum. Führer, 24).

Lexicon medicum anglicum, russicum, gallicum, germanicum, latinum, polonum. Ed. by BOLESŁAW ZŁOTNICKI. Warszawa 1971.

MEZEY, LADISLAUS: Codices latini medii aevi Bibliothecae Universitatis Budapestinensis. Budapest 1961 (Bibliotheca Universitatis Budapestinensis. Catalogus manuscriptorum, 1).

MOORAT, S. A. J.: Catalogue of Western Manuscripts on Medicine and Science in the Wellcome Historical Medical Library. Vol. 1: Mss. written before 1650 A. D. London 1962.

MORTON, LESLIE T.: A Medical Bibliography (GARRISON and MORTON). An annotated Check-list of Texts illustrating the History of Medicine. 3rd Edition. London-Edinburgh 1970.

SAMARAN, CHARLES et ROBERT MARICHAL: Catalogue des manuscrits en écriture latine, portant des indications de date, de lieu ou de copiste. Tome VI: M. GARAND, M. MABILLE et J. METMAN: Bourgogne, Centre, Sud-est et Sud-ouest de la France. Paris 1968.

THORNDIKE, LYNN and PEARL KIBRE: A Catalogue of Incipits of Mediaeval Scientific Writings in Latin. London 1963.

UNTERKIRCHER, FRANZ unter Mitarbeit von HEIDELINDE HORNINGER und FRANZ LACKNER: Die datierten Handschriften der Österreichischen Nationalbibliothek von 1501 bis 1600. 1. Teil: Text. 2. Teil: Tafeln. Wien 1976 (Österreichische Akademie der Wissenschaften, Kommission für Schrift- und Buchwesen des Mittelalters. Katalog der datierten Handschriften in lateinischer Schrift in Österreich, 4). (Zu Cod. 8228).

7. ABGEKÜRZT ZITIERTE BIBLIOGRAPHIEN

BMC = Catalogue of Books printed in the XVth Century, now in the British Museum. Part V: Venice. London 1924.

GOFF = GOFF, FREDERICK R.: Incunabula in American Libraries. A third Census of Fifteenth-Century Books recorded in North American Collections. New York 1964.

HAIN = HAIN, LUDOVICUS: Repertorium bibliographicum, in quo libri omnes ab arte typographica inventa usque ad annum MD. Vol. I, Pars II. Stuttgartiae et Lutetiae Parisiorum 1827.

IGI = Indice Generale degli Incunaboli delle Biblioteche d'Italia. Vol. III: G–L. Compilato da T. M. GUARNASCHELLI e E. VALENZIANI con la collaborazione di E. CERULLI. Roma 1954 (Indici e Cataloghi. Nuova Serie, 1).

PELLECHET = PELLECHET, M.: Catalogue général des incunables des bibliothèques publiques de France. Tome 2. Paris 1905 (Reprint: Nendeln 1970).

8. NACHTRÄGE SEIT 1980

AL SAMMAN, TARIF und DOROTHEA DUDA: Kultur des Islam. Ausstellung der Handschriften- und Inkunabelsammlung der Österreichischen Nationalbibliothek. Wien 1980, 152f., Nr. 100. (Beschreibung des Cod. N. F. 476a; Nennung der Faksimile-Ausgabe und des Kommentars).

AL SAMMAN, TARIF und OTTO MAZAL: Die arabische Welt und Europa. Ausstellung der Handschriften- und Inkunabelsammlung der Österreichischen Nationalbibliothek. Handbuch und Katalog. Graz: ADEVA, 1988, 347f., Nr. 232 (Beschreibung von Cod. Ser. n. 2641 von O. MAZAL); 329, Nr. 208 (Beschreibung von Cod. N. F. 476 a von T. AL SAMMAN). (Nennung der Faksimile-Ausgabe; ohne Anführung von E. IRBLICH, Einfluss von Vorlage und Text ..., 1982).

BEIN, THOMAS: Liebe und Erotik im Mittelalter. Graz: ADEVA, 2003, 39, Abb. 2; 116–119. (Nennung der Faksimile-Ausgabe und des Kommentars).

DE ROBERTIS, TERESA e ROSANNA MIRIELLO: I manoscritti datati della Biblioteca Riccardiana di Firenze. I: Mss. 1–1000. Firenze 1997 (Manoscritti datati d'Italia, 2).

DUDA, DOROTHEA: Islamische Handschriften II, Teil 1: Die Handschriften in arabischer Sprache (Veröffentlichungen der Kommission für Schrift- und Buchwesen des Mittelalters, hrsg. von HERBERT HUNGER. Reihe I: Die illuminierten Handschriften und Inkunabeln der Österreichischen Nationalbibliothek, hrsg. v. GERHARD SCHMIDT. Band 5, Teil 1, hrsg. von KURT HOLTER. Österreichische Akademie der Wissenschaften. Philosophisch-historische Klasse, Band 229). Textband, Tafelband. Wien 1992. Textband, 46–69 (zu Cod. A. F. 10).

FINGERNAGEL, ANDREAS: Medizin im Mittelalter und Wissenstransfer zwischen den Kulturen. Das maurische Spanien, in: FINGERNAGEL, ANDREAS (Hg.): Juden, Christen und Muslime. Interkultureller Dialog in alten Schriften. Mit Beiträgen von ANDREAS FINGERNAGEL, ERNST GAMILLSCHEG, CHRISTIAN GASTGEBER, SOLVEIGH RUMPF-DORNER, FRIEDRICH SIMADER. Wien 2010, 91–100. (Ausstellung und Reproduktion von Cod. N. F. 476 a, Cod. 2301, Cod. 2381, Cod. Ser. n. 2641, Ink. 8. E. 32 nach dem Kommentar zur Faksimile-Ausgabe von 1979 – ohne deren Anführung in der „Literatur", S. 254. Ohne Anführung von E. IRBLICH, Einfluss von Vorlage und Text ..., 1982.– Keine Beschreibung der Exponate in der Publikation zur Ausstellung der Österreichischen Nationalbibliothek).

FRATINI, LISA e STEFANO ZAMPONI: I manoscritti datati del fondo Acquisti e Doni e dei fondi minori della Biblioteca Medicea Laurenziana di Firenze. Firenze 2004. (Manoscritti datati d'Italia, 12).

GARGAN, LUCIANO: L'enigmatico *conduxit*, Libri e dogana a Padova fra Tre e Quattrocento, in: Quaderni per la storia dell' Università di Padova, 16. Padova 1983, 1–41. (Freundlicher Hinweis von Herrn Dr. Franz Lackner, Österreichische Akademie der Wissenschaften, Wien).

GROSSI TURCHETTI, MARIA LUISA: I manoscritti datati della Biblioteca Nazionale Braidense di Milano, Firenze 2004. (Manoscritti datati d'Italia, 10).

IRBLICH, EVA: Einfluss von Vorlage und Text im Hinblick auf kodikologische Erscheinungsformen am Beispiel der Überlieferung der „Chirurgie" des Abu'l Qāsim Ḫalaf Ibn 'Abbās al-Zahrāuī vom 13. Jahrhundert bis 1500, in: Paläographie 1981, hrsg. von GABRIEL SILAGI. München: Arbeo-Gesellschaft, 1982 (Münchener Beiträge zur Mediävistik und Renaissance-Forschung, 32), 209–231, Tafeln XXXI–XXXVI.

IRBLICH, EVA: I manoscritti medici della Österreichische Nationalbibliothek di Vienna, in: KOS I, Nr. 3. Milano 1984, 8–13, bes. 8.

MARTI, SUSAN: Die Geburt des Johannes in der Psalterhandschrift Ms. lat. 95, in: Georges-Bloch-Jahrbuch des Kunstgeschichtlichen Seminars der Universität Zürich, Band 2. Zürich 1995, 31–42, bes. 36–38, Abb. 5. (Keine Nennung der Faksimile-Ausgabe und des Kommentars).

MAZAL, OTTO: Geschichte der abendländischen Wissenschaft des Mittelalters. Band II. Graz: ADEVA, 2006, 349–350. (Keine Anführung des Kommentars zur Faksimile-Ausgabe von 1979 und von E. IRBLICH, Einfluss von Vorlage und Text ..., 1982).

MEYER, E.: G(erhard) v(on) Cremona, in: Lexikon des Mittelalters. Band IV. München und Zürich 1989, Sp. 1317–1318.

NEFF, AMY: The Pain of Compassio: Mary's Labor at the Foot of the Cross, in: Art Bulletin, Vol. LXXX, Number 2. New York 1998, 254–273, bes. 262; 264, Fig. 22; 272, note 50, 51. (Nennnung des Faksimiles und des Kommentars).

UITZ, ERIKA: Die Frau im Mittelalter. Wien 2003, 71 mit Anm. 22 auf S. 186; S. 68, 69, 70, 71, 144 (Abbildungen). (Nen-

nung der Faksimile-Ausgabe).
UNGER, HELGA: Text und Bild im Mittelalter. Illuminierte Handschriften aus fünf Jahrhunderten in Faksimileausgaben. Ausstellung der Universitätsbibliothek Bamberg 1986. Graz: ADEVA, 1986 (Schriften der Universitätsbibliothek Bamberg, 2), 134–136, Nr. 54. (Anführung der Faksimile-Ausgabe und des Kommentars).

V. REGISTER ZUM INHALT DER HANDSCHRIFT

1. HAUPTREGISTER

Das Hauptregister enthält medizinische Fachausdrücke aus den Kapitelüberschriften der Handschrift in Deutsch und verweist auf die Kapitelzählung, die in der inhaltlichen Beschreibung der Handschrift (Abschnitt III/6 des Kommentars) eingeführt wurde, sowie zur direkten Benützung auf das Folium der Handschrift.

2. LATEINISCH-DEUTSCHES GLOSSAR

Das lateinisch-deutsche Glossar bietet die gebräuchliche medizinische Nomenklatur in Latein und verweist auf die deutschen Fachausdrücke im Hauptregister, dem der Standort im Kommentar und in der Reproduktion der Handschrift zu entnehmen ist.

abdomen – Bauch
abortus – Abortus
abscessus – Abszess
abscessus hepatis – Leberabszess
amputatio – Amputation
antibrachium – Unterarm
anus – After
apnoë – Atemnot
apoplexia – Apoplexie
„apostema" – Abszess – Geschwür
arteria labialis – Lippenschlagader
arteria temporalis – Schläfenarterie
arthralgia – Gelenkschmerz
arthritis urica – Gicht
articulatio humero-scapularis – Schulter
auris – Ohr
axilla – Achselhöhle

brachium – Oberarm

calculus – Stein
callus – Kallus
calx – Ferse
cancer – Karzinom
caput – Kopf
carpus – Handgelenk
castratio – Kastration
cataracta – Star, grauer
catheter – Katheter
cauterisatio – Glüheisentherapie – Kauterisation
cauterium – Glüheisen – Kauter
cervix – Hals
chalazion – Hagelkorn
cilium – Wimper
circumcisio – Beschneidung
clavicula – Schlüsselbein
clavus – Hornhaut – Hühnerauge
clitoris – Klitoris
collum – Hals
contusio – Quetschung
cornea – Hornhaut

costa – Rippe
coxa – Hüfte
crus – Bein – Unterschenkel
cubitus – Ellenbogen
cucurbita – Schröpfen
cutis capitis – Kopfhaut
cystis – Zyste

dacryorrhoea – Tränenfluss
„defluxus sanguinis" – Blutung
dens – Zahn
digitus – Finger
„digitus pedis" – Zehe
dislocatio – Dislokation – Verrenkung
dorsum – Rücken
dyspnoea – Atemnot

elephantiasis – Lepra
enema – Klistier
epilepsia – Epilepsie
extractio dentis – Zahnextraktion
extractio sagittarum – Extraktion von Pfeilen

femur – Oberschenkel
fistula – Fistel
fistula analis – Analfistel
fistula lacrimalis – Tränenfistel
fistula oralis – Mundfistel
„formica" – „Ameise"
fractura – Bruch – Fraktur – Knochenbruch
fractura cranii – Schädelfraktur
frons – Stirn
furunculus - Furunkel

gangraena – Gangrän
genu – Knie
gibbus – Buckel
gingiva – Zahnfleisch
glans – Eichel
guttur – Rachen
gynaecologia – Gynäkologie

haemorrhagia – Blutung
haemorrhoidae – Hämorrhoiden
hemicrania – Migräne
hepar – Leber
hermaphroditus – Hermaphrodit
hernia – Bruch – Hernie
hernia gutturalis – Rachenhernie
hernia inguinalis – Leistenbruch
hirudo – Blutegel
hydrocephalus – Wasserkopf
hydrops –Wassersucht

incisio arteriae – Arterienschnitt
intestinum – Gedärm
ischias – Ischias

labium – Lippe
labium fissum – Lippenspalte
lagophthalmus – Hasenauge
lepra – Lepra
lethargia – Lethargie
lien – Milz
lingua – Zunge
luxatio – Luxation – Verrenkung

malleolus – Knöchel
mamma – Brust, weibliche
mandibula – Kiefer – Unterkiefer
manus – Hand
medicina comburens – Ätzmethode
melancholia – Melancholie
missio sanguinis – Aderlass

nasus – Nase
nervus – Nerv

obstetricia – Geburtshilfe
oculus – Auge
os pubis – Schambein
ostium urethrae – Harnröhrenausgang

palpebra – Augenlid
paralysis – Lähmung – Paralyse
paraphia – Gefühllosigkeit (Gefühlsstörung)
partus fetus mortui – Totgeburt
patella – Kniescheibe
pectus – Brust
penis – Penis
perforatio – Perforation
pes – Fuß
pharynx – Rachen
phlebotomia – Phlebotomie
placenta – Nachgeburt
pleura – Brustfell
pleura costalis – Rippenfell
„podagra“ – Gicht
polypus – Polyp
praeputium – Vorhaut
profluvium sanguinis – Blutung
pterygium – Pterygium
pudendum femininum – Geschlechtsorgan, weiblich
pulmo – Lunge
pustula – Pustel
putrefactio – Fäulnis

radix dentis – Zahnwurzel
ramex – Bruch
ren – Niere
rhinitis – Schnupfen
„ruptura“ – Bruch, Riss

sanguisuga – Blutegel
scapula – Schulter
scrofula – Halsgeschwür – Halsgeschwulst
scrotum – Hodensack
sectio – Schnitt
secundina – Nachgeburt
stomachus – Magen
stupor – Gefühllosigkeit
suppuratio – Eiterung
sutura – Naht

tela – Gewebe
tempus – Schläfe
tonsilla – Mandel
trachyphonia – Heiserkeit
trepidatio – Zittern
tumor – Tumor
tunica coniunctiva – Bindehaut
tussis – Husten

umbiliculus – Nabel
ulcus – Geschwür
uterus – Gebärmutter
uvula – Zäpfchen
uvula palatina – Gaumenzäpfchen

varix – Krampfader – Varize
„vegetatio telae" – Gewebewucherung
vena – Vene
vena iugularis – Drosselvene – Jugularvene
vena ophthalmica – Augenvene
vena saphena – Hautvene
„venter" – Bauch
verruca – Warze
vertebra – Wirbel
vertebra cervicalis – Halswirbel
vertebra thoracica – Rückenwirbel
vesica – Harnblase
vulnus – Wunde
vulva – Geschlechtsorgan, weiblich

English Commentary

CONTENTS

I INTRODUCTION

1. THE AUTHOR: ABU'L QĀSIM ḪALAF IBN 'ABBĀS AL-ZAHRĀUĪ

Very few reliable details concerning the life of Abu'l Qāsim Ḫalaf Ibn 'Abbās al-Zahrāuī have reached us from the Middle Ages. The Latinised versions of his name which most commonly occur are Abulcasis, Abulcasim, Albucasis, Albucasim and Bulcasi(m) as part of his first name, or Alsaharavius, Alzaragius, Altaragius (as in the title of Cod. Ser. n. 2641, fol. 3r) as an identifying or actual name, derived from al-Zahrā, the residence, since 936, of the Caliph Abd ar-Rahman, near Corboda, where al-Zahrāuī, according to his epithet, was most likely born in the thirties or forties of the 10th century. The Arabic scholar came from the western caliphate that was founded near Corboda by Omajjaden Abd ar-Rahman I. (756-788) and brought to cultural prosperity by Abd ar-Rahman III. According to tradition, al-Zahrāuī is believed to have been the physician to the Caliph al-Ḫakam II. (961-976). This idea is given credence by the fact that the physician came from the area and would have been educated in and around the court, where he would have had the most opportunities for his comprehensive education and studies. His death is generally given as circa 1013.

Despite the lack of biographical information, the author's life is laid open in his large scale comprehensive work "Kitab al-Taṣrīf liman 'ajiza 'an-al-ta' ālīf" *(Concessio ei data qui componere haud valet)* in which the adoption of Greek medical knowledge on the one hand and decades of medical practice on the other, are recorded in writing. The work, describing in encyclopedic form the subdivisions of medicine, and probably compiled and exteneded during the author's lifetime into the complete work al-Taṣrīf (*Vademecum*), comprises 30 sections which have been passed down in the form of Arabic manuscripts, occasionally as a complete set. If the complete work al-Tasrīf was available not only in the Orient, but also in the western caliphate in Moorish Spain since it's emergence in the second half of the 10th century, it remained unavailable to the Latin West in as much as only four sections were later translated into Latin. Treatises 1 and 2 were translated into Latin under the title *Liber theoricae necnon practicae Alsaharavii in prisco Arabum medicorum conventu facile principis...* and were published by Sigismund Grimm and Marcus Virsung in Augsburg 1519. More importance was obviously given to section 28 concerning pharmacy, which was already transfered from Arabic into Latin at the end of the 13th century by Simon a Cordo with the help of Abraham Judaeus Tortuosiensis and printed under the title *Liber servitoris de praeparatione medicinarum simplicium* in Venice by Nicolaus Jenson in 1472 (GW 130; Vienna, Österreichische Nationalbibliothek, Ink. 4. H. 5).

It is section 30, however, that received the most interest, being the final section of the complete work al-Taṣrīf, which under the title *Chirurgia* became the most important manuscript on this topic in the history of medicine of the early and high Middle Ages. The section, comprising 3 books and covering cautery therapy (book I), incisions, gynecology, wound treatment and phlebotomy (book II), as well as the means and methods of treatment of fractures and dislocations (book III) gave Western medicine access to new insights and methods of treatment that had not yet found their way into monastic medicine, which was, up to that point, almost exclusive to the monastary. One of the reasons for this might lie in the Christian opinion that as man is created in the image of God, he may not be changed through surgical intervention. Similar beliefs in Islam hindered the spread and capable use of surgical methods for a long time in the Orient.

In the prologue, al-Zahrāuī justifies the need for a summary representation of the *Chirurgia* with the fact that this specical area of medicine had not been mastered by physicians and therefore led to failures which were damaging to the image of medicine. The author points out that surgery as such can only be practised by physicians with a sound knowledge of anatomy and that therefore a long study of the anatomy of the human body, the position of nerves, muscles and blood vessels is a requirement without which a surgical operation would do the patient more harm than good and would ultimatey have fatal consequences.

In this context, al-Zahrāuī refers to the study of the writings of Hippocrates and Galen, who, in the early Middle Ages, were cited as the exclusive sources and experts in passed down medical texts; he conceals his own actual source, Paul of Aegina, one of the last representatives of the Alexandrian school, who worked and taught as a Greek doctor in Alexandria, at the time the Arabs came into possession of ancient Greek knowledge, having occupied the high school of natural sciences and medicine. Book 7 of his medical "Pragmatie" deals with surgery und provides excerpts from old Greek texts, which thus via Paul of Aegina crept into Arabic medicine and therefore in a round about way ended up in Southern Europe through the later translations from Arabic into Latin. From the Greek knowledge is drawn, among other things, the cautery therapy which involves the surgical application of a cauter or etchant with the intention of tissue disection, tissue destruction or tissue degradation. The author devotes an entire book to this method and describes within the necessary cauters and instruments as well as areas of application on the human body. The treatment was used on the one hand for pain relief and on the other hand for healing; research into medical history regards its successful application with scepticism.

Among the independent achievements of the Arab is surgical ophthalmology along with the description of over 200 instruments, many of which are of the author's own design, made from exactly described materials, the pictures of which illustrate the text. Among these instruments in various sizes are knives and scalpels, scissors, saws, files, cauters, clamps, pliers, tweezers, hooks, handles, stilettos, spatulas, probes, needles, syringes, perforators, nasal and vaginal mirrors, forceps, enemas, a rack for the reduction of dislocated vertebrae, a type of plaster for the setting of broken limbs and others besides. The original Arabic copy already included the illustrations of these instruments as a major part of the book, so that in the later Arabic editions they were always copied, albeit in varying number. As the book was meant first and foremost as a handbook for practising physicians and surgeons, it can be safely assumed that the author's version did not contain illustrations with figural representations, at least no early Arabic manuscripts of this text with miniatures has been passed down and no newer Arabic manuscripts suggest such originals having ever existed. The Turkish version of the text, containing miniatures, from Charaf ed-Din in 1465, suggests being based on texts written in the 13th century under Persian influence. Despite their decorative portrayal, the instruments in both the Arabic and the later Latin manuscripts are recognisable by their basic features and, with the text, speak for the scientific nature of the textbook.

However, the series of pictures of a later European amendment, show methods of treatment whereby the pictures are provided to aid understanding. Medical texts in particular had been illustrated as visual and text books since antiquity.

Al-Zahrāuī's *Chirurgia* is the oldest and most important link between the Greek medicine of antiquity and the European medicine of the high Middle Ages which, with the school of Salerno and universtities of Naples, Padua and Montpellier, had it's most important centers in France and Italy. It not only communicated the classical Greek medicine, but also for the first time ever recorded comprehensively the practices of Arabic medicine, including those which al-Zahrāuī invented himself. The realisation that the traditional Western monastic medicine needed reforming with new knowledge, is expressed in the Latin translation of the Arabic, which had a huge impact on European medicine and meant progress.

2. THE TRANSLATOR: GERARD OF CREMONA (GERARDUS CREMONENSIS)

The translation of the *Chirurgia* is generally attributed to Gerard of Cremona; his name also appears in the rubricated title on fol. 3r of the manuscript presented here. He came from Lombardy and lived from 1114 to 1187. In the forties he went to Toledo where he made available texts of Greek and Arabic philosophy, medicine, physics, alchemy, mathematics, astronomy and astrology as well as Arabic commentaries on classical literature of the Latin scholarly world. Toledo, where Jewish as well as Arabic and Mozarabic intellectuals were at work, was regarded as the center of far-flung translation activity in the 12th century. The list in GEORGE SARTON, Introduction to the History of Science, Band 2, Baltimore 1931, 339-344 of his translations includes a total of 87 numbers. Among the entries, whether real or not, are, apart from those of al-Zahrāuī's *Chirurgia*, the following ten Arabic medical writings: Al-Kindī (9th century): *De gradibus medicinarum*, - Ibn Masawaih (9th century): *Aphorismi*, - Yaḥya Ibn Sarafyūn (9th century): *Breviarium*,- ar-Razzī (9th century): *Liber Albubatri Rasis qui dicitur Almansorius*, - ar Razzī: *Liber divisionum continens CLIII capitula cum quibusdam confectionibus eiusdem,* - ar-Razzī: *Liber introductorius in medicina parvus,* - ar-Razzī: *De iuncturarum aegritudinibus,* Ibn Sīnā (11th century): *Canon Avicennae libri quinque,* - Ibn al-Wāfid (11th century): *De medicinis et cibis simplicibus,* - 'Ali Ibn Ridwān (11th century): *Commentarus in artem parvam Galeni.*

According to E. MEYER (G. v. Cremona, in: Lexikon des Mittelalters, Vol. IV, 1989, 1317-1318) Gerard of Cremona was "not the principal or employee of a "translation school". He often reworked existing Arabic-Latin translations, reverting to the Arabic original, retaining adequate Latin formulations and standardising the terminology. He replaced omisions in the Latin models with new translations from the original Arabic. He stayed true to the original text, retaining their constructions where possible and tried to make an exact copy."

With the aid of the English translation from SPINK and LEWIS (1973), it could be determined that the Latin version in Cod. Ser. n. 2641 follows the Arabic very closely and in its entirety. In the creation of the Latin archetype, the instruments in the original Arabic version were already taken into account; they are included in the later transcripts. Arabic expressions for disease descriptions, for which there is no adequate Latin word, are given in a Latinised form of the Arabic. The translation makes an effort with description and word derivation to give a detailed portayal of the instruments and their appearance (e.g. *cauterium olivare* for the cauter in the form of an olive knife). The Medieval Latin shows little tendency to Romanization.

The translation served to provide Latin Europe with a text which, in the field of surgery, imparted ancient Greek and newer Arabic knowledge, which was lacking in European medicine. Al-Zahrāuī's *Chirurgia* was also translated into Hebrew and Provencal, although it is not yet clear to what extent these translations influenced the Latin, and remained well into the 13th and 14th centuries the sole Latin handbook for surgery, until it was replaced by the writings of Guilelmus de Saliceto († 1276 or 1280) and Guido de Cauliaco (Guy de Chauliac) († circa 1368). Both physicians based their teachings on al-Zahrāuī's surgery. Additionally, Fabricus ab Aquapendente (1533-1619) added to the names of the Greek and Roman physicians Paulus Aigineta and Celsus, that of the Arab from al-Zahrā near Corboda. That his handbook of surgery was still in demand during Humanism and the Renaissance, can be seen from the numerous Latin printed editions from Venice 1497 (?), 1499, 1500 (1501), 1520 and the editions from Strasbourg 1532 and Basel 1541 (see sections III/1 and 2).

Most Latin manuscripts are from the end of the 13th or 14th century. The 27 Latin manuscripts for FARID SAMI HADDAD (Abulcasis, in: Abbottempo 3 (1968) 25) could neither be verified nor used for this commentary. THORNDIKE and KIBRE catalogued in 1963 only six manuscripts (note 59). The Österreichische Nationalbibliothek in Vienna houses three, the University Library of Budapest has one. Only after the appearance of a facsimile edition in 1979, did the author discover in the libraries of Oxford five, London one, Milan two, Montpellier two and Munich two Latin texts which underwent codicological comparison with the Arabic manuscripts[1]. The 16 thus far determined codices, including the ten that have been consulted, originated in scriptoria in Southern France, Northern Italy, England and, the ones presented here, in Southern Italy and Central to Northern Italy.

Medieval Europe learned of numerous impulses from Arabic and Jewish science before the knowledge of classical science became known in the 13th century through direct translations of classical manuscripts and then widely spread during the Italian humanism of the 15th century. One way was via Sicily and Southern Italy, where, under the rule of the Saracens from 827 to 1061, Arabic scholarship influenced intellectual life, and under Hohenstaufen rule from 1194 to 1268, in particular under Emperor Frederick II. (1220-1250) in the 13th century Arabic natural sciences and medicine determined the way of life. The other way was via Iberia, which being conquered by the Arabs – 711 to 713 – was under Moorish rule, strengthened in 756 by the emirate of Cordoba and in 929 by the caliphate of Cordoba under Abd ar-Rahman III. and which lasted until the end of the 10th century. Arab culture manifested itself rapidly alongside classical Roman and Visigothic culture in Spain, which picked up elements of poetry, philosophy and natural sciences in Latin translations and passed on to neighbouring France and Northern Italy. The translation school in Toledo, like the others in Spain providing transfer of Arabic knowlegde, played a vital role, without which scholastic thought in the area of theology or progress in natural history and medicine in France and Italy in the 13th and 14th centuries would be almost unthinkable.

1 EVA IRBLICH, Einfluß von Vorlage und Text im Hinblick auf kodikologische Erscheinungsformen am Beispiel der Überlieferung der „Chirurgie" des Abu'l Qāsim Ḫalaf Ibn 'Abbās al-Zahrāuī vom 13. Jahrhundert bis 1500, in: Paläographie 1981, edited by GABRIEL SILAGI (Münchener Beiträge zur Mediävistik und Renaissance-Forschung, 32), München 1982, 209–231, 8 figs. on Pl. X.

II CODICOLOGICAL DESCRIPTION OF THE MANUSCRIPT

1. THE PARCHMENT

The manuscript is compised of a total of 82 parchment leaves, which have in the top right corners of the recto pages, in a modern hand, in pencil, the designations I, II, 1-78, III, IV. The collation is on the one hand recorded in pencil on the pastedown of the back cover by Albert Ilg, Kunsthistorisches Museum, Vienna: *78 Bl. coll. Ilg.* From Johann Freundlinger, of the manuscript collection of Österreichische Nationalbibliothek until 1971, there is written in pencil on fol. Ir: *Cod. Ser. nov. 2641 enthält: Bl. I-II, 1-78, III-IV*. The foliation is correct in relation to the sequence of the text.

The double page with the designation I-II is made of rough, stiff parchment, that has creased areas and at the bottom edge several holes. The page Ir is additionally very abraded, to the extent that older entries of the 15th century are almost rendered illegible. The sequence for the roughly trimmed unio (Ir-IIv) with the approximate proportions 402 x 280mm is FHHF; in the pages Iv and IIr the hair pages are facing each other. The double leaf was probably taken during the new binding of the manuscript in the late 15th century as a replacement for the original flyleaf which was cut back to just a fold in front of fol. 1, also as protection for the first page of text (1r). Page IIv, which is opposite the first text page (1r) was treated much more carefully than it's opposite page Ir, in order to better match the parchment colour of the original book block. In this way the traditional aesthetic demands for the treatment of the writing material were taken into consideration, whereby at least opposing pages should have a similar colour. In the upper third of fol. IIv. the title *CHIRVRGIA ALBVCASIS* is written in red ink in uneven capital letters by a humanist hand in the 16th century in an epigraphic manner, whereby the letters measure 12mm and the ink has run on the untreated parchment.

The original book block that is made of parchment leaves of goatskin and dates back to the 14th century, contains the pages 1-78 and III-IV and measures approximately 400/403 x 280/282mm, whereby variations occur due to the irregular cut. Oval indentations of varying size are on the under intersection (fol. 3, 63) on the profile (fol. 4, 6, 8, 14, 48, 52, 55, 58, 62, 63, 65, 68, 76) and on the upper and lower corners of the pages (fol. 3, 11, 12, 13, 14, 17, 35, 47, 63, 66, 68, 70, 71, 75). A single sheet, namely fol. III, doesn't match the book block, measuring 403 x 219/221mm and was reduced in width at a later point in time. The parchment leaves are made of goatskin and their colour has the typical lightness of the Mediterranean area south of the Alps, whereby hair and flesh pages may both be regarded to the same degree as white. If the sequence FHHF nonetheless stands out, this is due to the material of the goatskin where the dense arrangement of the dark hair follicles on the rubbed bare hide leaves a fine pattern of dark spots, something that is recognisable in many southern manuscripts. In contrast, in the scriptoria north of the Alps, the flesh and hair sides of the hide were roughened in order to hide the difference in structure. The flesh side of the manuscript here is smooth and the hair side, with the discernable hair follicle structure, is slightly rougher. The treatment of the parchment can be regarded as meticulous, small stretch holes are only found on the folios 12, 43, 56, 58-60 and 65, mostly on the lower wide parchment edge. Tears or rather cuts in the middle of the 83/85mm wide longitudinal edge partly remain (fol. 9), however, mostly pasted over almost to the edge of the text with small irregular strips of parchment, in most cases on the verso side (fol. 24, 28, 36, 38, 43, 46, 47, 49, 51, 61, 65, 72, 73, 78). Wormholes extend out from the front cover through fol. IV-56, and from the back cover through fol. I-6. The edges of the parchment show signs of wear, especially on the lower corners, and there are ink and colour stains.

It would seem that the manuscript was not trimmed when it was rebound in the 15th century as, on the one hand, the border on the top edge is still intact and, on the other hand, the planning of the manuscript and the arrangement of the pastedown signify particular proportions, whereby the upper parchment edge measures around 41/43mm and the lower edge about three times more at around 129/130mm. A similar proportional relationship is shown between the outer edge and the inner edge against the fold of the manuscript.

The codex is made up of the bifolium (double sheet) from the 15th century (fol. I-II) and the eight regular quinions (arrangements of 10 pages) of the original stock folios from the 14th century, which according to the position formula of Chroust is built up as follows: III + 8. VIV.[2] At the same time, the first five leaves until the middle position of the gathering have on their lower right corner of the recto the page designations *a, b, c, d, e* clearly visible due to the loose stitching of the binding. The corresponding opposing sheet have no such markings. The minuscule letters *a-e* have the character of the notula of the 14th century.

In the first gathering (fol. 1-10) there are also additional dashes in red ink above the small letters, two above *b*, three above *c* and, very faint in the original, five above *e*. In addition, To protect the first text page, the first gathering was bound with a single bifolium which served as a first and sixth page respectively, which may have had a title, enveloped the quire, and which ended as a roughly 13/14mm parchment strip after fol. 10. The fold was later glued to fol. 10v. as the upper number 3 reaches beneath the now partially undone fold. The remaining parchment edge of the protective page preceding fol. 1 measures approximately 60/150mm. The original flyleaf was removed during rebinding and replaced with the crude bifolium. That the first arrangement is not based on a 12 folio quire, but rather a 10 folio quire and an additional bifolium, is demonstrated by the fact that on fol. 11r the text carries on, so that there is no loss of text and no additional leaf is to be expected.

The second gathering (fol. 11-20) also features folio designations in the form of minuscule letters *a-e* written in red ink in the lower right corners of the recto of the leaves of the first half of the gathering.

In the third gathering (fol. 21-30), the page designations *a-e* are recorded twice and in brown ink and, in addition, the first opposing leaf (fol. 26) after the binding stitch is marked with a cross.

This system of markation using simple minuscule letters *a-e* in brown ink is used for the layers IV-VIII, whereby the letter a in gathering VI (31r) is illegible and *d* in gathering V (44r) is hard to make out. As an additional peculiarity, gathering VIII has between one and five dashes in brown ink below the letters *a-e*. Like gathering III in fol. 26r, gatherings IV-VIII also occasionally have a cross

---

2 Description of the manuscript: OTTO MAZAL und FRANZ UNTERKIRCHER, Katalog der abendländischen Handschriften der Österreichischen Nationalbibliothek „Series nova“ (Neuerwerbungen), Teil 2/1: Cod. Ser. n. 1601–3200, Wien 1963 (Museion, N. F. 4, 2, 2, 1) 306f.

in ink in the middle of the first opposing leaf: Gathering IV (36r), gathering V (46r), gathering VIII (76r).

Each gathering has at its end, written in the scribe's hand at the bottom of the folio, catchwords, which give the first word of the following gathering. (10v): *(q)uando*; (20v): *et intro*; (30v): *forma*; (40v): *inferius*; (50v): *membrum*; (60v): *-hel parumper*; (70v): *-quatur*; (IVv).

In the late Middle Ages the three books of the *Chirurgia* were marked in the top right corner of the recto pages in brown ink with the Arabic numbers *1* (4r-16r), *2* (17r-62r) and *3* (all pages from 63r to the beginning of book III), whereby it cannot be determined whether these are related to the rebinding or served as a kind of running title to facilitate easy location of the main sections.

CONSTRUCTION OF GATHERINGS OF COD. SER. N. 2641

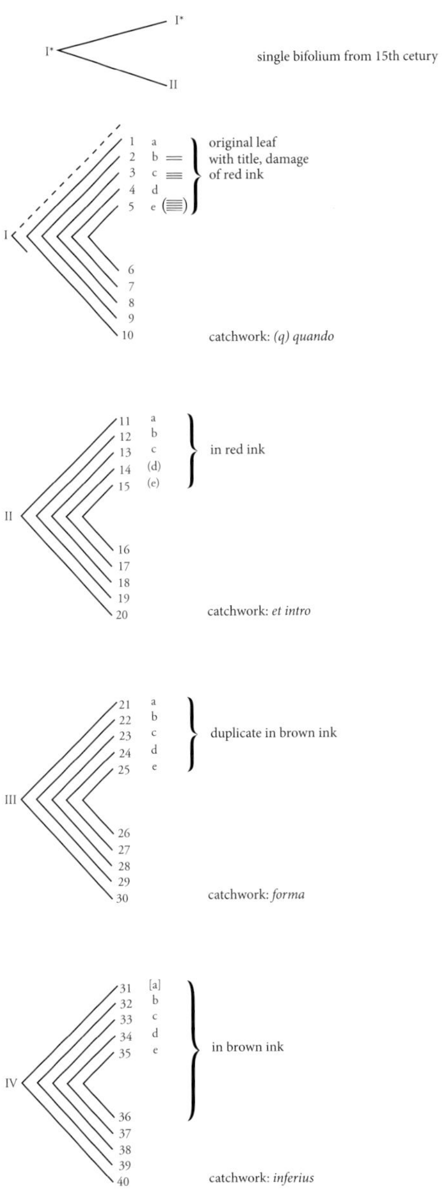

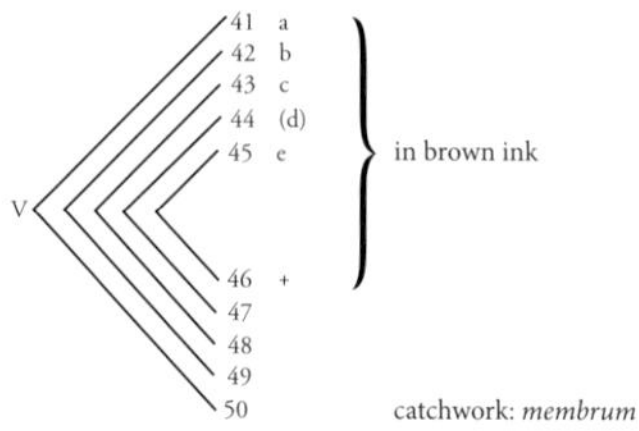
V
41 a
42 b
43 c
44 (d)
45 e
46 +
47
48
49
50
in brown ink
catchwork: *membrum*

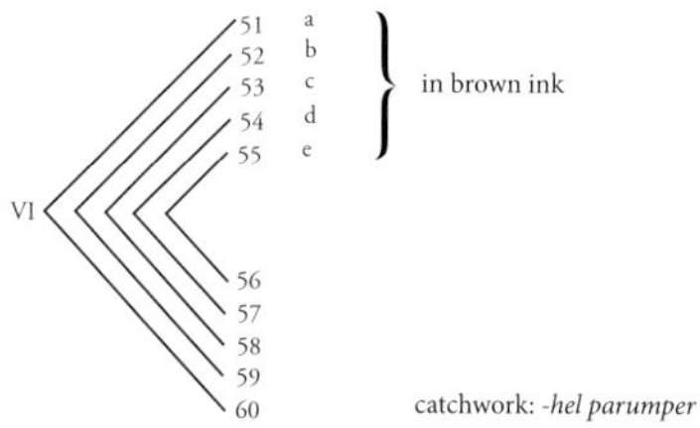
VI
51 a
52 b
53 c
54 d
55 e
56
57
58
59
60
in brown ink
catchwork: -*hel parumper*

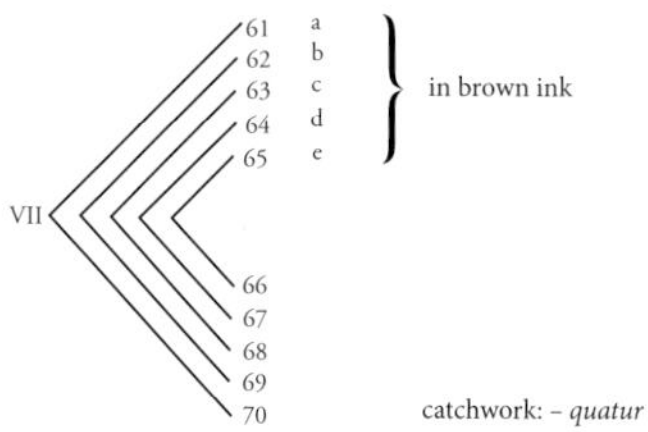
VII
61 a
62 b
63 c
64 d
65 e
66
67
68
69
70
in brown ink
catchwork: – *quatur*

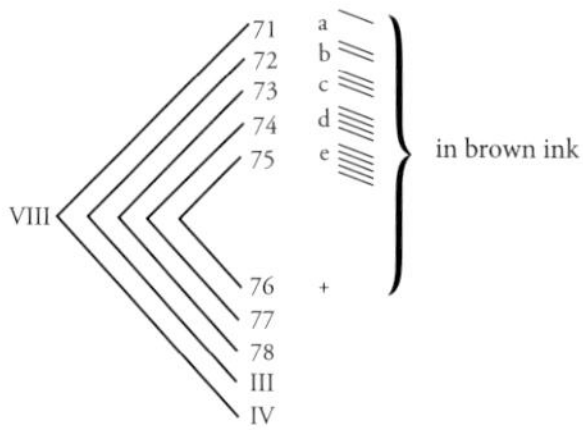
VIII
71 a
72 b
73 c
74 d
75 e
76 +
77
78
III
IV
in brown ink

2. THE SCRIPT

a. Ruling

Both the text of the chapter overview and the complete contents of folios 1ra -78va are set out in two regular columns of 42 lines each. Considering the borders each column measures 232 x 67mm and the complete written space 232 x 149mm, whereby the space between the columns of text measures 15mm. The distance from the upper edge to the upper text border is about 42/43mm, and from the lower edge to the lower text border 130mm, about three times that of the upper parchment edge. The inner edge to the fold measures 47mm, the outer to the longitudinal edge about 84/85mm, about 10mm less than double that of the inner edge. The text pages of the opened book give a very harmonious impression in terms of the relationship between written and blank areas. As such, a ratio of 1:3 from the upper to the lower parchment edge and 1:2 from the inner to outer parchment edge can be seen so that the sum of both inner parchment edges, namely 93-94mm, equals slightly more than the 85mm of the outer edges, whereby optically the greater size of the inner edges seems less due to the fold in the center. It can be assumed that mathematic considerations on the part of the scribe or the scriptorium went into creating a harmonious aesthetic based on the numbers 2 and 3.

The ruling is respectively on the hair sides very faintly graven and on the flesh sides traced with a greybrown pencil. The four outer longitudinal borderlines of the text columns run out irregularly in the upper and lower edges of the parchment. However, the upper borderlines above the first line and the lower below the last line of the text columns end exactly with the outer borderlines. The distance between the row lines is 5.5mm. Pricking from compasses used as an aid for drawing the lines are not detectable. However, a short distance from the upper and lower edges of almost every page, in the middle, are two punctures at a distance of 15mm, that were necessary for the drawing of the longitudinal borderlines between the two columns of text. The overview of contents (1r-2v) shows variations in the line scheme, in each case on the left edge of the column three lines up that allowed the rubricator to place the Lombard majuscule D and denote the exact beginning of the contents overview.

For the commentary to book II, chapter 105 (50vb-51rb) concerning the amputation of limbs and sawing of bones, an extra ruling was drawn onto the flesh sides. The distance between row lines is 4mm. The width of the commentary varies and relates to the parchment edges.

b. The main hand

The text is in a regular hand in textualis formata with a strong tendency to rotunda written in black ink, partially faded, in the 14th century. The manuscript offers no colophon, no date and no hidden hint of a date. The scribe and scriptorium are unknown. The height of the minuscules is about 2mm, letters with ascenders and descenders are 3.5mm. The individual characters are very much in the Carolingian style, from which, keeping the curvature, Gothic writing in the Mediterranean areas of Italy, Southern France and Spain developed into the rotunda and in the 14th century the height of its caligraphic form.

The minuscule-a is drawn up steeply, its upper curve open and yet sometimes pulled far down and almost closed. The d appears in both steep miniscule form with a split shaft as well as in uncial form with an offshoot almost horizontal to the left. In the case of double-d, the first is a steep minuscule, the second an uncial d. The g varies the old miniscule form in that the head is large and is bent to the right towards the tail with a downstroke. The h has a large rounded downstroke and is joined closely to the following letter. Double and single i have a slanted stroke, the precursor of the later dot. With double i at the end of the word, the stroke of the second i is drawn under the line. The m and n show small beginning strokes and stand on tiny feet. The r appears in its steep miniscule form and rounded Gothic form, whereby the respective form is determined by the surrounding letters. The s is only rounded at the end of a word. At the beginning or in the middle of a word it is long and ligated to the t. With t the stem extends well beyond the bar. The round c and t are for the most part indistinguishable here. Rounded u stands generally for u and v. By x the diagonal stem from the right reaches until just below the line. What stands out is the ç used as z in *cauterizatio*, that since the 11th century was used in southern skriptoria to denote the voicing of a single s within a word.

The majuscules at the beginning of the sentence or after the two line golden initials are executed in a sweeping manner and filled with many fine lines and scrolls in a lighter coloured ink.

The abbreviation system shows the Gothic abbreviations and is used consistently, according to need. The omitance of m, n, vowels, final sylables, of s in ipsum is denoted with a small tick above. Similarly, there are also the classical or insular abbreviations for et, per, pro, prae, prope and est. The omittance of r is denoted by the above placement of the neighbouring vowel, that of –os or –us, of a superscripted round apostrophe. The omitance of –us or –um at the end of a word is denoted by the significant Gothic 3, –ur by the blending of the letters and superscript, and –rum with a Gothic r crossed out with a slanted stroke. Qui and quae (que) are shortened with a short thick slanted stroke, whereby the grammatically different pronouns are not exactly differentiated. The prevelance of que suggets a simplification through romanization. Haec is abbreviated with h and a superscripted apostrophe, sed with a long s and slanted downstroke and a rounded shaft of the s, secundum with the same sign plus and m.

The writing is impressive in its evenness and regularity. Letters with pronounced curves such as b, h, o, p are pushed close to the next letter, others have short ascenders and descenders, due to which the text columns give an impression of being woven. To add to the standard of the columns, at the end of the lines, in the same way as the line filler, mainly i shaped crossed out signs have been added. (e.g. fol. 24ra: line 2, 25, 29, 32; 24rb: line 16, 35). The hand gets slightly rougher and in some individual characters slightly bigger as of book III (62v). A change in hand cannot, however, be determined, as the individual letters are formed the same. Similarly rewrites over erased parts like on fol. 63v, necessary due to omissions, are from the main hand, whereby more abbreviations are used and the letters are packed more closely together.

The main hand is responsible for the table of contents, the whole text, the commentary on fol. 49v-51r, as well as marginal additions in normal sized writing on folios 12v, 13v, 16r-18v, 23r, 28r-29v, 44r, 45r, 52r, 55r, 62r-66r, 70v, 75r-77r. A satisfactory classification of the manuscript is difficult to manage, because most manuscripts written in littera textualis rotunda in the 14th century are undated and the catalogue of dated manuscripts offers few examples of rotunda. The following examples have the peculiarities of the manuscript in Cod. Ser. n. 2641: Avignon, Bibiothèque municipale, Ms. 133: Missale romanum (temporale), from the period 1362-1370 (?)[3]; Florence, Biblioteca Riccardiana, Ms. Ricc. 299, f. 83r: Liber censualis Romanae curiae, u.a., Rome 1388[4]; Milan, Biblioteca Braidense, Ms. AE. X. 10, f. 30r: Galvanus Flamma, Chronica Galvagnana, written by Petrus de Guioldis 1396[5]; Florence, Biblioteca Medicea Laurenziana, Fondo Tempi, Ms. Tempi 1, f. 36r: Dante Alighieri, Commedia, 1398[6]. Great similarity in the majuscules and their delicate filling is shown in the Rationale, written at the end of the 14th century in the Benedictine monastery of Farfa (Latium, diocese of Rieti) in Southern Italy north of Rome (Papal States): Rome, Biblioteca Nazionale Centrale, Ms. Farf. 30 (277)[7].

From the above listed examples, for which the risk factor of Gothic time classification applies[8], the resulting last third go into the late 14th century. The attributing to specific scriptoria or region remains equally open. Textualis formata rotunda was used in Italy, Southern France and in Spain. High Medieval script must be

3 CHARLES SAMARAN et ROBERT MARICHAL, Catalogue des manuscits en écriture latine ..., T. VI: Bourgogne, Centre, Sud-est et Sud-ouest de la France par M. GARAND, M. MABILLE et J. METMAN, Paris 1968, 71, Pl. LIX.

4 TERESA DE ROBERTIS e ROSANNA MIRIELLO, I manoscritti datati della Biblioteca Riccardiana di Firenze, I: Mss. 1–1000, Firenze 1997 (Manoscritti datati d'Italia, 2), 17, Nr. 6, Tav. VIII.

5 LUISA GROSSI TURCHETTI, I manoscritti datati della Biblioteca Nazionale Braidense di Milano, Firenze 2004 (Manoscritti datati d'Italia, 10), 23, Nr. 23, Tav. 7.

6 LISA FRATINI e STEFANO ZAMPONI, I manoscritti datati del fondo Acquisti e Doni e dei fondi minori della Biblioteca Medicea Lauenziana di Firenze, Firenze 2004 (Manoscritti datati d'Italia, 12), 85–86, Nr. 106, Tav. 9.

7 Catalogo dei manoscritti in scrittura latina datati o databili ... T. I: Biblioteca Nazionale Centrale di Roma a cura di VIVIANA JEMOLO, Torino 1971, 42, Nr. 15, Tav. LVI.

8 FRANZ UNTERKIRCHER dated the manuscript at the beginning of the 14th century, in: Inventar der illuminierten Handschriften, Inkunabeln und Frühdrucke der Österreichischen Nationalbibliothek, Teil 1: Die abendländischen Handschriften (Museion, N. F. 2, 2, 1), Wien 1957, 176. In: Ambraser Handschriften, Ein Tausch zwischen dem Kunsthistorischen Museum und der Nationalbibliothek im Jahre 1936, Jahrbuch der Kunsthistorischen Sammlungen in Wien, Bd. 59, Wien 1963, 246 UNTERKIRCHER stated the origin of the manuscript in the first half of the 14th century, and finally confirmed it to be the second half of the 14th century in the Series-nova-Katalog (note 2).

regarded in relation to the text. Liturgical manuscripts have fewer abbreviations and the individual letters hardly touch one another. The textualis rotunda seemed most apt for the bibliophile arrangement of the *Chirurgia*. In terms of the creation of the manuscript, one has tended up to now towards Southern France, where, in the 14th century, there were important scriptoria in Avignon, Aix-en-Provence, Toulouse and Montpellier, whose medical schools were highly renowned[9].

Cod. 2301 and 2381 of the Österreichische Nationalbibliothek and Cod. 15 of the University Library in Budapest[10] originated in Northern Italy, where the university in Padua carried out studies into medicine. They are written in Gothic minuscules of the late 13th early 14th century and illustrated with the instruments. Script and writing habits of the *Chirurgia* are encountered in Northern, Central and Southern Italy, with their traditional centers of medicine in Padua, Salerno and later in Naples, even when the initials and the ornamental page of the prologue (fol. 3r) are executed in the French style.

c. Later user hands

In folios 4r-6v, there are explanatory additions and footnotes that occur also in the main text, written into the margin in tiny sepia toned minusules by either a corrector at the time or a user of the medical text. They do not really count as additions as the main text in this place is complete. Further marginal notes in minuscules of the 14th century in black ink, that provide additions or repetitions at the side to highlight terms from the main text, are almost a second stage of use of the manuscript on folios 13r, 15v, 21r, 22r, 29v, 36r-38r, 45v, 46r, 57r, 63r-74r, 75v, 77v.

9 As well EVA IRBLICH in: Wissenschaft im Mittelalter, Ausstellung von Handschriften und Inkunabeln der Österreichischen Nationalbibliothek, Wien 1975, 274f., Kat.-Nr. 255 (Nachdruck Akademische Druck- u. Verlagsanstalt, Graz 1980).

10 All three original manuscripts were reviewed.

A third level of in-between ownership can be seen in the marginal entries and in the table to book II, chapter 77-86 concerning obstetrics (edition in the description of contents, III/5) written in brown in the textualis cursiva of the 14th century on fol. 41r.

A repetitive addition from the early 15th century can be found at the bottom of fol. 11r. Marginal entries from a German hand of the 15th or early 16th century in humanistica cursiva currens are found in folios 4r, 31v, 49r, 49v. Hands as reference signs, other signs and rubrik signs in dark brown ink to highlight important parts of the text were added by an undatable humanist hand on fol. 16v, 26r-27r, 30r, 33r, 39r, 46r, 53r, 53v, 60v and 65r.

The title *CHIRURGIA ALBVCASIS* in red capitals on fol. Iiv is from a humanist hand of the 15th/16th century. From this time there ceases to be any signs of use or anonymous ownership.

3. THE ILLUMINATION

a. Rubrics

The chapter headings of the individual chapters were written in red ink by the scribe and not a rubricator. In the text there are 227 titles to the prologue, to the introductory chapters to the three books and to the text chapters themselves, all written by the main hand, whereby only on fol. 31va was the title omitted and, probably in the 15th century, later added in the margin. The contents overview contains three titles for the three books. For the capital titles, depending on size, whole lines or one or more small parts of lines were recessed, whereby they are in a stepped formation. On fol. 78rb for example, the heading is finished along the text column due to a lack of space. The titles show the same abbreviations as the text. To fill the lines there is the occasional majuscule-R inserted, the downstrokes of which are thwarted by a long curved abbreviation stroke (vgl. fol. 9va, 15vb, 57ra). This R may well be solved with Rubrica for rubric/section. In the headings it is notable that Latinised forms of Arabic disease terms were used, for which the Latin language didn't offer any suitable term.

Despite the fusion of the Arabic article with the word itself, the Arabic term is still discernible. (See list of contents). In book 1, chapter 58 on fol. 16rb though the word albather (Arab. al-Baṯar for pustules) used in the text, became albachi, probably either due to the hand written original, in which c and t are not distinguishable, or due to the permutation of c and t in the Roman languages; the pronunciation of Arabic technical terms by a Roman could have caused such a permutation.

Part of the rubrication are also the 184 one-line, alternating red and blue Lombard majuscules D in the contents table, for which a triple boundary line system was sketched out. For these Lombards, solely in the first column on fol. 1a, a very thin minuscule-d in notula in brown ink was written. Occurring only once are, on fol. 2ra the majuscule A and on fol. 1vb a blue heading character as reference for a title put above a column, which is missing in that particular place. A blue cross accompanies the contents overview on fol. 2va. On fol. 1va a Lombard D is missing, in place of which a brown uncial d was clearly added later; on fol. 2va the majuscule D of the last chapter heading is missing.

b. The initials

At the beginning of each chapter, there are, in the text 221 and in the contents overview three Lombard initials of gold leaf, varying in size, placed in specifically reserved, almost square areas, the gold of which is given a black contour. The initials are alternately filled with blue or pink and set in a blue or pink background with a black contour. To highlight the contours or the body of the letters, the filling and background are decorated with fine decorative lines and spirals in opaque white. In most cases, small brown notula letters representing the respective initials were provided as stipulation for the illuminator to the left of where the initials were to be painted. In two cases, the wrong initials were entered, namely on the bottom of fol. 6va Q instead of N(*on*) due to incorrect stipulation and the top of fol. 56vb Q instead of I(*uvamentum*) due to no stipulation. The initials follow into the text and not the chapter headings, whereby the next letter, as a transition to the minuscule, is a highly decorative majuscule. In the chapter heading, the initials D on fol. 1r both belong to the chapter headings of book I and book II, whereby the red majuscule I(*ncipiunt*) is not entered in the title due to lack of space. The initials I(*n*) on fol. 2rb, on the other hand, probably is meant for the book title I(*ncipiunt*) as well as the chapter heading I(*n*) *quo*. Of note is that on fol. 1r the Lombard capital form is used for the first initial D, but for the second initial D the uncial form is used. Similarly, the most commonly used Q varies alternately to the effect that the simple tail is sometimes a short offshoot to the right between two lines, othertimes it is a longer offshoot to the left along the column of text. (See e.g. fol. 6v-7r). The corners of the almost square backgrounds are peaked longer or end in sweeping jagged or rounded decorative areas, whereby the playful variation on the part of the illuminator eases up the evenness of the typeface. The initials are each placed halfway in the text and halfway in the blank parchment edge and are representative of the French type of the 14th century.

****

In addition to the 224 golden Lombard initials in the text, the beginnings of the three books are also marked with large initials, of which the initials I(*am*) at the beginning of book II (16va) and S(*Citote*) at the beginning of book III (62vb) are of one type and the initial P(*ostquam*) at the beginning of the prologue of book I (3ra) is of another.

The (nine line) initial I(*am*) measures 51 x 12mm for the body of the letter and about 90 x 45mm for the background. The letter itself is made up of a band of small blue and black stripes with a filler line of opaque white. The crossbar, extending past the shaft, ends in two leaves drawn in opaque white. The band of the shaft is filled with madder leaf tendrils with red blue and green leaves that protrude out of the top of the shaft to form an animal head with an open mouth. The decorative letter is backed with gold leaf which is alternately edged in small blue and madder lines decorated in opaque white, and which extends with more than half of its height into the text area.

Decorated with similar elements and in the same colouring is the nine line initial S(*Citote*). The body of the letter measures 51 x 48mm and the golden background 92 x 57mm. The initial is painted in solid blue and decorated with small opaque white rings. The upper and lower curves of the S each end in two leaves, alternately in red and madder. The upper and lower inside areas of the letter are each filled with a leaf tendril ending in a human head. The jagged gold leaf background is also here edged with a contour of alternately madder or blue decorated with opaque white dots.

The initial P(*ostquam*) at the beginning of the text on fol. 3ra, measuring 46 x 32mm (letter body) and 51 x 52mm (background), represents a variation with its background in the style of a French tapestry and the use of gold leaf for the letter filling and edging of the background. The shaft of the madder P comprises staggered elements formed with opaque white, the bowl formed out of a lobed leaf; the gold leaf filling contains a blue tendril with red and green leaves and a dog's head that bites into the shaft of the P. The background of blue tapestry with red rings in brushed areas is edged with a thin gold leaf border.

Extending up from the initial is a leftwards swirling tendril with three lobed leaves. Extending down the text column is an alternately madder and blue compartmentalised border that ends at the bottom in a short stem with leaves and to the right, right across both text columns a tendril with drolleries. The drolleries consist of pairs of imaginary creatures facing each other, whereby the left pair have dog and cat heads, the middle pair dog and bird heads and the right pair human and wolf heads, whereby the human has his finger in the wolf's mouth. On a parallel wavey line stand, on the left, two upright rabbits, one with a shield and a lance, the other with a bow and arrow: on the right stumbles a dog pierced by an arrow, his lance still in his front paws; behind him stands upright a second dog also shouldering a lance. On the upper edge another wavy line winds across the width of both text columns, also with leaves and drolleries, ending with a tendril with leaves that encompasses the upper half of the right text column. The drolleries consist of birds on the top of trees, a rabbit, a snooping dog, a pelican in a nest in a tree, the trunk of which rises from between the text columns, feeding its young with its own blood, an owl in a hole in a tree and an imaginary creature with wings and goat legs, out of whose mouth a tree with a bird grows.

All of the decorative initials are attributed to a French illuminator or an illuminator working in the French style of the 14th century. In particular the numerous two line gold initials on blue or madder background with decorative opaque white filling are illustrative of a type that was used throughout the whole French art of book production. The lack of thorned tendrils, backgrounds of initials ending in points and jagged teeth, zoomorphs and grotesque offshoots in the three large initials and the dotting of the contour edging of the gold leaf backgrounds of the initials I and

S (16va and 16vb), which show an archaic tendency, allow the assumption that the decoration was done in a studio in the French outskirts of Southern France or Southern Italy, when the kingdom was under Angevin rule.

The decorative page (3r) also illustrates the French style of splendid initials with decorative rods and tendrils with drolleries in the form of animals and grotesques. The coarsening of the three-lobed pointed leaves as well as the non-organic detached upper border with the fabulous and naturalistic portrayal of animals strengthen this impression. That the drolleries are not later additions can be seen from the use of the colours light madder, green, orange-red and blue, which are the predominant colours of both the letters and borders.

c. The drawings in pen

For the representation of the medical instruments and equipment, including numerous forms of cauters as well as of incisions and surgical procedures, 204 extra spaces were left free in the appropriate place during the planning of the text; the instruments, however, are missing. Only the olive knife-shaped cauter on fol. 4va (book I, ch. 2) is hinted at in a delicate sketch. Whether the cross shaped cut for the treatment of hydrocephalus in children on fol. 17ra (book II, ch. 1) is part of the original configuration or was added to the manuscript by a later user or temporary owner, cannot be judged. The pen strokes are in any case roughly drawn. The medical instruments form a fundamental part of the contents of the *Chirurgia*, where they are described along with their professional usage, and as such are contained, not only in the Arabic original edition, but also the Latin translation and later printed editions. The Arabic manuscripts show an average of 200 images[11], the edited codices Ms. Huntington 2° 156 and Ms. Marsh. 4° 54 the Bodleian Library in Oxford about 196, for comparison purposes, the Viennese manuscript N. F. 476a, the main body of which, the folios 9r-110r at the end of the 17th century in Marocco, the missing beginning

11 See also chapter III/3 „The Instruments".

(1r-8v) and the missing end (110v–114v) the beginning of the 19th century, were attributed, contains 158 illustrations in black and red ink[12]. The Latin edition of the Chirurgia is found in Cod. ser. n. 2641 as well as in two northern Italian manuscripts, Cod. 2301 and 2381[13]. All of which are preserved in the Österreichische Nationalbibliothek. Of these, Cod. 2301 is illustrated with 184 instruments painted in bright colours and geometric lines, Cod. 2381, on the other hand, has 213 illustrations, the colour scheme of which is brown and light yellow. Cod. 15 of the University Library in Budapest[14] offers 215 coloured images, the Venetian incunable print from 1500[15] has 213 illustrations. As such, the number of between 210 and 215 instruments for the Latin edition of the *Chirurgia* is fairly certain. The varying numbers are due to the fact that medical procedures can be broken down into individual steps. The only existing sketch of the olive knife-shaped cauter gives a

12 Described by GUSTAV FLÜGEL, Die arabischen, persischen und türkischen Handschriften der K. k. Hofbibliothek in Wien, Band 2, Wien 1865, 525, Nr. 1458 (however here there is not dating) – FRANZ UNTERKIRCHER, Inventar der illuminierten Handschriften, Inkunabeln und Frühdrucke der Österreichischen Nationalbibliothek, Teil 2, Wien 1959 (Museion, N. F. 2, 2, 2) 61, where however formal details such as, volume number and the extent of content of the manuscript can be found in Cod. N. F. 476 b. – For the codicological assessment I would like to thank Mr. Tarif Al-Samman. As follow-up to the facsimile edition (1979), the Cod. N. F. 476 a in the chapter „Medicine“ could be viewed in the exhibition „Kultur des Islam“ (Catalogue by TARIF AL SAMMAN and DOROTHEA DUDA) in the grand ceremonial room of the Österreichische Nationalbibliothek 1980: Description by TARIF AL SAMMAN, S. 152f., Nr. 100.

13 Described by HERMANN JULIUS HERMANN, Die italienischen Handschriften des Dugento und Trecento, 1. Bis zur Mitte des 14. Jahrhunderts, Leipzig 1928 (Beschreibendes Verzeichnis der illuminierten Handschriften in Österreich, N. F. 5, 1) 25–27, Taf. XI nach 32.

14 Described by LADISLAUS MEZEY, Codices latini medii aevi Bibliothecae Universitatis Budapestinensis, Budapest 1961 (Bibliotheca Universitatis Budapestinensis, Catalogus manuscriptorum, 1) 34.

15 GUIDO DE CAULIACO: Chirurgia parva. There: ABULKASIM: Chirurgia cum cauteriis et aliis instrumentis, lat. von Gerardus Cremonensis.– JESUS BEN HALI: De oculis. – CANAMUSALI DE BALDACH: De oculis. Venedig: Octavianus Scotus für Bonetus Locatellus, VI Kal. Febr. [27. Januar] 1500 [1501] (Ink. 8. E. 32 der Österreichischen Nationalbibliothek).

weak impression of what the bibliophile manuscript could have offered in extra specialist information[16]. In comparison, the olive knife-shaped cauter can be found also in . N. F. 476 a, fol. 6v[17], Cod. 2301, fol. 87v, Cod. 2381, fol. 2r[18] as well in the print from 1500, fol. 6v. Because al-Zahrāuī's manuscript was the first surgical handbook of the late Middle Ages, the instruments and their form are of particular importance, because the physician had created them for his own practice.

The question remains of the manuscript, as to why the instruments unlike the miniatures were not executed. The rich illumination suggests that this was meant for an original bibliophile rather than as a scientific handbook for a medical school or practising physician. The rich production with 68 pictures may not have allowed, for aesthetic reasons, for a further illumination of 204 painted instruments. Only a monochrome reproduction or pen drawings would have harmonised with the paintings. Even in its fundamental attestation, the manuscript remains fragmentory. Its endowment with miniatures was intended from the beginning, as can be seen from the planning of the text chapters and the empty spaces left for pictures. Despite their omision, the descriptions of the instruments are included at the end of the text.

16 The Arabic edition with latin translation by JOHANNES CHANNING, Albucasis de Chirurgia, arabice et latine, Oxonii 1778 as well as the Arabic edition with English translation by M. S. SPINK and G. L. LEWIS, Albucasis, On Surgery and Instruments, A Definitive Edition of the Arabic Text with English Translation and Commentary, Berkeley and Los Angeles 1973, respectively and completely reproduced the instruments from the two manuscripts, Oxford, Ms. Huntington 156 und Ms. Marsh. 54. – Some samples from various manuscripts provided by MARTIN S. SPINK, Arabian Gynaecological, Obstetrical and Genito-Urinary Practice illustrated from Albucasis, Proceedings of the Royal Society of Medicine 30 (1937) Nr. 1, April, 653–670; MARIO TABANELLI, Albucasi, Un chirurgo arabo dell'alto medio evo, La sua epoca, la sua vita, la sua opera, Firenze 1961 (Biblioteca della "Rivista di Storia delle Scienze mediche e naturali", 9) figs. III–XXXII; SAMI HAMARNEH, Drawings and Pharmacy in al-Zahrāwi's 10th Century Surgical Treatise, Contributions from the Museum of History and Technology, Paper 22, Washington 1961 (United States National Museum Bulletin, 228) 81–94.

17 Ill. 1 in HAMARNEH (note 16).

18 Both Viennese manuscripts 2301 und 2381 have been rarely published, with the exception of plate XI by HERMANN (note 13) and ill. 2, 3, 6, 7 in the commentary of the facsimile edition (1979).

d. The miniatures

The main decorations of the bibliophile manuscript are the 68 miniatures, the pictorial content of which is gained from the text. They are described in detail in section III/6. Book I, concering cautery therapy, is illustrated with 40 miniatures (4v-16r) which depict the cauterising of various body parts. Book II, concering incisions, obstetrics, phlebotomy and the treatment of wounds is illustrated with 27 miniatures, of which one depicts the treatment of hydrocephalus in children (17r), nine depict obstetrics (40v-43r), one is for the chapter on extracting arrows (54r) and 16 are from the chapter on phlebotomy (56v-62v). Book III about setting of fractures or dislocated or displaced limbs has only the well known and much reproduced miniature with the rack[19]. Instructions or sketches for the miniatures in the margins are missing. Information concering the composition of the pictorial content is taken either from rubricated lines of text, or where the image contains more details, from the text itself.

The 59 chapters of the first book about cautery therapy are illustrated with 40 miniatures, which are based on and are identifyable

19 The miniatures have become more well-known and also have been reproduced since the transfer of the manuscript from the Kunsthistorisches Museum to the Österreichische Nationalbibliothek in Vienna in 1936: RALPH H. MAJOR, Medizin keine Geheimwissenschaft, Berlin-Wien-Leipzig 1938, 2 Abb. after p. 368. – Citation of the miniatures by UNTERKIRCHER 1963 (note 8), 246 and ill. 238 on p. 249.– Citation of the folios with miniatures by MAZAL und UNTERKIRCHER (note 2) 306f. – See also Ambraser Kunst- und Wunderkammer, Die Bibliothek, Katalogtext von FRANZ UNTERKIRCHER, Ausstellung der Österreichischen Nationalbibliothek, Wien 1965, 31, Kat.-Nr. 37, Abb. 2. – FRANZ UNTERKIRCHER, Medizinische Gebrauchsgraphik in mittelalterlichen Handschriften, Wien 1973, 11–18, especially 15f. with ill. 2 – HARRY KÜHNEL, Mittelalterliche Heilkunde in Wien, Graz-Köln 1965, Abb. 13–17. – LOREN MacKINNEY, Medical Illustrations in Medieval Manuscripts, Part I and II, London 1965, 92f., 183, Nr. 165.18 and ill. 91 C with a reproduction of a stretching rack; an illustration index is missing, the illustration captions offer no detailed information – ROBERT HERRLINGER, Geschichte der medizinischen Abbildung, Band 1: Von der Antike bis um 1600, München 1967, 52 with ill. 55. ¬– Short description of the miniatures by IRBLICH (note 9) 274 and ill. 31. – HEINRICH SCHIPPERGES, Arabische Medizin im lateinischen Mittelalter, Sitzungsberichte der Heidelberger Akademie der Wissenschaften, Mathematisch-naturwissenschaftliche Klasse, 2. Abhandlung, Berlin-Heidelberg-New York 1976, 120–130 (38–48), Abb. 25 and 28.

from the chapters, because they depict the important contents of the text. Only six miniatures do not potray the message of the text, or rather precede the text. These are: The miniature for book I, ch. 5 (5vb top), doesn't so much show cauterisation as a treatment for chronic migraine, but rather is more suited to the following chapter on cauterisation for earache, whereby the rubricated headline following the miniature may have influenced the arrangement of the miniature. This anticipation is also assumed to be the reason why the actual miniature for book I, ch. 6 (5vb bottom) to show cauterisation for earache doesn't clearly follow the description in the text. Insight into the production of a medieval manuscript also conveys that the painted miniature, depicting cauterisation for lung disease and coughing, under the text column on fol. 9vb is partly inspired by the above title of book I, ch. 27, concerning cauterisation of the armpit, and is painted in the middle of the text to this chapter. This discrepency is explained by the fact that there was no space for a miniature and the illuminator had only this double leaf before him and was not aware of the continuation of artistic layout on fol. 10va, the final leaf of the gathering. The miniature on fol. 10va can be attributed to book I, ch. 29, concerning the cauterisation of the liver, and book I, ch. 30, concerning the opening of abscesses in the liver, although there is no typical reference to the text and the picture most closely relates to the title of book I, ch. 30. Due to the organisation and planning of the manuscript the miniature for book I, ch. 31 (10vb), concerning cauterisation of the breast skin or rather pleura, also precedes the text; the first gathering ends with the end of the text of book I, ch. 31; there would only have been space for a miniature on the lower wide edge of the parchment. Also preceding the text is the picture for book I, ch. 37 (12ra), concerning cauterisation following surgical removal of warts from buttocks, where, once again, the following title seems to have influenced the picture content, especially as the previous book I, ch. 36 (11vb), concerning the treatment of hemorrhoids, is illustrated with a reproduced miniature.

The 40 miniatures have different sizes, whereby their width of between 68 and 72mm fits, with only minor overlapping of the frame, into the width of the text column and only the height varies between 57 and 75mm, thus giving an impression of almost square pictures. In most cases, the miniatures are enclosed in thin frames of opposing colour with mixed opaque white for three dimensional shading. In places, the straight borderlines are converted into architectural forms, billowing curtains or trees bursting from the background, or in the case of the miniature on fol. 9va top, a rounded dome complete with plastic decor.

The central depicted action in all of the miniatures comprises a medical scene with the active physician applying a cauter to a particular body part, and the passive patient, mostly lying on a bed or bench or sitting on a stool, pillow or on the floor, whereby the group of figures may be augmented by an assistant, waiting patients or accompanying people (see 5ra, 6va top, 7va top, 14va, 15ra). The figures are realistic in their posture and are portrayed with movement, whereby the fine drawing over their physiognomies and the skillful rendering in paint of the corporeal, both in the clothed persons and the naked patients is impressive. The figure of the physician in his long flowing robes with wide sleeves and a turban on his head, whose reputation, medical skill and dignity are expressed in his beard of wisdom, elegant dress and the gold braids on his sleeves and gold embroidery on his turban, constitutes the visually stimulating and attractive centre of the miniatures. The naked or partially naked figures of the patients in various positions, crouching, cowering, kneeling, lying on their backs, lying on their fronts, vary in diverse ways, whereby there is differentiation between female figures (12va bottom, 14vb), boys (6va top and 6vb, 8vb, 12vb) who wear red pointed hoods, men with scarves, disease hoods (e.g. 7va top, 8ra, 11va) and turbans (e.g. 10va) and dignified old men with an appearance as that of the physician (9va top), according to the description of the disease and how frequently it occurs in either men, women, children or older people. The naked body, its anotomical appearance with changes in posture or the position of single limbs, the muscles, the thorax and the round form of a shaven head are all surprisingly realistically portrayed, as are the psychological conditions of fear, pain or terror at the prospect of the treatment with a heated cauter, as reflected in the spread fingers and hand positions or in the facial expressions of the patients.

As realities of daily life, the colourful and gold embroidered cushions as seating for the patients, folding chairs, trunks, benches, chairs and stools of wood and large beds with gold embroidered bedsheets and blankets stand out, as those of medical life, the round fire vascular in which the cauters are placed.

Cautery therapy, in which destruction, seperation or obliteration of tissue was intended through the application of a burning or caustic medium, was an major part of medieval Arab medicine and was described in depth by al-Zahrāuī in the 10th century in book I of his *Chirurgia*, was not known about to this extent until the Latin translation in the 12th century, which is why more room was given to its illustration.

The 131 chapters of the second book are illustrated with 27 miniatures, of which one miniature illustrates the cut for treating hydrocephalus in children, nine illustrate the section on obstetrics, one the extraction of arrows and 16 show the various techniques of phlebotomy. The miniatures differ from those in book I by way of their size. Only the first on fol. 17ra continues in the manner of the miniatures on cautery therapy and is with the size 60 x 69mm set in the middle of the text under the left column painted in its width. In this place, no miniature was intended, just as for chapters 1-76 of the second book, concerning incisions and perforations, where no illustrations were intended. The postures of the active figures, the physician, the mother, and especially the small child with its oval, hairless head, the flat outstretched feet and the fist gripping a toy bird deserve emphasis due to their striking realism.

The layout is reinstated with the ten chapters about obstetrics (book II, ch. 77-86 on fol. 40vb-41va), within which chapter 75 is divided like the Arabic original. For the pictures, only the right half of the text column was left free, whereby their right halves are painted onto the parchment edge (40v) or the small parchment strip between the text columns (41r-41v); their resulting different sizes are 38/39x 43/55mm. The miniatures accurately portray the act of birth with the various ways for the child to emerge. The mother lies on a sometimes slanted, sometimes upright kidney-shaped bed, that was carried on, via byzantine painting, well into the late Middle Ages in the iconography of the Christ's nativity, and is supported by a midwife's help; in front of her kneels the midwife, pulling the fetus out or giving lively instructions. The hands and arms of the mother are raised in gesture, whereby dismay (41ra bottom), exhaustion (41rb bottom) and pain (41va) are expressed.

Obstetrics was, from the old days on, in the hands of the midwives, for whom it was also clearly written down within the framework of al-Zahrāuī's *Chirurgia* (see book II, ch. 77 on fol. 40rb). In the portrayal of this vital point also, the illuminator proved to be a faithful illustrator of his text. The size and noticeably different setting of the miniatures within the text suggest the thought of whether the Latin text or the manuscript original did not have simple sketches with a schematic portrayal of the various positions of the embryo within the womb before birth, that had a purely informational character like the pictures of the medical instruments and that were for this bibliophile edition portrayed rather as scenes. In regard to this thought, Cod. 15 in the University Library of Budapest presented, where on fol. 44v after the end of the text of the al-Zahrāuī's *Chirurgia* on 44rb, in 16 alternately blue and red-brown drawn circles, actually upside down circular vessels with an opening facing downwards, 16 different positions of embryos in four rows of each four circles, schematically drawn and equipped with a text in textualis cursiva. These sketches represent a slightly younger appendum from the 14th century and therefore probably stem from a contemporary written record of gynecology.

Heavy wear and abrasion of this section of our manuscript are apparent on the one hand in margin entry on fol. 41r, on the other hand in the loss of ink in the text and the colours of the miniatures.

A further miniature, not set in the text, can be found under the left text column and of its width on the parchment edge in the middle of the text of book II, ch. 89 (43ra) and portrays the placenta; it measures 56 x 67mm. In terms of style and colour scheme, the miniature matches those of book I, depicting cauterisation.

Scenes of obstetrics appear as individual miniatures in ancient Greek and Roman as well as Oriental and Indian book illustration and numerous examples have been passed down, only illustrating the most elementary and everyday medical event in the life of man. Cod. 15 in the University Library in Budapest contains, along with the 215 instruments on fol. 1r, a historic initial with the portrayal of cauterisation of the head as well as a total of two miniatures, one of which on fol. 43r depicts stretching the spine on the rack, the other on fol. 26r, depicts the removal of a dead fetus, whereby in the upper half of the picture, the necessary instruments are decoratively recorded. The picture makes clear the development from the original schematic sketch to the narrative miniature, the step from information to the scene from a woman's life.

From the uniformly designed, despite variations, miniatures with backgrounds and frames, those for book II, ch. 112 (54r), concerning the extraction of arrows, differ considerably in as much as they are painted freely in their narrative on the wide bare parchment without background or frame across the width of both text columns. The scene depicts a bare scenery in which a woman is injured by an arrow which hits her in the forhead, shot by a man chasing after her. On the left half of the picture, her pursuer's horse waits tethered to a tree. Here the artist displays his mastery in the portrayal of the human form, its emotions and of animals in a painterly way, that in close up is even more impressive.

Like the section on obstetrics, chapter 95, concerning phlebotomy, the Arabic original manuscript is also divided into 17 individual chapters (book II, ch. 113-129 on fol. 56ra-60va) and illustrated with 14 miniatures. Of these, twelve are inserted as small pictures of roughly half the width of the text column and measure 45/51 x 46/48mm, that, however do not extend beyond the border of the text column. Two miniatures take the width of the text column and measure 44 x 68mm and 56 x 70mm (57ra top and 60va bottom). The framed small pictures depict phlebotomy being performed on men, boys, women, old people, people of all classes, including the religious class (56va bottom) and nobility (60va) in the already mentioned lifelike form by the physician. The miniatures match those of cauterisation and obstetrics.

The chapter concerning cupping and the effects of its use (book II, ch. 130 on fol. 61r) is illustrated with a miniature with the size 65 x 70mm, which demonstrates the illuminator's skill in portraying the naked body and his painterly soft modelling of anatomical details.

The miniature for the chapter concerning the application of leeches (book II, ch. 131 on fol. 62va) is sized 112 x 90mm placed at the end of book II in the bottom half of the free remaining text column, before the beginning of the third book, and painted freely without a frame on the blank parchment. The visual conception, where the activity takes place in an open landscape with a spring, in which leeches are swimming and are left to get hungry, with trees and a dome on thin columns, which lends the scene a sacred appearance, is comparable to that of the miniature on fol. 54r[20].

No illustrations were intended for the third book, concerning the setting of fractures or dislocated limbs. However, the instrument for treating dislodged vertebrae (book III, ch. 30), which

20 By MacKINNEY (note 19) 183, Nr. 165.18 incomplete description of the miniature. This depiction is not meant to represent the examination of the femur by a woman, but rather the application of leeches.The same error was repeated again in 1975 by IRBLICH (note 9), 274.

goes back to ancient Greek medicine[21], on fol. 76va, has been extended into a medical scene painted without a frame and measuring 50 x 104mm[22]. Due to lack of space in the small strip between the text columns, the two figures meant to turn the winch at the foot of the bench, have been omitted. Here, again, the realistic portrayal of the patient with his bent spine and the lively figures of the physician's assistants, the complex folds of the clothing and the faithful interpretation of the text is remarkable and of the style of the miniatures on fol. 54r and 62v.

Cod. Ser. n. 2641 is not the only Latin manuscript of the *Chirurgia* from the 14th century that contains a miniature depicting the instrument of the rack. An older manuscript from the around 1300 or the early 14th century which, based on its artisitic layout, must have come from Nothern Italy, namely Cod. 15 of the University Library in Budapest[23], shows, on fol. 43ra, a miniature measuring 97 x 98mm, depicting a patient on a rack and three figures standing behind him, the middle one of which, the physician, has both hands pressing the patient's back just like in the illustration at hand. The colour scheme is a rich green, orange and blue.

****

Three different visual concepts occur in the miniatures, which come from unknown artists and assistants. These are the miniatures on flat bordered or edged tapestry backgrounds; miniatures with architectural or landscape backgrounds; the three large unframed pictures on the bare parchment.

The group with the flat tapestry background comprise 43 miniatures as wide as a text column, as well as the small pictures (6va top, 9vb-17ra, 40vb-41va, 56va-58rb, 59vb-60rb, 61rb), whereby in some cases architecture or decoration might be added. The tapestry is monochromatic, mostly, however, in colour with a geometric pattern created with colour gradations using opaque white, and showing crosses, stars, stylised blossom and lilies in small, square or

21 See MacKINNEY (note 19) 92 and fig. 91 B on p. 250.

22 For frequent publications of this miniature see the literature in note 19.

23 Description by MEZEY (note 14), in addition original copy reviewed.

diamond shaped fields. Alongside there is gilding in gold leaf that heightens the impression of the precision of the manuscript. (E.g. 6ra-7r, 8r-9r) In the miniature on fol. 9r, the uncoloured elegance is backed with a tent decorated with a coat of arms. The transition from flat ending of the picture to architectural background is in the form of a small draped curtain (e.g. 5va, 6va bottom).

The 22 miniatures whose medical picture content is edged or encompassed with architecture, architectural elements or the beginnings of landscape are diverse (4va-9va, 14va, 43ra, 57ra top, 60va). Distinguishable are walls with Gothic window openings, arrow shaped buildings with window slits, buildings with towers or city walls with battlements, which simultaneously serve as architectural filling for the background while creating the impression that the medical scene is occuring outdoors. Architectural elements occur also as barriers, benches or a Gothic cathedral. Three-dimensional structured coffered walls (8ra) with a round dome or dome on columns (5ra, 9va top), domes on poles (14va, 62va), that do not rest flat on their supports, but are arched, or round columns, posts with figures as the supports for flat domes, canopies or billowing curtains all seem very realistic. The exoticism lies in the orientalisation and even more in the ancient styling of this feigned architecture. Elements of architecture passed on from late ancient painting, include flat domes, sculptures in the form of eagles and monkeys and cherubs and particularly curtains devoid of materiality and movement. Various themes from different cultures that were kept on in Southern France and Italy are most perceptible here. In contrast to this is the Gothic portrayal of space at the time of the artist, the illusion of space and perspective familiar from Trecento painting. Interior scenes, that show advanced tendencies in spacial and pictorial conception, can be found on fol. 5ra, 6vb, 7rb, 9va top and in particular the miniatures on fol. 4v, 43ra, 57ra top and 60va, where depth of the interior space as well as the city architecture in the background, is suggested using darker colour gradations. The last four mentioned miniatures form a unity in terms of both the forming of the figures and the background as well as the use of colour, so that one tends to see only the main artist in these miniatures, whereas the backgrounds of other miniatures may have been done by another hand from the same studio. All of the figures, of the seperate three and the four mentioned pictures, show a high degree of homogenity lacking in the other miniatures.

To bring the architecture to life, a vague landscape in the form of trees with tall, slim and bare trunks growing out of the stony ground to spread beyond the picture's edge has been added (5v-8v, 14v). These too suggest the style of Italian Trecento painting.

Of the framed miniatures that are placed in the text column, or occassionally underneath, three larger pictures differ in that they are unframed and painted without a background. Their style, the form of the figures, their posture, the clothing, the flesh tones, the landscapes, recurring shades in the colour scheme, allow them to be attributed to an artist whose art was not only illumination. If it can be safely assumed for the miniature on fol. 76v, that the rack had already been extended into a scene in manuscripts of around 1300 (see Cod. 15 of the University Library in Budapest et al.), then we are confronted in the two other miniatures, depicting the woman injured by an arrow (54r) and the application of leeches (62v), with pictures that have a narrative character that we recognize from other medical Arabic manuscripts. The beginning of a theriac book written in Mosul (?) around 1220 to 1240 (?) (Cod. A. F. 10 in the Österreichische Nationalbibliothek) shows a miniature (fol. 4b) of Andromachus the Elder observing a boy bitten by a snake[24]. The following miniature (fol. 9a) portrays the preparation of theriac by the physician Philagrios and his assistant. In the same way, our miniature shows the events preceding the injury with the arrow that necessitate the arrow's removal, even if success in such a procedure cannot be granted.

****

The artistic layout of the manuscript cannot be attributed to a known artist, style or studio as other manuscripts of the Latin *Chirurgia*, that may be equally comprehensively and beautifully illus-

24 DOROTHEA DUDA, Islamische Handschriften II, Teil 1: Die Handschriften in arabischer Sprache (Veröffentlichungen der Kommission für Schrift- und Buchwesen des Mittelalters, hrsg. von H. HUNGER, Reihe I: Die illuminierten Handschriften und Inkunabeln der Österreichischen Nationalbibliothek, hrsg. von G. SCHMIDT, Band 5, Teil 1, hrsg. von K. HOLTER, Österreichische Akademie der Wissenschaften, phil.-hist. Klasse, Denkschriften, 229), Wien 1992, Textband, 46–69, especially 51, Tafelband, Abb. 32; Textband 52, Tafelband, Farbtafel II.

trated, are lost or not known of. The Arabic as well as the earliest Latin manuscripts, contain text and instruments, the descended versions, on the other hand, more likely independently created picture series and individual pictures. Manuscripts of the 13th and 14th centuries contain no other sequences of pictures[25].

In the Islamic records, the oldest surviving *Chirurgia* with miniatures is Turkish. The work dated back to Charaf ed-Din is based on al-Zahrāuī's *Chirurgia* and was dedicated in 1465 to Sultan Mehmed II.[26] For the period from the 10th to the 13th century, however, the picture sequences are missing that would have depicted plants, instruments or schematic drawings of medical procedures. Only the Arabian-Iranian painting of Bagdad in the 13th century shows signs of a change in Islamic pictorial conception that began to dispel the reluctance to portray the human body[27], in allowing individual scenes, but not yet picture sequences.

The "naive" Turkish miniatures of the physician Charaf ed-Din in Ms. suppl. turc 693 in Bibliothèque nationale de France in Paris[28] illustrate the simplicity of the pictorial interpretation of the medical text, in which the figures of the physician and the patient are portrayed from the front and next to each other rather than acting together. The differences between the flat formed Oriental miniature and the plastic rendering of the Western scene with its variety of background are made very apparent.

The miniatures of Cod. Ser. n. 2641 are so complex in their expression that the question as to their dependence on templates, or of their autonomous creation by a single artist or of their being the work of a studio, cannot yet be answered. The reproduction here and this commentary are intended for further art history research. What the viewer is offered is an unusual skill in the forming of

25 TABANELLI (Anm. 16) Abb. III–XXXII. – LYNN THORNDIKE and PEARL KIBRE, A Catalogue of Incipits of Mediaeval Scientific Writings in Latin, London 1963, 1068.

26 PIERRE HUARD et MIRKO DRAZEN GRMEK, Le premier manuscrit chirurgical turc, rédigé par Charaf ed-Din (1465), Paris 1960, 45–53, 57f.

27 As in ROBERT HERRLINGER, Geschichte der medizinischen Abbildung, 1: Von der Antike bis um 1600, München 1967, 52.

28 Description by von HUARD et GRMEK (note 26).

figures in every possible pose and the position of individual limbs, whether of clothed or naked figures, as the central effect of the picture.

A rich palette of bright colours, among which red in every shade from pink to dark red, a bright light and dark blue, green and yellow are dominant, as well as muted colors, among them grey-blue, dark green, brown, pink, light violet, determine the lively character of the miniatures, that is heightened with the addition of gold detailing to the turban and robes of the physician or the bedding and gold leaf sections in the background. Large areas of colour provide contrast to the fine three-dimensional modelling and shading of the drapes and folds of curtains and clothes, created by mixing of opaque white into the colours. The fashion of the time, namely the two-tone colour of the patient's clothes, is captures as a decorative element in the form of colour gradations and changing colours. The dark flesh tones of the faces and naked figures in shades of brown mixed with green, their soft dark contours and the fine clear drawing of the faces are perhaps the most impressive with their muted colour scheme.

The flesh tones of the figures, individual architectural elements like the tent, the coffered wall or the rounded dome as well as the form of the physician with his turban, have lead to the view[29] that the miniatures assimilate Arabic influences. Other decorative elements, however, such as the curtains, flat domes, skulptures on columns as supports for domes or curtains are recognizable elements of classical painting. Other pictorial elements such as the figures, the Gothic architecture, the beginnings of landscape painting or the decorative areas of background, represent a style of painting that could be imagined in Central Italy and on the Southern Italian coastland; the soft painterly strokes hint at the late Trecento painting. The above listed stylistic components of classicalised and orentalised elements seem to have come from a Southern Italian workshop that was able to dip into picture templates and the knowledge of its own multicultural artistic environment of the 14th

29 See also UNTERKIRCHER 1963 (note 8), 246. – MAZAL und UNTERKIRCHER (note 2) 306. – IRBLICH (note 9) 274f.

century, as the cultures of classical Greece and Rome as well as the Arabic world were very much apparent to the artists working in the Kingdom of Naples during the rule of the Plantagenets. During the rule of the Stauffers and with the acceptance of Arab scholars at the court of Emperor Frederick II. (1220-1250), Arabic medicine was highly regarded in Southern Italy as it used classical Greek as well as its own knowledge. This tradition continued under the Angevin rule in the 14th century.

The script and complete artistic layout, including the French style painted initials and the decorative page do not conflict with an origin in Southern Italy, in as much as French artists were active, not only in the Angevin court at Naples, but throughout the whole kingdom. There, an Italian schooled illuminator could have done the main decorative work, on which other hands were also involved. Considering this, the idea that the rest of the text editing including decorative initials, was carried out in or around Montpellier in Southern France, cannot be completey discounted[30]. In regard to the period when the manuscript was made, the picture compositions and their execution suggest the end of the 14th century and that previous assumptions, that it was made in the first or second half of the century, are improbable[31].

The commisioner and previous owner of this richly illustrated manuscript containing this comprehensive and for the

---

30 Early literature, cited in note 29, indicates the origin of the manuscript to be south France due to the writing style, the decorative initials and the ornamental pages, even though in the catalogue of the exhibition 1936 (note. 49) and 1938 by RALPH H. MAJOR, Medizin keine Geheimwissenschaft, Berlin-Wien-Leipzig 1938, in the illustration index, Naples is indicated as the possible place of origin and around the year 1400 as the date of origin. ANDREAS FINGERNAGEL, Das maurische Spanien, in: ANDREAS FINGERNAGEL (Hg.), Juden, Christen und Muslime, Interkultureller Dialog in alten Schriften, Wien 2010, 91–100, places Cod. Ser. n. 2641 again in south France. The facsimile edition from ADEVA (Codices selecti, 66) from 1979 contributed part of the commentary for an exhibition in the grand ceremonial room of the Österreichische Nationalbibliothek, but the commentary (69 pages, 11 illustrations) together with another respective publication (see note 1) was not cited (p. 254).

31 As in the anonymous Inventar der Sammlung Kunstindustrieller Gegenstände des Allerhöchsten Kaiserhauses. Nach dem Stande vom 31. December 1896, 295, Nr. 5002, untitled inventory of the Kunsthistorisches Museum in Wien, Sammlung für Plastik und Kunstgewerbe.

Europe of the time, completely new, text of surgery remain anonymous. The codex today offers no owner crest or identifying personal numbers, which were possibly on the first pages (now p. I-II).

4. THE BINDING

The manuscript is bound in a simple late Gothic binding measuring 417 x 287mm, consisting of wooden boards covered in brown, very damaged leather, partially worn down to the wood. The front and back are decorated with a simple embossed pattern consisting of a three-lined border frame in the middle of which is a double Andrew's Cross made of two lines. The front and back covers are both similarly adorned with four Gothic deltoid shaped, chiselled, split and humped cornerpieces of brass, a rhombus shaped middle piece and two brass clasps executed in the same decorative way. The clasps and deltoid cornerpieces are engraved with *hilf uns* [or] *mir m*[aria], with a lily between the words and the letter. On the back cover the lower right cornerpiece is missing. The clasps, which reach from the back to the front cover, have been replaced in leather and brass. The binding and fixtures originated most probably in the 15th or 16th century, likely from a bookbinder in Northern Italy, as the pastedowns on the front and back cover are from Italian manuscripts. The brass fittings, however, were probably local items[32].

The manuscript is stitched on seven raised cords. The head-band is woven in soft red lambskin. On the back, at the top is a pale paper label with the old signatures *82* and *F.2*, and at the bottom a lilac paper with the black printed number *115*, all three old signatures from the art history collection in Vienna; the labels are defunct, the numbers are only clearly deducible via the old inventory. (See, in relation to this, section II/5 "The history").

As a pastedown on the inside of the front cover a manuscript page of goat hide with daily calculations in the notula of the 14th century is pasted over the leather covering. In the upper left corner is a label with the number 5002 from the Kunsthistorischen Sammlung in Vienna. The pastedown pasted over the leather in-

32 MAZAL und UNTERKIRCHER (note 2) 306.

side the back cover is also made of a parchment double page, containing readings and responses for the nocturne for the celebration of Cathedra Perti and Saint Agatha in rounded Carolingian minuscules from the 12th century as well as neumes on a red line[33]. At the top of the pastedown is a modern page collation remark in pencil about the content of the manuscript being 78 folios. Both pastedowns are of wastepaper from Italian manuscripts.

During the rebinding of the codex, the bifolio of rough parchment (I-II) was bound in front of the table of contents as a replacement for the missing original flyleaf; Page Ir is completely abraded. Only one line of the writing on the upper edge can, with ultra-violet light, be almost reconstructed, written in the cursive of the first half of the 15th century: *Nichil enim pl(u)res ... rer ... sine remedio constituit. Ysidorus in libro Ethimologiarum capitulo de serpentibus.* The double leaf offers no clue as to the origin of the binding or whereabouts of the manuscript in the 15th century.

5. THE HISTORY

During the 15th century, the manuscript seems to have been in the possession of various anonymous persons, based on the various different entries in the margins. According to an entry on the lower edge of fol. 1r: *D(ominus) Augustinus conduxit in padovam 26 setembris 1408 m(anu)s(criptum)*, the codex was brought to Padua on 26th September 1408 by a mister Augustinus. LUCIANO GARGAN comments in his study: L'enigmatico conduxit, Libri e dogana a Padova fra Tre e Quattrocento (Quaderni per la storia dell' Università di Padova, 16 (1983) 1–41), that there was no import tax to pay on manuscripts and later books brought to Padua by students and scholars. The entry in the codex served the owner as a confirmation for re-export[34]. On the top of last page of the manuscript (IVv), there is, written in the cursive of the early 15th century, the price of 24 ducets: *duc(atis)* or *duc(atibus)* 24, from

33 Detailed account and description by UNTERKIRCHER 1963 (note 8), 246.

34 Cordial explanation by Dr. Franz Lackner, Österreichische Akademie der Wissenschaften, Wien.

which cannot be determined whether or not this relates to the arrival of the manuscript in Padua.

The *Chirurgia* is not yet detectable in the "Büchersammlung Kaiser Maximilians" (See: THEODOR GOTTLIEB, Die Ambraser Handschriften, Beitrag zur Geschichte der Wiener Hofbibliothek, Leipzig 1900). The author Abu'l Kasem, added to the index, p. 157 relates to the *Tacuinum sanitatis* whose author is given in the title as "Albochasis de baldach" (Vienna, Österreichische Nationalbibliothek, Cod. Ser. n. 2644, fol. 2r). The inventory of books carried out before 1536 in a vault of the castle in Innsbruck (Cod. 909 in the University Library of Innsbruck) records on fol. 12r-14r forty positions to "Nigromantia vnd Arzney" (GOTTLIEB, 99-101, nr. 164-203) under which the *Chirurgia* is not listed. The Vienese inventory carried out between 1563 und 1576 (Vienna, Austrian National Library, Cod. 7999*, fol. 3r-14v) ends with GOTTLIEB, nr. 163 and does not record incunable and medical manuscripts. The manuscript first appears in the Ambras collection of Archduke Ferdinand II. (1529-1595) the inventory carried out on 30th May 1596. At that time, the codex could be found on the eighth shelf of the eighth bookcase in the Chamber of Art, which housed valuable, rare and curious books. The 569 manuscripts in the library of Ambras Castle near Innsbruck were in the year 1665, following the death of the Tirolean line of the Habsburgs, taken over by the Imperial Library in Vienna. In the same transport were also 14 codices from the Chamber of Art[35]. The inventary of Archduke Ferdinand II.'s estate exists in two examples, one of which is kept as Cod. 8228[36] in the ma-

35 EVA IRBLICH, Die Ambraser Handschriften in Wien, Wege in den Jahren 1665, 1806 und 1936, in: ALFRED AUER – EVA IRBLICH, Natur und Kunst, Handschriften und Alben aus der Ambraser Sammlung Erzherzog Ferdinands II. (1529–1595), description of the exhibits by A. FINGERNAGEL, E. GAMILLSCHEG, B. MERSICH, M. STAUDINGER, exhibition of the Kunsthistorisches Museum and the Österreichische Nationalbibliothek, Schloß Ambras, Insnbruck, 23. Juni–24. September 1995, Wien, Kunsthistorisches Museum, 1995, 20–31.

36 Description of the manuscript by JOSEPH CHMEL, Die Handschriften der k. k. Hofbibliothek in Wien im Interesse der Geschichte, besonders der österreichischen, Bd. 2, Wien 1841, 88–91. – Edition by WENDELIN BOEHEIM, Urkunden und Regesten aus der K. K. Hofbibliothek, Jahrbuch der Kunsthistorischen Sammlungen des Allerhöchsten Kaiserhauses, Bd. 7, Wien 1888, especially CCXXVI–CCCXIII, Nr. 5556

nuscript collection of the Österreichische Nationalbibliothek and the other as Inventory-Nr. 6652 in the Chamber of Art of the Kunsthistorisches Museum in Vienna. In both instances the entry, with which Cod. Ser. n. 2641 can be almost certainly identified, is as follows, whereby the text transcript takes into account the spelling according to the unedited Inventar-Nr. 6652, fol. 468r: *Ain Puech in Rot Leder eingebunden an den orten, vnd in der mite, mit Messingen bschlächten, darynn auf Pergament gemalt vnnd geschriben, wie allerley Khrankhaiten, Prechen vnnd schädn, zu heilen sey.* In Cod. 8228 there is the same wording with different spelling at the bottom of fol. 398r[37]. That the leather cover is noted as red does not necessarily conflict with the manuscript, as the bindings are only categorised as red, white or black, whereby red would include brown leather covers. Among the books of the Chamber of Art, a second medical manuscript is noted, whose description, however, doesn't apply to Cod. Ser. n. 2641. In the inventory of the Ambras collection from the year 1613[38], the manuscript is recorded with the same wording on page 117-118 as on the eighth shelf of the eighth bookcase. It is not uninteresting for the history of the Ambras Chamber of Art that, at a later date, changes were made in its arrangement. As such, according to the inventory of 1621[39], the manuscript was found on the eighth bookcase on the fifth shelf. These entries in the inventories and especially the estate list from 1596 make the record certain that under Archduke Ferdinand II. in the last quarter of the 16th century, the manuscript was already in Castle Ambras near Innsbruck. The Ambras collection was inventoried later in the years 1663, 1680, 1696, 1704, 1730 and 1788, so long as it was in the same place[40].

---

and Bd. 10, Wien 1889, I–X, Nr. 5556 (continuation). – FRANZ UNTERKIRCHER unter Mitarbeit von HEIDELINDE HORNINGER und FRANZ LACKNER, Die datierten Handschriften der Österreichischen Nationalbibliothek von 1501 bis 1600, 1. Teil: Text, Wien 1976 (Katalog der datierten Handschriften in lateinischer Schrift in Österreich, Bd. 4) 71 (also with literature).

37 Edition in Jahrbuch ... Bd. 7, CCXCII.

38 Wien, Kunsthistorisches Museum, Kunstkammer, Inv. no. 6653

39 Wien, Kunsthistorisches Museum, Kunstkammer, Inv. no. 6654, fol. 193v.

40 Valuable composition of the inventories, however incomplete, in: Die Kunstkammer, Innsbruck 1977 (Führer durch das Kunsthistorische Museum, Nr. 24), 11.

Once the contents of the Chamber of Art had been transfered to Vienna in 1806 and entered into the Imperial Art History collection, another inventory was made in 1811[41]. For the first time, in 1819, the manuscript was listed under its title in a printed catalogue[42] and dated as being from the early 15th century. When Alois Primisser took up the manuscript in a handwritten inventory in 1821[43], he added the signature 82 and made a note of the old signature F. 2, which is still on the worn paper label on the back of the manuscript. A further description of the manuscript was given by EDUARD baron of SACKEN[44] in the year 1855, whereby he dates the manuscript as late 14th century and notes that the physician is dressed in "Arabic costume". The lilac paper with the number *115* at the bottom of the back of the manuscript dates back to the general inventory of the art history collection in 1875[45]. On the occasion of the opening of the new museum to house the art history collection[46] on the Ring in Vienna, 1896 , an inventory was printed, in which the manuscript as Nr. 5002 is described as by SACKEN (see the label on the inside front cover).

By ways of exchange, the codex ended up, in 1936, in the Österreichische Nationalbibliothek in Vienna[47], where it was given the signature Codex Series nova 2641[48]. In the year of its arrival, it

41 Wien, Kunsthistorisches Museum, Kunstkammer, Inv. no. 6665.

42 ALOIS PRIMISSER, Die kaiserlich-königliche Ambraser Sammlung, Wien 1819, 290, Nr. 50.

43 Wien, Kunsthistorisches Museum, Kunstkammer, Inv. no. 6675, 628.

44 Die K. K. Ambraser-Sammlung, 2. Theil, Wien 1855, 251f., Nr. 76 (82).

45 Wien, Kunsthistorisches Museum, Sammlung für Plastik und Kunstgewerbe, Beilage Nr.... zur General-Inventur vom 19. October 1875, Z. 923, Theil-Inventar über die zum beweglichen Fideicomiss-Vermögen des a. d. Erzhauses gehörige von dem k. k. Oberstkämmererstabe verwahrte K. K. Ambraser Sammlung (1877), 419.

46 Wien, Kunsthistorisches Museum, Sammlung für Plastik und Kunstgewerbe, Inventar der Sammlung Kunstindustrieller Gegenstände des Allerhöchsten Kaiserhauses. Nach dem Stande vom 31. December 1896, 295.

47 FRANZ UNTERKIRCHER, Ambraser Handschriften, Ein Tausch zwischen dem Kunsthistorischen Museum und der Nationalbibliothek im Jahre 1936, Jahrbuch der Kunsthistorischen Sammlungen in Wien, Bd. 59, Wien 1963, 246 und Abb. 237 und 238.

48 OTTO MAZAL und FRANZ UNTERKIRCHER, Katalog der abendländischen

was immediately shown to the public in an exhibition of the Österreichische Nationalbibliothek[49] and described in the catalogue as dating from 1400 and from Naples. In 1965 the codex was presented in the exhibition "Ambraser Kunst- und Wunderkammer, Die Bibliothek"[50] and in 1975 in the exhibition "Wissenschaft im Mittelalter"[51], in the section on medicine, where the exhibit stimulated interest in the making of a copy.

Since its transfer to the manuscript collection of the Österreichische Nationalbibliothek, medical history has become increasingly interested in the codex, whereby interest was in the well known miniature with the rack on fol. 76v. The 1979 presented facsimile edition and its commentary were to provide further research into the text editing and miniatures. In 1988 Cod. Ser. n. 2641 was seen again in the exhibition "Die arabische Welt und Europa" (handbook and catalogue from TARIF AL SAMMAN and OTTO MAZAL, Graz: ADEVA, 1988) in the section "Die Rezeption griechischer und arabischer Medizin in Europa"(p. 339-358) OTTO MAZAL (p. 347f., nr. 232) adopted the view that the manuscript originated at the end of the 14th century and saw the miniatures as having been based on Arabic templates, for which there were no known examples older that 1400. Finally, all four manuscripts of the *Chirurgia* - one Arabic and three Latin - were on show in the exhibition "Juden, Christen und Muslime" in the state rooms of the Österreichische Nationalbibliothek (see note 30).

Handschriften der Österreichischen Nationalbibliothek, „Series nova", Teil 2/1: Cod. Ser. n. 1601–3200, Wien 1963 (Museion, N. F. 4, 2, 2, 1), 306f. (with literature).

49 Katalog der Ausstellung von Neuerwerbungen aus den Jahren 1930 bis 1935, Wien 1936, 20, Nr. 22.

50 Katalog der Österreichischen Nationalbibliothek, Wien 1965, 31, Nr. 37, Abb. 2.

51 Description in the catalogue by EVA IRBLICH, Wien 1975, 274f. und Abb. 31.

III DESCRIPTION OF CONTENTS OF THE MANUSCRIPT

1. THE EDITIONS

It can be safely assumed that no more recent edition of Abu'l Qāsim Ḫalaf Ibn 'Abbās al-Zahrāuī's *Chirurgia* in the Latin version of Gerardus Cremonensius exists. For the identification of the text, the Latin translation by JOHANNES CHANNING in the year 1778[52] was obviously used, but regarded as only having secondary importance, because, according to the forward of the publisher[53], it was an independent translation by CHANNING into Latin based on the two Arabic manuscripts in the Bodleian Library in Oxford, Ms. Huntington 2°156 and Ms. Marsh. 4°54, that form the basis for the Arabic text: *Ambos qua potui industria contuli, textum, ex Ms. Nr. 156, summa fide descripsi: variationes in codice Marshiano, in columna minori, semper notavi: et ex utroque Ms., textum Arabicum in plurimis locis emendavi: et ut confido, interpretationem totius Libri Latinam, intellectu facilem exhibui.* What remains unclear is why CHANNING, didn't just take on the 1532 edition: *Utrumque opus Latine jam redditum est. Chirurgicum, anno 1532*[54], which is mentioned in the letter from Michael Casiri, Madrid 1766[55], which was printed as the introduction to his edition. Nevertheless, in the chapter by chapter analysis of the contents, CHANNING's Latin edition will be cited for comparison, because it is recently reavailable in a reprint edition from Olms/Hildesheim.

---

52 ALBUCASIS de Chirurgia, Arabice et Latine, ed. by. JOHANNES CHANNING, Oxonii 1778 (Wien, Österreichische Nationalbibliothek, 11. D. 17).

53 Ibid., V. – Accurate description by LESLIE T. MORTON, A Medical Bibliography (GARRISON and MORTON), An annotated Check-list of Texts illustrating the History of Medicine, 3rd Edition, London – Edinburgh 1970. – Vague description in contrast to (amongst others) by SAMI KHALAF HAMARNEH and GLENN SONNEDECKER, A Pharmaceutical View of Abulcasis al-Zahrāwi in Moorish Spain, Leiden 1963, 28.

54 CHANNING, loc. cit., VII–VIII.

55 Ibid., VIII top.

For bibliographic evaluation[56], the prints from the 15th and 16th centuries are listed chronologically. The frequently cited first edition GUIDO DE CAULIACO (Guy de Chauliac): *Chirurgia* parva, printed in Venice by Bonetus Locatellus and dated [22nd February] 1497, is only declared by HAIN 4810. The second edition of 1499, cited by HAMARNEH and SONNEDECKER, p. 27, could not be discovered in any of the numerous incunable bibliographies. Conversely, the incunable print GUIDO DE CAULIACO: *Chirurgia* parva. of which: ABULKASIM: *Chirurgia* cum cauteriis et aliis instrumentis, lat. from Gerardus Cremonensis. – JESUS BEN HALI: De oculis. – CANAMUSALI DE BALDACH: De oculis. Venice: Octavianus Scotus for Bonetus Locatellus, VI Kal. Febr. [27th January] 1500 [1501], is repeatedly recorded[57]. The incunable available in the Österreichische Nationalbibliothek under the signature Ink. 8. E. 32, includes the text with the representations of the instruments on folios 6r-42v.

The slightly varying early editions on the incunables mentioned for the years 1506, 1530 and 1531, as cited by HAMARNEH and SONNEDECKER, p. 27, could not be detected, at least in the Österreichische Nationalbibliothek, but what could was the following printed edition from the year 1520, that was based on the edition from 1500: (ARGELATA). *Chirurgia* Argelate cum Albucasi. Eximii artium et medicine doctoris magistri Petri de LARGELATA Bononiensis chirurgie libri sex ... Adiuncta etiam *Chirurgia* doctissimi ALBUCASIS cum cauteriis et instrumentis suis figuraliter appositisque in aliis hactenus impressis minime reperies. Venetiis: Lucas Antonius de Giunta Florentinus, 1st March 1520, 125r-155v [recte 159v] (Vienna, Österreichische Nationalbibliothek, *70. A. 21)[58].

56 HAMARNEH und SONNEDECKER, loc. cit., 27–28, refer to earlier secondary literature – already cited in: Biographisches Lexikon der hervorragenden Ärzte aller Zeiten und Völker, ed. by AUGUST HIRSCH, 2. Aufl., Band I, Berlin – Wien 1929, 13.

57 Amongst others HAIN 4813. – BMC V 453. – IGI 4561. – GOFF G-564. – PELLECHET 3532. – In GW before number 130 not cited. – The dating, according to the Venetian calendar (beginning of the new year March 1.), is determined in the year 1501.

58 The depiction of the instruments is according to that of the printed edition from 1500 down to the smallest detail. The striking optical feature are the hatchures on the handle of the instruments.

Two further editions followed in the 16th century, which remain to this day the only ones: [PRISCIANUS, THEODORUS]. Octavii Horatiani rerum Medicarum Lib. quatuor. Per Heremannum Comitem a Neuenar. ALBUCASIS Chirurgicorum omnium Primarii, Lib. tres. Argentorati: Johannes Schott, 26th February 1532, p. 117–319 (Vienna, Österreichische Nationalbibliothek, *69. B. 40), with no recorded source of the edition and with the portrayal of the instruments.

(ALBUCASIS). Methodus medendi certa, clara et brevis, pleraque quae ad medicinae partes omnes, praecipue quae ad chirurgiam requiruntur, Libris III exponens. Cum instrumentis, ad omnes fere morbos, utiliter, et graphikos depictis. Autore ALBUCASE praestanti, ob excellentia artis opera, medico. Ex pervetustis exemplaribus emendata, et iam primum typis impressa ... Basileae: Heinrich Peter, August 1541, Bl. c3–[c6], p. 1–232 (Vienna National Library, 70. 0. 18).

In the dedication to Georgius ab Andelou, commander of the German Knight Order of Freiburg in Breisgau, the publisher Hieronymous Gemusaeus records on p. [a4] that the drawings of the instruments are from an older manuscript, which Sebastian Sinckeler, tenured professor of the Basel Academy, copied for this edition: *Instrumentorum notae ac formulae, quas cuique capiti insertas videt lector, non arbitrio nostrorum confictae, sed ex antiquissimo codice, per quam diligenter scripto, et formulis hisce pulcherrime ornato desumptae et huc appositae fuerunt. Codicis illius copiam fecerat, D. Sebastianus Sinckeler, tum artis usu, tum aliis dotibus vir insignis, Academie Basilaeensis ordinarius. Haec inquam ad hunc modum sunt facta.*

A first comparison of the editions from Venice from the years 1500 and 1520, the Strasbourg edition of 1532 and the Basel edition from 1541 with the manuscript on hand, shows that all four prints correspond closely with one another in the wording, and that the incunable edition of 1497 (?) and 1500 was the main template for the editions from 1532 (and 1541). Matching most closely to Cod. Ser. n. 2641 is the incunable from 1500 in that the chapter initials are almost exactly the same including the recurring initial Q(*uando*) at the beginning of a chapter, whereas the Basel edition from 1541 has changes in the wording.

Contrary to academic practice, to cite the most recent edition as documentary evidence, for the text analysis, the available incunable print from 1500 will be cited, in which Octavianus Scotus printed, in Venice, using a Gothic typeface which also replicates to some degree the Gothic abbreviation system of the manuscript. Because no other Latin edition of the *Chirurgia* has been recorded since 1541, a comprehensive listing of the Latin manuscripts, of which THORNDIKE and KIRBE list six[59], is also lacking. The manuscripts of the Österreichische Nationalbibliothek, Cod. Ser. n. 2641 as well as Cod. 2301, which contains the complete text on folios 87r to 130r, including coloured images of the instruments, and which represents work from Northern Italy (Padua or Verona?) from the first half of the 14th century[60], and Cod. 2381, also a Northern Italian manuscript from the early 14th century (Padua?)[61] with the complete text and the pictures of the instruments, are not yet listed here, neither is Cod. 15 of the University Library of Budapest, from the 13th-14th century[62].

The original Arabic copy was translated into French by LUCIEN LECLERC[63], English by SPINK and LEWIS[64] and Latin by CHANNING; upon its publication in the three languages this work rose to a new international and comprehensibly accessible standing.

59 A Catalogue of Incipits of Mediaeval Scientific Writings in Latin, by LYNN THORNDIKE and PEARL KIBRE, London 1963, 1068. – not available e.g. in the Wellcome Historical Medical Library. See S. A. J. MOORAT, Catalogue of Western Manuscripts on Medicine and Science in the Wellcome Historical Medical Library, Vol. 1: Mss. Written before 1650 A. D., London 1962.

60 HERMANN J. HERMANN, Die italienischen Handschriften des Dugento und Trecento, 1. Bis zur Mitte des 14. Jahrhunderts, Leipzig 1928 (Beschreibendes Verzeichnis der illuminierten Handschriften in Österreich, N. F. 5/1), 25f.

61 Ibid., 27.

62 LADISLAUS MEZEY, Codices latini medii aevi Bibliothecae Universitatis Budapestinensis, Budapest 1961 (Bibliotheca Universitatis Budapestinensis, Catalogus Manuscriptorum, 1), 34.

63 La chirurgie d'Abulcasis, Paris 1861.

64 ALBUCASIS on Surgery and Instruments, A Definitive Edition of the Arabic Text with English Translation and Commentary by M. S. SPINK and G. L. LEWIS, Berkeley and Los Angeles 1973.

2. THE MANUSCRIPT AND THE PRINT FROM 1500

The collation of the manuscript with the print from 1500 showed that the text of the manuscript is complete and the sequence of the chapters matches. Because no pages are incorrectly folded or bound, the text can be read from the first to the last line. The listing of the chapters in the later added table of contents was introduced in this commentary; it consists of the division into the three books as well as the subdivision into the individual chapters by way of rubricated chapter headings and two-line gilded initials.

Preceding the manuscript, an overview of the chapters, 57 chapters for book I (print: 58), 99 chapters for book II (print: 99), and 35 chapters for book III (print: 36), is recorded. The error in the chapter overview for book I can be explained in that the title of the 18th chapter of the print: *De modo cauterizandi cum medicina comburente in eodem casu* doesn't appear. The chapter list for book II is correct, except that chapter 40 of the print from 1500 has been added via blue paragraph signs on fol. 1v above the column b at the top with reference signs denoting the correct position. The listing of 35 chapters for book III is explained by the absence in the manuscript of the title for chapter 22 of the print: *De curatione quando restauratur et remanet membrum post illud subtile non secundum naturam suam.*

The contents overview does not match the actual organisation of the manuscript, but, rather, records a "standard division" of the Latin *Chirurgia* based on the Arabic original. The tables were, therefore, fixed and, like the text, copied from a template.

The prologue is followed by book I with the introduction and 59 chapters. Chapters 2 and 43 of the print edition lead into chapters 1 and 2, as do chapters 43 and 44 of the manuscript; the chapter denoted as number 1 in the print edition, is recorded in the presentation of the codex as the corresponding unnumbered introduction to book I.

Book II has a differing sequence that, contrary to the print edition from 1500 with 99 chapters, which includes an introduction as chapter 1, features a division of the introduction and therefore has 131 chapters. The divergences result, on the one hand, from the incorrect numbering in the print and, on the other hand, because chapters 12 and 38 of the manuscript are not counted in the print and, because chapter 75 concerning obstetrics is divided into 10 separate chapters (Nr. 77-86 in the manuscript), just as chapter 77 of the print is divided into 2 sections (Nr. 101-102 of the codex) and chapter 97 of the print, concerning phlebotomy is, in the manuscript, divided into 17 seperate chapters (Nr. 113-129 in the manuscript).

For book III, the non-counted introduction and 35 chapters correspond with the 36 chapters of the printed edition, in which the introduction again appears as chapter 1.

3. THE INSTRUMENTS

Also to be taken into consideration with the contents are the drawings of the cauters, other medical instruments and equipment, as well as the incisions and operations that are descibed in the text and additionally portrayed. They represent the real achievement of the Arabic author, are integral to the Arabic text and were thus taken over in the Latin translation, which is why the Latin manuscripts also feature the illustations as requisites of the text. The Arabic manuscripts contain over 200 pictures[65]. The print from 1500 has 213 illustrations. In the manuscript, 33 pictures for book I, 99 pictures for book II and 12 pictures for book III were planned, a total of 204. Sketched were only the olive knife-shaped cauter on fol. 4va (book I, chapter 2) and the cross-shaped cut for treatment of hydrocephalus in children on fol. 17ra (book II, chapter 1).

65 As in HAMARNEH und SONNEDECKER, loc. cit., see note, 53–54.

4. COMMENT ON BOOK II, CHAPTER 105

A single chapter is provided with a comment, written in the main hand in small littera textualis rotunda. The comment refers to book II, chapter 105 (fol. 50vb–51rb)
De incisione extremitatum et serratura ossium and uses the medical book *Ad Almansorem libri X* from ar-Razzī (865 until after 925)[66].
Incipit: *Rasis in almansore pedum digiti prius manibus sunt fricandi vehementer absque ullo liquore deinceps vero ex oleo veteri inunguendo (?) friccacio est facienda postquam pannis cooperiendi inter ipsos ac sub ipsis et super ipsos interponendo pannos ...*
Explicit: ... *Sermo autem de hoc est egrediens ab intentione huius nostri tractatus quoniam est pertransiens illud quod ille facere potest que non est huius artis indigens medicante sciente pio. etc.*

5. MARGIN ENTRIES IN BOOK II, CHAPTERS 77–86

Outside of the text, the manuscript has, on fol. 41r, entries in the textualis cursiva of the 14th century that were made by an owner or user of the manuscript and represent additions to obstetrics (book II, chapters 77–86), that can be traced back to *Hippocrates* and *Galen*.
Y(ppokrates) *in quinta particula. Fetus mares quidem in dextris, femine vero in sinistris magis.*
G(alenus) *in commento, in libro de spermate, ostendit quia fetus masculus complexio sua calidissima fuerit quem etiam adiuvat si locus* (?) *ubi concurvatur* (?) *sit calidus dextrum autem latus matrix constat esse calidius cum epati vicinetur.*
Y(ppokrates) *in quinta particula, Mulieri in utero habenti si venter multum fluat, periculum est abortiendi.*
G(alenus) *in commento in hoc loco idem intendit quod de flebotomia, alibi de inanitione cibi, minuitur eius sanguis, debilitatur mulier, moritur fetus, comprimitur matrix.*
Y(ppokrates) *in quinta particula. Mulieris, si vis scire si conceperit*

66 An identification of the text is omitted in this commentary.

mellicratum quando dormitura est da ei bibere, et si quidem tortiones habuerit circa ventrem concepit. Si vero non, non concepit.

On the wide bottom edge of the parchment, in table form, are given the numbers of days for the formation and completion of a male and female fetus born in the seventh, ninth or tenth month.

Mulier parit Gemellos	Masculum	In septimo mense	Eius informatio (!) in XXX diebus Eius motus LXX* diebus	Eius perfectio in CCX diebus
		In nono mense	Eius formatio in XLV* diebus Eius motus in LXXXX diebus	Eius perfectio in CCLXX diebus
		In decimo mense	Eius formatio in XLVdiebus Eius motus in LXXXX diebus	Eius perfectio in CCC diebus
	Femina(!)	In septimo mense	Eius formatio in XL diebus Eius motus in LXX diebus	Eius perfectio in CCX diebus
		In nono mense	Eius formatio in XLVdiebus Eius motus in XC diebus	Eius perfectio in CCLXX diebus
		In decimo mense	Eius formatio in L diebus Eius motus in C diebus	Eius perfectio in CCC diebus

*Addition for the cut on the outer right edge.

6. THE TEXT, THE ILLUSTRATIONS AND THE MINIATURES

ABU'L QĀSIM ḪALAF IBN 'ABBĀS AL-ZAHRĀUĪ
Chirurgia (lat.)[67]

CHAPTER OVERVIEW (1ra-2va): *Incipiunt capitula prime particule* (beginning of the chapter of the first book)
(print 1500, 42ra–42vb. See Channing X–XXIX; Spink – Lewis–).

PROLOGUE (3ra-3va): *Incipit cirurgia* (!) *albucasim quam magister Gerardus cremonensis transtulit in toleto de arabico in latinum et est tricessima particula libri al taragui* (Beginning of the "*Chirurgia*" by Abu'l Qāsim, that Magister Gerhard of Cremona in Toledo translated from Arabic into Latin and which forms the 30 sections of al-Zahrāuī's book).
(print 1500, 6ra–6rb. See. Channing 2–7; Spink – Lewis 2–7).

Following the completion of this book, it is necessary to add a section about surgical operations, because, at the present time in our country, little is known and even the older medical literature contains little about it. Of greatest importance is knowledge of anatomy, as *Galen* described, as well as a comprehensive knowledge of limbs, bones, tendons, muscles, arteries and veins, because according to *Hippocrates*, many are doctors in name, yet not truly good doctors, especially where surgery is concerned.
Operative surgery can, on the one hand, be for the good and health of the patient, on the other hand, however, cause damage. As such, procedures are geared towards the expected success of the operation. Success increases the reputation and happiness of the surgeon. The section concerning surgery is divided into three books:

Book I deals with cauterisation using cauters and caustic agents,

67 Opening up the content shows the reproduction of the chapter headings in the orthography of the original manuscript and explanation of the abbreviations, their translation into English as well as references of the edition (1500 A. D.) and editions in Arabic, Latin and English for comparison purposes. Furthermore the instruments not depicted are recorded and the miniatures with text have been reviewed and described.

instruments and cauters and follows in its chapters the arrangement of the human body from head to foot.

Book II deals with incisions, with opening and perforation, with phlebotomy and the extraction of arrows.

Book III deals with the setting of bones after fractures, twisted limbs and dislocations.

FIRST BOOK (3vb–16va)

INTRODUCTION (3vb–4va): *Capitulum primum de cauterio* (First section about cauters).
Before the actual description of cautery therapy, the advantages and disadvantages are to be noted, whereby opponents claim that a hot dry illness can not be treated with a hot cure. Of importance in the use of a cauter is much practice along with a study of the varying nature of the human body and the symptoms and length of illnesses. In contrast, everybody is agreed on the usefulness of cautery therapy for cold, damp illnesses. Fire is superior to other medicinal burning mediums, because it does not attack the area surrounding the seat of disease, therefore not causing other serious ailments, its effect being limited solely to the seat of disease. Cauterisation can be done at any time, is not dependent on a particular season, does not usually achieve the definitive healing of an illness and should only be used once other methods have been implemented without success. There are also differences of opinion concerning the material of the cauter, whereby the majority favours gold over iron. Gold in itself would be best, although the desired temperature is difficult to determine in the red of the heated gold rod; gold cools quickly and can also melt, which is why iron is more recommendable as a material.
The first book is arranged in chapters on cauterisation which are arranged in the order from head to foot, for ease of navigation for the physician.
(print 1500, 6rb–6va. Vgl. Channing 8–13; Spink – Lewis 8–15).

1st CHAPTER (4va): *Capitulum primum de cauterio capitis scilicet cauterio uno*
(First chapter on the single use of the cauter on the head).
(print 1500, 6va–6vb, l. 2. See Channing 14–15; Spink – Lewis 16–17).

2nd CHAPTER (4va–4vb): *De forma cauterizationis* (Types of cauterisation).
(print 1500, 6vb, l. 3f. See Channing 14–17; Spink – Lewis 16–19).
Illustration: Pen drawing of the olive knife-shaped cauter. 4va
Miniature: In a Gothic interior with a flat wooden beamed ceiling 4vb
and crenellated crown as well as broken up side walls, sits, to the left, the physician in long robes and a turban on a folding chair. He is pressing the cauter onto the top of the skull of a patient sitting on a cushion in front of him. The shaven head as well as the crossed arms and legs of the patient, are in accordance with the text.

3rd CHAPTER (5ra): *Capitulum secundum de cauterio capitis* (Second chapter on cauterisation on the head).
(print 1500, 6vb–7ra. See Channing 16–19; Spink – Lewis 20–21).
Miniature: The physician sitting on a cushioned trunk presses an 5ra
instrument against the shaven head of a patient sitting on the floor in front of him. To the right stands a man in long white robes with red braids and watches the procedure with crossed arms; in front of him, on the floor, is the fire vessel in which are two cauters. The scene is framed in the background by a wall with mullioned openings and to the side by two slim columns supporting a dome.

4th CHAPTER (5ra–5va): *Capitulum tercium de cauterio emigranee non antique* (Third chapter on cauterisation, for non-chronic migraine).
(print 1500, 7ra. See Channing 18–21; Spink – Lewis 22–25).
Illustration: The space for the pen drawing of the key-shaped cauter 5rb
is empty.
Miniature: Pictured, is not the aforementioned caustic method 5vb
using garlic placed under the skin via a scalpel cut and left on the painful area for 15 hours, but cauterisation whereby the physician, sitting on a cushioned trunk, places the cauter on the shaved head of the patient sitting on the floor in front of him. The scene takes place in front of a brick wall with an open door next to which two curtains are gathered.

5th CHAPTER (5va–5vb): *De cauterizatione emicranee* (!) *antique* (Cauterisation for chronic migraine).
(print 1500, 7ra–7rb. See Channing 22–23; Spink – Lewis 26–27).

5vb top *Miniature*: In front of the length side of a building with a doorway, the physician sits on a large wooden chair and presses a cauter against the head, near the temple, of the patient cowering in front of him. While doing so, he holds the left hand of the patient's whose head leans to side. The pictorial representation is inspired by the title of the next chapter on cauterisation for earache and shows no typical reference to the text on cauterisation for chronic migraine, in which the place on the head, marked beforehand, is pressed with the hand and, through a cut above the artery, the bone is touched, whereby care should be taken to avoid bleeding and cutting of the muscle.

6th CHAPTER (5vb): *De cauterizatione dolorum aurium* (Cauterisation for earache).
(print 1500, 7rb. See Channing 24–25; Spink – Lewis 28–29).
5vb *Illustration*: The space for the pen drawing of the dot-shaped cauter is missing.
5vb bottom *Miniature*: In front of a building with three tall narrow window openings, the physician sits on a trunk with a cushion and presses a cauter against the shaved head, high above the ear, of the patient kneeling in front of him on a thick mat. To the right of the medical procedure, a slender tree grows out of stony ground and out of the border of the picture.
According to the text, the cauter should be placed on ten marked areas around the ear.

7th CHAPTER (6ra): *De cauterizatione torture* (Cauterisation for mouth contortion).
(print 1500, 7rb. See Channing 24–27; Spink – Lewis 30–31).
6ra *Illustration*: Space for the blade-shaped cauter is empty.
6ra *Miniature*: In front of town architecture in the background and an interior wall with a window opening, sits the physician on a long bench, at his feet on a cushion on the floor is the patient against the corner of whose mouth the physician applies a cauter while holding his chin. To the left grows a tree, on a golden backgound, out of the frame of the miniature.

8th CHAPTER (6ra–6rb): *De cauterizatione apoplexie antique* (Cauterisation for chronic apoplexy).
(print 1500, 7rb. See Channing 26–27; Spink – Lewis 32–33).
6rb 6rb *Miniature*: The patient sits, dressed in robes open at the chest,

propped up with his right hand on the headboard of the bed, his left hand raised and half covered with a blanket on the bed. The physician kneeling behind the bed, applies the instrument, as described in the text, over the stomach. The scene is bordered at the sides with half-height walls on which there are two stone sculptures and a curtain which close of the room at the top and at the back.

9th CHAPTER (6rb): *De cauterizatione oblivionis que fit ex fl(egm)ate* (Cauterisation for lethargy caused by phlegm).
(print 1500, 7va. See Channing 28–29; Spink – Lewis 34–35).
Miniature: The physician, sitting on an upholstered stool, touches the back of the shaved head of the patient, kneeling on the floor, his head in the physician's lap, with the cauter, which, according to the text, must be applied from head to throat three times. In the background is a cupboard built like a tower, an open door gives a glimpse of vessels, behind stands a boy wearing a hood. 6va top

10th CHAPTER (6va): *De cauterizatione paralipsis et malificatione tocius corporis* (Cauterisation for paralysis and limpness of the whole body).
(print 1500, 7va. See Channing 28–29; Spink – Lewis 36–37).
Miniature: On a large bed, the patient with naked upper body lies on his front, a sick hood on his head, from which, contrary to the text, hair protrudes. The physician kneels over him on the blanket and touches, as described in the text, the skin over the spine with the olive knife-shaped cauter. On the floor by the foot of the bed is the fire vessel. The scene is bordered at the sides by architectural walls, between which is a rail with a curtain that closes the picture. 6va bottom

11th CHAPTER (6va–6vb): *De cauterizatione epilepsie* (!) (Cauterisation for epilepsy).
(print 1500, 7vb. See Channing 30–31; Spink – Lewis 38–39).
6vb *Miniature*: In an open room with a wooden ceiling, joined on the left by a Gothic building with a portico of columns crowned with a tower, stands a young patient supporting himself on a stool with his elbows while holding his head, covered with an illness hood. The physician presses the olive knife-shaped cauter with the fine blade through the floor length robe on the spine. Behind him, on the floor is the fire vessel. 6vb

12th CHAPTER (6vb–7ra): *De cauterizatione melancolie* (Cauterisation for melancholia).
(print 1500, 7va–7vb. See Channing 30–33; Spink – Lewis 40–41).
7ra *Miniature*: In front of a background of architecture and landscape, the patient cowers on the floor with crossed arms and legs. In front of him kneels the physician and empties, as described in the text, from a vessel, heated sheep butter onto a bare portion of the patient's head encompassed by a circular cloth, where it should be left to cool.

13th CHAPTER (7ra–7rb): *De cauterio aque descendentis ad oculum* (Cauterisation for cataract).
(print 1500, 7vb. See Channing 32–33; Spink – Lewis 42–43).
7rb *Miniature*: In an interior with wooden ceiling and broken up side walls, sits, on a uphostered chair, the physician and presses the cauter against the temple of the shaved head of the patient sitting in front of him and holds his hand against the previously treated other temple, on which there are traces of blood, as, according to the text, the cauterisation should cut the subcutaneous veins.

14th CHAPTER (7rb): *De cauterio lacrimarum antiquarum* (Cauterisation for chronic watering eyes).
(print 1500, 7vb. See Channing 34–35; Spink – Lewis 44–45).

15th CHAPTER (7rb–7va): *De cauterio fetoris nasi* (Cauterisation for secretion build up in the nose, colds?).
(print 1500, 7vb. See Channing 34–35; Spink – Lewis 46–47).
7va *Illustration*: Space for the pen drawing of the key-shaped cauter is empty.
7va top *Miniature*: On the steps of a Gothic cathedral crowned with a pulpit roof sits the physician and touches the patient, who is being held by two figures seated behind him, on the forehead above the eyebows with a cauter. In the right of the picture is a Gothic building.

16th CHAPTER (7va): *De cauterio mollificationis palpebrarum* (Cauterisation for disease of the eyelid).
(print 1500, 7vb. See Channing 34–37; Spink – Lewis 48–49).
7va *Illustration*: Space for the cauter is empty.
7va *Miniature*: In front of a building in the background, the physician sits on an upholstered chair and places the instrument on the right eyebrow of the patient kneeling on the floor in front of him. Next to the physician is the fire vessel.

17th CHAPTER (7vb–8ra): *De cauterio palpebre oculi quando convertuntur pilli ad interiora et pungunt oculum* (Cauterisation of the eyelid when the eyelashes grow inwards and damage the eye).
(print 1500, 8ra. See Channing 36–39; Spink – Lewis 50–53 top).
Illustration: Space for the pen drawing of the cauter is empty. 7vb
Miniature: The physician, sitting on a cushion, presses a cauter 8ra against the eyelid of the patient cowering before him, wearing an illness hood; to the right is the fire vessel. According to the description in the text, the eyelid contracts after several applications of the cauter, that looks in the picture to be in the shape of a myrtle leaf, so that the eyelashes no longer touch the eyeball causing irritation. The scene is enclosed in the background by a cresselated wall crowned with a dome, and at the side by a tree.

18th CHAPTER (8ra–8rb): *Cauterium autem con medicina comburente* (Caustic method).
(print 1500, 8ra-8rb. See Channing 38 bottom–41; Spink – Lewis 52 top–55).
Illustration: Space in the text column for the pen drawing of the 8rb myrtle leaf shape is empty.

19th CHAPTER (8rb–8va): *De cauterizatione fistule que est in lacrimali oculo* [*i* corrected in ink to *o*] (Cauterisation for tearduct fistula).
(print 1500, 8rb. See Channing 42–45; Spink – Lewis 56–59).
Illustrations: Space for pen drawings of the hollow cauter in the 8rb–8va shape of a bird's feather, as well as the functional slit are missing.
Miniature: The patient, lying under the blanket in bed, holds up 8va his right hand. From behind, the physician bends over him and presses the cauter into the corner of the eye with his right hand, while the index finger of his left hand is placed on the bridge of the patient's nose to prevent, as described in the text, the instrument slipping and damaging the eye.

20th CHAPTER (8va–8vb): *De cauterio fissurarum labii* (Cauterisation for split lips).
(print 1500, 8rb–8va. See Channing 44–47; Spink – Lewis 60–61).
Illustration: Space for the pen drawing of the sharp, knife-shaped 8vb cauter is missing.
Miniature: The physician sits on a trunk and presses the instru- 8vb ment against the lower lip of the boy kneeling on the floor in front of him, until it is burned deep down. The scene is encompassed by

two slender columns at the top of which are seated two monkeys holding a curtain, draped above the scene.

21st CHAPTER (8vb): *De cauterio fistule accidente in ore* (Cauterisation for a mouth fistula).
(print 1500, 8va. See Channing 46–47; Spink – Lewis 62–63).

22nd CHAPTER (8vb–9ra) *De cauterio gingivarum* (Cauterisation of the gums).
(print 1500, 8va. See Channing 46–47; Spink – Lewis 64–65).

23rd CHAPTER (9ra-9rb): *De cauterio doloris dentium* (Cauterisation for toothache).
(print 1500, 8va. See Channing 48–49; Spink – Lewis 66–69).
9rb *Illustrations*: Space for the pen drawings of the cauter and needle is empty.
9rb *Miniature*: The physician, sitting on a wooden stool, presses with his right hand the cauter onto the tooth of the patient kneeling before him. In his left hand is either another cauter or the needle. The scene takes place on a gold background with a white tent, decorated on top with a stylised uncoloured coat of arms border.

24th CHAPTER (9rb–9va): *De cautericatione* (!) *scrophularum* (Cauterisation for a throat tumor).
(print 1500, 8vb. See Channing 50–51; Spink – Lewis 70–71).
9rb *Illustrations*: Space for the pen drawings of the cauter and needle is empty.
9va *Miniature*: The physician sits on an upholstered bench and places the cauter on the neck, below the right ear, of the elderly patient, who has his back to him and is also wearing a turban. Two slender columns that support a round, canopy-like dome with plastic decoration and gilded sculptures of two recumbent figures and an eagle encompass the scene.

25th CHAPTER (9va): *De cauterizatione raucedinis vocis et constrictione anelicus*. R(*ubrica ?*) (Cauterisation for hoarseness and difficulty in breathing).
(print 1500, 8vb. See Channing 52–53; Spink – Lewis 72–73).
9va *Miniature*: The physician presses the key-shaped cauter against the larynx of the patient sitting on the floor. To the right is a Gothic building with large window openings.

26th CHAPTER (9va–9vb): *De cautericatione* (!) *egritudinis pulmonis et tussis* (Cauterisation for lung disease and coughs).
(print 1500, 8vb. See Channing 52–53; Spink – Lewis 74–75).
Illustration: Space for the pen drawing of the three-toothed cauter is empty. 9vb
Miniature: The physician presses the cauter against the collarbone of the patient lying in bed with arms raised. 9vb bottom
The miniature, which is placed in the middle of the text of the following chapter under the right text column, corresponds with the text about cauterisation for lung disease and coughs, although it has similarities to the content of the following chapter on cauterisation of the armpit, which is, however, illustrated with another miniature.

27th CHAPTER (9vb–10ra): *De cauterizatione titillici* (Cauterisation of the armpit).
(print 1500, 8vb–9ra. See Channing 54–57; Spink – Lewis 76–79).
Illustration: Space for the pen drawing of the two-pronged cauter is empty. 9vb
Miniature: The patient lies in bed, his naked upper body turned to the side, and props himself up with his right elbow. The physician, sitting on the blanket, applies the cauter to the armpit, after the disclocated upper arm joint has been reduced. 10ra

28th CHAPTER (10ra–10rb): *De cautericatione* (!) *stomachi* (Cauterisation of the stomache).
(print 1500, 9ra. See Channing 56–59; Spink – Lewis 80–83).
Illustrations: Space for the pictures of the triangular-shaped cauterisation as well as the circular-shaped cauter is empty. 10ra–10rb

29th CHAPTER (10rb–10va): *De cauteriis ep(at)is frigidi* (Cauterisation of the liver).
(print 1500, 9ra–9rb. See Channing 58–59; Spink – Lewis 84–87).
Illustrations: Space for the pen drawings of the three cauterisation points and for both cauters is empty. 10rb
Miniature: The physician, kneeling behind the bed, places the cauter in the middle of the upper body of the patient, lying half upright in bed. 10vb
The picture shows no particular relevance to cauterisation of the liver, in which three cauterisation points should be marked at elbow height.

30th CHAPTER (10va): *De perforatione apusatis* (!) *ep(at)is cum cauterio* (Opening an abscess of the liver using a cauter).
(print 1500, 9rb. See Channing 60–61; Spink – Lewis 88–89).
10va *Illustration*: Space for the pen drawing of the rod shaped cauter is empty.

31st CHAPTER (10vb): *De cauterizatione pleuresis* (Cauterisation of the breast skin or pleura).
(print 1500, 9rb–9va. See Channing 60–63; Spink – Lewis 90–91).
10vb *Miniature*: The patient rests on a bed, his head supported in his left hand and his right hand raised. The physician standing before him presses the cauter between the patient's ribs. In front of the bed is a fire vessel containing a second cauter and in which a special fire blazes, fed with an oil-drenched and lit Aristolochia root.
The miniature precedes the text rather than, as in the most cases, following the text.

32nd CHAPTER (11ra): *De cauterizatione splenis* (Cauterisation of the spleen).
(print 1500, 9va. See Channing 62–65; Spink – Lewis 92–93).
11ra *Miniature*: A patient lies on a bed with a naked upper body. The physician applies the two-pronged cauter to his stomach and, by lifting and pressing through the skin, creates four points of cauterisation. In front of the bed is the fire vessel.

33rd CHAPTER (11rb): *De cauterizatione ydropisis* (Cauterisation for dropsy).
(print 1500, 9va. See Channing 64–65; Spink – Lewis 94–95).
11rb *Miniature*: The physician applies the olive knife-shaped cauter around the navel of the inflated stomach of the patient, who sits naked in bed with his hands in front of his face.

34th CHAPTER (11rb–11va): *De cauterizatione pedum et crurum* (Cauterisation of the feet and lower leg).
(print 1500, 9va–9vb. See Channing 66–67; Spink – Lewis 96–97).
11rb *Illustration*: Space for the pen drawing of the cauter is empty.
11va *Miniature*: The patient sits on an upholstered bench and stretches out his bare right leg; shoe and red stocking lie on the floor. The physician, kneeling in front of him, applies the cauter steeply to the swollen instep of the foot, so that the fluid can drain.

35th CHAPTER (11va–11vb): *De cautericatione* (!) *solutione ventris* (Cauterisation for loosening the stomache).
(print 1500, 9vb. See Channing 66–69; Spink – Lewis 98–99).
Miniature: A patient with naked upper body sits in a steep uprighted bed. The physician applies the cauter over the navel of the bloated stomach. 11vb top

36th CHAPTER (11vb): *De cura emoroidarum anni* (!) (Cauterisation of hemorrhoids).
(print 1500, 9vb. See Channing 68–69; Spink – Lewis 100–101).
Miniature: Of the various necessary cauterisation methods outlined in the text, the picture depicts the one where the physician applies the cauter to the bare backside of the patient lying on his front. 11vb bottom

37th CHAPTER (12ra): *De cauterizatione altelil post incisionem eorum* (Cauterisation following surgical removal of warts [Arab. al-Ṯa'ālīl]).
(print 1500, 9vb. See Channing 70–71; Spink – Lewis 102–103).
Miniature: The physician applies the cauter to the right buttock of the patient, naked and supporting himself on his elbows and knees. The miniature precedes the text. 12ra

38th CHAPTER (12ra–12rb): *De cauterizatione fistule que fit in anno* (!) et partibus eius (Cauterisation of an anal fistula or fistula on the buttocks).
(print 1500, 9vb. See Channing 70–73; Spink – Lewis 104–105).

39th CHAPTER (12rb): *De cautericatione* (!) *renum.* R(*ubrica ?*) (Cauterisation of the kidneys).
(print 1500, 9vb–10ra. See Channing 72–73; Spink – Lewis 106–107).
Miniature: The physician applies the key-shaped cauter to the position of the right kidney of the patient, lying naked on his front. 12rb

40th CHAPTER (12rb–12va): *De cauterizatione vesice* (Cauterisation of the bladder).
(print 1500, 10ra. See Channing 72–73; Spink – Lewis 108–109).
Miniature: On an upholstered trunk sits a patient, his front exposed, looking at the physician who applies a cauter to the skin over the bladder. 12va top

41st CHAPTER (12va): *De cauterizatione matricis* (Cauterisation of the womb).
(print 1500, 10ra. See Channing 74–75; Spink – Lewis 110–111).
12va bottom *Miniature*: On a bench with a back and sides sits a woman who has pulled down her tights below her knees, removed her shoes and is exposed at the front. The physician sitting opposite her on the bench applies the key-shaped cauter to the skin over the womb.

42nd CHAPTER (12va–12vb): *De cauterizatione dislocationis anche* (Cauterisation for hip displacement).
(print 1500, 10ra. See Channing 74–75; Spink – Lewis 112–113).
12vb *Miniature*: The naked patient wears a red hood and lies on the bed holding his leg with the dislocated hip. The physician stands at the side of the bed and applies the cauter to the hip joint.

43rd CHAPTER (12vb–13rb): *De cauterio venesuatice* (!) (Cauterisation for hip pain, sciatic pain).
(print 1500, 10ra–10rb, l. 44. See Channing 74–81, 1st paragraph; Spink – Lewis 114–119).
12vb-13rb *Illustrations*: Space for the pen drawings of cauterisation in triangular form as well as the cauter of three welded together cups is empty.
13rb *Miniature*: The patient lies naked on the bed with his legs drawn up while the physician, standing at the side of the bed, applies the cauter to the left hip, whereby the portrayal of the instrument, here, as in the other miniatures, shows no differentiation.

44th CHAPTER (13rb–14ra): *Medicamen ad idem cum m(edicin)a comburente* (Burning or caustic methods for the same ailment).
(print 1500, 10rb, l. 44–10va. See Channing 82–85; Spink – Lewis 122–125).
13va *Illustration*: Space for the pen drawing of the instrument made of two rings for the pouring of caustic fluid onto the hip is empty.

45th CHAPTER (14ra): *De cauterizatione doloris dorsi* (Cauterisation for back pain).
(print 1500, 10va. See Channing 84–85; Spink – Lewis 126–127).
14ra *Miniature*: The physician applies the cauter to the middle of the back, over the spine, of the patient, lying naked on his front. According to the text, either three rows of five points on the flat back or three or four cauterisations using the key-shaped cauter are to

be carried out. On the floor in front of the bed is the fire vessel.
Illustration: Space for the pen drawing of the medium key-shaped cauter is empty. 14ra

46th CHAPTER (14ra–14rb): *De cauterizatione inceptionis gibbositatis* (Cauterisation for the beginning of a hunched back).
(print 1500, 10vb. See Channing 86–87; Spink – Lewis 128–129).
Illustration: Space for the pen drawing of the circular-shaped cauter is empty. 14rb
Miniature: The cowering patient props himself on his lower arms and knees on the bed. The physician applies the cauter to the raised hump over the spine. The treatment demands either two or three rows of punctures around the hump or cauterisation using a circular cauter that encompasses the whole are of the hump. 14rb

47th CHAPTER (14rb–14va): *De cauterizatione podagre aut dolorum iuncturarum* (Cauterisation for gaut and painful joints).
(print 1500, 10vb. See Channing 86–89; Spink – Lewis 130–133).
Illustration: Space for the pen drawing of the medium sized olive knife-shaped cauter is empty. 14rb
Miniature: In front of an architectural background, sits a patient on a wooden stool and is held by a figure behind him. In front of them, kneeling on the floor under a dome supported by four thin poles, the physician applies the cauter vertically to the instep of the patient's left foot. 14va

48th CHAPTER (14va–15ra): *De cauterizatione rupture* (Cauterisation for a fracture or hernia).
(print 1500, 11ra. See Channing 88–93; Spink – Lewis 134–139).
Illustrations: Space for the pen drawings of the semi-circular cauter as well as the three-armed, cross-shaped cauter is empty. 14vb–15ra
Miniature: As described in the text, the patient lies on a stretcher secured tightly with cords on a bed, held tightly and looked after by an assistant behind him. The semi-circular cauter, not distinguishable as such in the miniature, is applied by the physician to the enlarged scrotum, the result of a hernia, the intestines having already been repositioned. In doing so the tissue should be burned through to the pubic bone. 15ra

49th CHAPTER (15ra): *De cauterizatione stuporis* (Cauterisation of injuries, contusions).
(print 1500, 11ra–11vb. See Channing 92–93; Spink – Lewis 140–141).

50th CHAPTER (15ra–15va): *De cauterizatione leprosi* (Cauterisation of leprosy).
(print 1500, 11rb. See Channing 94–95; Spink – Lewis 142–145). Both Arabic editions overwrite the title with "Cauterisation for elephantiasis", by which is meant the type of leprosy-like illness called, in Arabic, al-Ǧuḏām.

51st CHAPTER (15va): *De cauterizatione stuporis* (Cauterisation for numbness).
(print 1500, 11rb. See Channing 96–97; Spink – Lewis 146–147).

52nd CHAPTER (15va): *De cauterizatione albaras* (Cauterisation of leprosy).
(print 1500, 11rb-11va. See Channing 96–97; Spink – Lewis 148–149).
In the Latin translation, the Arabic term al-Baras for knot leprosy is kept to distinguish from the other form (al-Ǧuḏām) of leprosy. The Arabic term stems from the symptoms of white blemishes.

53rd CHAPTER (15va): *De cauterizatione cancri* (Cauterisation of carcinoma).
(print 1500, 11va. See Channing 96–97; Spink – Lewis 150–151).

54th CHAPTER (15va–15vb): *De cauterizatione adhubelati* (Cauterisation of boils [Arab. Al-Dubailah]).
(print 1500, 11va. See Channing 98–99; Spink – Lewis 152–153).
15vb *Illustration*: Space for the pen drawing of the button-shaped cauter is empty.

55th CHAPTER (15vb): *De cauterizatione corrodentis* (Cauterisation for gangrene or decay or putrefaction).
(print 1500, 11va. See Channing 98–101; Spink – Lewis 154–155).

56th CHAPTER (15vb–16ra): *De cauterizatione clavorum conversorum et aliorum.* R(*ubrica ?*) (Cauterisation of inward and outward growing corns and cornea).

(print 1500, 11va–11vb. See Channing 100–101; Spink – Lewis 156–157).

57th CHAPTER (16ra–16rb): *De cauterizatione tremoris* (Cauterisation for trembling).
(print 1500, 11vb. See Channing 102–103; Spink – Lewis 158–159).
Miniature: The naked patient lies on his front while the physician 16rb
applies the cauter to the spine, which, among other things, is a cauterisation point for trembling, caused by a fever or nerve chill.

58th CHAPTER (16rb): *De cauterizatione albachi* (!) *accidentium in corpor*e (Cauterisation of blisters on the body [Arab. al-Baṯar]).
(print 1500, 11vb. See Channing 102–103; Spink – Lewis 160–161).

59th CHAPTER (16rb–16va): *De cauterizatione defluxus* [*s* added in brown ink] s*anguinis accidentis ab incisione artarie* (Cauterisation of bleeding, caused by a severed artery).
(print 1500, 11vb–12ra. See Channing 102–105; Spink – Lewis 162–165).

SECOND BOOK (16va–62va)

INTRODUCTION (16va–17ra): *Incipit capitulum secundum de incisione et perforatione et fl(ebot)omia et vulneribus eis similibus. Verba Albucasim* (Beginning of the second section concerning incisions, perforation, also opening, phlebotomy and other wounds. According to Abu'l Qāsim).
The chapters of the second book are like those of the first about cauterisation, which is less dangerous than the methods of the following portrayals, organised, for ease of navigation for the physician, in the order of head to foot of the human body. Experience, great knowledge and safety are requisite for the use of these methods.
(print 1500, 12ra. See Channing 108–111; Spink – Lewis 166–169).

1st CHAPTER (17ra–17rb): *De cura aque aggregate in capitibus puerorum* (Treatment of hydrocephalus in children).
(print 1500, 12ra–12rb. See Channing 110–115; Spink – Lewis 170–173).

17ra–17rb *Illustrations*: Space for the pen drawing of the spatula-shaped probe as well as the three-armed cut is empty. In the text a pen drawing of the cross-shaped cut.

17ra *Miniature*: On a cushion on the floor sits a woman holding her young child, who clutches a bird in his right hand, in her lap. The physician, sitting in front of them on an upholstered chair, applies his scalpel to the middle of the child's head.
The miniature, not planned for in the text, is painted below the left text column.

2nd CHAPTER (17rb–17va): *De incisione arteriarum que sunt post aures nominate bilhasscisse* (Cutting the vein behind the auricula [Arab. bil-Hasīsīn]).
(print 1500, 12rb. See Channing 114–117; Spink – Lewis 174–177).

3rd CHAPTER (17va–18ra): De extractione arteriarum que sunt in timporibus (!) (Extraction of the temple vein).
(print 1500, 12rb–12va. See Channing 116–121; Spink – Lewis 178–183).

17va–17vb *llustrations*: Space for the pen drawing of the spatula-shaped probe as well as the two-pronged cauter is empty.

4th CHAPTER (18ra–18rb): *De curatione* [auf Rasur] *cursus lacrimarum assiduarum ab oculis* (Treatment of chronic weeping of the eyes).
(print 1500, 12va–12vb. See Channing 120–125; Spink – Lewis 184–187).

18rb *Illustrations*: Space for the pen drawings of the spatula-shaped probe and the knife-like instrument with a sharp and blunt edge is empty.

5th CHAPTER (18rb–18va): *De cura catarrorum et lacrimarum ad oculos ex timporibus* (!) (Treatment of watery and weepiness of the eyes, caused by the temples).
(print 1500, 12vb–13ra. See Channing 124–127; Spink – Lewis 188–189).

6th CHAPTER (18va–19va): *De cura eius quod accidit in aure* (Treatment of foreign bodies in the ear).
(print 1500, 13ra–13va. See Channing 126–135; Spink – Lewis 190–199).
Illustrations: Space for the pen drawings of the tweezers, the fine scalpel, the needle that is thin at the bottom and wider at the top and the infusion instruments for the infusing of the medicine is empty. 18va–19rb

7th CHAPTER (19va–19vb): *De cura oppillationis accidentis auri* (Treatment of a blocked ear).
(print 1500, 13va. See Channing 134–137; Spink – Lewis 200–203).
Illustration: Space for the pen drawing of the fine scalpel for the opening of the ear canal is empty. 19va

8th CHAPTER (19vb): *De cura thelil qui accidunt in palpebris* (Treatment of warts [Arab. al-Ṯa’ālīl] on the eyelid).
(print 1500, 13va. See Channing 136-137; Spink–Lewis 204-205).

9th CHAPTER (19vb-20ra): *De cura grandinum que accidunt in palpebris oculi* (Treatment of chalazia on the eyelid).
(print 1500, 13va–13vb. See Channing 138–139; Spink – Lewis 206–207).

10th CHAPTER (20ra–20rb): *De cura axirnach que accidunt in palpebra* (Treatment of suppuration [Arab. al-Širnāq] on the eyelid).
(print 1500, 13vb. See Channing 138–141; Spink – Lewis 208–211).

11th CHAPTER (20rb–20vb): *De mo(d)is atharxmir ocul*i (Types of eye cleansing [Arab. Tašmir al-‘Ayn]).
(print 1500, 13vb–14ra. See Channing 142–147, 3rd paragraph; Spink – Lewis 212–217).
Illustrations: Space for the pen drawings of the three-pronged instruments for the lifting of the eyelid as well as the small scissors is empty. 20va

12th CHAPTER (20vb): *De curatione ex exatarti cum cannis* (Treatment of sppuration [Arab. al-Šatrah] with the aid of tubes).
(print 1500, 14ra–14rb. See Channing 146–147; Spink – Lewis 218–219).
Illustration: Space for the pen drawing of the two tubes is empty. 20vb

13th CHAPTER (20vb–21ra): *De el(e)vatio(oe !) (pillorum)* [added later in small brown cursive] *pungentium in oculo cum acu quando est pilus unus aut II* [duo] (Lifting irritating eyelashes away from the eye, when it is one or two).
(print 1500, 14rb. See Channing 148–149; Spink – Lewis 220–221).

14th CHAPTER (21ra–21rb): *De cura exatarti que accidit in palpebra superiore* (Treatment of suppuration [Arab. al-Šatrah] or Lagophthalmos in the upper lid).
(print 1500, 14rb. See Channing 148–151; Spink – Lewis 222–223).

15th CHAPTER (21rb–21va): *De cura axatarti que accidit in palpebra inferiori* (Treatment of suppuration [Arab. al-Šatrah] or Lagophthalmos in the lower lid).
(print 1500, 14rb–14va. See Channing 150–153; Spink – Lewis 224–227).
21rb *Illustration*: Space for the pen drawing of the acute angle convergent incisions is empty.

16th CHAPTER (21va): *De adherentia palpebris oculi cum coniunctiva aut cornea* (Eyelids that stick to the conjunctiva or cornea).
(print 1500, 14va. See Channing 152 [148!]–155; Spink – Lewis 228–229).

17th CHAPTER (21vb–22ra): *De incisione ungule et eminentie carnis lacrimarum* (Cutting the pterygium [eye flaw] as well as tissue growing on the eye).
(print 1500, 14va–14vb. See Channing 154–157; Spink – Lewis 230–233).
21vb–22ra *Illustrations*: Space for the pen drawings of both fine scalpels is empty.

18th CHAPTER (22ra–22rb): *De incisione alguardenici et eius quod nascitur de carne addita in oculo* (Cutting of surplus flesh [Arab. al-Wardainağ] and growing tissue on the eye).
(print 1500, 14vb. See Channing 158–159; Spink – Lewis 234–235).

19th CHAPTER (22rb–22va): *De collectione sebel in oculo* (Treatment of fine red veins [Arab. al-Sibl] in the eye).

(print 1500, 14vb–15ra. See Channing 160–161; Spink – Lewis 236–239).
Illustrations: Space for the pen drawings of the single and double barbs as well as the scissors is empty. 22rb–22va

20th CHAPTER (22va–22vb): *De reductione arisati ad nasum* (Removal of a fistula [Arab. al-Riša] in the nose).
(print 1500, 15ra–15rb. See Channing 162–165; Spink – Lewis 242–245).
Illustrations: Space for the pen drawings of the rough-topped instrument made of Indian iron as well as the instrument with the triangular point is empty. 22va–22vb

21st CHAPTER (22vb–23ra): *De reductione eminentie* (Reduction of protrusion [of the eye]).
(print 1500, 15rb. See Channing 164–165; Spink – Lewis 246–247).

22nd CHAPTER (23ra): *De incisione uve* (Incision of the uvula).
(print 1500, 15rb. See Channing 166–167; Spink – Lewis 248–249).

23rd CHAPTER (23ra–23rb): *De curacione* (!) *alconati* (Healing of poor eyesight or blurring due to water in the eye [Arab. al-Kumna]).
(print 1500, 15rb. See Channing 166–169; Spink – Lewis 250–251).

24th CHAPTER (23rb–23vb): *De cura aque descendentis in oculum* (Treatment or piercing of cataracts).
(print 1500, 15va–15vb. See Channing 168–173; Spink – Lewis 252–257).
Illustrations: Space for pen drawings of the scalpel with the label al-Barīd as well as five fine and pointed triangular needles is empty. 23va–23vb

25th CHAPTER (23vb–24rb): *De cura carnis nate in naso* (Treatment of adenoids in the nose).
(print 1500, 15vb–16ra. See Channing 172–177; Spink – Lewis 258–263).
Illustration: Space for the pen drawing of the infusion instrument is empty. 24rb

26th CHAPTER (24rb): *De telil natis in extremitate nasi* (Warts [Arab. al-Ṯa'ālīl] on the nostrils).
(print 1500, 16ra. See Channing 176–177; Spink – Lewis 264–265).

27th CHAPTER (24rb–24va): *De sutura nasi et labii et auris quando solvitur continuacio a vulnere aut similibus* (Stitches on nose, lips and ear when tissue is separated due a wound or similar).
(print 1500, 16ra. See Channing 178–179; Spink – Lewis 266–267).

28th CHAPTER (24va): *De extractione nodorum qui accidunt in duobus labiis* (Removal of hardened swellings on both lips).
(print 1500, 16ra. See Channing 178–179; Spink – Lewis 268–269).

29th CHAPTER (24va–24vb): *De incisione carnis addite in gingiva* (Incision of swelling gums).
(print 1500, 16ra. See Channing 180-181; Spink – Lewis 270–271).

30th CHAPTER (24vb): *De rasione dentium con* (!) *ferro* (Scraping the teeth with a scraper).
(print 1500, 16ra–16rb. See Channing 180–183; Spink – Lewis 272–275).
24vb *Illustrations*: Space for the pen drawings of the scraper is empty.

31st CHAPTER (25ra–25rb): *De eradicatione dentium* (Extracting teeth).
(print 1500, 16rb–16va. See Channing 184–187; Spink – Lewis 276–279).
25rb *Illustrations*: Space for the pen drawings of the fine and course pliers is empty.

32nd CHAPTER (25rb–25vb): *De erradicatione* (!) *dentium et extractione ossium mandibularum fracturarum* (Extraction of tooth roots and broken jaw bones).
(print 1500, 16va-16vb. See Channing 186–193; Spink – Lewis 280–287).
24va–25vb *Illustrations*: Space for the pen drawings of 7 instruments, including pliers, instruments with triangular and two-pronged points and barbs is empty.

33rd CHAPTER (25vb–26ra): *De seratura dentium eminentium super alios* (Sawing and filing of teeth which grow over one another). (print 1500, 16vb. See Channing 192–195; Spink – Lewis 288–291).
Illustrations: Space for the pen drawings of the cutting and sawing instruments made of Indian iron is empty. 25vb

34th CHAPTER (26ra–26rb): *De rectatione dentium motorum cum filis auri vel argenti* (Fixing or entwining loose teeth using threads of gold or silver).
(print 1500, 16vb–17ra. See Channing 194–197; Spink – Lewis 292–295).
Illustration: Space for the pen drawing of the binding of loose teeth to sturdy teeth is empty. 26rb

35th CHAPTER (26rb): *De incisione ligamenti quod accidit sub lingua et prohibet loquelam* (Incision of the tongue ligament when speech is impaired).
(print 1500, 17ra. See Channing 196–197; Spink – Lewis 296–297).

36th CHAPTER (26rb–26va): *De extractione ranulle* (!) *generate sub lingua* (Removal of a swelling under the tongue).
(print 1500, 17ra. See Channing 196–199; Spink – Lewis 298–299).

37th CHAPTER (26va–27ra): *De curatione ap(ostem)atum duarum amigdelarum et eius quod nascitur in guture* (!) *ex reliquis ap(ostem)atibus* (Treatment of ulcerated tonsils and other throat illnesses caused by ulcers).
(print 1500, 16vb–17va. See Channing 198–203; Spink – Lewis 300–305).
Illustrations: Space for the pen drawings of the instrument for holding down the tongue as well as the pliar shaped instrument and the scalpel is empty. 26vb

38th CHAPTER (27ra–27va): *De incisione uvule que nominatur uva* (Incision of a ulcer on the uvula, called "uva").
(print 1500, 17va–17vb. See Channing 202–207, 2nd paragraph; Spink – Lewis 306–309).
Illustration: Space for the pen drawing of the hollow instrument in the form of an ampoule is empty. 27rb

39th CHAPTER (27va): *De extractione spinarum eius quod adheret in guture* (!) *ex aliis* (Removal of bones and other objects lodged in the throat).
While the chapter heading belongs to the following chapter 40, the content corresponds to the editions as follows:
(print 1500, 17vb [uncounted]. See Channing 206, 4th paragraph–209; Spink – Lewis 310–311).
27va *Illustration*: Space for the pen drawing of the instrument is empty.

40th CHAPTER (27va–27vb): *Et quando curatur uvulam* (!) *cum eo quod est subtilius quam cauterium et incisio scilicet cum suffringatione* (!) *secundum hunc modum* (Treatment of the uvula with a finer method than with a cauter or incision, namely with "stulification" [with steam]).
This in-between title belongs to the preceding chapter 39, whereby the content, in the correct order of the text corresponds with the editions thus:
(print 1500, 17vb. See Channing 208–211; Spink – Lewis 312–315).
27vb *Illustration*: Space for the pen drawing of the instrument made of lead is empty.

41st CHAPTER (27vb–28ra): *De extractione sanguisugae annexe in gutture* (Removal of a leech stuck in the throat).
(print 1500, 17vb–18ra. See Channing 210–213; Spink – Lewis 316–319).
28ra *Illustration*: Space for the pen drawing of the pliers-shaped instrument is empty.

42nd CHAPTER (28ra–28vb): *In quo est summa sermonis in operatione ap(ostem)atum et sectione eorum* (Summary of operations and incisions of ulcers and abscesses).
(print 1500, 18ra–18rb. See Channing 212–219; Spink – Lewis 320–327).

43rd CHAPTER (28vb–29rb): D*e sectione ap(ostem)atum que accidunt in cute capitis* (Incision of a tumor in the scalp).
(print 1500, 18rb–18va. See Channing 218–223; Spink – Lewis 328–331).
29ra *Illustrations*: Space for the pen drawings of the simple longitudinal incision and the cross-shaped incision is empty.

44th CHAPTER (29rb–29vb): *De sectione scrophularum que accidunt in collo* (Cutting throat ulcers).
(print 1500, 18va–18vb. See Channing 222–225; Spink – Lewis 332–335).
Illustration: Space for the pen drawing of the simple longitudinal incision from top to bottom is empty. 29rb

45th CHAPTER (29vb–30ra): *De sectione epiglotis ab ap(ostem)ate accidente inter gutur* (!) (Incision of the larynx in the case of a throat ulcer).
(print 1500, 18vb–19ra. See Channing 226–229; Spink – Lewis 336–339).

46th CHAPTER (30ra–30rb): *De sectione super ap(ostem)a quod accidit in gutture exterius et nominatus hernia gutturis* (Incision of an ulcer on the outer throat, called throat hernia).
(print 1500, 19rb. See Channing 228–229; Spink – Lewis 340–341).

47th CHAPTER (30rb–30va): De sectione super species nodorum (Incision of various cysts).
(print 1500, 19ra–19rb. See Channing 230–233; Spink – Lewis 342–345).
Illustration: Space for the pen drawing of the cross-shaped incision is empty. 30va

48th CHAPTER (30va–31va): *De formis instrumentorum que necessaria sunt in sectione et perforatione* (Forms of instruments required for incision, perforation and opening).
(print 1500, 19rb–20ra. See Channing 232–247; Spink – Lewis 346–361).
Illustrations: Space for the pen drawings of 35 instruments, each one in larger, medium and small versions, is empty. 30va–31va

49th CHAPTER (31va–31vb): *De cura mamillarum virorum que si(mi)llantur* (!) *mamillis mulierum* (Treatment of a man's chest when it is similar to a woman's). Later entry of the title in the margin in red ink in the late 14th century.
(print 1500, 20ra. See Channing 248–251; Spink – Lewis 362–365).

31va *Illustrations*: Space for the pen drawings of the moon-shaped incisions is empty.

50th CHAPTER (31vb): *De (sectione crossed out) perforatione ap(ostem)atum que accidunt sub titillico* (Opening of abscesses in the armpit).
(print 1500, 20ra. See Channing 250–253; Spink – Lewis 366–367).

31vb *Illustration*: Space for the pen drawing of the moon-shaped incision is empty.

51st CHAPTER (31vb–32ra): *De sectione ap(ostem)atis que accidit propter arteriam aut venam* (Incision of an abscess, caused by an artery or vein).
(print 1500, 20ra–20rb. See Channing 252–255; Spink – Lewis 368–371).

52nd CHAPTER (32ra–32rb): *De apostemate que* (!) *accidit ex corrusione nervorum* (Abscesses caused by twisting of the nerve).
(print 1500, 20rb. See Channing 254–255; Spink – Lewis 372–373).

53rd CHAPTER (32rb–32va): *De sectione ap(ostem)atis quod accidit ex telil quod accidit in ventre* (Incision of an abscess caused by warts [Arab. al-Ṯa'ālīl] on the stomache).
(print 1500, 20rb–20va. See Channing 256–257; Spink – Lewis 374–375).

54th CHAPTER (32va–33ra): *De cura eminentie umbilici* (Treatment of a protruding navel).
(print 1500, 20va–20vb. See Channing 258–261; Spink – Lewis 376–379).

55th CHAPTER (33ra): *De cura cancri* (Treatment of carcinoma).
(print 1500, 20vb. See Channing 260–263; Spink – Lewis 380–381).

56th CHAPTER (33ra–33vb): *De cura ydropisis* (Treatment of dropsy).
(print 1500, 20vb–21ra. See Channing 262–267; Spink – Lewis 382–387).

Illustrations: Space for pen drawings of the fishbone-shaped instrument, the cannula and the quill-like instrument is empty. 33rb–33va

57th CHAPTER (33vb–34ra): *De cura infancium qui nascuntur locis urine eorum non perforatis aut foramen est strictum aut non suo loco* (Treatment of children born with closed, too narrow, or misplaced outer urethra orifice).
(print 1500, 21ra–21rb. See Channing 266–269; Spink – Lewis 388–391).
Illustration: Space for the pen drawing of the fine scalpel is empty. 33vb

58th CHAPTER (34ra–34rb): *De albathee que accidunt in praeputio et capite virge et corruptione et nigridine et adherentia in capite virge* (Pustules that form on the foreskin and glands as well as pathological changes, blackening or deformity of the glands).
(print 1500, 21rb. See Channing 268–273; Spink – Lewis 392–395).
Illustration: Space for the pen drawing of the moon-shaped cauter is empty. 34ra

59th CHAPTER (34rb–34vb): *De mundificatione infancium et curatione eius quod accidit ex errore.* R(*ubrica ?*). (Circumcision of boys and correction of inadequate treatment, section?).
(print 1500, 21rb–21va. See Channing 272–277; Spink – Lewis 396–471).
Illustration: Space for the pen drawing of of the scissors is empty. 34vb

60th CHAPTER (34vb–35rb): *De cura urine retente in vesica* (Treatment in the case of old urine in the bladder).
(print 1500, 21va–21vb. See Channing 276–279; Spink – Lewis 402–405).
Illustration: Space for the pen drawing of the catheter is empty. 35ra

61st CHAPTER (35rb–35va): *De qualitate clisterizationis vesice cum clasedra et forma instrumentorum que conveniunt ad illud* (Method of cleansing the bladder with the catheter and the form of the suitable instruments).
(print 1500, 21va–22ra. See Channing 278–281; Spink – Lewis 406–409).
Illustrations: Space for pen drawings of the catheter and enema syringe is empty. 35rb

62nd CHAPTER (35va–36rb): *De extractione lapidis virorum* (Removal of a stone in the case of men).
(print 1500, 22va–22vb. See Channing 282–289; Spink – Lewis 410–419).

35vb–36rb *Illustrations*: Space for the pen drawings of the lance-shaped scalpel and the instrument with the triangular point is empty.

63rd CHAPTER (36rb–36vb): *De extractione lapidis mulierum* (Removal of a stone in the case of women).
(print 1500, 22rb–22va. See Channing 288–293; Spink – Lewis 420–423).

64th CHAPTER (36vb–37vb): *De sectione super herniam aquosam* (Incision into a water filled hernia).
(print 1500, 22va–23ra. See Channing 292–301; Spink – Lewis 424–433).

37rb–37va *Illustrations*: Space for the pen drawings of the bandages and cauter is empty.

65th CHAPTER (37vb–38ra): *De sectione super ramicem carnosam et de curatione eius* (Incision into a fleshy rupture and its treatment).
(print 1500, 23ra. See Channing 300–303; Spink – Lewis 434–437).

66th CHAPTER (38ra): *De cura ramicis que est cum vite* (!) (Treatment of a rupture in connection with varicose veins).
(print 1500, 23ra–23rb. See Channing 302–305; Spink – Lewis 438–439).

67th CHAPTER (38ra–38vb): *De cura ramicis intestinalis.* R(*ubrica ?*) (Treatment of a rupture in the intestines. Paragraph?).
(print 1500, 23rb–23va. See Channing 304–309; Spink – Lewis 440–445).

68th CHAPTER (38vb): *De ramice ventosa.* R(*ubrica ?*) (Bloated rupture. Paragraph?).
(print 1500, 23va. See Channing 308–309; Spink – Lewis 446–447).

69th CHAPTER (38vb–39ra): D*e disruptione que fit in inguinibus* (Hernia).
(print 1500, 23va. See Channing 308–311; Spink – Lewis 448–449).

70th CHAPTER (39ra): *De mollificatione cutis testiculorum* (Limpness of the scrotum skin).
(print 1500, 23va. See Channing 310–313; Spink – Lewis 450–451).

71st CHAPTER (39ra–39rb): *De castratione* (Castration).
(print 1500, 23va–23vb. See Channing 312–313; Spink – Lewis 452–453).

72nd CHAPTER (39rb): *De (cura)* [added over the top later in tiny brown cursive] *hernia frondico.* R(*ubrica ?*). (Treatment of hermaphrodites).
(print 1500, 23vb. See Channing 314–315; Spink – Lewis 454–455).

73rd CHAPTER (39rb–39va): *De incisione tetiginis et carnis eminentie ex vulvis mulierum* (Cutting of the clitoris and enlarged flesh of the female sexual organs).
(print 1500, 23vb. See Channing 314–317; Spink – Lewis 456–457).

74th CHAPTER (39va–39vb): *De curatione alratica* (id est conclusa) [added in small minuscule from the same time] (Treatment of closed female sexual organs [Arab. al-Ratqā]).
(print 1500, 23vb–24ra. See Channing 316–319; Spink – Lewis 458–461).

75th CHAPTER (39vb–40ra): *De cura emoroydarum et thelil et bothor rubee que accidunt in vulvis mulirum* (!) (Treatment of hemorrhoids, warts [Arab. al-Ṯa'ālīl] and red blisters [Arab. al-Buṯūr] on female sexual organs).
(print 1500, 24ra. See Channing 318–321; Spink – Lewis 462–463).

76th CHAPTER (40ra–40rb): *De perforatione exiture que accidit in matrice* (Opening of the cervix).
(print 1500, 24ra–24rb. See Channing 320–323; Spink – Lewis 464–467).

In the following chapter in the manuscript, chapter 75 of the print edition of 1500 (24rb–24vb) and the Arabian editions (Channing 324–333; Spink – Lewis 468–475) is divided into ten individual chapters (77-86), whereby between lines in the Arabic template have been inserted as chapter headings in the Latin version. Contrary to the manuscript, the chapters of the print edition from 1500 are not numbered, just as the chapters 77–79 of the manuscript are, in print, presented as one chapter. Even during the planning of the codex and its text editing, space for eight small miniature illustrations was left in the eight chapters.

77th CHAPTER (40rb–40va): *De docendo obstetrices qualiter medicentur embriones vivi quando egrediuntur secundum figuram non naturalem* (Teachings for the midwives, how living fetuses are to be handled when they do not come out in the natural way.

78th CHAPTER (40va–40vb): *Exitus embrionis super caput suum* (Exit of a child head first).

40vb top *Miniature*: The mother lies at an angle on an uprighted bed and is held from behind by the midwife's assistant while the midwife pulls on the child's head. (Damaged)

79th CHAPTER (40vb): *Exitus embrionis super duas manus suas* (Exit of a child with the hands first).

40vb *Miniature*: The midwife pulls the child by both hands out of the body of the mother who is held from behind by a woman. (Heavily damaged)

80th CHAPTER (40vb–41ra): *Exitus embrionis super pedes suos.* R(*ubrica ?*) (Exit of a child with the feet first. Section?)

41ra top *Miniature*: The child is pulled by its feet from the mother's body by the midwife. (Imprint traces from writing on fol. 40va).

81st CHAPTER (41ra): *Exitus fetus super genua sua pedes suos* (Exit of a child with the knees and feet first).

41ra bottom *Miniature*: While the midwife's assistant presses on the mother's belly and holds her, the midwife pulls the child out. (Damaged; the position of the child can not be recognised due to flaking off of the colour.)

82nd CHAPTER (41ra–41rb): *Exitus fetus latudinaliter pendente una ex manibus suis eius* (Exit of a child in sideways position with one hand first).
Miniature: The midwife, kneeling in front of the mother, pulls the child out of the mother's body by its hand. 41rb top

83rd CHAPTER (41rb): *Exitus fetus super collum suum expansis manibus suis et facies eius sit ad dorsum matris sue* (Exit of a child with the neck and outstretched hands first, whereby the face is facing the mother's back).
Miniature: The midwife, sitting at an angle on the edge of the bed in front of the mother, pulls the child by its outstretched hands out of the mother's body, whereby the face is already visible and, as in the text, is facing down. (Damaged). 41rb middle

84th CHAPTER (41rb): *Exitus fetus praeparati super latus* (Exit of a child that has turned to the side).
Miniature: The midwife, sitting in front of the mother, opens, as described in the text, the protruding amniotic sac with her fingernail. 41rb bottom

85th CHAPTER (41rb–41va): *Exitus geminorum aut fetuum multorum* (Exit of twins or more children).
Miniature: The midwife, kneeling on the floor in front of the mother, reaches out both hands towards the two heads of twins. 41va

86th CHAPTER (41va): Rememoratio eius quod nascitur in matrice ex embrionibus et aborciuntur (Recap of procedure in the case of miscarriage).

87th CHAPTER (41va–42va): *De extractione fetus mortui* (Removal of a still born fetus).
(print 1500, 24vb–25ra. See Channing 332–339; Spink – Lewis 476–483).

88th CHAPTER (42va–43ra): *De formis instrumentorum que necessaria sunt in extractione fetus* (Types of instruments necessary for the pulling out of an fetus).
(print 1500, 25rb–25vb. See Channing 338–347; Spink – Lewis 484–495).
Illustrations: Space for the pen drawings of 11 instruments including a turning instrument for opening the uterus in three varia- 42va–43rb

tions, instruments similar to pliers and scissors, scalpels and barbed probes is empty.

89th CHAPTER (43ra–43rb): *De extractione fecundine.* R(*ubrica ?*) (Removal of the amniotic sac and placenta. Section?).
(print 1500, 25vb. See Channing 346–351; Spink – Lewis 496–499).
43rb *Illustration*: Space for the pen drawing of the smoking instrument for the removal of the placenta is empty.
43ra *Miniature*: In a Gothic interior with a flat wooden beamed ceiling, latticed windows in the backwall and with broken up side walls, stands a woman with spread legs, hands on her hips and held from behind by the midwife's assistant, over a vessel into which the placenta flows. To her left kneels the midwife, giving instructions with her hands.
The unplanned miniature is set under the left text column.

90th CHAPTER (43rb–43va): *De curatione anni* (!) *non perforati* (Treatment of a closed anus).
(print 1500, 25vb–26ra. See Channing 350–351; Spink – Lewis 500–501).

91st CHAPTER (43va–44va): *De cura fistularum que accidunt in inferiori* (Treatment of fistula in the lower area).
(print 1500, 26ra–26rb. See Channing 352–359; Spink – Lewis 502–511).
44rb–44va *Illustrations*: Space for the pen drawings of instruments like awls and the sharp pointed scalpel is empty.

92nd CHAPTER (44va–44vb): *De sutura emor(o)ydarum* [o entered above in black ink by the corrector] *ex quibus currit sanguinis et incisione earum et curacione* (!) *fistularum* (Stiches for bleeding hemmorhoids and their removal and treatment of fistulas).
(print 1500, 26va. See Channing 358–363, 1st paragraph; Spink – Lewis 512–515, 1st paragraph).

93rd CHAPTER (44vb): *De cura fissurarum.* R(*ubrica ?*) (Treatment of fissures [of the anus] Section?).
(print 1500, 26va. See Channing 362-363, 2nd-3rd paragraph; Spink – Lewis 514-515, 2nd paragraph).

94th CHAPTER (44vb–45ra): *De curatione almesmir inversorum et non inversorum et thelil seccorum et formice* (Treatment of inward and outward facing "nails" as well as corns [Arab. al-Masāmīr], dry warts [Arab. al-Ṯa'ālīl] and "pins and needles").
(print 1500, 26va–26vb. See Channing 362–365, 1st paragraph; Spink – Lewis 516–517, 1st paragraph).

95th CHAPTER (45ra): *De cura formice* (Treatment of "pins and needles").
(print 1500, 26vb. See Channing 364–365, 2nd paragraph; Spink – Lewis 516, 2nd paragraph–519).
Illustration: Space for the pen drawing of a bronze or iron canule is empty. 45ra

96th CHAPTER (45ra–45va): De formis instrumento(rum) [Addition in black ink by the corrector set above] que aministrantur (!) ad clisteria in egritudinibus ani et solutionis (Types of instruments to be used for enema treatment of anal illnesses or colic).
(print 1500, 26va–27ra. See Channing 364–369; Spink – Lewis 520–525).
Illustrations: Space for the pen drawings, including two enema syringes is empty. 45rb

97th CHAPTER (45va–46ra): *De curatione vulnerum* (Treatment of woulds).
(print 1500, 27ra–27rb. See Channing 368–373, 3rd paragraph; Spink – Lewis 526–529, 4th line from bottom).

98th CHAPTER (46ra): *Modus pulveris* (Type of powder).
(print 1500, 27rb. See Channing 372. 4th paragraph–375; Spink–Lewis 528, 4th line from bottom–531, 1st paragraph).

99th CHAPTER (46ra–46va): *De vulneribus colli* (Sore throats)
(print 1500, 27rb–27va. See Channing 374–377, 3rd paragraph; Spink – Lewis 530, 2nd paragraph–533, 1st paragraph).

100th CHAPTER (46va–46vb): *De vulneribus* [in crossed out] *eius que* (?) *est inter spatulas* (Wounds in the area between the shoulders).
(print 1500, 27va. See Channing 376, 4th paragraph–379; Spink – Lewis 532, 2nd paragraph–535).

101st CHAPTER (46vb–47vb): *De vulneribus ventris et exitu intestini et cura eorum vel exitura* (Wounds on the stomach, protrusion of the intestines, their treatment and stitches).
(print 1500, 27va–28ra, l. 34. See Channing 378–389, 1st paragraph; Spink – Lewis 536–545, 1st paragraph).
47ra *Illustration*: Space for the pen drawings of the crooked instrument is empty.

102nd CHAPTER (47vb–48rb): *Secunda species suture quam dixit Galienus* (Second method for a stitch according to Galen).
(print 1500, 28ra, l. 34–28rb. See Channing 389, 2nd paragraph–393, 2nd paragraph; Spink – Lewis 544, 2nd paragraph–549, 1st paragraph).

103rd CHAPTER (48va–48vb): *Rememoratio vulneris quod accidit in intestino* (Recapitulation of wounds to the intestines).
(print 1500, 28rb. See Channing 392, 3rd paragraph–395; Spink – Lewis 548, 2nd paragraph–551).

104th CHAPTER (48vb–50vb): *De cura azucheri et fistularum* (Treatment of ulcers [Arab. al-Zukām] and fistulas).
(print 1500, 28rb–29va. See Channing 397–417; Spink – Lewis 552–575).
50v *Illustrations*: Space for the pen drawings of 14 instruments, including saws, scrapers and instruments with needle-shaped heads in various versions is empty.

105th CHAPTER (50vb–51rb): *De incisione extremitatum et serratura ossium* (Amputation of limbs and sawing of bones).
(print 1500, 29va–29vb. See Channing 418–423; Spink – Lewis 576–581).
50vb–51rb *Margin comment* about the main text of the chapter in miniscules of the time.

106th CHAPTER (51rb–52rb): *De cura sinuum et qualitate clisterizandi eos cum medicinis* (Treatment of cavities in tissue and their cleansing with medicine).
(print 1500, 29vb–30ra. See Channing 422–429; Spink – Lewis 582–589).

107th CHAPTER (52rb–52vb): *De cura* [added above in black ink by the corrector] panaricii et unguis attrite, et incisione digiti additi, et sectione consolidationis digitorum (Treatment of supporating and crushed fingernails, amputation of a superfluous finger and separation of grown-together fingers).
(print 1500, 30ra–30rb. See Channing 428–433; Spink – Lewis 590–593).

108th CHAPTER (52vb–53rb): *De sectione vitum* (Operating on varicose veins).
(print 1500, 30rb–30va. See Channing 432–439; Spink – Lewis 594–599).
Illustrations: Space for the pen drawings of the lancet and the blunt 53rb
hook is empty.

109th CHAPTER (53rb–53vb): *De extractione vene civilis* (Removal of the "civil vein", an illness of the veins more common in urban than in rural areas).
(print 1500, 30va–30vb. See Channing 438–441; Spink – Lewis 600–603).

110th CHAPTER (53vb–54ra): *De sectione super vermes generatos sub cute et nominatur egritudo bovina* (Incision in the case of a worm under the skin, called cattle disease).
(print 1500, 30vb. See Channing 440–443; Spink – Lewis 604–605).

111th CHAPTER (54ra–54rb): *De sectione super egritudinem* [quorundam crossed out] *que dicitur nakir.* R(*ubrica ?*) (Incision in the case of a „wandering disease“ [Arab. al-Nāfir]. Section ?).
(print 1500, 30vb–31ra. See Channing 442–445; Spink – Lewis 606–607).

112th CHAPTER (54rb–56rb): *De extractione sagittarum* (Extraction of arrows).
(print 1500, 31ra–32ra. See Channing 444–461; Spink – Lewis 608–623).
The extraction of arrows depends on the part of the body in which they are stuck. Removal of an arrow from the head, the lungs, the heart, the stomach, the intestines et al. is mostly fatal. However, they can be removed from firm body parts or bones if they

only penetrate the surface, whereby they are simply pulled from the wound or pushed through and pulled out the other side. The method of removal depends on the type of arrow head and whether it is poisoned. Also, in some cases, it is recommendable to wait with removal until some time after the injury, until the position of the arrow head has settled and its movement through the tissue has ended. In any extraction, involving pulling or twisting out, it is important to make sure that no blood vessels or nerves are damaged in the process. For extraction, when the arrow is broken, scissors and hollow as well as compact punching instruments are required. Thus the hollow instrument is placed over the compact arrowhead and the compact instrument placed into a hollow arrowhead, whereby whichever instrument is applied to the arrow functions as a grip.

56ra *Illustrations*: Space for the pen drawings of the scissors as well as the hollow and compact instruments is empty.

54r *Miniature*: In a scene painted under both text columns on the wide blank parchment edge, without background or border, the story of the arrow injury and not the treatment is portrayed. On a rocky outcrop with sparse vegetation, a man wearing a pointed hat and a quiver containing three arrows shoots an arrow that hits a woman kneeling in fear in the forehead. The woman has her back to her attacker, but her face is turned towards him and her hands are crossed in fear over her breast. On the left side of the picture, slightly lower down, is the saddled horse of the archer, tethered to a tree, its right front leg raised.

In the following chapters of the manuscript, the 97th chapter of the printed edition from 1500 (32ra–34ra) and the 95th chapter of the Arabic editions (Channing 460–489; Spink – Lewis 624–655) are divided into 17 individual chapters (Ch. 113–129), whereby the beginning words of the individual sections of the Arabic original are used in the Latin version to organise the text in the manuscript and in the printed version from 1500 and added as chapter headings. In the planning of the codex and the text editing, space for 14 illustrations was left free in 14 chapters.

113th CHAPTER (56ra–56rb): *De fl(ebot)omia venarum* (Phlebotomy).

114th CHAPTER (56rb–56va): *De fl(ebot)omia duarum venarum que sunt post aures* (Phlebotoby on both veins behind the ear).

Miniature: A patient sits on a stool while a young physician applies the scalpel behind his ear with one hand on the patient's left shoulder. As described in the text, the patient's head is shaven and his turban is around his neck as he pulls on it to make the veins behind his ear protrude. 56va top

115th CHAPTER (56va–56vb): *De fl(ebot)omia duarum arteriarum que sunt in timporibus* (!) (Phlebotomy on both temple arteries).
Miniature: The patient sits on an upholstered stool, holding in his hands a vessel to collect the blood, while the sitting physician applies his scalpel above the left eye on the frontal bone. 56va bottom

116th CHAPTER (56vb): *De fl(ebot)omia vene que est in medio frontis* (Phlebotomy on the forehead vein).
Illustration: Space for the pen drawing of the instrument in the form of a hook or pick is empty. 56vb
Miniature: The patient sits on a cushion on the floor holding a vessel while the physician applies the scalpel to his forehead above the nose. 56vb

117th CHAPTER (56vb–57ra): *De duarum venarum que sunt in duobus lacrimalibus duorum oculorum* ([Phlebotomy] on both eye veins).
Miniature: The patient sits on a stool with a vessel for the collection of blood in his hands. In front of him, on a stool, sits the physician and applies the scalpel to the bridge of his nose. The medical scene is encompassed at the sides and in the background by Gothic architecture with battlements. To the left, a canopy-like dome is supported on four slender poles. 57ra top

118th CHAPTER (57ra): *De iuvamento fl(ebot)omia vene nasi.* R(*ubrica ?*) (The effect of phlebotomy on the nasal vein. Section?).
Miniature: The patient sits on a bench and holds a vessel while the physician inserts the long scalpel into his nose. 57ra bottom

119th CHAPTER (57ra–57rb): *De iuvamento fl(ebot)omie duarum venarum guidei* (?) (The effect of phlebotomy on both jugular veins).
Miniature: As described in the text, the patient sits with a vessel in his right hand while the physician stands before him and applies the scalpel to his throat. 57rb

120th CHAPTER (57rb–57va): *De iuvamento fl(ebot)omie venarum algeherich* (Effect of phlebotoby on the four lip veins [according to the Arabic template al-Ğiharik]).

57va top *Miniature*: As described in the text, the patient sits on a stool wearing an illness hood and holding a vessel for the blood. The physician stands before him holding the young patient's chin and applies the scalpel to the corner of his mouth.

121st CHAPTER (57va): *De fl(ebot)omia duarum venarum que sunt sub lingu*a (Phlebotomy on both veins beneath the tongue).

57va bottom *Miniature*: An eldery patient sits on a trunk while the physician inserts the scalpel into his mouth. Contrary to the text, the patient pulls on his turban around his neck to make his veins protrude.

122nd CHAPTER (57va–57vb): *De fl(ebot)omia venarum que sunt in cubito* (Phlebotomy of the veins of the elbows).

57va–57vb *Illustrations*: Space for the pen drawings of the phlebotomy scalpel and of the myrtle-leaf shaped and olive knife-shaped instruments is empty.

123rd CHAPTER (57vb–58ra): *De fl(ebot)omia vene basilice* (Phlebotomy on the basilica vein [vein on the ulnar side of the arm]).

58rb *Miniature*: A patient sits on a wooden bench, his bare outstretched arm wrapped around a stick causing the vein to protrude to which the physician applies the scalpel.

124th CHAPTER (58ra–58rb): *De fl(ebot)omia vene fusce* (Phlebotomy on the dark [arm]vein).

58rb *Miniature*: The patient sits on a trunk, his bare left arm outstretched, while the physician applies the scalpel to the underside of his lower arm.

125th CHAPTER (58rb–59vb): *De flobotomia* (!) *vene cephelice.* R(*ubrica ?*) (Phlebotomy on the cephalic vein [main vein on the radial side of the arm]. Section ?).

126th CHAPTER (59vb): *De fl(ebot)omia fune brachii.* R(*ubrica ?*) (Phlebotomy on the vein sytstem of the arm. Section?).

59vb *Miniature*: The patient sits on an upholstered wooden trunk and grips a stick with his outstretched bare arm while the physician applies his scalpel to the protruding veins in the crook of his arm.

127th CHAPTER (59vb–60ra): *De fl(ebot)omia salvatelle* (Phlebotomy on the vein on the back of the hand [corrupted Latinised form from the Arabic. al-Aslamy]).
Miniature: The patient sits on a stool and the physician applies the scalpel to the wrist and not the back of the hand. 60ra

128th CHAPTER (60ra–60rb): *De fl(ebot)omia safene* (Phlebotomy on the cutaneous vein [on the medial side] of the leg).
Miniature: A woman sits on a wooden bench while the physician kneeling on the floor in front of her applies the scalpel to the instep of her bare right foot. Behind her stand two female figures with their arms crossed over their chests. 60rb

129th CHAPTER (60rb–60va): De fl(ebot)omia vene sciatice (Phlebotomy on the sciatic vein [in the heel]).
Miniature: In a Gothic interior with door and window openings on the backwall and sidewalls as well as a flat wooden roof, the patient, wearing a fashionable hat and gold emboidered robe, sits on an upholstered chair, while the physician, sitting on the floor, applies the scalpel to his bare right foot, above the heel. 60va

130th CHAPTER (60va–62rb): *De ventosatione* (!) *et qualitate usus eius* (Cupping and the effects of its application).
(print 1500, 34ra–34vb. See Channing 490–505; Spink – Lewis 656–673).
Miniature: On two naked standing male figures, seen respectively from the front and back, are placed on 14 bodyparts, as noted in the text, cups of recently oxidised silver paint. On the frontal figure on the left there is 1 on the neck, 2 on the lower arms, 2 on the claves (damaged paint) and 2 on the ankles. On the rear facing figure on the right there is 1 on the back of the head, 3 on the neck, 2 on the shoulders, and 1 above the buttocks. At the feet of each of the two figures are two female figures, who have clearly applied the cups as the right figure is holding one in her hand. 61rb
62ra–62rb *Illustrations*: Space for the pen drawings of the two cups with fire and water is empty. 62ra–62rb

131st CHAPTER (62rb–62va): *De suspensione sanguisuge* (Application of leeches).
(print 1500, 35vb. See Channing 504–507; Spink – Lewis 674–675).
Miniature: On the bare parchment, completing the left text co- 62va

lumn and ending the second book, a scene is painted, without a border, depicting a boy wearing nothing but a red hood. On the bend between his hip and right leg, a woman kneeling on the floor, stretches the skin with two fingers in order to apply a leech. In accordance with the text, water bubbles from a spring, in which the leeches are kept fresh and starved before application to body parts which cannot be treated by phlebotomy or cupping, due to the tissue being too thin. The scene is encompassed at the sides by two large trees and in the background by a canopy-like dome supported by five slender posts.

THIRD BOOK (62vb–78va)

INTRODUCTION (62vb): *Incipit capitulum tercium de restauratione etc.* (Beginning of the third section [about fractures]).
The third book deals with fractures, displacements and dislocations of bones, for which older literature is referenced and personal long experience utilised. Like the first two sections, the text is illustrated with numerous pictures of instruments.
(print 1500, 34vb–35ra. See Channing 510–511; Spink – Lewis 676–677).

1st CHAPTER (62vb–65ra): *Capitulum primum in quo sunt summe et intelectiones* (!) *fracture ossium quarum praemissio necessaria est antequam incipiamus rememoratione membrorum fractorum et diversorum scilicet uniuscuiusque* (First chapter, containing the sum of and knowledge of bone fractures, which must be stated before we can begin to list the different broken limbs, that is, each one separately.
(print 1500, 35ra–35vb. See Channing 512–529; Spink – Lewis 678–697).
64ra *Illustration*: Space for the pen drawing of the splint is empty.

2nd CHAPTER (65ra–66va): *De fractura accidente in capite* (Skull fracture).
(print 1500, 35vb–36va. See Channing 528–541; Spink – Lewis 698–711).
65va–66ra *Illustrations*: Space for the pen drawings of two bone cutting instruments, drills in three sizes and a chisel with a lens-shaped point is empty.

3rd CHAPTER (66va–66vb): *De restauratione nasi quando fragitur* (!) (Setting a broken nose).
(print 1500, 36va–36vb. See Channing 540–545; Spink – Lewis 712–715).

4th CHAPTER (66vb–67rb): *De restauratione mandibule inferioris quando disrumpitur* (Setting a broken lower jaw).
(print 1500, 36vb. See Channing 544–547; Spink – Lewis 716–719).

5th CHAPTER (67rb–68ra): *De restauratione furcule quando frangitur* (Setting a broken collarbone).
(print 1500, 36vb–37ra. See Channing 546–553; Spink – Lewis 720–725).
Illustration: Space for the pen drawing of the spoon-shaped instrument without a hollow made of wood or iron is empty. 67va

6th CHAPTER (68ra): *De restauratione fracture spatule* (Setting a broken shoulder).
(print 1500, 37ra–37rb. See Channing 552–553; Spink – Lewis 726–727).

7th CHAPTER (68ra–68rb): *De restauratione fracture pectoris* (Setting a broken breast bone).
(print 1500, 37rb. See Channing 554–555; Spink – Lewis 728–729).

8th CHAPTER (68rb–68vb): *De restauratione costarum que franguntur* (Setting a broken rib).
(print 1500, 37rb–37vb. See Channing 554–559; Spink – Lewis 730–733).

9th CHAPTER (68vb–69ra): *De restauratione fracture spondilium dorsi et colli* (Setting a broken back or neck vertebra).
(print 1500, 37va. See Channing 558–561; Spink – Lewis 734–737).

10th CHAPTER (69ra–69rb): *De restauratione anche* (Setting the hip).
(print 1500, 37va–37vb. See Channing 560–563; Spink – Lewis 738–739).

11th CHAPTER (69rb–70ra): *De restauratione fracture adiutorii* (Setting a broken upper arm bone).
(print 1500, 37vb–38ra. See Channing 562–567; Spink – Lewis 740–745).

69rb *Illustration*: Space for the pen drawing of a bent piece of medium-weight wood is empty.

12th CHAPTER (70rb–70va): *De restauratione fracture brachii* (Setting a broken lower arm).
(print 1500, 38ra–38rb. See Channing 568–573; Spink – Lewis 746–751).

13th CHAPTER (70va–70vb): *De restauratione extremi[ta crossed out] tatis manus et digitorum* (Setting a hand and a finger).
(print 1500, 38rb–38va. See Channing 572–575; Spink – Lewis 752–755).

14th CHAPTER (70vb–71rb): *De restauratione fracture coxe.* R(*ubrica ?*) (Setting a broken upper leg bone. Section ?).
(print 1500, 38va. See Channing 574–579; Spink – Lewis 756–759).

15th CHAPTER (71rb–71va): D*e restauratione fracture rotule genu.* R(*ubrica ?*) (Setting a broken kneecap. Section ?).
(print 1500, 38va–38vb. See Channing 578–579; Spink – Lewis 760–761).

16th CHAPTER (71va–71vb): *De restauratione fracture* [co crossed out] *cruris* (Setting a broken lower leg bone).
(print 1500, 38vb. See Channing 578–581; Spink – Lewis 762–765).

17th CHAPTER (71va–72rb): *De fractura ossium pedis et digitorum* (Fractures of the feet and toe bones).
(print 1500, 38vb–41ra [recte 39]. See Channing 582–585; Spink – Lewis 766–769).

18th CHAPTER (72ra–72rb): *De fractura vulve mulieris et ossis pectinis et virge viri.* R(*ubrica?*) (Fracture / rupture of the female sexual organ, the pubic bone and the penis. Section ?).
(print 1500, 41ra [recte 39]. See Channing 584–587; Spink – Lewis 770–771).

19th CHAPTER (72rb–73ra): *De restauratione fracture ossium que non* (!) *est cum vulnere* (Setting broken bones with wounds [open fractures]).
(print 1500, 41ra–41va [recte 39]. See Channing 586–593; Spink – Lewis 772–779).
The negation non is placed mistakenly in the title, but is correctly absent from the text.
Illustration: Space for the pen drawing of the bent-pointed, conical tapered instrument made of iron for the treatment of the wounds is empty. 72va

20th CHAPTER (73ra–73rb): *De cura nodationis que accidit in vestigio cuiusdam fracture* (Treatment of callus, occuring as a result of a fracture).
(print 1500, 41va [recte 39]. See Channing 592–595; Spink – Lewis 780–783).

21st CHAPTER (73rb–73va): *De curatione fracture quando restauratur et remanet membrum post illud subtile non secundum suam naturam primam* (Treatment of a fracture when the limb remains unnaturally thin after setting the bone).
(print 1500, 41va [recte 39]. See Channing 594–595; Spink – Lewis 782–783).

22nd CHAPTER (73va–73vb): *De curatione ossium fractorum quando restaratur* (!) *tortuose et prohibet tortuositas operationem eorum ab eo quod o(portet)* (Treatment of broken bones when they have been badly set and the crookedness prevents their particular normal use).
(print 1500, 41va–41vb [recte 39]. See Channing 594–597; Spink – Lewis 784–785).

23rd CHAPTER (73vb): *De sermone in dislocatione* (Explanation of disclocations).
(print 1500, 41va [recte 39]. See Channing 596–599; Spink – Lewis 786–787).

24th CHAPTER (73vb–74rb): *De cura* [added in black ink in the margin by the corrector] *dislocationis mandibule inferioris* (Treatment of a dislocation of the lower jaw).

(print 1500, 41va [recte 39]–40ra. See Channing 598–601; Spink – Lewis 788–791).

25th CHAPTER (74rb): *De reductione dislocationis furcule et extremitatis humeri* (Reducing a dislocated collarbone and humeral head).
(print 1500, 40ra. See Channing 600–603; Spink – Lewis 792–793).

26th CHAPTER (74rb–75ra): *De reductione dislocationis humeri.* R(*ubrica ?*) (Reduction of a dislocated humerus. Section ?).
(print 1500, 40ra–40va. See Channing 602–609; Spink – Lewis 794–803).
74vb *Illustration*: Space for the pen drawing of the rounded wooden stick with the ball-shaped end for the joint reduction is empty.

27th CHAPTER (75ra–75va): *De cura dislocationis cubiti* (Treatment of a dislocated elbow).
(print 1500, 40va. See Channing 610–613; Spink – Lewis 804–807).

28th CHAPTER (75va–75vb): *De reductione vel de cura dislocationis almahassem* (Reduction of a dislocated wrist [Arab. al-Muʿṣam]).
(print 1500, 40va–40vb. See Channing 612–615; Spink – Lewis 808–809).

29th CHAPTER (75vb–76ra): *De cura dislocationis digitorum* (Treatment of a dislocated finger).
(print 1500, 40vb. See Channing 614–617; Spink – Lewis 810–811).

30th CHAPTER (76ra–76vb): *De cura dislocationis spondilium dorsi* (Treatment of a dislocated vertebra).
(print 1500, 40vb–41rb. See Channing 616–625; Spink – Lewis 812–819).
74va *Miniature:* Painted in the middle of the left text column, unframed on the blank parchment, is the rack for reducing dislocated vertebrae which looks like a table. At a certain distance around the table, a frame of four posts on four feet is securely attached. Through each of the posts on the small side of the rack, as described in the text, are two holes for the winch of the stretching blocks. On the rack lies a naked patient, on his front, his arms tight against his

sides. A scarf is wrapped around his shoulderblades and under his armpits and is wound over his chest into a rope which is tied onto a wooden beam of the frame. In the same way, both ankles are wrapped in a scarf, the twisted ends of which are tied to the lower crossbeam of the frame. At the head of the rack, two assistants turn the winch to stretch the crooked back of the patient. The same figures, described in the text, are missing from the foot of the rack due to lack of space in the narrow strip of parchment between the text columns. Behind the rack stands the physician, as described in the text, and presses his hands on the patient's back.
The miniature makes a treatment scene out of the factual portrayal of the rack, which in the Arabic and most Latin manuscripts appears as an illustration of the instrument, and thus demonstrates the evolution from schematic sketch to picture. An older version, similar in picture content, is offered in Cod. 15 in the University Library in Budapest on fol. 43r.

31st CHAPTER (76vb–77va): *De cura anche dislocate* (Treatment of a dislocated hip).
(print 1500, 41rb–41va. See Channing 626–633; Spink – Lewis 820–827).

32nd CHAPTER (77va–77vb): *De curatione dislocationis genu* (Treatment of a dislocated knee).
(print 1500, 41va–41vb. See Channing 632–635; Spink – Lewis 828–829).

33rd CHAPTER (77vb–78rb): *De curatione dislocationis calcanei* (Treatment of a dislocated ankle).
(print 1500, 41vb–42ra. See Channing 634–637; Spink – Lewis 830–833).

34th CHAPTER (78rb): *De curatione dislocationis digitorum pedis* (Treatment of a dislocated toe).
(print 1500, 42ra. See Channing 638–639; Spink – Lewis 834–835).

35th CHAPTER (78rb–78va): *De speciebus dislocationis que fit cum vulnere aut cum fractura aut cum utrisque simul* (Types of discllocation that occur with a wound or fracture or both).
(print 1500, 42ra. See Channing 638–641; Spink – Lewis 836–837).

IV BIBLIOGRAPHY

Within the bibliography, the editions (Nr. 2) and the translations of the *Chirurgia* (Nr. 3) as well as the inventories and literature of the manuscript (Nr. 4) are ordered chronologically in order to show the treatment of the original Arabic text and its later Latin translations as well as the appreciation of the manuscript over the course of time. The literature on the topic (Nr. 5) as well as the other cited and referenced literature (Nr. 6) is listed alphabetically. Supplements since 1980 (in alphabetic order) (Nr. 8).

1. CITED MANUSCRIPTS OF THE CHIRURGIA

Budapest, Egyetemi Könyvtár (University Library), Cod. 15 (Latin).
Wien, Österreichische Nationalbibliothek, Cod. 2301 and 2381 (Latin); Cod. N. F. 476 a (Arabic).

2. EDITIONS OF THE *CHIRURGIA*

a. Arabic Editions

1778 ALBUCASIS: De *Chirurgia*. Arabice et latine ed. JOHANNES CHANNING. Oxonii 1778.
1973 ALBUCASIS: On Surgery and Instruments. A Definitive Edition of the Arabic Text with English Translation and Commentary by M. S. SPINK and G. L. LEWIS. Berkeley and Los Angeles 1973.

b. Latin Editions

1497 GUIDO DE CAULIACO: *Chirurgia* parva. – *Chirurgia* ALBUCASIS cum cauteriis et aliis instrumentis ... Vennice: Bonetus Locatellus, VIII Kal. Martias [22th February] 1497 (HAIN 4810).
1499 Incunabula not secured. Text not included in HAIN 4812 (Wien, Österreichische Nationalbibliothek, Ink. 9. D. 26).
1500 GUIDO DE CAULIACO: *Chirurgia* parva. Of which: ABULKASIM: *Chirurgia* cum cauteriis et aliis instrumentis, lat. from Gerardus Cremonensis. – JESUS BEN HALI. De oculis. – CANAMUSALI DE BALDACH: De oculis. Venice: Octavianus Scotus for Bonetus Locatellus, VI Kal. Febr.

[27th January] 1500 [1501], fol. 6r–42v (Wien, Österreichische Nationalbibliothek, Ink. 8. E. 32).

1506 Early print not recorded bibliographically.

1520 ARGELATA. *Chirurgia* Argelate cum Albucasi. Eximii artium et medicine doctoris magistri Petri de LARGELATA Bononiensis chirurgie libri sex ... Adiuncta etiam chirurgia doctissimi ALBUCASIS cum cauteriis et instrumentis suis figuraliter appositisque in aliis hactenus impressis minime reperies. Venetiis: Lucas Antonius de Giunta Florentinus, 1st March 1520, fol. 125r–155v [recte 159v] (Wien, Österreichische Nationalbibliothek, *70. A. 21).

1530, 1531 Early print not recorded bibliographically.

1532 [PRISCIANUS, THEODORUS]. Octavii Horatiani rerum Medicarum Lib. quatuor. Per Heremannum Comitem a Neuenar. ALBUCASIS Chirurgicorum omnium Primarii, Lib. tres. Argentorati: Johannes Schott, 26th February 1532, p. 117–319 (Wien, Österreichische Nationalbibliothek, *69. B. 40).

1541 (ALBUCASIS). Methodus medendi certa, clara et brevis, pleraque quae ad medicinae partes omnes, praecipue quae ad chirurgiam requiruntur, Libris III exponens. Cum instrumentis, ad omnes fere morbos, utiliter, et graphikos depictis. Autore ALBUCASE praestanti, ob excellentia artis opera, medico. Ex pervetustis exemplaribus emendata, et iam primum typis impressa ... Basileae: Heinrich Peter, August 1541, Bl. c3-[c6], p. 1–232 (Wien, Österreichische Nationalbibliothek, 70. 0. 18).

3. TRANSLATIONS OF THE *CHIRURGIA*

1778 ALBUCASIS: De chirurgia. Arabice et latine ed. JOHANNES CHANNING. Oxonii 1778 (Latin).

1861 LECLERC, LUCIEN: La chirurgie d'ABULCASIS. Paris 1861 (French).

1973 ALBUCASIS: On Surgery and Instruments. A Definitive Edition of the Arabic Text with English Translation and Commentary by M. S. SPINK and G. L. LEWIS. Berkeley and Los Angeles 1973 (English).

4. INVENTORIES AND LITERATURE CONCERNING THE MANUSCRIPT

1596 Inventory of the estate of Archduke Ferdinand of Tirol on 30th May 1596. 1. Wien, Österreichische Nationalbibliothek, Cod. 8228, fol. 398r. 2. Wien, Kunsthistorisches Museum, Inventar-Nr. 6652, fol. 468r.

1613 Wien, Kunsthistorisches Museum, Sammlung für Plastik und Kunstgewerbe, Inventar-Nr. 6653, S. 117–118.

1621 Wien, Kunsthistorisches Museum, Sammlung für Plastik und Kunstgewerbe, Inventar-Nr. 6654, fol. 193v.

1811 Wien, Kunsthistorisches Museum, Sammlung für Plastik und Kunstgewerbe, Inventar-Nr. 6665.

1819 PRIMISSER, ALOIS: Die Kaiserlich-königliche Ambraser Sammlung. Wien 1819, 290, Nr. 50. Reprint: Graz 1972; with new indexes.

1821 Wien, Kunsthistorisches Museum, Sammlung für Plastik und Kunstgewerbe, Inventar-Nr. 6675,628.

1855 SACKEN, EDUARD von: Die K. k. Ambraser Sammlung. 2. Theil. Wien 1855, 251f., Nr. 76 (82).

1875/1877 Wien, Kunsthistorisches Museum, Sammlung für Plastik und Kunstgewerbe, Beilage Nr. .... Zur General-Inventur vom 19. October 1875, Z. 293. Theil-Inventar über die zu beweglichen Fideicomiss-Vermögen des a. d. Erzhauses gehörige von dem k. k. Oberkämmererstabe verwahrte K. k. Ambraser Sammlung (1877), 419.

1888/1889 BOEHEIM, WENDELIN (Ed.): Urkunden und Regesten aus der K. k. Hofbibliothek. Jahrbuch der Kunsthistorischen Sammlungen des Allerhöchsten Kaiserhauses, Band 7. Vienna 1888, CCXXVI–CCCXIII, Nr. 5556. – Band 10. Vienna 1889, I–X, Nr. 5556 (continuation). Reprint: Graz 1966.

1896 Wien, Kunsthistorisches Museum, Sammlung für Plastik und Kunstgewerbe, Inventar der Sammlung Kunstindustrieller Gegenstände des Allerhöchsten Kaiserhauses. Nach dem Stande vom 31. December 1896, 295.

1936 Wien, Österreichische Nationalbibliothek. Katalog der Ausstellung von Neuerwerbungen aus den Jahren 1930 bis 1935. Wien 1936, 20, Nr. 22.

1938 MAJOR, RALPH H.: Medizin keine Geheimwissenschaft (The Doctor explains, deutsch). Berlin-Wien-Leipzig 1938, 8, 2 images after p. 368.
1957 UNTERKIRCHER, FRANZ: Inventar der illuminierten Handschriften, Inkunabeln und Frühdrucke der Österreichischen Nationalbibliothek. Teil 1: Die abendländischen Handschriften. Wien 1957 (Museion, N. F. 2, 2, 1), 176.
1963 MAZAL, OTTO und FRANZ UNTERKIRCHER: Katalog der abendländischen Handschriften der Österreichischen Nationalbibliothek. „Series nova" (new additions). Tei 2/1: Cod. Ser. n. 1601 to 3200. Wien 1963 (Museion, N. F. 4, 2, 2, 1), 306–307.
1963 UNTERKIRCHER, FRANZ: Ambraser Handschriften. Ein Tausch zwischen dem Kunsthistorischen Museum und der Nationalbibliothek im Jahre 1936. Jahrbuch der Kunsthistorischen Sammlungen in Wien, Band 59. Wien 1963, 225–264, especially 246 and pic. 237 and 238.
1965 Ambraser Kunst- und Wunderkammer. Die Bibliothek. Catologue from FRANZ UNTERKIRCHER. Exhibition of the Österreichische Nationalbibliothek, Wien 1965, 31, Kat.-Nr. 37, pic. 2.
1965 KÜHNEL, HARRY: Mittelalterliche Heilkunde in Wien. Graz-Köln 1965 (Studien zur Geschichte der Universität Wien, Band V), pic. 13–17.
1965 MacKINNEY, LOREN: Medical Illustrations in Medieval Manuscripts. Part I and II. London 1965, 92f., 183, Nr. 165.18 und pic. 91 C.
1973 UNTERKIRCHER, FRANZ: Medizinische Gebrauchsgraphik in mittelalterlichen Handschriften, in: Österreichisches Jahrbuch für Exlibris und Gebrauchsgraphik, Band 49. Wien 1973, 11–18, especially 15f. with pic. 2.
1975 EVA IRBLICH in: Wissenschaft im Mittelalter. Ausstellung von Handschriften und Inkunabeln der Österreichischen Nationalbibliothek. Ed. by OTTO MAZAL, EVA IRBLICH, ISTVÁN NÉMETH. Wien 1975, 274–275, Kat.-Nr. 255, pic. 31. 2. rev. edition Graz: ADEVA, 1980; with register.

BLOOM, ASHER: L'ostéologie d'Abul Qāsim et d'Avicenne. Son origine talmudique. Paris 1935.
BONCOMPAGNI, BALDASSARE: Della vita e delle opere di Gherardo Cremonese traduttore del secolo duodecimo e di Gherardo da Sabbionetta astronomo del secolo decimoterzo. Roma 1851.
CHANNING, JOHANNES (publ.): Albucasis de chirurgia. Arabice et latine. Oxonii 1778.
GURLT, ERNST-JULIUS: Geschichte der Chirurgie und ihrer Ausübung. Band 1. Berlin 1898.
HADDAD, FARID SAMI: Abulcasis, in: Abbottempo, 3 (1968) 22–25.
HAMARNEH, SAMI: Drawings and Pharmacy in al-Zahrāwi's 10th Century Surgical Treatise, in: Contributions from the Museum of History and Technology, Paper 22 (United States National Museum Bulletin, 228). Washington 1961, 81–94.
HAMARNEH, SAMI KHALAF and GLENN SONNEDECKER: A Pharmaceutical View of Abulcasis al-Zahrāwi in Moorish Spain. With Special Reference to the „Adhan". Leiden 1963 (Janus. Suppléments, 5).
HAMARNEH, SAMI KHALAF: The First Known Independent Treatise on Cosmetology in Spain, in: Bulletin of the History of Medecine, 39. Baltimore 1965, 309–325.
HERRLINGER, ROBERT: Geschichte der medizinischen Abbildung. Band 1: Von der Antike bis um 1600. 2. Aufl. München 1967, 52 mit Abb. 55.
HUARD, PIERRE: Mille ans de chirurgie en occident: 5e-15e siècles. Paris 1960.
HUARD, PIERRE et MIRKO DRAZEN GRMEK: Le premier manuscrit chirurgical turc, rédigé par Charaf ed-Din (1465) et illustré de 140 miniatures. Présentation française. Paris 1960.
LECLERC, LUCIEN: La chirurgie d'Abulcasis. Paris 1861.
LECLERC, LUCIEN: Histoire de la médecine arabe. Exposé complet des traductions du Grec. Les sciences en orient. Leur transmission à l'occident par les traductions latines. Tome 1. Paris 1876, 437–457.
LEXIKON. – Biographisches Lexikon der hervorragenden Ärzte aller Zeiten und Völker. Hrsg. von AUGUST HIRSCH. 2.

Aufl. Band 1. Berlin-Wien 1929, 13 und 172–173.
NIEL, CH.: La chirurgie dentaire d'Aboulcasis comparée à celle des Maures du Trarza, in: Revue de stomatologie, 18 (1911) 169–181, 222–229.
SARTON, GEORGE: Introduction to the History of Science. Vol. 1: From Homer to Omar Khayyan. Baltimore 1927. Abu'l Qāsim: 681–682. Vol. 2 :From Rabbi Ben Ezra to Roger Bacon. Baltimore 1931. Gerhard von Cremona: 338–344.
SAVAGE-SMITH, EMILIE: Some Sources and Procedures for Editing a Medieval Arabic Surgical Tract, in: History of Science, 14 (1976) 245–256.
SCHIPPERGES, HEINRICH: Die Anatomie im arabischen Kulturkreis. Frühe Anatomie. Eine Anthologie. Hrsg. von ROBERT HERRLINGER und FRIDOLF KUDLIEN. Stuttgart 1967, 33–52.
SCHIPPERGES, HEINRICH: Arabische Medizin im lateinischen Mittelalter. Berlin-Heidelberg-New York 1976 (Sitzungsberichte der Heidelberger Akademie der Wissenschaften. Mathemat.-naturwiss. Klasse, 1976, 2. Abhandlung). Of which, section „*Chirurgia*": 120–130 (= 38–48), pic. 25 and 28.
SPINK, MARTIN S.: Arabian Gynaecological, Obstetrical and Genito-Urinary Practice illustrated from Albucasis, in: Proceedings of the Royal Society of Medicine, 30, Nr. 1, April 1937, 653–670.
SPINK, MARTIN S. and G. L. LEWIS (Ed.): Albucasis. On Surgery and Instruments. A Definitive Edition of the Arabic Text with English Translation and Commentary. Berkeley and Los Angeles 1973.
TABANELLI, MARIO: Albucasi. Un chirurgo arabo dell'alto medio evo. La sua epoca, la sua vita, la sua opera. Firenze 1961 (Biblioteca della „Rivista di Storia delle Scienze mediche e naturali", 9).
VALENSI, ROBERT: Un chirurgien arabe, Albucasis. Phil. Diss. Montpellier 1908.
WÜSTENFELD, FERDINAND: Geschichte der arabischen Ärzte und Naturforscher. Göttingen 1840.
WÜSTENFELD, FERDINAND: Übersetzungen arabischerWerke. Göttingen 1877, 55–81

CHMEL, JOSEPH: Die Handschriften der k. k. Hofbibliothek in Wien im Interesse der Geschichte, besonders der österreichischen. Band 2. Wien 1841.

FLÜGEL, GUSTAV: Die arabischen, persischen und türkischen Handschriften der K. k. Hofbibliothek in Wien. Band 2. Wien 1865.

HERMANN, HERMANN JULIUS: Die italienischen Handschriften des Dugento und Trecento. 1. Bis zur Mitte des XIV. Jahrhunderts. Leipzig 1928 (Beschreibendes Verzeichnis der illuminierten Handschriften in Österreich. Neue Folge, hrsg. von JULIUS SCHLOSSER und HERMANN JULIUS HERMANN, 5, 1). (Zu Cod. 2301 und Cod. 2381).

JEMOLO, VIVIANA: Biblioteca Nazionale Centrale di Roma. Torino 1971 (Catalogo dei manoscritti in scrittura latina datati o databili, 1).

Kunstkammer. – Kunsthistorisches Museum, Sammlungen Schloss Ambras. Die Kunstkammer. Innsbruck 1977 (Kunsthistorisches Museum. Führer, 24).

Lexicon medicum anglicum, russicum, gallicum, germanicum, latinum, POLONUM. Ed. by BOłESLAW ZłOTNICKI. Warszawa 1971.

MEZEY, LADISLAUS: Codices latini medii aevi Bibliothecae Universitatis Budapestinensis. Budapest 1961 (Bibliotheca Universitatis Budapestinensis. Catalogus manuscriptorum, 1).

MOORAT, S. A. J.: Catalogue of Western Manuscripts on Medicine and Science in the Wellcome Historical Medical Library. Vol. 1: Mss. written before 1650 A. D. London 1962.

MORTON, LESLIE T.: A Medical Bibliography (GARRISON and MORTON). An annotated Check-list of Texts illustrating the History of Medicine. 3rd Edition. London-Edinburgh 1970. SAMARAN, CHARLES et ROBERT MARICHAL: Catalogue des manuscrits en écriture latine, portant des indications de date, de lieu ou de copiste. Tome VI: M. GARAND, M. MABILLE et J. METMAN: Bourgogne, Centre, Sud-est et Sud-ouest de la France. Paris 1968.

THORNDIKE, LYNN and PEARL KIBRE: A Catalogue of Incipits of Mediaeval Scientific Writings in Latin. London 1963.

UNTERKIRCHER, FRANZ unter Mitarbeit von HEIDELINDE HORNINGER und FRANZ LACKNER Die datierten

Handschriften der Österreichischen Nationalbibliothek von 1501 bis 1600. 1. Teil: Text. 2. Teil: Tafeln. Wien 1976 (Österreichische Akademie der Wissenschaften, Kommission für Schrift- und Buchwesen des Mittelalters. Katalog der datierten Handschriften in lateinischer Schrift in Österreich, 4). (Zu Cod. 8228).

7. ABBREVIATIONS OF CITED BIBLIOGRAPHIES

BMC = Catalogue of Books printed in the XVth Century, now in the British Museum. Part V: Venice. London 1924.

GOFF = GOFF, FREDERICK R.: Incunabula in American Libraries. A third Census of Fifteenth-Century Books recorded in North American Collections. New York 1964.

HAIN = HAIN, LUDOVICUS: Repertorium bibliographicum, in quo libri omnes ab arte typographica inventa usque ad annum MD. Vol. I, Pars II. Stuttgartiae et Lutetiae Parisiorum 1827.

IGI = Indice Generale degli Incunaboli delle Biblioteche d'Italia. Vol. III: G–L. Compilato da T. M. GUARNASCHELLI e E. VALENZIANI con la collaborazione di E. CERULLI. Roma 1954 (Indici e Cataloghi. Nuova Serie, 1).

PELLECHET = PELLECHET, M.: Catalogue général des incunables des bibliothèques publiques de France. Tome 2. Paris 1905 (Reprint: Nendeln 1970).

8. SUPPLEMENTS SINCE 1980

AL SAMMAN, TARIF und DOROTHEA DUDA: Kultur des Islam. Ausstellung der Handschriften- und Inkunabelsammlung der Österreichischen Nationalbibliothek. Wien 1980, 152f., Nr. 100. (Description of Cod. N. F. 476a; Recorded entry of the facsimile edition and commentary).

AL SAMMAN, TARIF und OTTO MAZAL: Die arabische Welt und Europa. Ausstellung der Handschriften- und Inkunabelsammlung der Österreichischen Nationalbibliothek. Handbuch und Katalog. Graz: ADEVA, 1988, 347f., Nr.

232 (Beschreibung von Cod. Ser. n. 2641 von O. MAZAL); 329, Nr. 208 (Description of Cod. N. F. 476 a by T. AL SAMMAN). (Recorded entry of the facsimile edition; without citations by E. IRBLICH, Einfluss von Vorlage und Text ..., 1982)

BEIN, THOMAS: Liebe und Erotik im Mittelalter. Graz: ADEVA, 2003, 39, Abb. 2, 116–119. (Recorded entry of the facsimile edition and commentary).

DE ROBERTIS, TERESA e ROSANNA MIRIELLO: I manoscritti datati della Biblioteca Riccardiana di Firenze. I: Mss. 1–1000. Firenze 1997 (Manoscritti datati d'Italia, 2).

DUDA, DOROTHEA: Islamische Handschriften II, Teil 1: Die Handschriften in arabischer Sprache (Veröffentlichungen der Kommission für Schrift- und Buchwesen des Mittelalters, hrsg. von HERBERT HUNGER. Reihe I: Die illuminierten Handschriften und Inkunabeln der Österreichischen Nationalbibliothek, hrsg. v. GERHARD SCHMIDT. Band 5, Teil 1, hrsg. von KURT HOLTER. Österreichische Akademie der Wissenschaften. Philosophisch-historische Klasse, Band 229). Textband, Tafelband. Wien 1992. Textband, 46–69 (zu Cod. A. F. 10).

FINGERNAGEL, ANDREAS: Medizin im Mittelalter und Wissenstransfer zwischen den Kulturen. Das maurische Spanien, in: FINGERNAGEL, ANDREAS (Hg.): Juden, Christen und Muslime. Interkultureller Dialog in alten Schriften. Mit Beiträgen von ANDREAS FINGERNAGEL, ERNST GAMILLSCHEG, CHRISTIAN GASTGEBER, SOLVEIGH RUMPF-DORNER, FRIEDRICH SIMADER. Wien 2010. 91–100. (Exhibition and reproduction of Cod. N. F. 476 a, Cod. 2301, Cod. 2381, Cod. Ser. n. 2641, Ink. 8. E. 32 according to the commentary of the facsimile edition from 1979 – without citations in the "literature", p. 254. Without citations by E. IRBLICH, Enfluss von Vorlage und Text ..., 1982.– Without a description of the exhibits in the publication für the exhibition in the Österreichische Nationalbibliothek).

FRATINI, LISA e STEFANO ZAMPONI: I manoscritti datati del fondo Acquisti e Doni e dei fondi minori della Biblioteca Medicea Laurenziana di Firenze. Firenze 2004. (Monoscritti datati d'Italia, 12).

GARGAN, LUCIANO: L'enigmatico conduxit, Libri e dogana a

Padova fra Tre e Quattrocento, in: Quaderni per la storia dell' Università di Padova, 16. Padova 1983, 1–41. (Cordial reference by Dr. Franz Lackner, Österreichische Akademie der Wissenschafen, Wien).

GROSSI TURCHETTI, MARIA LUISA: I manoscritti datati della Biblioteca Nazionale Braidense di Milano, Firenze 2004. (Manoscritti datati d'Italia, 10).

IRBLICH, EVA: Einfluss von Vorlage und Text im Hinblick auf kodikologische Erscheinungsformen am Beispiel der Überlieferung der „*Chirurgia*" des Abu'l Qāsim Ḫalaf Ibn Abbās al-Zahrāuī vom 13. Jahrhundert bis 1500, in: Paläographie 1981, hrsg. von GABRIEL SILAGI. München. Arbeo-Gesellschaft, 1982 (Münchener Beiträge zur Mediävistik und Renaisance-Foschung, 32), 209–231, Tafeln XXXI–XXXVI.

IRBLICH, EVA: I manocritti medici della Östereichische Nationalbibliothek di Imperial-Royal, in: KOS I, Nr. 3. Milano 1984, 8–13, bes. 8.

MARTI, SUSAN: Die Geburt des Johannes in der Psalterhandschrift Ms. lat. 95, in: Georges-Bloch-Jahrbuch des Kunstgschichtlichen Seminars der Universität Zürich, Band 2. Zürich 1995, 31–42, bes. 36–38, Abb. 5. (No recorded entry of the facsimile edition and commentary).

MAZAL, OTTO: Geschichte der abendländischen Wissenschaft des Mittelalters. Band II. Graz: ADEVA, 2006, 349–350. (No citation of the commentary of the facsimile edition from 1979 and by E. IRBLICH, Einfluss von Vorlage und Text ..., 1982).

MEYER, E.: G(erhard) v(on) Cremona, in: Lexikon des Mittelalters. Band IV. München und Zürich 1989, Sp. 1317–1318.

NEFF, AMY; The Pain of Compassio: Mary's Labor at the Foot of the Cross, in: Art Bulletin, Vol. LXXX, Number 2. New York 1998, 254–273, bes. 262; 264, Fig. 22; 272, note 50, 51. (Recorded entry of the facsimile and the commentary).

UITZ, ERIKA: Die Frau im Mittelalter. Wien 2003, 71 mit Anm. 22 auf S. 186; S. 68, 69, 70, 71, 144 (illustrations). (Recorded entry of the facsimile edition).

UNGER, HELGA: Text und Bild im Mittelalter. Illuminierte Handschriften aus fünf Jahrhunderten in Faksimileausgaben. Ausstellung der Universitätsbibliothek Bamberg 1986. Graz: Adeva, 1986 (Schriften der Universitätsbibliothek Bamberg, 2), 134–136, Nr. 54. (Citation of the facsimile edition and commentary).

V. INDEX OF CONTENTS OF THE MANUSCRIPT

1. MAIN INDEX

The main index includes specialist medical terms from the chapter headings in English and gives the chapter numbers designated in the description of the manuscript's contents (Section III/6 of the commentary), as well as direct use in the folios of the manuscript.

2. LATIN-ENGLISH GLOSSARY

The Latin-English glossary offers, for the purpose of international usability of the manuscript, the currently used Latin medical terms and refers to the specific English terms in the index, which in turn states where they occur in the commentary and the reproduction.

abdomen – stomach
abortus – miscarriage
abscessus – abscess
abscessus hepatis – liver abscess
amputatio – amputation
antibrachium – lower arm
anus – anus
apnoë – breathing difficulty
apoplexia – apoplexy
„apostema“ – abscess, ulcer
arteria labialis – lip artery
arteria temporalis – temple artery
arthralgia – joint pain
arthritis urica – gout

articulatio humero-scapularis – shoulder
auris – ear
axilla – armpit

brachium – upper arm

calculus – stone
callus – callus
calx – heel
cancer – carcinome
caput – head
carpus – wrist
castratio – castration
cataracta – cataracts
catheter – catheter
cauterisatio – cautery therapy – cauterisation
cauterium – cauter
cervix – neck
chalazion – chalazia
cilium – eyelash
circumcisio – circumcision
clavicula – collar bone
clavus – corn
clitoris – clitoris
collum – neck
contusio – contusion
cornea – cornea
costa – rib
coxa - hip
crus – leg – lower leg
cubitus – elbow
cucurbita – cupping
cutis capitis – scalp
cystis – cyst

dacryorrhoea – watering eyes
„defluxus sanguinis" – bleeding
dens – tooth
digitus – finger
„digitus pedis" – toe
dislocatio – dislocation

dorsum – back
dyspnoea – breathing difficulty

elephantiasis – elephantiasis – leprosy
enema – enema
epilepsia – epilepsy
extractio dentis – tooth extraction
extractio sagittarum – extraction / removal of arrows

femur – upper leg
fistula – fistula
fistula analis – anal fistula
fistula lacrimalis – tearduct fistula
fistula oralis – mouth fistula
„formica“ – „pins and needles“
fractura – fracture – break – broken bone
fractura cranii – fractured skull
frons – forehead
furunculus – boil

gangraena – gangrene
genu – knee
gibbus – hunched back
gingiva – gums
glans – glans
guttur – throat
gynaecologia – gynecology

haemorrhagia – bleeding
haemorrhoidae – hemorrhoids
hemicrania – migraine
hepar – liver
hermaphroditus – hermaphrodite
hernia – rupture – hernia
hernia gutturalis – throat hernia
hernia inguinalis – hernia
hirudo – leech
hydrocephalus – hydrocephalus
hydrops –dropsy

incisio arteriae – artery incision

intestinum – intestines
ischias – sciatica

labium – lip
labium fissum – lip split
lagophthalmus – lagophthalamus
lepra – leprosy
lethargia – lethargy
lien – spleen
lingua – tongue
luxatio – luxation

malleolus – ankle
mamma – breast, female
mandibula –jaw– lower jaw
manus – hand
medicina comburens – caustic method
melancholia – melancholia
missio sanguinis – phlebotomy

nasus – nose
nervus – nerve

obstetricia – obstetrics
oculus – eye
os pubis – pubic bone
ostium urethrae – urethra orifice

palpebra – eyelid
paralysis – paralysis
paraphia – numbness
partus fetus mortui – still birth
patella – kneecap
pectus – chest
penis – penis
perforatio – perforation
pes- foot
pharynx – throat
phlebotomia – phlebotomy
placenta – placenta
pleura – pleura

pleura costalis – pleura
„podagra" – gout
polypus – adenoids
praeputium – foreskin
profluvium sanguinis – bleeding
pterygium – pterygium
pudendum femininum – sexual organ, female
pulmo – lung
pustula - blister
putrefactio – putrefaction

radix dentis – tooth root
ramex – break
ren – kidney
rhinitis – cold
„ruptura" – break, rupture

sanguisuga – leech
scapula – shoulder
scrofula – throat ulcer – throat tumor
scrotum – scrotum
sectio – incision
secundina – placenta
stomachus – stomach
stupor – numbness
suppuratio – supperation
sutura – stitch
tela – tissue
tempus – temple
tonsilla – tonsil
trachyphonia – hoarseness
trepidatio – trembling
tumor – tumor
tunica coniunctiva – conjunctiva
tussis – cough

umbiliculus – navel
ulcus – ulcer
uterus – uterus
uvula – uvula
uvula palatina – uvula

varix – Krampfader – varicose vein
„vegetatio telae“ – tissue growth
vena – vein
vena iugularis – jugular vein
vena ophthalmica – eye vein
vena saphena – cutaneous vein
„venter“ – stomach
verruca – wart
vertebra – vertebra
vertebra cervicalis – neck vertebra
vertebra thoracica – back vertebra
vesica – bladder
vulnus – wound
vulva – sexual organ, female

INHALT